Stoll · Jaeger · Dallenbach-Hellweg · Gynäkologische Cytologie

P. Stoll · J. Jaeger · G. Dallenbach-Hellweg

Gynäkologische Cytologie

Mit 80 Abbildungen und
2 Farbtafeln

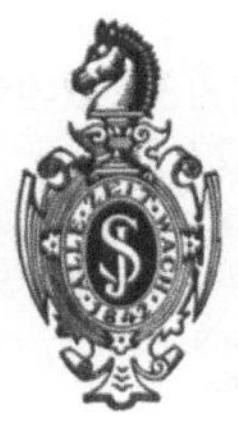

Springer-Verlag Berlin · Heidelberg · New York 1968

Professor Dr. Peter Stoll, Privatdozent Dr. Jost Jaeger,
Privatdozent Dr. Gisela Dallenbach-Hellweg, Frauenklinik im Klinikum
Mannheim der Universität Heidelberg, 6800 Mannheim

ISBN 978-3-642-49072-9   ISBN 978-3-642-95077-3 (eBook)
DOI 10.1007/978-3-642-95077-3

Titel-Nr. 1466

Wird der wissenschaftlichen Welt eine neue Erkenntnis
vorgelegt, so heißt es zunächst: Sie ist wahrscheinlich nicht
richtig! Hat die Erkenntnis sodann ihre Sicherheit über allen
Zweifel erwiesen, so heißt es: Sie ist richtig, aber ohne Bedeutung! Wurde schließlich im Verlaufe der Zeit die Bedeutung der Erkenntnis voll offenbar, so sagt man: Natürlich
ist sie bedeutend, aber nicht mehr neu!

Michel de Montaigne

Vorwort

Die Cytologie ist weder in der Forschung noch in der praktischen Anwendung eine junge Methode. Bevor man lernte, Gewebspräparate durch die Schnitttechnik anzufertigen, war man auf die Untersuchung von Zellen aus Zupfpräparaten oder von abgestrichenen bzw. abgeschilferten Zellen angewiesen. Kurz nachdem JOHANNES MÜLLER (1801—1858) als einer der ersten das Mikroskop in die medizinische Diagnostik eingeführt und sein Schüler SCHWANN 1839 die tierische Zelle als Elementarbaustein entdeckt hatte, untersuchte der Franzose DONNÉ das Colostrum (1845), fand POUCHET (1847) Zellveränderungen im Vaginalsekret während des menstruellen Cyclus und beschrieb BRUCH in Deutschland das flüssige Blastem und nackte Kerne als Besonderheit der Krebsmilch. Schon in diesen Ansätzen sind die beiden Richtungen der Cytologie klar erkennbar: die Bemühungen um eine *funktionelle Diagnostik* und um eine *Charakterisierung von Malignomen* an Hand der cytologischen Zusammensetzung des Untersuchungsmaterials.

Während die Untersuchung des flüssigen Gewebes *Blut* (nach Einführung spezieller Färbemethoden durch EHRLICH und den Ausbau der Methodik durch WIDAL) als *Hämatologie* zum festen Bestandteil medizinischer Diagnostik wurde und aus dem Zuständigkeitsbereich des Pathologen in den des klinischen Hämatologen überging, entwickelte sich die Gewebsschnittuntersuchung und wurde als *Histologie* zum unentbehrlichen Bestandteil pathologisch-anatomischer Diagnostik, die weitgehend außerhalb der Klinik lag. Die Beurteilung cytomorphologischer Eigenschaften erfolgte damit im Gewebsverband und gestattete bei geringerem Zeitaufwand eine erhöhte Sicherheit gegenüber der Untersuchung aus dem Verband herausgelöster Einzelzellen. Die exfoliative Cytologie trat in den Hintergrund. Sie behauptete sich als Tumorcytologie bis zur Jahrhundertwende dort, wo Gewebsgewinnung technisch schwierig war, Ausscheidungen jedoch für die cytologische Untersuchung zur Verfügung standen, wie etwa im Sputum (WALSHE, 1846; HAMPELN, 1876; KÖNIGER, 1907), im Harn (SANDERS, 1864; KÖNIGER, 1907) und in den Ergüssen seröser Höhlen (EHRLICH, 1882; WIDAL und RAVAUT, 1900; QUENSEL, 1928).

Die gynäkologische Funktionscytologie fand weniger Beachtung, obwohl insbesondere in Frankreich MOREAU (1889), LASTASTE (1892) und RETTERER (1892) cytologische Besonderheiten im Vaginalsekret beim Menschen in Schwangerschaft und Menopause zu erfassen suchten. Erst nach der Beschreibung eines Vaginalcyclus bei Meerschweinchen (STOCKARD und PAPANICOLAOU, 1917) und nach Einführung des Vaginaltest durch ALLEN und DOISY (1923) trat die Funktionsdiagnose erneut auf den Plan, wenn sie auch beim Menschen zunächst nicht die gleiche praktische Bedeutung erlangen konnte wie die cytologische Untersuchung abgeschilferter Zellen zum Zwecke der Carcinomerkennung. Auf die Bedeutung der Cytologie beim Collumcarcinom haben fast gleichzeitig und unabhängig voneinander DANIEL und BABES (zit. nach BABES, 1963 und BABES, 1928) in Bukarest und PAPANICOLAOU 1928 in New York hingewiesen. Erst die Veröffentlichung der Monographie ,,Diagnosis of uterine cancer by the vaginal smear" durch PAPANICOLAOU und TRAUT, 1943 rückte ein altes Verfahren erneut in das Blickfeld zu einer Zeit, in der Krebs als Menschenfeind Nr. 1 herausgestellt und erhebliche Anstrengungen zu seiner Erkennung und Heilung gemacht wurden. Die auf breiter Basis durchgeführten Untersuchungen von PAPANICOLAOU, TRAUT und MARCHETTI (1948: 1014 Patienten mit über 7000 Ausstrichen, darunter 127 an Collumcarcinom, 52 an Korpuscarcinom erkrankt) verhalfen der Tumorcytologie zur Anerkennung als Suchmethode bei gynäkologischen Malignomen. Die Grenzen ihrer Anwendungsbreite zog PAPANICOLAOU wie folgt: "In the first place, it is not recommended as a means of ultimate diagnosis. It should be used as a preliminary or sorting procedure and should be confirmed as a matter of routine by biopsy and tissue diagnosis." Bescheidene Worte eines Erfahrenen, die heute nicht oft genug wiederholt werden können.

Die erneute Entdeckung eines alten Verfahrens, sein Ausbau zu einer wirkungsvollen Carcinomsuchmethode und im gynäkologischen Bereich zur Funktionserkennung — beides verdanken wir PAPANICOLAOU — erfolgte nicht von ungefähr außerhalb Europas.

In Deutschland hatte die Entwicklung den Pathologen vom Krankenbett entfernt und außerhalb der Kliniken im eigenen Institut isoliert. Seine Hauptaufgaben wurden einerseits die postmortem Diagnose und die wissenschaftliche Erörterung zusammen mit dem Kliniker an Hand von Krankengeschichte und Obduktionsbefund, die histologische Untersuchung des operativ entfernten Gewebes und die wissenschaftliche Bearbeitung bestimmter morphologischer Fragestellungen, deren Zusammenhang mit der klinischen Problematik nicht immer gegeben war. Wenn demnach der Pathologe nicht jederzeit zur Beratung am Krankenbett zur Verfügung steht, an den Operationstisch gerufen wird und auf klinisch-pathologischen Konferenzen seinen Standpunkt mit dem Kliniker abgleicht, wird die enge Kommunikation mit dem behandelnden Arzt mühsam, erlahmt das ,,morphologische Bedürfnis" des Klinikers.

Wo — wie in den USA — die angewandte praktische Cytologie als wichtige klinisch-morphologische Hilfsmethode unmittelbar von den Pathologen aufgegriffen, in ihrer Bedeutung erkannt und durch die Schaffung eines cytologischen Zweiges der angewandten Pathologie im Bereich der Morphologie institutionell verankert wurde, konnte die Cytologie sehr bald eigene Abteilungen bilden, das Personal heranziehen und über eine große Untersuchungskapazität verfügen, die Routineuntersuchungen an einem großen Personenkreis bewältigte. In Europa kam die Cytologie nur sehr langsam über die interessierten Gynäkologen in Gang und entwickelte sich mit der Aussicht einer Verbesserung der Carcinomfrüherkennung als Hilfsmethode, der die Pathologen mit Zurückhaltung gegenüberstanden. Bei ihrem Bestreben nach einer definitiven Entscheidung am Präparat war ihnen eine Methode verdächtig, die lediglich Vermutungsdiagnosen stellen konnte und deren Aussage über Malignität im Sinne der klassischen Pathologie fragwürdig sein mußte. Nur die *experimentelle Cytologie* wurde auf dieser Seite weiter ausgebaut und gepflegt, stimuliert durch die Probleme der cellulären Carcinogenese und erweitert durch moderne Untersuchungsmethoden (Histochemie, Cytotopochemie, Elektronenmikroskopie, analytische Chemie von Zellfraktionen).

Auf der Seite der *angewandten Cytologie* dagegen, also etwa bei den gynäkologischen Cytologen, ging die Verbindung mit der cytologischen Grundlagenforschung in den theoretischen Instituten verloren, weil praktische Fragen im Vordergrund standen. Eine Korrelation der cytologischen Grundlagenforschung mit der angewandten Cytologie ist bis heute noch nicht befriedigend erfolgt. Beide Arbeitsgebiete laufen nebeneinander her und haben außer dem Namen nur wenig gemeinsam. Diese Situation spiegelt sich in der Tatsache, daß in Werken über „allgemeine Cytologie" der Name PAPANICOLAOU nicht erwähnt wird. Die allgemein zu fordernde Befruchtung der praktisch diagnostischen Bemühungen aus der Grundlagenforschung im Bereich der Cytologie ist noch nicht zum Zuge gekommen.

Aus dieser Problematik ergibt sich die Notwendigkeit eines Brückenschlages zwischen angewandter Cytologie und cytologischer Grundlagenforschung. Hierzu soll das vorliegende Buch in erster Linie beitragen. Es wendet sich zunächst an den Morphologen und an den Kliniker, indem es einerseits dem Morphologen die Notwendigkeiten und Fragestellungen der Klinik nahebringen will, andererseits die Erkenntnisse und Ergebnisse der cytologischen Forschung für die praktischen Belange auszuwerten und dem Kliniker verständlich zu machen sucht.

Außerdem wendet sich das Buch wegen der zunehmenden Bedeutung cytologischer Untersuchungen in der gynäkologischen Praxis im Sinne der „erweiterten gynäkologischen Untersuchung" (Kolposkopie und Cytologie) an den Facharzt und interessierten praktischen Arzt, um ihm eine Methode vertraut zu machen, die ihm wertvolle Aufschlüsse vermittelt. Da eine cytologische Grundausbildung im Rahmen der Facharztweiterbildung erfolgt, ist zu hoffen, daß sich vor allem die Frauenärzte in Zukunft der Cytologie bedienen. Eine Auswertung cytologischer Präparate ist dem Erfahrenen in der Sprechstunde möglich (Phasenkontrastverfahren), die Kontrolle des gefärbten Präparates kann ebenfalls durch ihn erfolgen, wenn er sich die entsprechende Einrichtung schafft. Aber auch die Übersendung von Abstrichen an Untersuchungsstellen wird zunehmen und eine enge Fühlungnahme des behandelnden Arztes mit dem Cytologen erfordern. Wir haben daher diese Zusammenarbeit besonders hervorgehoben.

Schließlich bildet auch heute noch die Morphologie bei der in der Medizin gegebenen engen Verknüpfung zwischen Form und Funktion eine der sichersten Grundlagen unserer medizinischen Ausbildung. Das Buch soll dem angehenden Mediziner diese Verknüpfung vor Augen führen und sein Verständnis für die morphologische Betrachtungsweise fördern, die dem Lernenden den sichersten Zugang für das Verständnis lebendiger Funktionen vermitteln kann.

Zusammenfassend kann man sagen:

Seit Begründung der Cellularpathologie durch RUDOLF VIRCHOW (1821—1902) hat die morphologische Betrachtungsweise sicher Einschränkungen, aber auch bedeutende Ergänzungen erfahren. Die Betrachtung von Form und Formwandel in Beziehung zur Funktion gehört zu den elementarsten Bedürfnissen des menschlichen Geistes. In der Praxis gibt uns in der Frage nach funktionellen Verhaltensweisen das morphologische Korrelat nicht selten rascher und zuverlässiger Auskunft als physiologische und biochemische Funktionsprüfungen, die dazu noch komplizierte Versuchsanordnungen verlangen. Wenn sich die medizinische Blickrichtung heute mehr auf biochemische Abläufe einstellt und psychosomatische Zusammenhänge in den Vordergrund hebt, so bleibt doch die Morphologie der diagnostische Eckpfeiler. Der moderne Morphologe, der mit starken Vergrößerungen und unter Anwendung histochemischer Verfahren den Gestaltwandel der Zellorganellen im Hinblick auf die Funktion betrachtet, führt die Virchowsche These bis zur letzten Konsequenz durch, daß „die Zelle der Herd des Lebens und der Krankheit, der Träger der lebendigen Funktion" sei. Was wir hier an Erkenntnissen noch erwarten dürfen, ist nicht übersehbar. Klar scheint aber zu sein, daß die Morphologie als Grundlage naturwissenschaftlich-medizinischer Ausbildung unentbehrlich, für die Bildung und Schärfung eines klinischen Blicks wertvoll und in der diagnostischen Anwendung methodisch nicht zu kompliziert ist. Aus dieser Überzeugung ist das vorliegende Buch entstanden.

Mannheim, Juli 1967   Die Verfasser

Inhaltsverzeichnis

I. Begriffsbestimmung, Bedeutung und Grenzen der exfoliativen Cytologie

Die exfoliative Cytologie beruht auf dem Prinzip, abgeschilferte Epithelien der Diagnose zugänglich zu machen. Die von der epithelialen Auskleidung von Hohlorganen laufend desquamierten Zellen, die im Sekret des Organs suspendiert sind, werden als Ausstrich verarbeitet und mikroskopisch untersucht. Hierbei ergeben sich Rückschlüsse auf die in der Wand des Hohlorgans ablaufenden *funktionellen Schwankungen,* insbesondere bei solchen Organen, deren endokrine Steuerung eindeutig morphologisch faßbare epitheliale Veränderungen veranlaßt. *Entgleisungen dieser Steuerungen* können cytologisch im Zusammenhang mit dem klinischen Bild beurteilt werden. Außerdem manifestieren sich *umschriebene pathologische Prozesse* in der Auskleidung des Hohlorgans oft dadurch, daß die Exfoliation durch Auflockerung des Zellverbandes zunimmt und — vor allem bei Neoplasmen — die Pathologie der Form sich in der Einzelzelle dokumentiert. Auch diese Zellen erscheinen im Sekret zusammen mit den von der Gesamtoberfläche abgeschilferten Epithelien.

Die Sekretgewinnung für die nachfolgende cytologische Beurteilung ist meistens einfacher, weniger zeitraubend und für den Patienten angenehmer als die Entnahme einer Gewebsprobe, insbesondere bei schwer zugänglichen Organen. Im Ausstrich werden Zellen von der gesamten Oberfläche erfaßt, so daß ein großer Oberflächenbereich übersehen wird. Dies ist ein Vorteil gegenüber der gezielten Gewebsentnahme, die bei aller Sorgfalt die entscheidende Stelle verfehlen kann.

Das Schwergewicht der exfoliativen Cytologie liegt also in der Beobachtung einzelner Zellen oder kleinster Zellkomplexe, auf deren Einordnung in den Gewebsverband bewußt verzichtet wird. Weisen Einzelheiten des Zellbildes auf einen umschriebenen lokalen Prozeß hin, so muß dieser durch weitere Untersuchungen lokalisiert und im Hinblick auf seine Bedeutung abgeklärt werden.

Die Grenzen der exfoliativen Cytologie sind damit bereits fest umrissen:

a) Sie vermittelt einen Einblick in die *Funktionslage eines Organs,* wobei im Vergleich mit dem klinischen Bild gegebenenfalls auf eine Fehlsteuerung geschlossen werden kann.

b) Sie gibt Hinweise auf *lokale Prozesse in der Wand des Organs,* wobei über die Ausdehnung dieses Prozesses und sein Verhalten zur Unterlage eine Aussage nicht möglich ist.

Im Anfang der mikroskopischen Untersuchungstechnik war man darauf angewiesen, die aus Geweben ausgepreßten oder in Zupfpräparaten dargestellten Einzelzellen zu studieren, ohne das Verhalten der einzelnen Gewebsbestandteile zueinander erfassen zu können. Mit der Entwicklung der Schnittechnik ist die *Morphodiagnose* — das Verhalten der einzelnen Gewebselemente zueinander —

in den Vordergrund getreten, ohne daß dabei die *Cytodiagnose* — die Berücksichtigung einzelner Zellformen innerhalb ihres Verbandes — vernachlässigt wurde. Auch in der klassischen Histologie gewinnt die Beurteilung cytologischer Eigenschaften Bedeutung, z. B. bei der Anerkennung eines präinvasiven malignen Wachstums. Dabei ist jedoch die Lage der Einzelzelle innerhalb ihres epithelialen Verbandes immer noch von größerer diagnostischer Wichtigkeit als ihre Struktur: Unreife Zellen am Rande von Wachstumsknospen müssen im Hinblick auf ihre weitere Entwicklung ganz anders beurteilt werden als unreife Zellen, die bei Verlust der Epithelschichtung in Zonen auftreten, in denen höhere Reifegrade und Aufnahme typischer Funktionsleistungen zu erwarten sind. Der Entschluß, auf die mikrotopographische Einordnung der Einzelzelle in ihren Verband bei der Diagnose zu verzichten, wie das bei der exfoliativen Cytologie geschieht, ist von großer Tragweite und legt dem Cytologen Beschränkung bei seiner Aussage auf. Die Frage, ob man einer abgeschilferten Zelle ansehen könne, ob sie aus einem maligne entarteten Zellverband stamme oder nicht, wird heute noch von den Pathologen im allgemeinen verneint. Wenn somit ein spezifisches Charakteristikum der *einzelnen* Carcinomzelle nicht anerkannt wird, so steht dem gegenüber, daß doch in vielen Fällen ein Zellbild dem cytologischen Beobachter als eindeutig maligne imponiert. In der Praxis läßt die Gesamtheit der zu beurteilenden Zellen mit dem Vergleich vieler unterschiedlicher struktureller Besonderheiten (Malignocytogramm) fast immer eine Entscheidung zu.

In neuerer Zeit wird versucht, durch histochemische bzw. cytotopochemische Untersuchungen einen eindeutigen Unterschied zwischen malignen und benignen Einzelzellen zu finden. Bisher ist dies aber nicht sicher gelungen, und vieles deutet darauf hin, daß sich qualitative Unterschiede kaum werden finden lassen. Die Cytochemie gibt zwar Aufschluß darüber, daß bestimmte Stoffwechselvorgänge ablaufen und daß diese vielfach mit einem strukturellen Umbau der Zelle gekoppelt sind. Oft läßt der Gestaltwandel den Rückschluß auf einen Funktionswandel zu. Dabei ist jedoch zu berücksichtigen, daß dem Organismus auf unterschiedliche Reize nur eine beschränkte Auswahl morphologisch greifbarer Umbaumöglichkeiten zur Verfügung steht. Funktionelle Abläufe werden daher durch den Gestaltwandel nur sehr unspezifisch und häufig erst nach einer gewissen Latenzzeit angezeigt. Die Grenzen einer morphologischen Betrachtungsweise sind schließlich dort zu suchen, wo Änderungen der Funktion ohne morphologisch darstellbares Korrelat ablaufen. Inwieweit histochemische Untersuchungen oder der Einsatz anderer verfeinerter morphologischer Untersuchungsmethoden in der Kombination mit cytochemischen Methoden hier weitere Erkenntnisse vermitteln werden, bleibt noch abzuwarten.

In der Gynäkologie ist das morphologische Bedürfnis schon immer sehr ausgeprägt gewesen, weil im Bereich der Genitalorgane der strukturelle Umbau in augenfälliger Weise mit dem endokrinen Funktionszustand verknüpft ist. Seitdem wir Kenntnis haben von der Koppelung der ovariellen Funktion mit typischen Veränderungen am Endometrium, gehört die Untersuchung des Curettagematerials zu den Standardmethoden des Faches und ist die eigentliche Unterlage für eine funktionsgerechte Therapie. Die Erkenntnis, daß auch die übrigen Anteile des Genitaltraktes eindeutig hormonal beeinflußt werden, hat der Untersuchung des Cervicalsekretes und des Vaginalinhaltes einen Platz in der Diagnostik gesichert. Die Funktionscytologie hat sich zu einer Methode entwickelt, deren sich heute der Facharzt bedienen kann. Daneben tritt die Fahndung nach frühen Carcinomen als eine weitere Hauptaufgabe der Cytologie.

Die *Funktionscytologie* verlangt ebenso wie die Funktionshistologie eine sehr enge Zusammenarbeit zwischen dem Gynäkologen und dem Morphologen, wenn der vorliegende Funktionszustand oder seine Störung zutreffend beurteilt werden soll. Jeder sollte für die Betrachtungsweise des anderen Verständnis haben und die Grundzüge des methodischen Vorgehens kennen, damit nicht unbillige Forderungen gestellt werden. Im einzelnen Fall muß der morphologische Beurteiler über das klinische Zustandsbild informiert werden, er muß wissen, was der Kliniker von ihm will.

In der Erkennung lokaler Prozesse *(Lokalcytologie)* ist der Morphologe auf das angewiesen, was er an eingesandtem Material unter das Mikroskop bekommt. Dieses Material muß für die Beurteilung ausreichen und so vorbereitet sein, daß es für die weitere Verarbeitung noch geeignet ist. Vor allem muß die Entnahme Zellen von der Stelle der Veränderung enthalten, wobei der *direkte* Abstrich von dieser Stelle die günstigsten Voraussetzungen für eine zutreffende Diagnose bietet. Die indirekte Absaugung aus dem Hohlorgan enthält durchweg weniger eindeutige Zellen von der fraglichen Läsion und ist daher weniger geeignet.

Soweit die klinische und morphologische Diagnose in einer Hand liegen, ist ein Vergleich ihrer Ergebnisse in optimaler Weise möglich. Dies wird jedoch nur selten der Fall sein können. Gewebsentnahmen und cytologische Abstriche werden einer Untersuchungsstelle übersandt und dort befundet. Ein enger persönlicher Kontakt des Klinikers mit dem Pathologen seines Vertrauens, ja sogar gelegentliche Aussprachen zwischen diesen beiden Instanzen werden unerläßlich, wenn aus der Laboratoriumsdiagnostik das Beste herausgeholt werden soll. Diese Bemerkungen gelten für die histologische und cytologische Untersuchung in gleicher Weise.

Da der Pathologe vom klinisch tätigen Gynäkologen als letzte Autorität angerufen wird, macht er es sich zur Pflicht, eine definitive Äußerung abzugeben. Dies ist bei Gewebspräparaten, richtige Entnahme und Verarbeitung vorausgesetzt, durchweg möglich. Der Cytologe dagegen wird mit seiner endgültigen Entscheidung — etwa benigne oder maligne — sehr zurückhaltend sein, viel eher eine Verdachtsdiagnose stellen und dann eventuell eine Gewebsentnahme veranlassen. Er wird niemals von sich aus den Rat zu schwerwiegenden therapeutischen Eingriffen (Radikaloperation) geben, da er hierfür auf Grund von cytologischen Präparaten allein die Verantwortung nicht übernehmen kann. Allerdings kann er bei negativer Histologie, aber fortgesetzt positiver Cytologie die Vermutung äußern, daß die Gewebsentnahme die entscheidende Stelle verfehlt hat, und zu erneuter Biopsie raten. Wenn schließlich noch bemerkt werden muß, daß die Durchsicht eines cytologischen Ausstriches längere Zeit beansprucht als die Beurteilung eines Gewebsschnittes, so ist begreiflich, daß der Pathologe der Cytologie zumindest skeptisch gegenübersteht: Ein größerer persönlicher Zeitaufwand verbindet sich mit geringerer Sicherheit.

Und doch wird an die pathologischen Institute in Zukunft die Forderung herangetragen werden, in erweitertem Maße Cytologie zu treiben und entsprechende Einrichtungen innerhalb ihres Arbeitsbereiches zu schaffen. Dem morphologisch Geschulten macht die Einarbeitung in die Cytologie keine Schwierigkeiten. Dies wird bei der Entscheidung, ob man die Cytologie den klinisch durchführbaren Untersuchungsmethoden zuordnen soll oder ob man sie dem Zuständigkeitsbereich des Morphologen anvertraut, maßgebend sein (RANDERATH, 1954).

In der *Gynäkologie* stellt sich diese Alternative nicht mit gleicher Schärfe wie in den anderen Disziplinen, da die einfache gynäkologische Untersuchungstechnik:

Erhebung einer genauen Blutungsanamnese,
Inspektion der Portio bei guter Beleuchtung,
sorgfältige Palpation,
bei Unklarheiten Kontrolle des Befundes in 2 Wochen,

bereits in der Sprechstunde unmittelbar am Untersuchungstisch erweitert werden kann durch

1. die **Kolposkopie nach HINSELMANN** zur weiteren Differenzierung von Portioveränderungen,

2. die **cytologische Untersuchung im Phasenkontrastmikroskop:** zur Bestimmung der Ovarialfunktion gemäß den von PAPANICOLAOU angegebenen Kriterien, zur Beobachtung der Mikrobiologie der Vagina mit nachfolgender gezielter Behandlung bakterieller Infektionen, zur Bestimmung von Leukocyten und Erythrocyten im Vaginalsekret und im Cervicalsekret mit Lokalisation der Entzündung oder Aufdeckung einer okkulten Blutung, zur Untersuchung der Mobilität von Spermien im Cervicalsekret, vor allem bei der Sterilität, zur Fahndung nach Tumorzellen im Vaginal- und Cervicalsekret.

Die Hereinnahme einer morphologischen Methode in den gynäkologischen Untersuchungsgang fördert das unerläßliche Verständnis für die Zusammenhänge von Form und Funktion und ist die beste Voraussetzung dafür, daß der Befundbericht über

3. die **cytologische Untersuchung nach PAPANICOLAOU,** die in einem Laboratorium durchgeführt wurde, seitens des einsendenden Gynäkologen richtig gedeutet wird.

Der cytologische Befundbericht soll alle gegebenen diagnostischen Möglichkeiten voll ausnutzen und enthält daher Angaben über

a) die Proliferationshöhe des Vaginalepithels zur Bestimmung der Ovarialfunktion,

b) die Beschreibung der Mikrobiologie,

c) das Ergebnis der Fahndung nach Tumorzellen.

In der Auswertung kann dann die Funktionsdiagnose in Beziehung zur *Cyclusanamnese* gesetzt werden, der bakteriologische Hinweis dient einer gezielten *Fluorbehandlung*, die Fahndung nach atypischen Zellen der *Carcinomsuche*. Ohne Zweifel ist der Befund von Tumorzellen im Ausstrich der wichtigste, er ist aber auch der seltenste. Wenn sich die gynäkologische Cytologie auf die Carcinomfahndung allein beschränkt, ist sie auf die Dauer wegen der überwiegenden Zahl „negativer" Ergebnisse für Einsender und Untersucher lähmend. Sie wird eine weitere Verbreitung nur finden, wenn auch die beiden anderen Aussagemöglichkeiten genutzt werden, weil diese in jedem Fall eine wertvolle Ergänzung des gynäkologischen Befundes und Hinweise für das therapeutische Vorgehen bringen.

II. Allgemeine Cytologie der normalen und carcinomatösen Epithelzelle

A. Allgemeine Charakteristika der Einzelzelle

Die allgemeinen morphologischen Eigenschaften frisch exfoliierter Epithelzellen unterscheiden sich grundsätzlich nicht von denjenigen im Epithelverband. Allerdings neigt die abgeschilferte Zelle dazu, zum Ausgleich der Oberflächenspannung kugelige Form anzunehmen, wenn ihr Protoplasma noch verformbar ist. Dies gilt insbesondere für Zellen, die vom Drüsenepithel abstammen. So haben die Zellen der Korpusdrüsen, die im Sekret gefunden werden, ausgeprägte Kugelform, während die Zylinderzellen des Cervicalepithels kugelige bis längsovale Form annehmen, wobei die polare Ausrichtung durch den Flimmerbesatz und die Schleimvacuole deutlich bleibt.

Im Plattenepithel sind bei Beobachtung im Phasenkontrastmikroskop lediglich die Zellen der Keimschicht (Basalzellen) als vital anzusehen und haben im Ausstrich Kugelform. In den höheren, trophisch ungünstigeren Schichten, in denen keine Zellteilung mehr stattfindet und den Zellen vor allem eine Schutz- und Deckfunktion zukommt, wird die Protoplasmastruktur durch den Alterungsprozeß wahrscheinlich schon im Verband starr und ändert ihre Form auch nach der Abschilferung nicht mehr. Dieses Verhalten gestattet eine zutreffende Beurteilung des Reifegrades gerade der in die Vagina exfoliierten Zellen und gibt die Möglichkeit, ihre Herkunft aus einer bestimmten Schicht des Epithels festzulegen. Neben der Kernform spielt somit die Verformbarkeit des Protoplasmas eine wichtige Rolle, auch in der Beurteilung der Ausreifungsneigung von Zellen aus Neoplasmen. *Unreife* charakterisiert sich im Ausstrich phasenoptisch durch gleichmäßig runde bis ovale Kern- und Zellformen, aufgelöste Zellgrenzen, mangelhafte Kontaktaufnahme zur Nachbarzelle, damit erhöhte Exfoliation und Teilungsfähigkeit. Aus dem vermehrten Auftreten unreifer Zellen im Vaginalausstrich kann auf eine Läsion, einen Reparationsprozeß oder auf den Verlust der Epithelschichtung geschlossen werden, ein diagnostisch wichtiges Kriterium, wie später näher auszuführen sein wird.

Der Ausreifungsvorgang der Plattenepithelzellen ist durch ganz bestimmte, an Kern und Plasma ablaufende morphologisch gut erfaßbare Veränderungen gekennzeichnet. Mit Aufnahme der Glykogenbildung in der Zelle verringert sich das Kernvolumen, die reiferen Zellformen mit Präkeratin- und Keratinbildung weisen erst chromatinarme, dann pyknotische Kerne auf. Bei neoplastischer Entartung wird die Differenzierung besonders dadurch gekennzeichnet, daß das Cytoplasma z.B. die Funktion der Glykogen- und Hornbildung aufnimmt, manchmal sogar in überschießendem Maße, während die Kerne ihre Teilungsfähigkeit beibehalten. Hierdurch ist das typische multiforme Zellbild (Vielgestaltigkeit von Kern und Zelle bei scharfen Zellgrenzen) der Plattenepithelcarcinome mittlerer und höherer Reife gekennzeichnet.

Mitosen werden in cytologischen Ausstrichen äußerst selten angetroffen, da sie entweder nach Abschluß der Exfoliation und vor der Entnahme ablaufen, oder weil die in Teilung begriffenen Zellen besonders empfindlich sind und leicht zerfallen. Nur bei direkter Entnahme von nicht nekrotisch veränderter Tumoroberfläche, besser noch von der Tumorschnittfläche, kann man Mitosen häufiger zu Gesicht bekommen.

B. Differenzierung der normalen und der nicht carcinomatös veränderten Epithelzelle

Unter *normaler cytologischer Differenzierung* verstehen wir die Übernahme bestimmter, für das epitheliale Muttergewebe typischer funktioneller Leistungen der Einzelzelle unter Verlust ihrer Wachstums- und Teilungspotenz. Es besteht somit ein Antagonismus zwischen Zellfunktion und Mitose, der schon 1891 von ZIEGLER erkannt wurde.

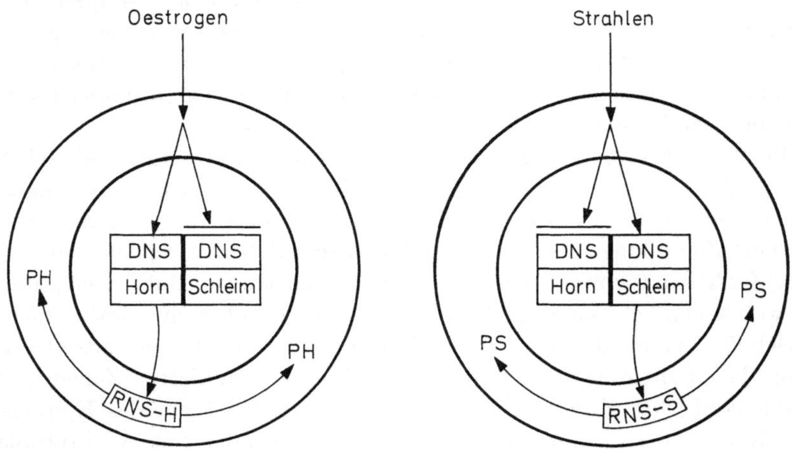

Abb. 1. Vereinfachtes Schema zur Darstellung der Differenzierung einer Epithelzelle: Genetische Determinierung (DNS-Horn und DNS-Schleim im Zellkern) und umgebendes Milieu (z.B. Oestrogen; Strahlen) legen die Differenzierungsrichtung fest [Bildung von RNS-Horn- bzw. -Schleimmatrizen, die Horn-Proteine (PH) oder Schleim-Proteine (PS) im Cytoplasma aufbauen (Schema in Anlehnung an SPRATT, 1964)]

Cytologische Differenzierungsstufen lassen sich morphologisch erfassen. Die gleichmäßige Differenzierung innerhalb eines großen Bereiches bedingt die Uniformität eines regelrechten Zellausstriches. Mit der Differenzierung geht ein Alterungsprozeß der Zelle einher, der schließlich zum Zelltod und zur Eliminierung aus dem Zellverband führt. Aber auch die aus dem Verband abgestoßene, sich auflösende Zelle kann noch wichtige, für den Gesamtorganismus regulierende Aufgaben erfüllen, z.B. in der Vagina die Aufrechterhaltung des biologischen Scheidenmilieus.

Die normale Zelldifferenzierung wird bestimmt durch die genetische Determinierung und das sie umgebende Milieu (RUDNICK, 1958; GROBSTEIN, 1964; SPRATT, 1964) (s. Abb. 1). Als umgebendes Milieu ist einerseits das Mesenchym anzusehen, das eine embryonale Induktion der Epithelzelle bewirkt; andererseits können exogene Faktoren wie Vitamine, im Genitalbereich vor allem Hormone, oder auch Strahlen ähnlich induzierend wirken.

Die Differenzierung könnte z.B. so zustande kommen, daß durch die induzierenden Einflüsse (vielleicht Kernhistone) die DNS einiger Gene für die RNS-Matrizenbildung blockiert wird (ALLFREY et al., 1963). Nach einer anderen Theorie erfolgt die Differenzierung durch Stabilisierung nur eines Teils der gebildeten RNS (durch Histone), während der nicht stabilisierte Teil schnell zerfällt (LESLIE, 1961); oder aber der RNS-Ribosomenkomplex wird durch bestimmte Proteine blockiert und daher zur Neubildung von Proteinen unfähig (YANAGISAWA, 1963).

48 Std vor Sichtbarwerden der ersten Differenzierungszeichen im Lichtmikroskop ist die Determinierung der Zelle schon erfolgt (covert differentiation, GROBSTEIN), und die DNS-Verdopplung hört auf, da solche Zellen ihre Teilungsfähigkeit verlieren (WESSELS, 1964). Bei Sichtbarwerden folgt der DNS-Synthese die RNS-Synthese und die Bildung von sich zu Zisternen ausweitenden Ribosomen und Bläschen im Golgiapparat, in denen die spezifischen Granula oder sonstige Zellstrukturen entstehen. Mit Eintritt dieser Differenzierung ist das Schicksal der Einzelzelle im allgemeinen determiniert. Nur äußerst selten kann sie entdifferenzieren oder gar redifferenzieren. Man muß in dieser Hinsicht streng unterscheiden zwischen der so gut wie immer irreversiblen Differenzierung der Einzelzelle und der oft reversiblen Differenzierung eines Gewebes (RUDNICK, 1958).

So kann eine *Änderung der Differenzierungsrichtung* eines Gewebes hormonell ausgelöst werden: Während z.B. Oestrogen zur Verhornung der Vaginalepithelien führt, ändert Bestrahlung diesen Differenzierungseffekt und führt zur Verschleimung (CHERRY, 1957). Dabei verschleimen aber nicht die schon verhornten Zellen, sondern die zunächst noch teilungsfähigen Basalzellen, die nach einmal erhaltenem Stimulus bei ihrer Ausreifung unter Aufgabe der Teilungsfähigkeit die neue Differenzierungsrichtung einschlagen. Allgemein sind unreife Zellen äußeren Einflüssen gegenüber anfälliger als reife. Vergleichbare Änderungen in der Differenzierungsrichtung eines Gewebes, nicht einer Einzelzelle, finden sich in ursprünglich glykogenreichen Plattenepithelcarcinomen, die nach Bestrahlung Schleim bilden können (GLÜCKSMANN und CHERRY, 1956).

Die normale cytoplasmatische Differenzierung und Differenzierungsänderung kann die Kernfunktion abwandeln (z.B. im Sinne des funktionellen Kernödems von BENNINGHOFF), ohne jedoch die Gene zu ändern (BARTH, 1964). Der Einfluß auf die Kernfunktion wird durch die enge funktionelle Koppelung von DNS und RNS verständlich.

Unter *Metaplasie* versteht man entweder eine reversible Differenzierungsänderung eines Epithelgewebes oder aber auch eine durch Mutation bewirkte irreversible Veränderung. Zur Metaplasie befähigt sind immer nur junge, in ihrer Differenzierung noch nicht determinierte Einzelzellen. Die häufigste Ursache einer Metaplasie ist eine Veränderung der Umweltsbedingungen, der sich die noch indifferenten Zellen anpassen.

C. Anaplasie und Differenzierung der Carcinomzelle

Unter *cytologischer Anaplasie* (nicht ganz zutreffend auch Entdifferenzierung genannt) verstehen wir die Aufgabe der prospektiven funktionellen Leistung, die den Zellen der Keimschicht eigentümlich ist, zugunsten einer verstärkten

Wachstumspotenz, die im Rahmen des epithelialen Verbandes wie des Gesamtorganismus nicht mehr kontrolliert wird. Die anaplastischen Zellen sind ausschließlich auf Kernteilung eingestellt, während das Cytoplasma umorganisiert wird.

Das zuweilen entdifferenzierte Aussehen der Tumorzellen ist nicht bedingt durch Umkehr der Determinierung, sondern durch Verlust der histologischen Kriterien eines differenzierten Gewebes. Dieser Verlust kommt vorwiegend zustande durch eine zu schnelle Zellteilung, die keine Zeit für die Entwicklung einer voll ausdifferenzierten histologischen Struktur läßt. (Auch die Differen-

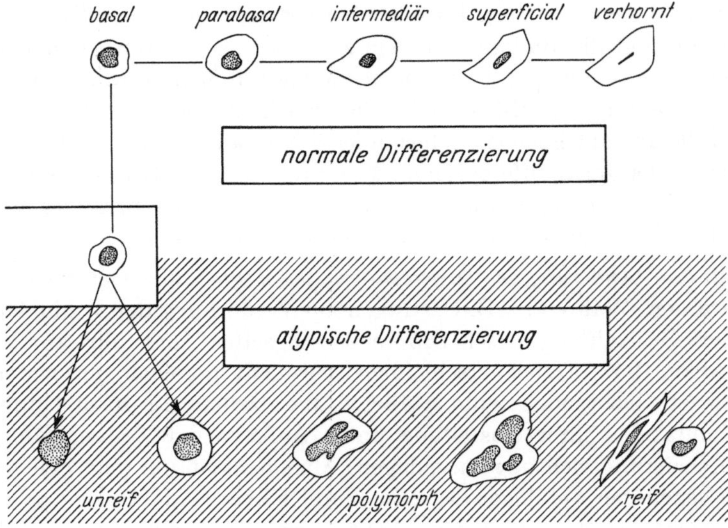

Abb. 2. Schema der normalen und atypischen Differenzierung einer jungen Stammzelle

zierung einer normalen Zelle, die bereits im unreifen Stadium determiniert ist, erfolgt ja erst nach Ausreifung der Zelle, wie z.B. die Verhornung im Vaginalepithel.) Weiterhin sind die Tumorzellen durch ihren aerob-glykolytischen anstelle des normalen respiratorischen Stoffwechsels zu einer strukturellen Differenzierung weniger gut befähigt (v. HANSEMANN, 1920). HUXLEY (1958) hat für diese strukturellen und biochemischen Abweichungen vom Muttergewebe den Ausdruck „Anaplasie" eingeführt, der eher einer mangelhaften als einer fehlenden Differenzierung gleichkommt. Es liegt demnach nur eine scheinbare Entdifferenzierung der Tumorzellen vor; sie kehren nicht in das embryonale oder pluripotente Stadium zurück. Dem entspricht auch die Tatsache, daß nur noch teilungsfähige junge Zellen neoplastisch entarten können, also keine bereits differenzierten (Abb. 2). Tumorzellen sind auch biochemisch gesehen nicht defekt. Sie haben vielleicht einige der in normalen Zellen enthaltenen Enzyme verloren, dafür aber andere gewonnen, die eine verstärkte Proteinsynthese ermöglichen.

Nach einer Hypothese von BÜCHNER et al. (1963) löst die Schädigung oder Zerstörung des Ergastoplasmas durch das Carcinogen eine Verdopplung oder

Vervielfachung der DNS im Kern mit Änderung der Chromosomen aus; es kommt zu endomitotischen Polyploidisierungen und zur Bildung unspezifischer Kernproteine, die ihre spezifische Hemmwirkung auf die DNS-Synthese verloren haben; das feste quantitative Verhältnis zwischen Histonen und DNS (ALFERT und GOLDSTEIN, 1955) ist gestört.

Einige Tumoren bestehen fast ausschließlich aus anaplastischen, schlecht differenzierten Zellen. Meist besinnen sich aber die Zellen mehr oder weniger großer Abschnitte des Tumors, ohne Aufgabe ihrer Teilungsfähigkeit, auf ihre histogenetische Determinierung und bilden dementsprechend z.B. im Bereich der Portio und Cervix Schleim, Glykogen oder Horn. Dabei entsprechen diese *Differenzierungen* strukturell nur selten denen der Normalzelle; oft sind sie in Form oder Zusammensetzung abnorm, wie z.B. die von ERNST (1912) beschriebenen Sphäroide in Schleimkrebsen, die als besondere Schleimformation in den Tumorzellen aufzufassen sind. Gelegentlich treten im Tumor auch Zelldifferenzierungen auf, die uns von den Ausgangszellen nur aus ihrer embryonalen Aszendenz bekannt oder selbst aus dieser unbekannt sind (HAMPERL, 1956). Hier bestätigt sich wieder das alte Gesetz von DRIESCH, nach dem die prospektive Potenz der Zellen größer ist als ihre prospektive Bedeutung. So kommt es zur Hornbildung in Adenocarcinomen und zur Schleimbildung in Plattenepithelcarcinomen. Da die Anordnung der Tumorzellen wahllos und nicht organisch eingegliedert ist, kommt es z.B. zu monocellulären Verhornungen oder Verschleimungen oder zur Bildung von Hornperlen oder Schleimcysten. Die für den Cytologen so eindrucksvolle Mannigfaltigkeit der Tumorzellen wird durch diese abwegige Differenzierung zwanglos erklärt. Man muß sich dabei jedoch vor Augen halten, daß die Differenzierung der Krebszelle nur im Sinne des Gesamtorganismus abwegig ist; im biologischen Sinne dagegen ist die Krebszelle Individuum, vital und sogar äußerst funktionstüchtig.

Das *schlecht differenzierte Zellbild* ist im cytologischen Ausstrich nach unserer Auffassung *uniform*, wenn auch die abwegige Organisation des Cytoplasmas mit Auflösung der Zellgrenzen und das Vorhandensein gleichmäßiger, hyperchromatischer Kerne mit großen Nucleolen, Hyperchromasie und grober Struktur die Malignitätsdiagnose zuläßt. Mit dem Auftreten *besser differenzierter Zellen* nimmt die *Polymorphie* des Zellbildes entscheidend zu. Zwar sind immer noch undifferenzierte Zellen nachweisbar, jedoch bewirkt die zunehmende Organisation des Cytoplasmas mit erhaltener Kernteilung das Auftreten monströser Zellformen, die sich leicht diagnostizieren lassen. Am schwierigsten ist die Erkennung von malignen Tumoren, deren Zellen in ihrem Differenzierungsgrad auf der Stufe der Basalzellen stehengeblieben sind und weder zur atypischen Differenzierung anlaufen, noch undifferenzierte Formen aufweisen. Sie können cytologisch mit den Basalzellen am ehesten verwechselt werden (z.B. Basalzellcarcinom).

An der Portio gibt die Reaktionsfähigkeit eines atypischen Epithelverbandes auf Sexualhormone oft den entscheidenden Hinweis auf Reversibilität des Prozesses und damit auf seine Gutartigkeit. Wandelt sich z.B. nach der Applikation von Oestrogen das atypische Zellbild des Vaginalausstrichs in ein normales Zellbild um, so kann kein Carcinom vorgelegen haben. Es kann auch kein Oberflächencarcinom vorgelegen haben, wenn man die Irreversibilität für diese

Veränderung postulieren will, sondern lediglich ein atypisches Epithel. Zu dieser Gruppe der reversiblen Epithelatypien gehören wahrscheinlich auch die sog. nearo-carcinomas von AYRE (1951), die unter Aureomycineinlagen verschwanden. Andererseits kann die Reaktionsfähigkeit eines malignen, schlecht differenzierten Zellverbandes auf hormonale Impulse nicht ganz ausgeschlossen werden. STOLL und RIEHM (1953) glauben insbesondere beim Carcinom in der Schwangerschaft eine Steigerung der Ausdifferenzierung annehmen zu dürfen. Aber derartige Aussagen müssen mit größter Vorsicht betrachtet werden, weil in ihrer Gesamtheit cytologisch schlecht differenzierte Carcinome des Uterus selten sind und fast immer in irgendeinem Bereich des Tumors Anläufe zu einer mehr oder weniger abwegigen Differenzierung erkannt werden können.

Im allgemeinen wird man die mangelnde Reaktionsfähigkeit des anaplastischen Epithelverbandes auf hormonale Impulse als Kriterium der Malignität ansehen müssen. Diese Bemerkung gewinnt praktische Bedeutung bei der Frage des präinvasiven Carcinoms insofern, als dieses durchweg auf einer niedrigen Differenzierungsstufe steht. HAMPERL und KAUFMANN (1956) wiesen darauf hin, daß invasive Carcinome gegenüber den sog. Oberflächencarcinomen häufig eine größere Ausreifung erkennen lassen. Macht man sich die Auffassung zu eigen, daß die Auseinandersetzung mit dem Abwehrgewebe zu einem formativen Einfluß auf das Carcinomparenchym Veranlassung gibt, so würde erklärt sein, daß ein sich an der Peripherie abspielender oberflächlicher epithelialer Prozeß derartigen Einflüssen nicht unterworfen und damit für die Zeit seines „in situ“-Stadiums auch durchaus unreifer sein kann. Tatsächlich sind auch nach unserer Erfahrung carcinomatöse Randbeläge weniger differenziert als die invasive Partie des Tumors. So ist bei Probeentnahmen das Auftreten von herdförmigen Differenzierungen im sog. Oberflächencarcinom für uns immer ein Hinweis darauf, daß es sich hier nicht mehr um ein Carcinoma in situ, sondern um den „Randbelag“ eines invasiven Carcinoms handelt.

Daß dem Differenzierungsgrad prognostisch oder klinisch Bedeutung beizumessen wäre, kann zur Zeit noch nicht gesagt werden. Bei mangelhafter Differenzierung kann wohl mit einem rascheren Wachstum des Carcinoms gerechnet werden, da bei dieser Form die schnell wachsenden, schlecht differenzierten die langsam wachsenden, besser differenzierten Krebszellen überwuchert haben. Dafür ist aber die Zerfallsneigung des Tumors mit Verlust carcinomatöser Substanz größer als bei differenzierten Formen. Bei lymphogener und hämatogener Aussaat scheinen keine wesentlichen Unterschiede zu bestehen. Auf radiologische Behandlung sprechen zwar die schlecht differenzierten Tumorpartien infolge der bei ihnen vorhandenen höheren Gesamtteilungsrate besser an, jedoch hat sich klinisch eine günstigere Heilungsneigung nicht sichern lassen. Insofern hat die Aufstellung von Differenzierungsgraden der Geschwulstzellen heute noch keine Auswirkung auf das therapeutische Verhalten des Klinikers.

D. Cytologische Kriterien der „malignen“ Zelle

Für die praktische Cytologie gelten die folgenden Kriterien der Geschwulstzelle (modifiziert nach ZINSER, 1957):

<table>
<tr><td align="center">Kern</td><td align="center">Cytoplasma</td></tr>
<tr><td>Anisonucleose</td><td>Anisocytose</td></tr>
</table>

Veränderungen der Kern-Plasma-Relation

Polymorphie, Hyper-, Hypo- und Polychromasie, atypische Chromatinstruktur	Polymorphie, Basophilie, Plasmazerfall mit Bildung freier Kerne
Zahlen- und mengenmäßige Vermehrung der Nucleolarsubstanz, gestörte Kern/Kernkörperchenrelation	Fehlen von Intercellularbrücken
Mitosen und Mitosestörungen	Phagocytose
Kerngigantismus	(Kannibalismus)

Zusätzliche Kriterien

Zellkonglomerate
Vorhandensein von Leukocyten, Erythrocyten, Histiocyten

Hierbei ist zu berücksichtigen, daß weder ein Kriterium allein, auch wenn es ausgeprägt ist, noch eine Mehrzahl von Kriterien eine sichere Entscheidung für oder gegen Malignität zuläßt und daß es kein Merkmal gibt, durch das sich alle Tumorzellen von normalen Zellen unterscheiden (HAMPERL, 1956). Es kann stets nur ein Verdacht ausgesprochen werden.

Anisonucleose. Die Kerngröße der einzelnen Tumorzellen untereinander kann sehr verschieden sein. Im Gegensatz dazu steht die Gleichförmigkeit der Kerne normaler Zellen derselben Differenzierungsstufe. Das Vorkommen von hochgradig vergrößerten Kernen neben kleinen und mittleren Kernformen in einem Ausstrich ist meist ein recht sicherer Hinweis für die Herkunft der Zellen aus malignem Gewebe. Besonders fällt diese Anisonucleose auf, wenn Geschwulstzellen zusammenliegen. Kernvolumenänderungen allein können aber bei der Carcinomdiagnose irreführen.

Kernpolymorphie. Unabhängig von der wechselnden Kerngröße zeigt sich bei Tumorzellen sehr häufig eine ausgeprägte Vielgestaltigkeit der Kernform. Man sieht mehr oder weniger entrundete, gelappte, knollenartige oder bizarr deformierte Kerne, die oft eine exzentrische Lage aufweisen. Langausgezogene und spindelige Kernformen zeigen sich relativ häufig. Unter den Erscheinungen der nucleären Polymorphie sind auch die verschiedenen Stadien der Karyorhexis zu nennen, welche oft nur noch multiforme Fragmente des Kernes hinterläßt.

Verschiebungen der Kern-Plasma-Relation zugunsten des Kerns. Die Kerne von Tumorzellen sind oft wesentlich größer als diejenigen normaler Zellen gleicher Differenzierungsstufe, ohne daß dabei das Cytoplasma im gleichen Maße zunimmt. Diese Veränderung der Kern-Plasma-Relation im Vergleich mit den umliegenden normalen Zellformen ist ein meist recht zuverlässiges pathognomonisches Zeichen. Insbesondere erweist sie sich oft für die Abgrenzung von Tumorzellen gegenüber abnormen gutartigen Epithelveränderungen als wertvoll, da bei diesen grobe Verschiebungen der Kern-Plasma-Relation im allgemeinen fehlen (FORAKER und REAGAN, 1959). Nackte Kerne mit völlig fehlendem Cytoplasma sind besonders für die Zellen unreifer Tumoren typisch.

Hyper-, Hypo- und Polychromasie. Veränderungen der normalen Kernstruktur gehören fast regelmäßig zum Bild der Tumorzellen. Sie sind durch Anomalien der Chromosomenzahl und -beschaffenheit bedingt. *Hyperchromatische* Kerne fallen meist schon bei schwacher Vergrößerung durch ihre dunkle massive

Färbung im Ausstrich auf. Sie erscheinen unter weitgehender Aufhebung der Kernzeichnung gleichmäßig tiefdunkelbraun bis schwarz und lassen ungleichmäßige Chromatinverteilung und grobe Verklumpung erkennen. Der Kernrand ist vielfach scharf markiert und verdickt. In anderen Fällen, besonders bei vergrößerten Kernen undifferenzierter Carcinomzellen, tritt eine ausgesprochene *Hypochromasie* des Kernplasmas in Erscheinung, wobei sich in dem blassen, durchscheinenden Kerninnern gewöhnlich mehr oder weniger zahlreiche, kleine, unscharfe Chromatingranula abzeichnen. Auch sie sammeln sich öfter an der Kernmembran und lassen diese verdickt erscheinen. Hypochromatische, auffallend große Zellkerne sind als besonders spezifisches Zeichen eines malignen Zellbildes aufzufassen. Findet man Kerne verschiedener Anfärbbarkeit in einem Ausstrich, so spricht man von Polychromasie der Kerne. Sie stellt ebenfalls ein charakteristisches Merkmal der Geschwulstzelle dar.

Veränderungen der Kern-Kernkörperchenrelation. Mitunter zeigen die Nucleolen der Tumorzellen eine abnorme Vergrößerung, die so weit gehen kann, daß die Kernkörperchen als dicke Klumpen innerhalb des Kerns imponieren. Gelegentlich weisen sie gegenüber den üblichen Kernbestandteilen Färbeunterschiede auf. Bei Tumorzellen sind die Nucleoli oft in Vielzahl innerhalb des Kerns anzutreffen. Diesen Merkmalen kann, wenn sie überhaupt vorhanden sind, wesentliche diagnostische Bedeutung zukommen. Als Beweis der Malignität dürfen sie aber nicht aufgefaßt werden, da die gleichen Veränderungen auch rein reaktiv bei Überbeanspruchung der Zelle ausgelöst werden können.

Mitosen und Mitosestörungen. Mitosen spielen bei der cytologischen Untersuchung eine wesentlich geringere Rolle als in der histologischen Diagnostik. Dies dürfte daran liegen, daß sie in den unteren Zellschichten erfolgen, deren Zellen nur in geringerer Zahl in die Vagina abgestoßen werden. Mitosen an Plattenepithelzellen, die im Typ den differenzierten Schichten des Epithels entsprechen, weisen meist auf Malignität hin. Man findet sie aber äußerst selten. Die an endocervicalen Zellen vorkommenden Mitosen sind ohne besondere diagnostische Bedeutung. Übermäßig große Kerne weisen auf Mitosestörungen hin; sie sind meist polyploid und durch Endomitose entstanden. Das Vorkommen von Amitosen ist heute sehr in Frage gestellt; Mehrkernigkeit beruht wahrscheinlich auf einem veränderten Ablauf der Mitosen und ist bei regelmäßiger Kernstruktur kein Hinweis auf Malignität, sondern höchstens auf Aktivität der Zelle.

Anisocytose. Hierunter ist die verschiedene Größe der Zellen im Ausstrich zu verstehen. Man kann einerseits Riesenzellen (Zellgigantismus) wie andererseits ganz kleine Zellen mit wenig Plasma oder freiliegende Kerne bei gänzlich fehlendem Plasmasaum finden.

Zellpolymorphie. Die Variabilität der äußeren Zellform ist meist im Ausstrich bei malignen Prozessen sehr ausgeprägt. Die Zellen können bizarre Deformierungen mit pseudopodienartigen Ausläufern zeigen. Bisweilen findet man Kaulquappenformen (tadpole cell) und auch lange, spindelige oder faserige Zellen (fiber cell). Vielfach zeigt das Protoplasma Auflösungserscheinungen, wobei die Zellgrenzen unscharf werden bzw. einen völlig verwischten Eindruck machen.

Vacuolisation. Eine vacuolige Degeneration des Cytoplasmas ist bei Tumorzellen häufig zu beobachten. Es kann zu großen Blasenbildungen kommen, welche die ursprüngliche Zelle fast unkenntlich werden lassen. Die Vacuolisation ist aber lediglich als Begleiterscheinung anderer atypischer Zellveränderungen zu werten, sie kommt vielfach auch bei gutartigen entzündlichen oder bei physiologischen Sekretionsprozessen vor.

Färbbarkeitsveränderungen des Cytoplasmas. Maligne Zellen zeigen eine teils verstärkte, teils schwächere Anfärbbarkeit des Cytoplasmas. Zellen verhornter Plattenepithelcarcinome nehmen manchmal eine besonders auffallende orange- oder lachsfarbene Tönung an. Bei begleitenden Entzündungen maligner Prozesse kommt es häufig zu einer allgemeinen Pseudoeosinophilie der Tumorzellen.

E. Ultrastruktur der Zelle

Für die weitere Forschungsarbeit in der Biologie, vor allem zur Gewinnung von Erkenntnissen im Bereich der Ultrastruktur, war die Entwicklung des Elektronenmikroskops die entscheidende Voraussetzung. Die physikalischen Forschungsarbeiten [Elektronenmikroskope mit elektromagnetischen Linsen: RUSKA und KNOLL (1931), v. BORRIES und RUSKA (1932), KNOLL und RUSKA (1932), und Elektronenmikroskope mit elektrostatischen Linsen: MAHL (1939)] waren 1940 mit der Herstellung von Elektronenmikroskopen in Serienproduktion abgeschlossen. Die elektronenoptischen Untersuchungen erbrachten in der Biologie jedoch erst Fortschritte, nachdem die Schwierigkeiten der Präparationsmethoden überwunden waren.

Die Einbettung erfolgt heute grundsätzlich in Kunstharzen (Methacrylat, Vestopal-W, Epon oder Araldit). Eine echte Cytochemie wird deshalb in absehbarer Zeit nicht möglich sein. Moderne Ultramikrotome (Porter-Blum, Reichert, L.K.B.) erlauben eine Schnittpräparation der stecknadelkopfgroßen Gewebsstücke mit routinemäßig reproduzierbarer Schnittdicke von unter 300 Å, wobei die Anschnittflächen sich in der Größenordnung von ca. 0,2×0,2 mm bewegen. Schon dadurch allein wurden neue Erkenntnisse möglich, z.B. der sichere Nachweis von Einzelzellen im menschlichen Myometrium (JAEGER und POHLMANN, 1962).

Für Untersuchungen zur Ultrastruktur der Zellen stehen heute Elektronenmikroskope mit einem Auflösungsvermögen von 10—15 Å (Siemens, Zeiss, Philipps, RCA, EMU, JEM) zur Verfügung, die grundsätzlich Endvergrößerungen von über 100000:1 ermöglichen. In der Biologie müssen jedoch Direktvergrößerungen von 1000—20000:1 bevorzugt werden, weil einmal damit der Anschluß an die Lichtmikroskopie gewährleistet wird und zum anderen die ultrastrukturelle Morphologie hier ihren Arbeitsbereich hat.

1. Allgemeine Cytologie

Bei Gliederung des Protoplasmas in Zellkern und Cytoplasma ist zwischen Physiologie und Pathologie zunächst nur ein Unterschied in der Kern-Cytoplasmarelation zu beachten. Normalerweise liegt der *Kern* — ein zähflüssiges Bläschen — ziemlich zentral im Inneren der Zelle (Abb. 3). Er ist jedoch grundsätzlich innerhalb des Cytoplasmas frei verschieblich, da seine Lage von den cytoplasmatischen Komponenten bestimmt wird. Der Kern enthält außer RNS stets DNS, die hauptsächlich im Kern vorkommt. Die Matrix des Kernes ist unterschiedlich dicht und granulär. Die Verdichtungen im Karyoplasma (=Kerninhalt ohne Nucleolus) sind überwiegend chromosomaler Natur, deren größte man

Chromozentren nennt. Die Chromosomen bestehen vorwiegend aus DNS, die man in Verbindung mit dem basischen Protein Histon als Nucleohiston bezeichnet. Hier ist die Substanz der Gene zu suchen, der Erbeinheit und der Steuerer der Stoffwechselleistungen.

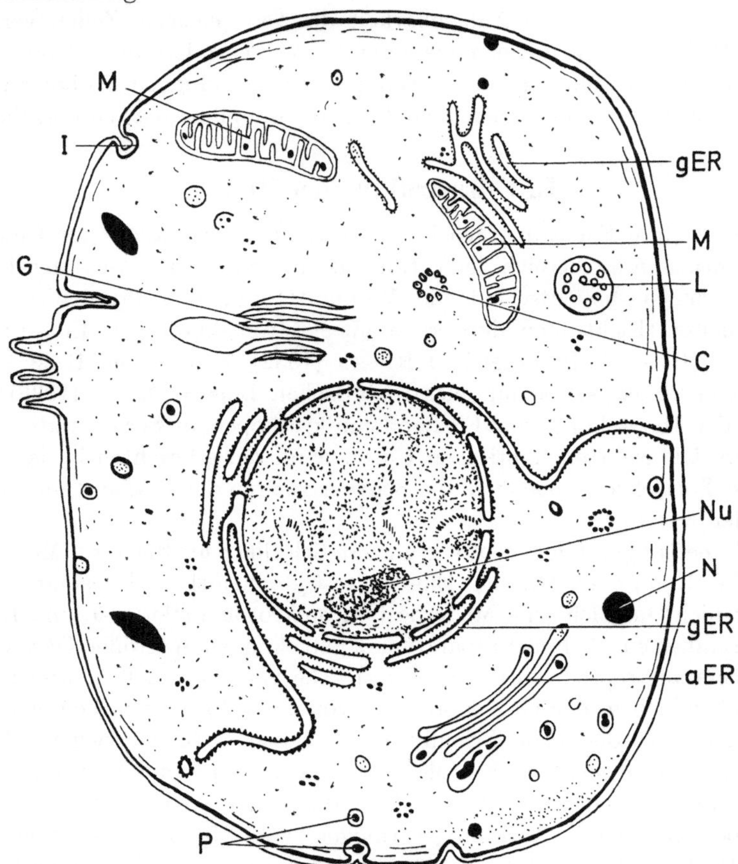

Abb. 3. Schema einer normalen Zelle. Nu Nucleolus; gER granuläres, aER agranuläres endoplasmatisches Reticulum; M Mitochondrien; L Lysosom; C Centrosom; N Neutralfett; G Golgi-Apparat; P Pinocytose; I Invagination. Das endoplasmatische Reticulum hat Anschluß an die Doppelmembran der Zelle

Für die zentralen Vorgänge in der Zelle spielen die *Nucleolen* eine wesentliche Rolle. Bei zentralen Anschnitten des Kerns sind ein oder zwei Nucleoli getroffen, die niemals membranartig begrenzt sind. Sie bestehen vorwiegend aus sauren Proteinen und RNS. Elektronenmikroskopisch kann man eine feingranulierte Matrix von einem Nucleolonema mit fadenartiger Struktur unterscheiden.

Der Kern wird von einer flexiblen *Doppelmembran* umgeben, bei der wir eine innere (karyoplasmatische) von einer äußeren (cytoplasmatischen) unterscheiden. Der Durchmesser jeder Membran liegt in einer Größenordnung von 100 Å, jedoch sind bei der elektronenoptischen Dichte Unterschiede möglich und teilweise sogar charakteristisch. Der Membranspalt ist unterschiedlich (100—500 Å) weit, hier sind Aussackungen möglich. Nach neueren Erkenntnissen umschließt die innere

Kernmembran den Kern bis auf zahlreiche Poren, deren Begrenzung durch Verbindungen zwischen der karyoplasmatischen mit der cytoplasmatischen Zellmembran gebildet wird. Die mit Flüssigkeit gefüllten perinucleären Cisternen haben Anschluß an das Kanälchensystem des „endoplasmatischen Reticulum" (PALADE und PORTER, 1954); die äußere Membran ist dabei als eine Differenzierung aufzufassen.

Das *endoplasmatische Reticulum* beginnt also in den Cisternen der Kernmembran und durchzieht als gegliedertes und funktionell variables Kanälchensystem das Cytoplasma, um in dem Spalt der doppelten Zellmembran zu enden. (Wahrscheinlich besteht auch Verbindung zum extracellulären Raum.) Das Kanälchensystem mit einer unterschiedlichen Weite von 20—150 mµ hat die Aufgabe eines Stofftransports durch die Zelle mit Austausch in die Umgebung. An der Außenseite dieses Systems stehen häufig in dichter Reihenfolge Granula, die sog. Ribosomen oder Paladegranula. Man kann beim endoplasmatischen Reticulum eine granuläre Form (die mit dem lichtmikroskopischen Begriff des Ergastoplasmas identisch ist) von einer agranulären unterscheiden. Die Ribosomen bestehen vorwiegend aus RNS und sind an der Proteinsynthese beteiligt. Die in der Ultrazentrifuge hergestellte Mikrosomenfraktion (die sog. Mikrosomen!) besteht vorwiegend aus den Trümmern des endoplasmatischen Reticulums.

Das Cytoplasma zwischen dem endoplasmatischen Reticulum wird auch Grundcytoplasma genannt; es ist selbst elektronenoptisch schwer zu differenzieren. Es enthält immer, wahrscheinlich funktionell abhängig, in wechselnder Anzahl freie Ribosomen und nicht immer sicher zu definierende Grana und ist im übrigen weitgehend inhomogen. Hier trifft man als wichtigste Zellorganellen auf die *Mitochondrien*. Diese können sehr vielgestaltig sein; man unterscheidet im allgemeinen Mitochondrien vom Tubulus-Typ und die viel häufigeren vom Christa-Typ. Alle Mitochondrien haben eine Doppelmembran, jede dieser Lipoidmembranen ist etwa 50 Å dick, der Zwischenraum 50—150 Å. Die innere Membran kann fingerförmige Einstülpungen aussenden, die Christae mitochondriales (Christa-Typ).

Die Mitochondrien bestehen zu zwei Dritteln aus Proteinen und zu einem Drittel aus Fetten (hauptsächlich Phospholipoide), Ribonucleotide sind nicht oder nur wenig vorhanden (ANDRÉ, 1965). Außerordentlich reich sind die Mitochondrien an Enzymen, was in Mitochondrienfraktionen nachgewiesen werden konnte. In erster Linie handelt es sich um Enzymsysteme der oxydativen Phosphorylierung. Die Cytochromoxydase und die Fermente des Citronensäurecyclus sind bis heute innerhalb der Zelle nur in den Mitochondrien nachgewiesen worden. Hauptaufgabe der Mitochondrien ist die Energiegewinnung durch biologische Oxydation; das Rohmaterial liefert die Zelle aus den zur Verfügung stehenden Stoffen. In erster Linie kommt es dabei zur Bildung energiereicher, organischer Phosphate (Adenosintriphosphat), diese wiederum dienen der Energieübertragung. Die Synthetisierung von ATP geschieht in den Mitochondrien auch durch die oxydative Phosphorylierung von ADP.

Vorwiegend in Kernnähe findet man den *Golgiapparat*; seine selbständige Struktur ist sichergestellt. Er besteht aus einem System von Membranen, die in Form von Säcken unterschiedlich große Räume einschließen, die wahrscheinlich Anschluß an das endoplasmatische Reticulum haben. Die Räume können zu

Golgivacuolen erweitert sein. Außer über seine Bedeutung für die Sekretbereitung wissen wir über die Funktion des Golgikomplexes wenig. Vielleicht ist er an der Bildung des Präamyloids beteiligt.

Wenn auch noch nicht in allen Zellen nachgewiesen, so ist doch mit dem Vorkommen des Zellorganell *Centrosom* in allen Zellen zu rechnen, die zu einer mitotischen Teilung befähigt sind. Neben der Beteiligung an der mitotischen Teilung scheint auch noch ein Zusammenhang der Centrosomen mit der gerichteten Bewegung von Geißeln und Wimpern zu bestehen.

Die *Zellmembran* ist eine echte Grenze für das Protoplasma. Dadurch entsteht die individuelle Zelle. Diese Membran ist eine Doppelmembran von unterschiedlicher elektronenoptischer Dichte; man unterscheidet auch zwischen einer (äußeren) Basalmembran und einer (inneren) Plasmamembran. Die Zellmembranen verlaufen überwiegend parallel, doch wechselt die Größe des Zwischenraumes (ca. 200 Å). Bei der Beschreibung von Membran„lücken" muß beachtet werden, daß bei flach oder schräg angeschnittenen Membranen aus elektronenoptischen Gründen meist keine distinkten Linien zur Darstellung kommen. Die Zellmembran wird durch Invagination oder Mikrovilli gelegentlich ganz erheblich vergrößert. Der Stoffaustausch mit der Umgebung geschieht wohl nicht nur über das endoplasmatische Reticulum und über die Pinocytose.

2. Die Ultrastruktur des Portio- und Vaginalepithels

weicht von der allgemeinen Cytologie der Zelle entsprechend der funktionellen Aufgabe nur als besonderes Erscheinungsbild ab, aber dieses Abweichen ist in erster Linie quantitativ, weniger dagegen qualitativ. Daneben gibt es nur wenige Besonderheiten, die in erster Linie den Zusammenhang im Zellverband betreffen.

a) Die *Basalzellen*. Sie sind relativ klein und besitzen große, noch teilungsfähige Kerne. Sie stellen damit die Quelle der ständigen Proliferation dar. Das Kern-Plasmaverhältnis beträgt nach STOLL (1954) 1:3. Der Kern ist ovoid, aber noch mehr oder weniger stark gelappt. Mehrere Kernkörperchen sind häufig anzutreffen. Die Tonofilamente findet man besonders in Kernnähe. Mitochondrien trifft man zahlreicher, vor allem in Basalzellen (und auch in Parabasalzellen) an, in höheren Schichten werden sie seltener. Sie sind nicht sehr groß, jedoch meist mit gut erhaltenen Innenstrukturen auszumachen. Im Vergleich mit hoch funktionierenden Drüsen- oder Herzmuskelzellen sind sie in Plattenepithelzellen recht spärlich vorhanden. Auch das endoplasmatische Reticulum ist offenbar nur wenig ausgebildet, da die Anschnitte nicht sehr groß und wenig zahlreich sind. Reichlich aber findet man freie Ribosomen im Cytoplasma, während man beim endoplasmatischen Reticulum kaum entscheiden kann, ob es in granulärer und agranulärer Form vorliegt. Die Zellgrenzen sind gelegentlich etwas verzahnt, die Zellzwischenräume groß. Den Zellverband gewährleisten die speziellen Haftplatten, die Desmosomen. Sie sind bei den Basalzellen nicht sehr zahlreich vorhanden und vor allem kurz und dick und ohne erkennbare Ordnung zur Epithelgrenze. Nur in dieser Schicht (von der Desquamation in obersten Lagen abgesehen) scheinen nicht alle Desmosomen zu korrespondieren.

b) Parabasalzellen. Sie sind deutlich größer als die Basalzellen. Dadurch verschiebt sich die Kern-Plasmarelation, obwohl der Kern noch annähernd gleich groß ist. Die Kerne sind meist weniger gelappt, schon annähernd rund und oval. In den Kernen der Parabasalzellen nimmt die Anzahl der Nucleoli anscheinend schon ab, meist werden nur zwei angeschnitten. Die Tonofilamente strahlen bereits in die Zellfortsätze in Richtung auf die Desmosomen aus und sind nicht mehr bevorzugt in Kernnähe anzutreffen. Die Mitochondrien sind vielleicht etwas größer (richtiger wohl: mehr gequollen), zahlenmäßig aber doch wohl unverändert. Endoplasmatisches Reticulum findet man auch hier wie in allen Schichten spärlich. Dafür ist Glykogen im Cytoplasma jetzt deutlich nachweisbar, wenn auch noch wenig reichlich vorhanden. Die Desmosomen werden häufiger, viele haben Kontaktstellen, sie sind aber noch recht plump. Deutlich größer werden die Intercellulärräume, die bei der noch gewellt verlaufenden Zellmembran in Membrannähe häufig „intracellulär" angeschnitten werden (Abb. 4).

c) Intermediärzellen. Die Kern-Plasmarelation hat sich zugunsten des Cytoplasmas weiter verschoben. Auf Übersichtsbildern werden deshalb in vielen Zellen die Kerne nicht mehr angeschnitten (Abb. 5). Die Kernoberfläche ist jetzt überwiegend glatt, die Innenstruktur wird dichter. Glykogen ist bereits reichlich vorhanden, sein Erscheinungsbild ist von Fixierung, Nachkontrastierung und Schnittdicke sowie elektronenoptischer Dichte abhängig. Die Einlagerung ist immer diffus, nur unter Bevorzugung einer perinucleären Anordnung. Die Mitochondrien scheinen an Zahl verringert; sie sind überwiegend gequollen und haben verwaschene Innenstrukturen mit Schwund der Cristae. Die Tonofilamente sind randständig und dadurch mehr oder weniger geordnet. In dieser Schicht sind die Intercellulärräume am größten. Die Desmosomen erscheinen nun lang und gestreckt, vor allem aber schmal. Sie stehen senkrecht, schräg und auch parallel zur Epithelgrenze, zeigen dabei jedoch keine besondere Ordnung.

d) Superfizialzellen. Die Volumenzunahme des Plasmas ist hier besonders deutlich. Die kleinen Kerne sind im Elektronenmikroskop ziemlich gleichmäßig rund, nicht mehr sehr dicht und strukturarm. Das Cytoplasma ist sehr arm an Zellorganellen und vor allem in Randgebieten gleichmäßig feinkörnig. Unter Berücksichtigung der Präparationsmethoden kann man das reichlich vorhandene Glykogen als unscharf begrenzte, strukturlose perinucleäre Aufhellung ausmachen. Die Intercellulärräume werden kleiner (Abb. 6).

e) Die *oberste Zellschicht.* Hier stehen die großen Zellen sehr dicht und haben zahlreiche, aber meist kleine Desmosomen an der Oberfläche. Die Desmosomenbrücken sind kurz und nicht mehr so gleichmäßig angeordnet. Wenn sie sich von der gegenüberliegenden Membranwand lösen, erscheinen sie abgerundet. Der runde kleine Kern ist uniform strukturiert und von reichlich Glykogen umgeben. Die Tonofilamente liegen sehr locker und ungeordnet und wohl ausschließlich am Rand der Zelle.

Die Einordnung dieser Zellen in fünf Schichten ist nicht zwanglos möglich, und die Schichtzahl ist willkürlich. Es finden sich stets fließende Übergänge, da die gesamte Epithelschicht eben von unten nach oben wächst und sich ständig erneuert. Die haftplattenähnlichen Zellverbindungen, die Desmosomen, müssen sich dabei wohl ständig neu bilden und wieder lösen. Die beschriebenen Größenordnungen von Zellen und Intercellulärräumen zeigen auf Übersichtsschnitten auch Abweichungen von der Norm, ohne daß hier immer Artefakte vorliegen müssen. Insgesamt findet man die Ultrastruktur von Zellen, von denen keine

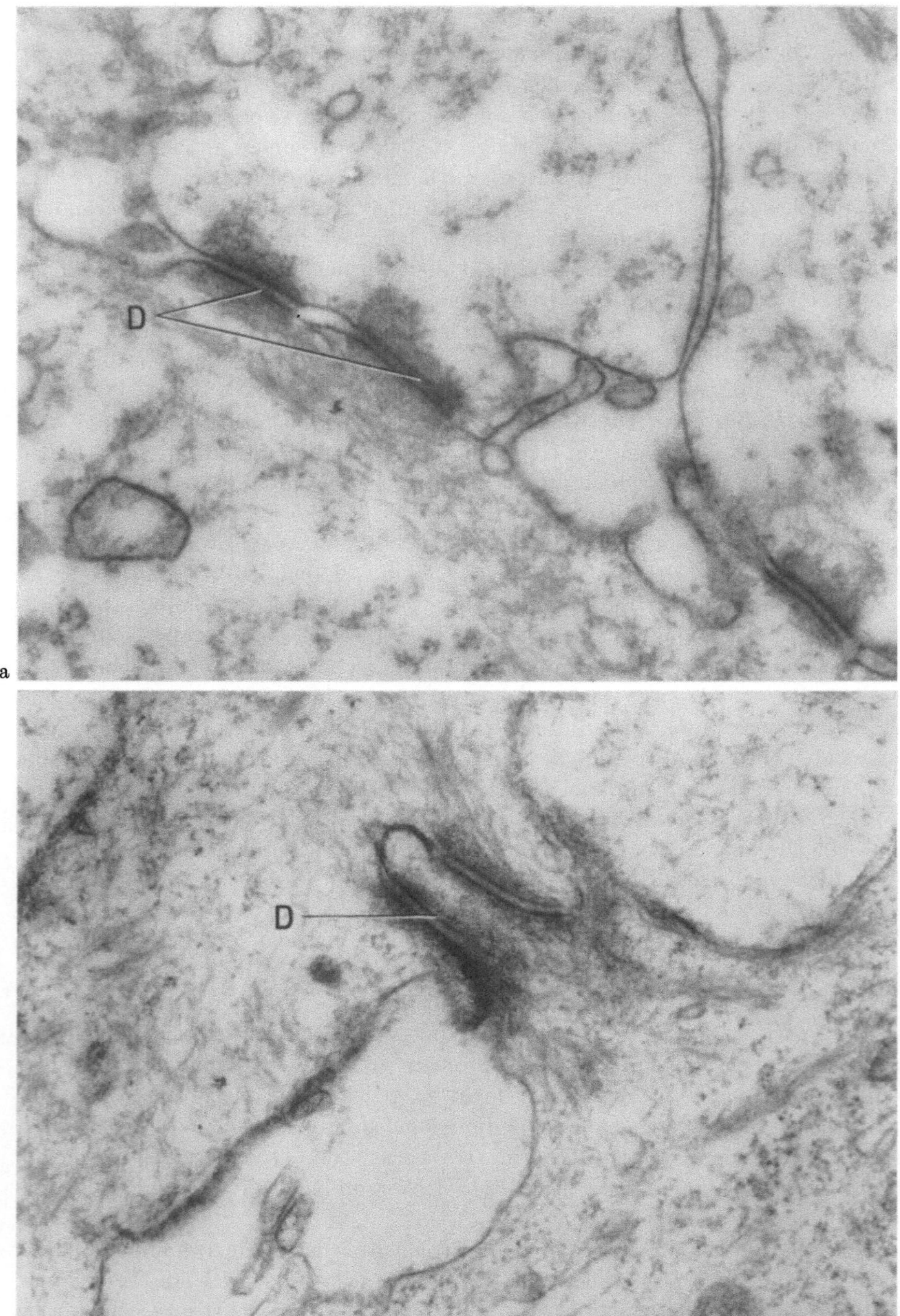

Abb. 4a u. b. Portioepithel bei Gravidität Mens III—IV. Deutliche Erweiterung der intercellulären Räume; daraus resultieren teilweise gestreckte Intercellularbrücken mit korrespondierenden Kontaktflächen; bei D deutliche Desmosomen. Die Länge der Desmosomen und die Größe der Intercellulärspalten repräsentieren die Intermediärschicht. Einbettung: Araldit; Aufnahme: EM 9; Plattenvergrößerung: 16500:1; Endvergrößerung: 41500:1

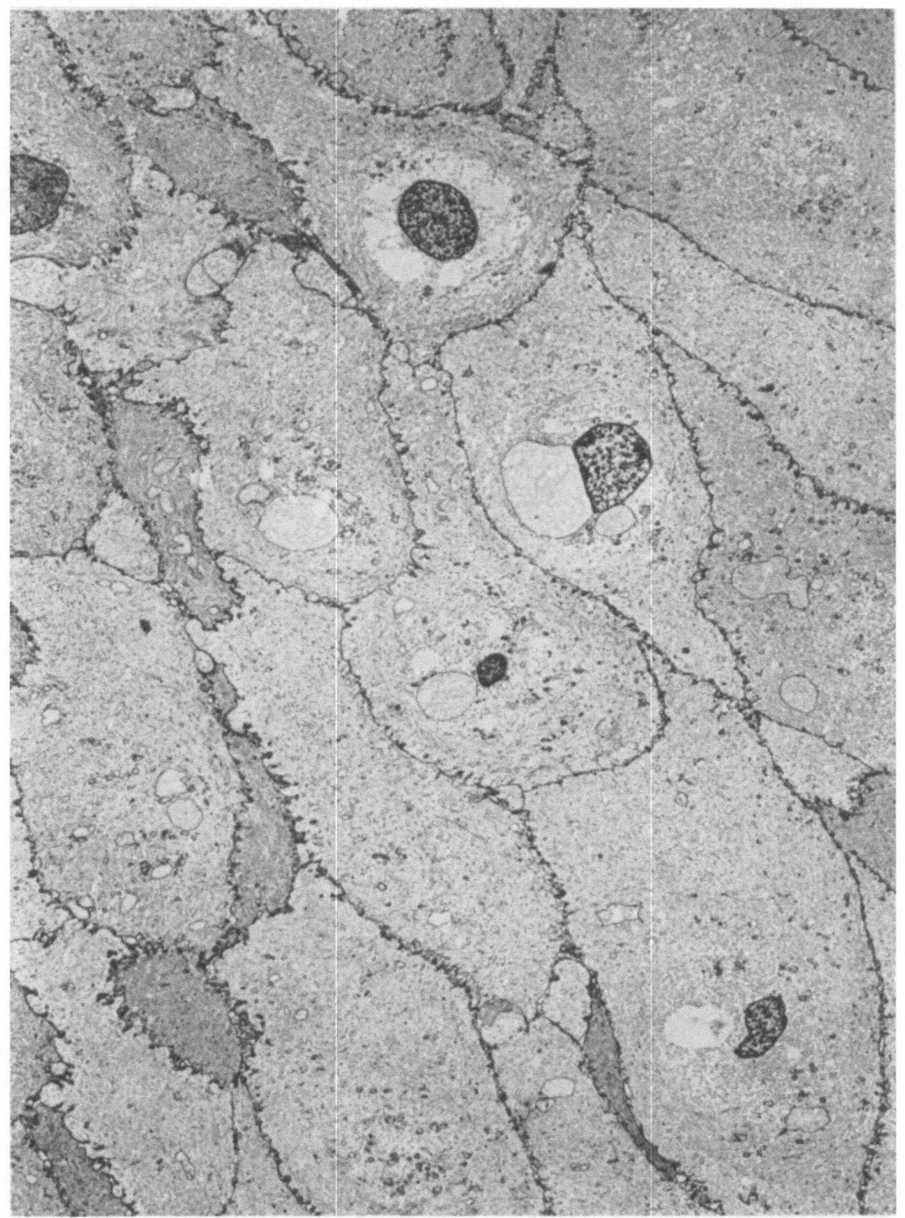

Abb. 5. Portioepithel aus der Superficialschicht. Deutliche Glykogenspeicherung im perinucleären Raum. Einbettung: Araldit; Aufnahme: EM 9; Plattenvergrößerung: 800:1;
Endvergrößerung: 2000 : 1

besonderen funktionellen Leistungen verlangt werden, und dessen Zellorganellen
deshalb überwiegend ausdruckslos und nur schwach entwickelt sind.

Die Unterschiede in der Ultrastruktur zwischen Plattenepithelzellen aus der
normalen Geschlechtsreife und denen aus der *Frühschwangerschaft* sind nicht
hervorstechend und vor allem wohl gradueller Natur. Der gesamte Zellverband

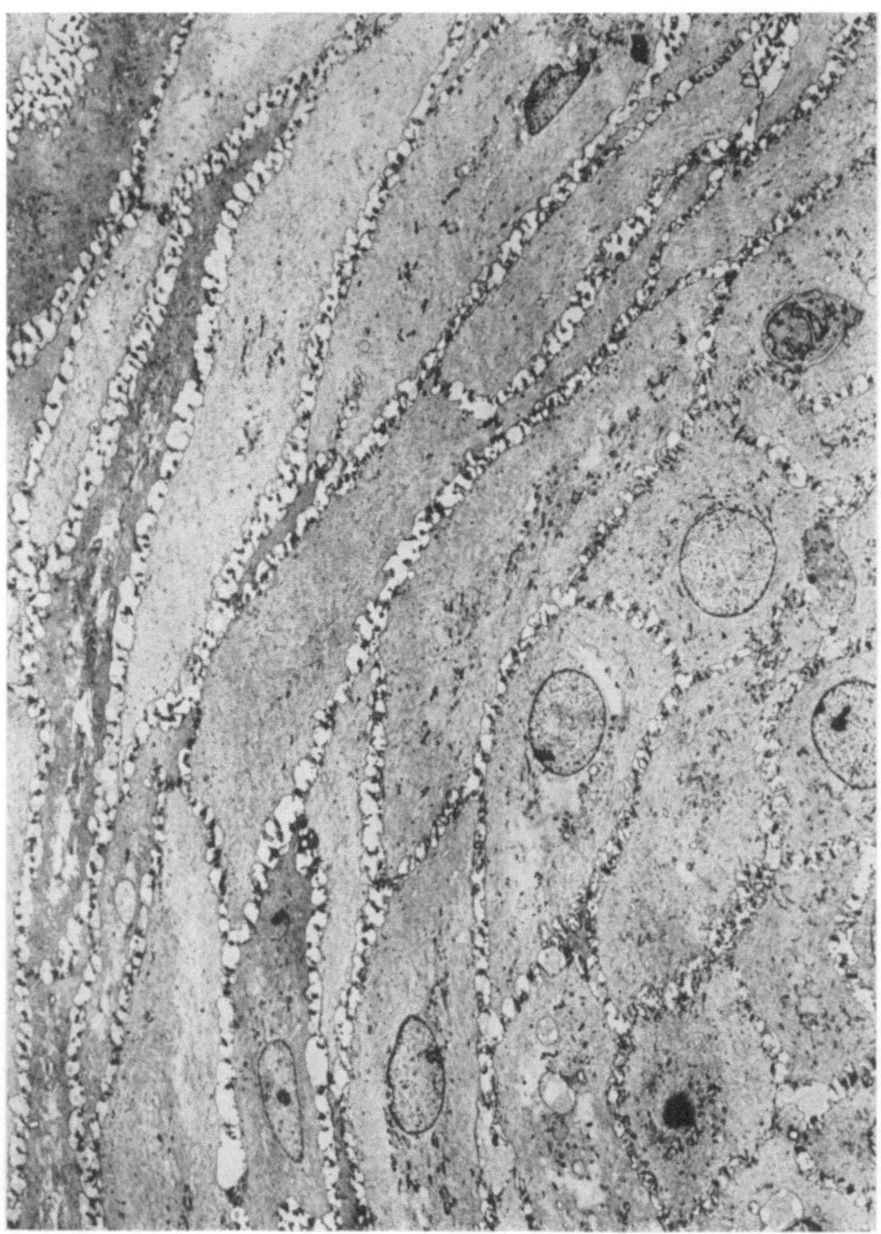

Abb. 6. Portioepithel aus der Intermediärschicht. Die Desmosomen haben korrespondierende Kontaktstellen. Verkleinerung der Interzellulärspalten von parabasal nach superficial. Einbettung: Araldit; Aufnahme: EM 9; Plattenvergrößerung: 800 : 1; Endvergrößerung: 2000 : 1

erscheint in der Gravidität ein wenig aufgelockerter, die Anzahl der Ribosomen und der Mitochondrien vielleicht etwas vermehrt, jedenfalls sind keine Charakteristika vorhanden. Charakteristische Unterschiede fehlen auch im Vaginalepithel der *Spätschwangerschaft*, das von PETRY et al. (1961) ausführlich beschrieben wurde.

Die *Geschwulstzelle* zeigt in der Feinstruktur von Kern und Cytoplasma keine wesentlichen Abweichungen von der Norm. Der Nucleolus erscheint in vielen Fällen größer und vor allem dichter, gelegentlich auch entrundet. Neben solch großem Hauptnucleolus erkennt man nicht selten kleine „Nebennucleoli". Den Kernen der Geschwulstzellen fehlen natürlich auch gewebsspezifische Kernstrukturen. Tumorzellkerne haben jedoch im allgemeinen eine höhere Kerntrockenmasse als physiologisch (SANDRITTER und SCHIEMER, 1958; BROGHAMER und CHRISTOPHERSON, 1961). Cytophotometrische DNA-Analysen haben gezeigt, daß es Verdoppelungsklassen des DNS-Gehaltes gibt, die eine absolute Abhängigkeit von den Chromosomensätzen zeigen. Bösartige menschliche Tumoren haben oftmals aneuploide Chromosomensätze und dementsprechende DNS-Werte, die außerhalb der Verdoppelungsrhythmik liegen (SANDRITTER und SCHIEMER, 1958; STICH et al., 1960). Im Cytoplasma ist elektronenoptisch bei Tumorzellen manchmal ein relativ kleiner Golgikomplex auffallend. Die Mitochondrienzahl erscheint in manchen Tumorzellen gegenüber der Norm verringert. Dafür sind sie jedoch oftmals deutlich geschwollen und haben eine verwaschene Innenstruktur, die mit Schwund der Cristae mitochondriales einhergeht. Es ist nicht ausgeschlossen, daß diese Veränderungen rückbildungsfähig sind. Man kann also sagen, daß es keine ultrastrukturellen Veränderungen gibt, die für Tumorzellen repräsentativ wären.

F. Cytotopochemie

Das Bestreben, über die morphologischen Beobachtungen von Zellen und Geweben hinaus auch etwas über die chemische Zusammensetzung der morphologisch erfaßten Strukturen zu erfahren, führte zur Entwicklung der Histo- und Cytochemie. Man war bemüht, den chemischen Aufbau unter Erhaltung der feingeweblichen Form zu erfassen. Der Nachweis einer chemischen Substanz kann nicht nur über ihr Vorhandensein in einer bestimmten Zelle Aufschluß geben, sondern läßt indirekt unter Berücksichtigung der Ergebnisse der Biochemie auch auf dort ablaufende Stoffwechselvorgänge schließen. Änderungen der Funktion, die ohne morphologisches Korrelat ablaufen, lassen sich auf diese Weise vielleicht cytochemisch erfassen. Somit wird die Cytotopochemie Bindeglied zwischen der rein morphologisch betrachteten Cytologie und der quantitativ arbeitenden Cytochemie. Eine möglichst weitgehende Aufklärung der cellulären Feinstruktur ist für die Cytologie von ganz besonderer Bedeutung, da sie unter Verzicht auf Gewebszusammenhänge allein aus der Struktur der Einzelzelle ihre Informationen bezieht.

Es hat daher auch nicht an Versuchen gefehlt, die bewährten Methoden der Histochemie auf cytologische Präparate zu übertragen und nötigenfalls abzuändern (AYRE und AYRE, 1949, 1950; AYRE und MILLAR, 1951; EBNER und STRECKER, 1951; STOLL et al., 1951, 1954; EBNER, 1954; STOLL, 1954; ZINSER, 1954; KRITTER und HEROVICI, 1955; SORA, 1955; STOLL und EBNER, 1955; BOSCHANN, 1958, 1960; GABOR und SZEGVÁRI, 1958; MASIN und MASIN, 1960). Dabei muß man sich von vornherein über einige Probleme im klaren sein: Abgesehen von den uns aus der Histochemie bekannten Einschränkungen in der Deutung einer Reaktion (s. unter anderen PEARSE, 1961) ist vor allem zu beachten, daß es sich bei cytologischen Untersuchungen stets um aus dem Verband gelöste Zellen handelt, die bereits vor der Entnahme vor allem in ihren empfind-lichen Enzymsystemen mehr oder weniger weitgehende sekundäre Veränderungen erlitten haben. Hinzu kommt, daß sich höher differenzierte Zellen sowohl der typischen als auch der atypischen Reihe zwar morphologisch voneinander unter-scheiden lassen, sich in ihrem cytochemischen Verhalten dagegen sehr ähnlich sind. Niedrige Differenzierungsstufen typischer und atypischer Zellen sind sowohl morphologisch als auch histochemisch zuweilen schwer auseinanderzuhalten, da bei ihnen die proliferative Leistung der Zellvermehrung im Vordergrund steht und das Cytoplasma noch keine für eine spezifische Funktion kennzeichnenden Strukturen aufweist.

Die Cytotopochemie wird uns somit im wesentlichen Aussagen über Grad und Art der Differenzierung einer Einzelzelle vermitteln können. Wir wollen uns darüber hinaus bemühen, durch möglichst genaue Zusammenstellung aller bisher erhobenen cytochemischen Befunde nach vielleicht noch vorhandenen qualitativen oder quantitativen Unterschieden zwischen typisch und atypisch differenzierten Zellen zu suchen. Ein Vergleich der z.T. mit verschiedenen Methoden erarbeiteten Befunde ist allerdings nur mit Vorbehalt möglich.

Die einzelnen Differenzierungsstufen des Vaginalepithels sind durch einen jeweils charakteristischen Gehalt an cytochemisch darstellbaren Substanzen ge-kennzeichnet (Tabelle 1). Wir wollen diese Substanzen ihrer chemischen Zu-sammensetzung nach ordnen und ihr Auftreten und Verschwinden in der typi-schen und atypischen Zellreihe betrachten.

1. Nucleinsäuren

Den größten Gehalt an Nucleinsäuren weisen, wie alle stark proliferierenden Epithelzellen, im normalen Vaginalepithel die Basalzellen auf. Der *Desoxyribo-nucleinsäure*-(DNS-)Gehalt des Kerns läßt sich quantitativ cytophotometrisch mit der Feulgen-Reaktion oder mit der Gallocyanin-Chromalaun-Färbung be-stimmen. Er nimmt mit zunehmender Reife der Zellen ab und unterliegt in den Superfizialzellen außerdem Cyclusschwankungen, wie VOKAER et al. (1953) quan-titativ nachgewiesen haben, und zwar findet sich in der Proliferationsphase infolge der mitotischen Wirkung der Oestrogene eine DNS-Vermehrung. Zu einem unphysiologisch starken Anstieg des DNS-Gehalts kommt es in den polyploiden Kernen der Plattenepithelcarcinome. Da der übrige Teil der Carcinomzellen in seinem DNS-Gehalt jedoch nicht aus dem Rahmen der auch im normalen oder regenerierenden Epithel möglichen hohen Werte fällt, lassen sich carcinom-verdächtige Ausstriche nur durch cytophotometrische Bestimmung des Prozent-satzes an Zellen mit erhöhtem DNS-Gehalt von den unverdächtigen unterscheiden (MELLORS et al., 1952; NIEL und HAOUR, 1954; SANDRITTER et al., 1960, 1964, 1966). SANDRITTER et al. (1964) ziehen die Gallocyanin-Chromalaun-Färbung der Feulgen-Färbung für cytophotometrische Messungen vor, da sie durch gleich-zeitige präzis-quantitative Darstellung der DNS und RNS noch deutlichere Unter-schiede zwischen normalen und carcinomatösen Epithelien aufdeckt. FORAKER (1952) fand photometrisch eine deutlich stärkere Basophilie der Zellkerne im invasiven und intraepithelialen Carcinom im Vergleich zur Plattenepithelmeta-plasie und zum normalen Epithel. Andererseits wird beim Carcinoma in situ in bestimmten Stadien auch eine vorübergehende Rückkehr der polyploiden Kerne

Tabelle 1. *Schematische Zusammenstellung der histochemischen Reaktionen am normalen und carcinomatösen Vaginalepithel*

	Normale Zellen					Carcinomzellen			
	Horn-schuppe	Super-fizialzelle	Inter-mediär-zelle	Parabasal-zelle	Basalzelle	undifferenzierter Typ	basaler Typ	poly-morpher Typ	verhornter Typ
Nucleinsäuren:									
DNS	—	+	+	++	++	++	++	+++	
RNS		+	+	++	+++	kein Cytoplasma	+++	+++	
Proteine:									
SH-Gruppen	+++	+++	++	+	—	kein Cytoplasma			++
Polysaccharide:									
Glykogen	++	+++	+++	+	—	kein Cytoplasma	—	—	
Mucopolysaccharide	+	++	++	+	—	kein Cytoplasma	—	—	
Lipoide:									
Neutralfette	+	+	++		+	kein Cytoplasma	+	+	
Phospholipoide		+		—	+	kein Cytoplasma	++	++	
Enzyme:									
alkalische Phosphatase	—	++	+	+	+	+	++	+	
saure Phosphatase	—	+	++	++	++	++	++	++	
α-Esterase		++	++		+				
Succinodehydrogenase	—	—	—	+	+				
DPN-Diaphorase		++	+		++				
β-Glucuronidase		+	+		++				
Phosphoamidase	—	+	+	++	+++	+++	+++	++	

zur Diploidie beobachtet (GRUNDMANN et al., 1961), so daß diagnostische Schlüsse aus der Kerngröße immer nur in Verbindung mit der Kern-Plasmarelation gezogen werden dürfen.

In den Hornschuppen ist es zur Depolymerisierung der DNS gekommen, die sich am klarsten mit der Acridinorange-Fluorochromierung nachweisen läßt: Auf Grund der unterschiedlichen Polymerisation von RNS und DNS fluoresciert in einem pH-Bereich zwischen 4 und 7 die DNS nach Anfärbung mit Acridinorange gelbgrün, die RNS rot. Depolymerisiert man die DNS mit Salzsäure, so wandelt sich die Gelbgrün-Fluorescenz in eine Rot-Fluorescenz um. Der Polymerisationsgrad der Nucleinsäuren läßt sich auch mit Methylgrün-Pyronin bestimmen: Die intakte DNS stellt sich mit Methylgrün dar, die depolymerisierte färbt sich wie die RNS mit Pyronin an. Der Verlust der typischen DNS-Färbung kennzeichnet somit die alternde, degenerierende Zelle.

Im Cytoplasma der Superfizialzelle finden sich gelegentlich stark DNS-haltige Kerntrümmer, die durch Karyorrhexis dorthin gelangen und lediglich als Zeichen der cellulären Ausreifung zu werten sind.

Der *Ribonucleinsäure*-(RNS-)Gehalt der Zellen verteilt sich auf den Nucleolus des Kerns und die Ribosomen des Cytoplasmas. In der normalen Differenzierungsreihe sind vor allem die Basal- und Parabasalzellen reich an cytoplasmatischer RNS (WISLOCKI et al., 1950). Dies drückt sich in einer kräftigen Basophilie des Cytoplasmas (Abb. 10a) und in einer Rotfärbung mit Methylgrün-Pyronin aus, die nach Verdauung mit Ribonuclease verschwinden. Diese echte, auf dem Gehalt an RNS beruhende Basophilie darf nicht mit der Blaufärbung des Cytoplasmas im Papanicolaou-Präparat verwechselt werden, die nach Ribonucleaseverdauung nicht verschwindet. Diese scheinbare Basophilie entsteht durch Anfärbung mit Lichtgrün und ist abhängig vom Gehalt des Cytoplasmas an reduktionsfähigen Verbindungen. Parallel zum DNS-Gehalt nimmt auch der Gehalt an RNS mit zunehmender Ausreifung der Vaginalepithelien ab (SANDRITTER, 1953; BOMPIANI und CASARINI, 1956; VENDRELY und VENDRELY, 1959); er ist weiterhin im ersten halben Jahr der Schwangerschaft geringer als im letzten Trimester (EL-FIKY und MOURSI, 1967). Auch die RNS-Synthese im Vaginalepithel wird somit aller Wahrscheinlichkeit nach, parallel zur DNS-Synthese, hormonell gesteuert. Die carcinomatösen Vaginalepithelien sind großenteils sehr reich an RNS. Der höhere Gehalt läßt sich jedoch quantitativ weder mit der Acridinorange-Fluorochromierung noch mit Methylgrün-Pyronin so genau bestimmen, wie das bei der DNS möglich ist. Da auch regenerierende Zellen einen sehr hohen RNS-Gehalt aufweisen können, ist eine sichere Unterscheidung der Krebszellen von gutartigen Zellen auf Grund des RNS-Gehalts nicht möglich. Nur im Beginn der Cancerisierung kann ein vorübergehender RNS-Verlust beobachtet werden (BÜCHNER et al., 1963), der auch in einem bestimmten Stadium des Carcinoma in situ zu erwarten ist.

2. Polysaccharide

Die mit der PAS-Reaktion im Vaginalepithel nachweisbaren Polysaccharide bestehen im wesentlichen aus *Glykogen*, wie sich durch Diastaseverdauung leicht zeigen läßt. Während die Basalzellen noch kein Glykogen enthalten (LISON und VOKAER, 1949; McMANUS und FINDLEY, 1949; LAJOS und PALI, 1951; STOLL,

1954; STOLL et al., 1954), werden in den Parabasalzellen schon vereinzelte feine Granula nachweisbar. Die Intermediär- und Superfizialzellen sind am stärksten glykogenhaltig. Auch die Hornschuppen ergeben noch eine stark positive Reaktion, die hier wohl im wesentlichen durch Kondensation verursacht ist. Der Glykogengehalt steigt somit in Richtung zur Epitheloberfläche gleichmäßig an (NIDEREHE, 1923; DAVIES und PEARL, 1938; RAKOFF et al., 1944). Abgesehen davon schwankt der Glykogengehalt mit dem Lebensalter und dem Menstruationscyclus. Die fetale Vagina und die des Neugeborenen ist besonders reich an Glykogen (NIDEREHE, 1923; CIULLA, 1952 u. a. m.). Kurz nach der Geburt beginnt die Rückbildung zum niedrigen glykogenarmen Vaginalepithel des Kindes (ALEXIU, 1938). Vor der ersten Menstruation wird das Vaginalepithel unter dem Einfluß von Oestrogen wieder glykogenreich; der Glykogengehalt erreicht im reproduktiven Alter jeweils zur Zeit der Ovulation (PAPANICOLAOU et al., 1948; AYRE und AYRE, 1949; STOLL et al., 1954 u. a. m.) und während der Gravidität (MIURA, 1928 u. a. m.) sein Maximum. In der Menopause sinkt er ab (NIDEREHE, 1923 u. a. m.), doch sind immer noch mehr oder weniger spärliche Glykogenablagerungen nachweisbar (McLAREN, 1941; WILLSON und GOFORTH, 1942), deren Ausmaß ebenso wie die Höhe des Epithels von der noch stattfindenden Oestrogenproduktion oder -zufuhr abhängt (BERGER, 1957). Da Oestrogen vor allem den Glykogengehalt der Superfizialzellen anregt, läßt sich die oestrogenabhängige Glykogenvermehrung im Vaginalepithel im Ausstrichbild nicht immer erkennen (BOTELLA-LLUSIA et al., 1958).

Die stark positive Reaktion der Superfizialzellen mit der PAS-Färbung läßt sich durch Diastaseverdauung nur teilweise blockieren; vielmehr enthalten die Superfizialzellen neben einem ziemlich stabilen Desmoglykogen offenbar noch ein neutrales (BERGER, 1957, 1961; NOGALES et al., 1958; BOTELLA-LLUSIA, 1961) oder saures (STOLL et al., 1954; RUNGE et al., 1957; ASHWORTH et al., 1961; NESBIT und STEIN, 1961) *Mucopolysaccharid*, das als Analogon zur mucoiden Umwandlung des Vaginalepithels der Nagetiere aufgefaßt werden kann (BOTELLA-LLUSIA und NOGALES, 1956; NOGALES et al., 1956). Der Gehalt der Superfizialzellen an Glykogen einerseits und an Mucopolysacchariden andererseits unterliegt auch beim Menschen cyclischen Schwankungen: Dem Glykogenmaximum kurz vor der Ovulation entspricht ein Mucopolysaccharidmaximum in der Sekretionsphase des Cyclus. FORAKER und BRAWNER (1951) fanden in der Gravidität den Glykogengehalt des Vaginalepithels quantitativ vermehrt, den Mucopolysaccharidgehalt quantitativ vermindert gegenüber dem Gehalt des Epithels außerhalb der Schwangerschaft. MATTER (1958) konnte mit der Methode nach HALE auch bereits in den Parabasal- und Intermediärzellen Mucopolysaccharide nachweisen und ihre Abnahme in der Menopause feststellen. In neueren Untersuchungen konnte PUNDEL (1966) mit Mucicarmin und Alcianblau keine Schleimsubstanzen im Cytoplasma des normalen Vaginalepithels nachweisen und nimmt daher an, daß das diastaseresistente PAS-positive Material eher einem Skleroprotein entspricht. Er führt die voneinander abweichenden Resultate der einzelnen Autoren auf Unterschiede in der Technik der PAS-Reaktion bzw. des Schiffschen Reagens zurück. — Auch die Intercellularsubstanz des Scheidenepithels enthält diastaseresistentes PAS-positives Material, das seinem übrigen histochemischen Verhalten nach am ehesten ein Mucopolysaccharid mit einer Lipoproteinkomponente zu sein scheint (WISLOCKI et al., 1951; BULMER, 1959). Über die Bedeutung dieser Substanz ist noch nichts Genaues bekannt.

Die Zellen des Carcinoma in situ sowie der unimorphe Typ der Carcinomzellen zeichnen sich gegenüber der normalen Reihe durch Fehlen jeglicher

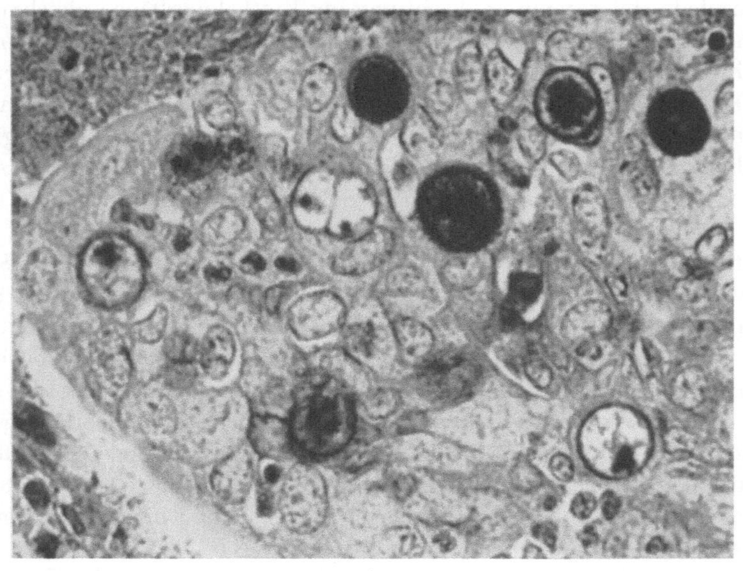

a

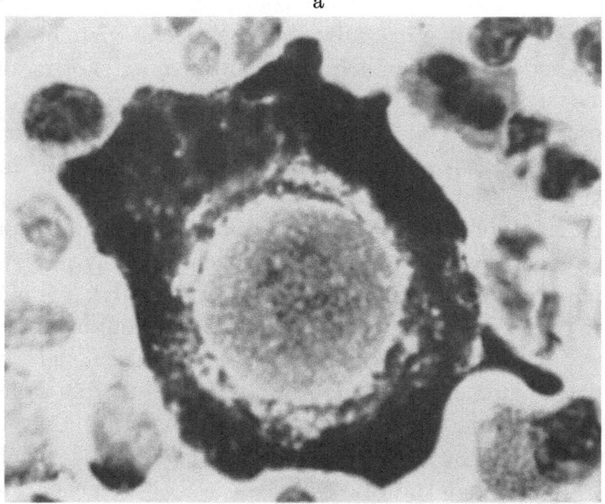

b

Abb. 7. a Monocelluläre Verschleimung in Epithelzapfen eines mucoepidermoiden Carcinoms. Paraffinschnitt. Färbung: PAS nach Diastase. Vergrößerung: 670mal. b Schleimhaltige metaplastische Zelle in einem Vaginalausstrich nach PAS-Färbung. (a Aus HELLWEG, 1957; b aus STOLL und EBNER, 1955)

Polysaccharide aus und sind dadurch gut von den letzteren zu unterscheiden (MCMANUS und FINDLEY, 1949; AYRE und AYRE, 1950; LAJOS und PALI, 1951; RUNGE und STOLL, 1955; BOTELLA-LLUSIA, 1958). Ausdifferenzierte Plattenepithelien invasiver Carcinome können dagegen sowohl Glykogen (FORAKER und

Marino, 1956) als auch Schleim (Hellweg, 1957) enthalten; bei Auftreten derartig differenzierter atypischer Zellen kann somit kein Carcinoma in situ mehr vorliegen. Im histologischen Präparat ist die Grenze zwischen normalem Epithel und einem Carcinoma in situ in der PAS-Färbung an dem abrupten Fehlen der PAS-Reaktion gut zu erkennen (Ebner, 1954; Hellweg, 1957). Auch im Ausstrich sind die Zellen eines Carcinoma in situ und schlecht differenzierte Carcinomzellen so gut wie immer PAS-negativ. Wird die PAS-Reaktion jedoch ausschließlich in alkoholischen Lösungen durchgeführt, so finden sich gelegentlich auch in Carcinomzellen noch PAS-positive Ablagerungen, bei denen es sich um Lyoglykogen oder Oligosaccharide handeln könnte (Ebner, 1954). Erst gut ausdifferenzierte Carcinomzellen können wieder Schleimbildung zeigen, die dann oft exzessiv gesteigert ist (Abb. 7a) und der Verschleimung gutartiger metaplastischer Zellen weitgehend entspricht (Abb. 7b). Derartige Schleimbildungen wurden in einem Carcinoma in situ nie beobachtet.

Das Epithel bei der Leukoplakie ist ebenfalls frei von Glykogen, enthält dafür aber in der Hornschicht massenhaft neutrale Mucopolysaccharide (Nogales-Ortiz und Botella-Llusia, 1960).

3. Lipoide

In der Cytochemie des Vaginalepithels sind zur Darstellung der Gesamtlipoide vor allem die Färbung mit Sudanschwarz B und zur Darstellung der Phospholipoide der Säure-Hämateintest nach Baker mit Kontrolle durch Pyridinextraktion verwandt worden. Während die Neutralfette sich meist in Form größerer, konfluierender Tröpfchen in der Zelle nachweisen lassen, ist für die meisten übrigen Lipoide (vor allem Phosphatide, Cholesterine und ihre Ester) eine Ablagerung in feinsten, nicht konfluierenden Tröpfchen charakteristisch, die der Zelle bei gewöhnlichen Färbungen ein schaumiges Aussehen verleihen.

Ausgesprochen großtropfig verfettete Zellen oder regelrechte Schaumzellen kommen im Vaginalepithel nicht vor. Dagegen fanden einige Autoren mit Sudanschwarz B, mit dem Baker-Test und mit der Plasmalreaktion nach Hayes Lipoidgranula in den Basalzellen und in den Superfizialzellen (Stoll, 1954; Zwillenberg, 1959), bei denen es sich somit höchstwahrscheinlich um *Phospholipoide* handelt (Abb. 8a). Ebner (1954), der formolfixierte Gefrierschnitte untersuchte, konnte Phospholipoide nur in den Superfizialzellen nachweisen; dafür fand er die Intercellulärsubstanz, und zwar vor allem die Intercellulärbrücken und die Brückenkörperchen, stark positiv (Abb. 8b). Mit Sudanschwarz B lassen sich einzelne Lipoidgranula auch in den Intermediärzellen und Hornschuppen nachweisen (Stoll, 1954). Zahl und Größe dieser Granula unterliegen offenbar cyclischen Schwankungen: Nach Sora (1955) sowie Masin und Masin (1960) sind die Zellen von Vaginalabstrichen aus der Proliferationsphase im Gegensatz zu denen aus der Sekretionsphase besonders reich an Fettkörnchen. Während der Gravidität findet er den größten Lipoidgehalt in Vaginalabstrichen aus dem ersten Schwangerschaftsdrittel. Carcinomzellen unterscheiden sich im Sudanschwarz B-Präparat nicht wesentlich von den normalen Epithelien. Dagegen fand Ebner (1954) mit dem Baker-Test besonders zahlreiche Phospholipoidkörnchen in Carcinomzellen, vor allem nach Bestrahlung. Dieser Test könnte seiner Meinung nach zur Abgrenzung der Carcinomzellen von normalen Zellen herangezogen werden; jedoch kommt er für die Routineuntersuchung nicht in Betracht, da er einschließlich der zur Kontrolle erforderlichen Pyridinextraktion 9 Tage dauert.

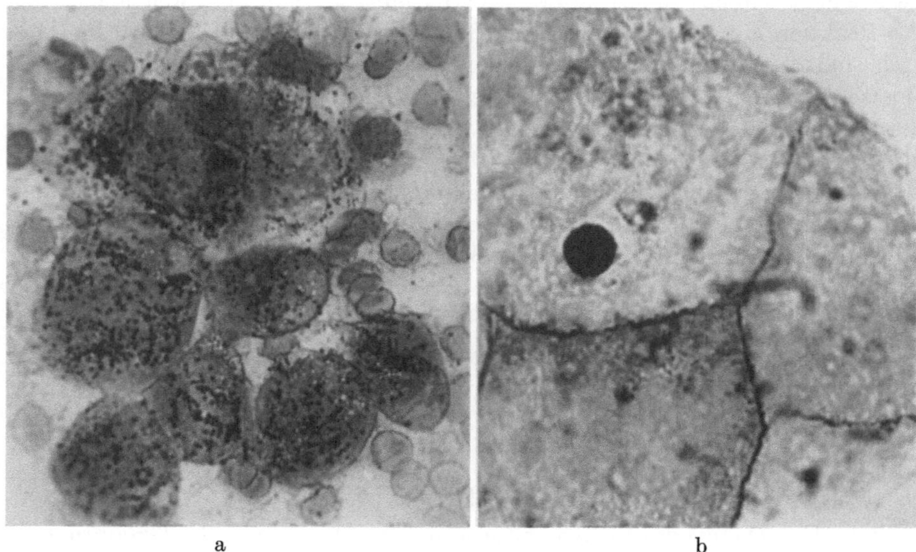

a   b

Abb. 8. a Lipoidgranula im Cytoplasma atypischer Zellen eines Vaginalausstrichs. Sudanschwarz B-Färbung. b Superficialzellen des Portioepithels mit Phospholipoidreaktion der intercellulären Grenzleisten. Säure-Hämateintest nach BAKER. (Aus STOLL und EBNER, 1955)

4. Proteine

Intracelluläre Proteine werden im allgemeinen in den sich erweiternden Cisternen des endoplasmatischen Reticulum gebildet und können dann in Speicherorganellen, die offenbar von den Mitochondrien ausgehen, sog. Cytosomen, abgelagert werden. Sie liegen also im Gegensatz zum Glykogen und den Lipoiden nicht frei im Cytoplasma und sind deshalb auch nicht so leicht herauslösbar. Ihre histochemische Darstellung wird daher ungeachtet der Fixierungsart meist gelingen. Theoretisch sind somit am Vaginalepithel und auch am Ausstrich so gut wie alle spezifischen Nachweismethoden auf einzelne Aminosäuren bzw. ihre reaktiven Gruppen oder Reste durchführbar.

Von praktischer Bedeutung für die gynäkologische Cytologie ist unter diesen hauptsächlich der Nachweis von *SH-Gruppen*, da diese bei der Verhornung eine Rolle spielen. Der Verhornungsprozeß gleicht einer Verdichtung des Cytoplasmas, bei der wenig resistente Zelleiweiße in sehr stabile Faserproteine umgewandelt werden. Im menschlichen Vaginalepithel führt diese Verdichtung allerdings normalerweise nicht zur vollständigen Verhornung der Zellen. Wenn PAPANICOLAOU (1933) trotzdem von „cornification" sprach, so muß man diesen Vorgang am Vaginalepithel von der echten „keratinization" trennen. Die sog. Kornifikation des Vaginalepithels beginnt mit einer Zunahme des Kernvolumens unter ständigem relativem Chromatinverlust, der eine Kernpyknose folgt (BERN et al., 1957, 1962). Die initiale Kernschwellung unterscheidet diese Pyknose von einer degenerativen Form. So ist auch der RNS-Gehalt dieser Zellen noch nicht ganz abgesunken, und der Gehalt an Cystin spricht für eine aktive Proteinsynthese (BERN et al., 1955). Außer den Faserproteinen ist noch eine amorphe Komponente (Keratin A) an der Keratinbildung beteiligt, in die die Proteinfibrillen eingelagert werden. Nach HORSTMANN und KNOOP (1958) ist das faserige Keratin in den gebündelten Tonofilamenten vorgebildet und wird von Keratohyalin (Keratin A) überlagert. Dieses amorphe Protein ist sehr reich an SH-Gruppen und entsteht nach Ansicht von BRODY (1959) aus den cystinhaltigen Keratohyalingranula. Diese sollen wegen ihres RNS-Gehalts an der Synthese spezifischer Eiweißkörper beteiligt sein

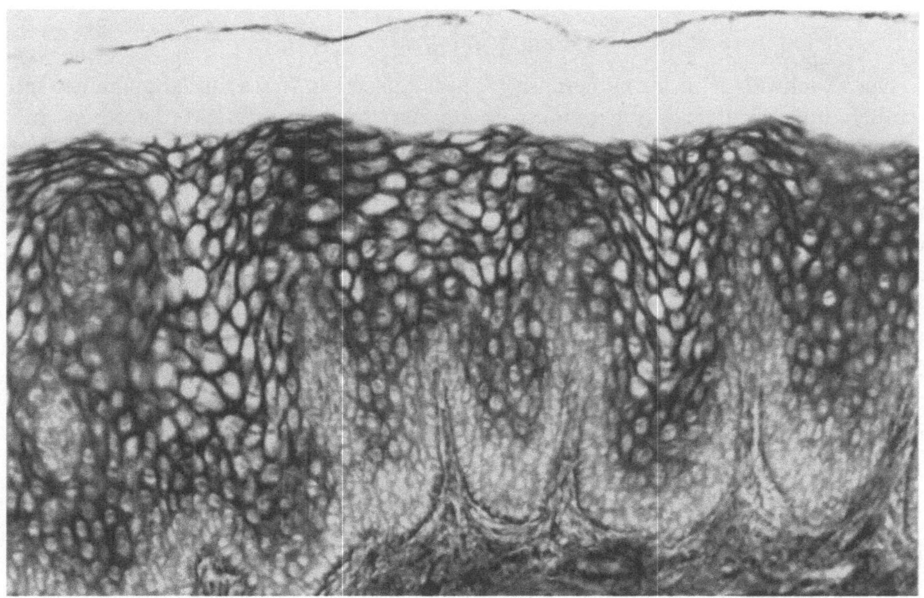

Abb. 9. Nachweis freier SH-Gruppen mit Quecksilber-Bromphenolblau im Plattenepithel der Portio. Unfixierter Gefrierschnitt. (Aus EBNER, 1954)

(LEUCHTENBERGER und LUND, 1951). Das keratinhaltige Cytoplasma dieser Zellen färbt sich, ebenso wie reine Proteineinschlüsse, mit der Phloxin-Tartrazin-Färbung nach LENDRUM leuchtend rot. Die früher angenommene Umwandlung SH-Gruppen-haltiger Eiweißbausteine in solche mit SS-Gruppen (EBNER, 1954; ROTHMANN, 1954) konnte in nachfolgenden Untersuchungen nicht bestätigt werden. Vielmehr enthalten auch die Hornschuppen des Vaginalepithels noch SH-Gruppen (FLESCH, 1952) (Abb. 9). Eine oxydative Umwandlung der SH-Gruppen scheint bei der Keratinbildung keine Rolle zu spielen (BARRNETT, 1953); auch eine derartige Oxydation katalysierender Fermente konnte bisher in den verhornenden Zellen nicht nachgewiesen werden. Der Einfluß der Cyclusphasen auf den Verhornungsprozeß ist beim Menschen nicht so ausgeprägt wie bei den Nagetieren. ASSCHER et al. (1956) beobachteten allerdings histochemisch eine Verbreiterung der Verhornungszone bei der Frau während der normalen Proliferationsphase, die in der Sekretionsphase wieder abgestoßen wurde. Über die Wirkung von

Oestrogen auf die Verhornung des menschlichen Vaginalepithels liegen zur Zeit noch sich gegenseitig widersprechende Befunde vor. Bei prolongierter Oestrogenzufuhr wurde jedoch das vermehrte Auftreten von Keratohyalinkörnchen in den Superfizialzellen wiederholt beobachtet (FERIN, 1958; NIEBURGS und ZUCKER, 1958). Der Keratingehalt verhornter Carcinomzellen unterscheidet sich cytochemisch qualitativ nicht wesentlich von dem normal verhornter Epithelzellen. Auch zwischen verhornten Zellen eines invasiven Carcinoms und eines Carcinoma in situ besteht kein signifikanter Unterschied im Gehalt an SH-Gruppen (FORAKER, 1956). Die carcinomatösen Hornzellen unterscheiden sich von den normalen Hornschuppen höchstens durch ihre Neigung, länger im Verband zu bleiben (BUSCH, 1951).

5. Enzyme

Der Nachweis von Enzymen im Vaginalausstrich führt im allgemeinen zu ziemlich unbefriedigenden Ergebnissen, da die Fermentaktivität der abgeschilferten Zelle schnell erlischt, und da die sich rasch vermehrenden Bakterien selbst reich an Fermenten sind (EBNER, 1954). Die Ergebnisse verschiedener Autoren lassen sich zudem schwer miteinander vergleichen, da Herkunft des Materials, Art der Fixierung und angewandte Methode sowie subjektive Auswertung unterschiedlich sind. Daher liegt ein lückenloser Fermentnachweis an Epithelien aus invasiven Carcinomen und Carcinomata in situ sowie auch an normalen Zellen zur Zeit leider noch nicht vor. Auch über die feinstrukturelle Lokalisation der Enzyme in der Zelle bestehen noch keine einwandfreien Vorstellungen. Sie werden sowohl im Kern als auch im Cytoplasma gefunden. Hydrolytische Enzyme finden sich großenteils in den sog. Lysosomen; andere wurden in den Golgiapparat oder von ihm abzuleitende Organellen lokalisiert.

So widersprechen sich z.B. die Mitteilungen über Vorkommen und Verteilung von *alkalischer Phosphatase* im Vaginalepithel. AYRE und MILLAR (1951), SANI (1952) und HEROVICI (1960) wiesen Aktivität an alkalischer Phosphatase in Basal-, Parabasal-, Intermediär- und Superfizialzellen nach, und zwar am stärksten am Ende der Proliferationsphase sowie in der Menopause proportional zum noch vorhandenen Proliferationsgrad des Epithels. Daraus sprechen direkte Beziehungen dieses Enzyms zum Oestrogenspiegel. LANG et al. (1954) fanden zwar im Gegensatz zu SANI keine Cyclusschwankungen, dafür aber einen Anstieg der Enzymaktivität nach lokaler Oestrogenverabreichung. EBNER (1954), MATTER (1958) und FISHMAN und MITCHELL (1959) konnten überhaupt keine alkalische Phosphatase im Vaginalepithel nachweisen, sondern nur in den Endothelien der subepithelialen Blutgefäße; NOGALES-ORTIZ und BOTELLA-LLUSIA (1960) fanden das Enzym nur in den Basal- und Parabasalzellen. STOLL (1954) fand nur eine schwache Aktivität im Kern der normalen Basal-, Parabasal- und Superfizialzellen und demgegenüber eine starke Aktivität im carcinomatösen Epithel, aber auch im proliferierenden Epithel bei Erosionsheilung. DUX (1960) konnte eine direkte Wirkung der Oestrogene auf die Aktivität der alkalischen Phosphatase nachweisen. AYRE und MILLAR (1951) fanden in Vaginalausstrichen vor allem die hypertrophischen Basalzellen, die bei Erosionen und Polypen der Cervixschleimhaut besonders reichlich vorkommen, stark positiv mit alkalischer Phosphatase. Sie fanden außerdem, ebenso wie HOPMAN (1961), im Gegensatz zu den

Zellen eines invasiven Carcinoms, die Zellen eines Carcinoma in situ besonders stark positiv.

Auch über die Aktivität der *sauren Phosphatase* liegen sich widersprechende Ergebnisse vor. BEJDL (1954) fand die stärkste Reaktion in den Basalzellen, die Parabasalzellen reagierten etwas schwächer, die oberflächlichen Schichten waren ganz negativ. GOLDBERG und JONES (1953), MATTER (1955, 1958) und FISHMAN und MITCHELL (1959) wiesen demgegenüber die stärkste Aktivität in den Intermediärzellen und eine schwächere in den Basalzellen nach. Das carcinomatöse

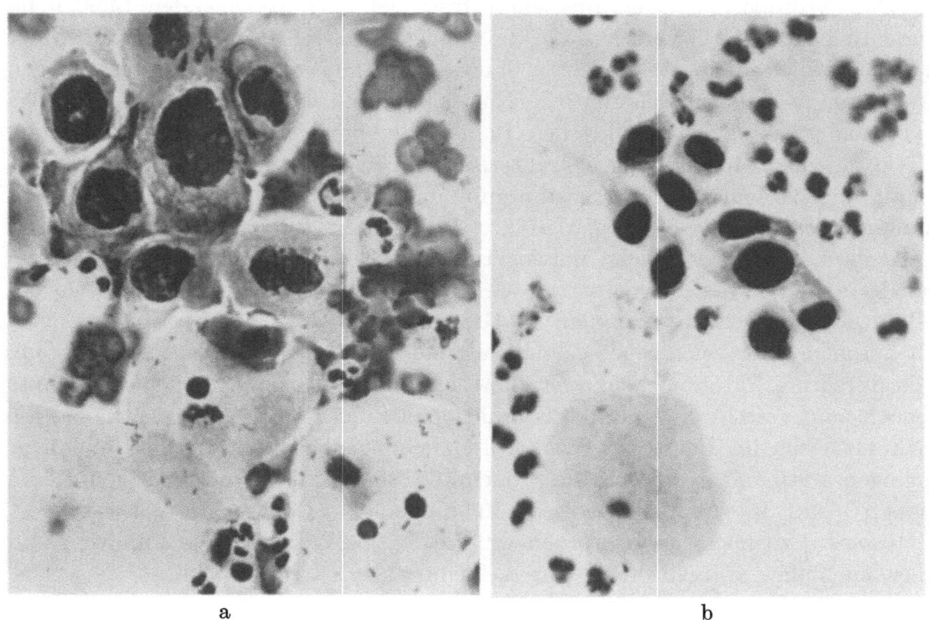

a   b

Abb. 10. a Starke Basophilie von Kern und Cytoplasma atypischer Zellen (oben) im Vergleich zu normalen Zellen (unten), auf Grund eines größeren Nucleoproteidgehaltes. Toluidinblau-Färbung. b Phosphoamidase-Reaktion nach GOMORI. Starke Aktivität in den Kernen der atypischen Zellen und in den Leukocytenkernen. (Aus STOLL und EBNER, 1955)

Epithel ist ziemlich reich an saurer Phosphatase. Saure Phosphatase soll nach Ansicht von BEJDL (1954) an der Differenzierung der verhornenden Zellen beteiligt sein.

β-Glucuronidase wurde vor allem in den Basalzellen und nur gering in den Intermediär- und Superfizialzellen nachgewiesen (FISHMAN und MITCHELL, 1959); im Carcinoma in situ ist sie stark vermehrt (HOPMAN, 1961).

Auch *Phosphoamidase* ist übereinstimmenden Ergebnissen zufolge (STOLL et al., 1951; NEUMANN et al., 1954; WINTER, 1955) vor allem in den Basalzellen lokalisiert und in Carcinomzellen besonders reichlich nachweisbar (EBNER und STREKKER, 1951; STOLL, 1954) (Abb. 10b); das Carcinoma in situ verhält sich wie das invasive Carcinom (WINTER, 1955).

α-Naphthyl-Esterase wurde von FISHMAN und MITCHELL (1959) in den Basalzellen und während der Sekretionsphase maximal in den Intermediär- und Superfizialzellen gefunden.

DPN-Diaphorase ist vor allem vor der Menopause in Basal- und Superfizialzellen lokalisiert (FISHMAN und MITCHELL, 1959); ROSA (1960) fand die Aktivität in Carcinomzellen von Vaginalausstrichen stark vermehrt.

Succinodehydrogenase findet sich vor allem in Basalzellen und in stärker proliferierenden atypischen Epithelien (FORAKER und DENHAM, 1953). Ein Unterschied im Dehydrogenasegehalt proliferierender atypischer Epithelien des Carcinoma in situ und des invasiven Carcinoms ergab sich dabei nicht (FORAKER, 1956).

Die Cytotopochemie hat uns somit trotz der noch bestehenden Lücken im wesentlichen Einblick verschafft in die verschiedenartigen Differenzierungen der Vaginalepithelzelle in den einzelnen Stadien ihrer physiologischen und abwegigen Ausreifung. So ließen sich für jede Entwicklungsphase des Epithels spezifische cytochemische Nachweisreaktionen finden, die der Reihe nach Proliferation, Glykogen- und Hornbildung charakterisieren. Mit Hilfe der Cytotopochemie ist somit eine (verfeinerte) Altersbestimmung der Epithelzelle möglich. Die Abgrenzung von Gut und Böse dagegen erfährt, wie eingangs erwähnt, auch retrospektiv betrachtet, keine wesentliche Bereicherung durch die Cytotopochemie. Ausdifferenzierte Zellen der normalen wie der carcinomatösen Reihe können sowohl Glykogen als auch Horn bilden. In Grenzfällen könnte die Vielzahl der cytochemischen Reaktionen gegebenenfalls einmal von entscheidendem Gewicht sein. Die durch die Cytotopochemie gewonnene subtilere Aussagemöglichkeit könnte jedoch zum vertieften Verständnis funktioneller Zusammenhänge beitragen, die sich vielleicht im Laufe künftiger Untersuchungen ergeben werden. Wenn es gelingen wird, mit Hilfe der Elektronenmikroskopie die cytochemischen Reaktionen exakt in submikroskopische Zellorganellen (Golgiapparat, Lysosomen, Cytosomen) zu lokalisieren, werden weitere Rückschlüsse auf die Funktion und gegebenenfalls auf funktionelle Unterschiede möglich sein.

III. Zellexfoliation im Bereich des Genitaltraktes

Die Exfoliation von Zellen erfolgt normalerweise im Zuge der Zellmauserung, d.h. es werden Zellen aus dem Verband ausgeschieden, deren Funktionszeit abgelaufen ist und bei denen degenerative Veränderungen stattgefunden haben. Dies gilt insbesondere für die oberflächlichen Schichten des Plattenepithels. Die Geschwindigkeit des Mauserungsvorgangs ist beim Menschen noch nicht genau bekannt. Sie ist jedoch in erster Linie abhängig von der hormonalen Stimulation, welche die Proliferation und Desquamation regelt. Im Bereich des Vaginalraumes ist sie außerdem abhängig von dem chemischen Milieu, da pH-Änderungen zur alkalischen Seite hin eine Aufweichung der oberflächlichen Epithelschichten bewirken. Schließlich spielen mechanische Momente wie Kohabitation, Tamponeinlage, Spülungen usw. eine Rolle.

A. Unterteilt man die Schichten des *vaginalen Plattenepithels* in eine *Wachstumszone, Funktionszone* und *Degenerationszone,* so ist der celluläre Zusammenhang am ausgeprägtesten in der Funktionszone, in der sich Intercellularbrücken ausgebildet haben. Sowohl in der Cambiumschicht, deren Zellen vorwiegend auf Wachstum eingestellt sind, als in der Superfizialschicht, deren Zellen durch degenerative Veränderungen und „intravitale Fixierung" nur noch locker zusammenhängen, ist die Abschilferungsrate höher. Bei der Herauslösung von Zellen dieser drei Schichten aus ihrem Verband werden wir daher insbesondere einzelnliegende Zellen aus der Basalzone und aus der Superfizialzone beobachten können. Die Zellen aus der Intermediärzone deuten auch nach Ablösung durch ihre Zusammenlagerung und Haufenbildung den erhöhten intercellulären Zusammenhang an. Insofern gibt bereits die Lagerung abgeschilferter Zellen im Vaginalausstrich einen Hinweis auf die Differenzierungsstufe der Zellagen, aus denen sie abstammen.

Unter Follikelhormonwirkung erfolgt die höchste Proliferation des Vaginalepithels mit Abschilferung zahlreicher einzelner Superfizialzellen. Mit Einsetzen der Progesteronwirkung nimmt die Proliferationshöhe ab, und eine erhöhte Exfoliation der oberen Zellschichten, d.h. auch der Intermediärzellen, findet statt, die man früher sogar als echte Desquamation bezeichnet hat (Haufenbildung der Plattenepithelzellen).

Die Abschilferung wird verstärkt bei entzündlichen Veränderungen, die sich intra- oder subepithelial abspielen, bei Reparations- und Regenerationsvorgängen insbesondere im Bereich der Ektocervix, vor allem bei der Entstehung von Neoplasmen, und auch bei Nachlassen der hormonellen Stimulation. Durch Auflockerung des intercellulären Verbandes, Verlust von Intercellularbrücken, intraepitheliale Ödembildung und gesteigerte Zellteilung wird die Exfoliation begünstigt und betrifft dann auch Zellen, die üblicherweise nicht abgeschilfert werden.

Entzündliche Veränderungen im Epithel oder unter dem Epithel mit ödematöser Auflockerung der Zellverbände sind besonders Veranlassung zum Freiwerden einzelner Zellen und Zellverbände, wobei auch Zellen der tieferen Schichten auftauchen.

Bei proliferativen Prozessen gut- und bösartiger Natur ist die Abschilferungsrate gesteigert, soweit diese Zellen die Oberfläche erreichen. Bei *gutartigen Proliferationen* im Bereich der Basalzone, z.B. der basalen Hyperaktivität des Plattenepithels, wird die darüberliegende Funktions- und Desquamationszone eine Exfoliation der proliferierten Zellen nicht zulassen. Dagegen wird diese Zone bei brüskem Direktabstrich, bei Verlust der Oberflächenschicht, am Rande von Reparationsprozessen freigelegt und exfoliiert — zumindest vorübergehend — in stärkerem Maße.

Im Hinblick auf die Exfoliation aus *bösartigen Geschwülsten* hat ALBERTINI (1946) darauf hingewiesen, daß mit der durch Fixierung erfolgten Gerinnung der cytoplasmatischen Substanz ein fester Zusammenhang des Gewebes, insbesondere von Krebsparenchym und Stroma, vorgetäuscht wird. Es wird an Hand des histologischen Präparates von soliden Geschwülsten und Geschwulstzapfen gesprochen, während es sich in Wirklichkeit um zähflüssige Zellaufschwemmungen handelt. ALBERTINI meint, daß wertvolle Vorstellungen von der natürlichen Beschaffenheit des Krebsgewebes verlorengegangen sind, als die Schnittechnik eingeführt wurde. Unter Hinweis auf die Arbeiten von BRUCH greift ALBERTINI den Ausdruck „flüssiges Blastem" wieder auf und spricht auf Grund seiner vital-cytologischen Untersuchungen von der Inkonstanz des Cytoplasmas, die mit abnehmender Differenzierung deutlicher wird. Diese Bemerkungen sind für die Exfoliationsrate von Tumorzellen wichtig, da sie die Ausdifferenzierung des Cytoplasmas als Ursache des geweblichen Zusammenhangs der Carcinomzellen und damit der verminderten Exfoliation definieren. Weniger differenzierte Zellen mit geringer Organisation der cytoplasmatischen Substanz neigen zu einer gesteigerten Exfoliation (Abb. 11).

Da also die Exfoliationsneigung auch bei Tumoren vom Differenzierungsgrad abhängt, läßt sich aus der Art der Zusammenlagerung der Tumorzellen im Ausstrich ebenfalls ein Rückschluß auf die Differenzierung ziehen, wobei von der Morphologie der Einzelzelle ganz abgesehen ist. Einzeln liegende Tumorzellen sprechen eher für eine geringe Differenzierung, Tumorzellverbände dagegen für eine vorgeschrittene Differenzierung.

Soweit maligne Tumoren die Oberfläche nicht erreichen, ist mit einer Abschilferung nicht zu rechnen. Dies gilt vor allem für die Carcinome des Gartner-Ganges, solange sie nicht zur Oberfläche durchgebrochen sind, insbesondere aber für die seltenen Myosarkome, außerdem für sekundär metastatisch entstandene Carcinome im subepithelialen Wandbereich, z.B. der Vagina, solange sie nicht exulcerieren. Schließlich gibt es selten Plattenepithelcarcinome, die von der Cambiumschicht aus unmittelbar invasiv destruierend in das darunterliegende Gewebe einwachsen, ohne das darüberliegende Epithel zu verändern.

Eine besondere Exfoliationsleistung haben die *sog. Oberflächencarcinome* (Carcinomata in situ), da hier die ganze Dicke des Epithels von wenig differenzierten,

Abb. 11. Durchbruch eines undifferenzierten Plattenepithelcarcinoms gegen eine Cervixdrüse. Das Carcinom destruiert das Zylinderepithel und hat es rechts unten so weit zerstört, daß Carcinomzellen frei werden und in das Drüsenlumen hinein abschilfern. HE-Färbung

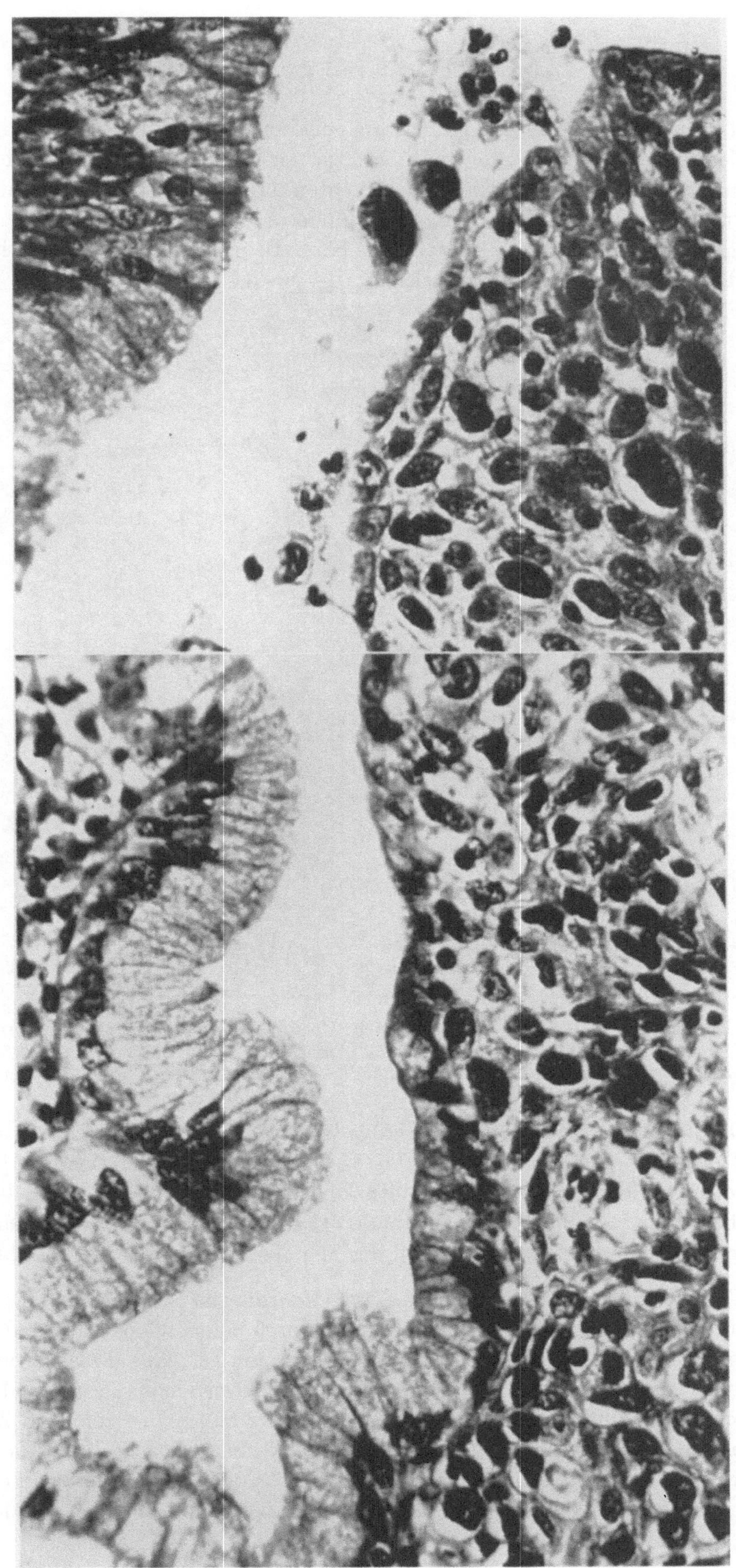

 Abb. 11. Legende s. S. 34

atypischen Zellen mit hoher Teilungsrate gebildet wird. In ihrem Typ entsprechen
die Zellen dieser Veränderung undifferenzierten Carcinomzellen. Da eine Ulceration nicht vorhanden ist — wie sie beim echten Krebs fast niemals vermißt wird —
findet man in diesen Fällen oft als besonderes Charakteristikum eine Vielzahl
wenig differenzierter atypischer Zellen ohne Beimengungen von Erythrocyten
und Leukocyten im Vaginalausstrich.

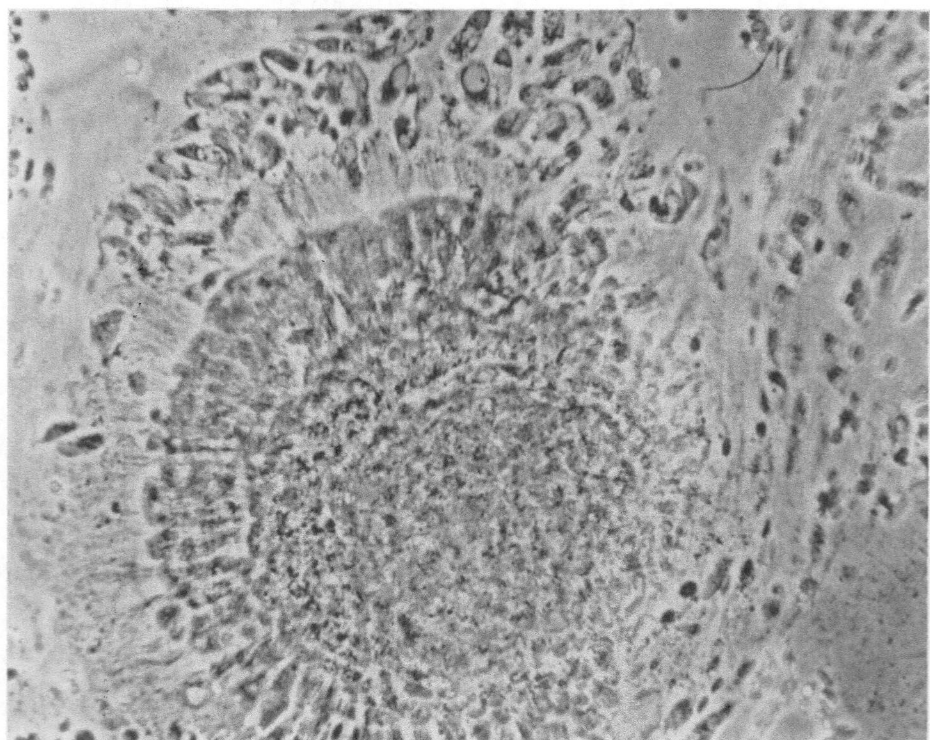

Abb. 12. Endocervicitis; Endocervicalabstrich: Getroffen ist ein Drüsenfragment mit erheblicher leukocytärer Infiltration des Stromas. Am Rande kommt es zu einer Ablösung von
Zylinderepithelien, die etwas unregelmäßige Kerne aufweisen. Phasenkontrastbild

Die *Verdünnung der Epithelschichtung bei nachlassender hormonaler Stimulation*
führt ebenfalls zu einer Zunahme der Exfoliation, wobei insbesondere jene umschriebenen Bereiche des Plattenepithels basale Zellen freigeben, in denen die
Capillarschlingen mit der sie begleitenden Cambiumschicht bis an die Oberfläche
heranreichen. Dieser Umstand ist in der Menopause besonders zu beachten.

B. Das *regelrechte Zylinderepithel im Cervicalkanal* schilfert im allgemeinen
spontan keine Zellen ab. Kommt es jedoch durch eine Endocervicitis oder durch
Exposition des Zylinderepithels in den Vaginalraum *(Ektopie, Erosion)* mit nachfolgender Maceration durch die Einwirkung des sauren Vaginalinhaltes oder durch
bakterielle Einflüsse zur Auflockerung des Zellverbandes, so schilfern Zylinderepithelzellen ab. Die Folge ist eine gesteigerte Regenerationsleistung des Epithels
aus den Zellen der basalen Reservezellschicht, wobei eine Differenzierungsrichtung zum Zylinderepithel oder zum Plattenepithel eingeschlagen werden kann

(indirekte Metaplasie). Diese Prozesse haben eine gesteigerte Exfoliation. Soweit der Zylinderepithelcharakter beibehalten wird, bleibt der celluläre Zusammenhalt bei der Exfoliation mehr oder minder erhalten. Die Zellen nehmen im Ausstrich eine typische Lagerung ein, sog. Palisadenstellung, die auch dann häufig noch erkennbar bleibt, wenn das Cytoplasma zugrunde gegangen ist (Abb. 12 und 13). Diese Lagerung ist oft der einzige Hinweis auf die Herkunft

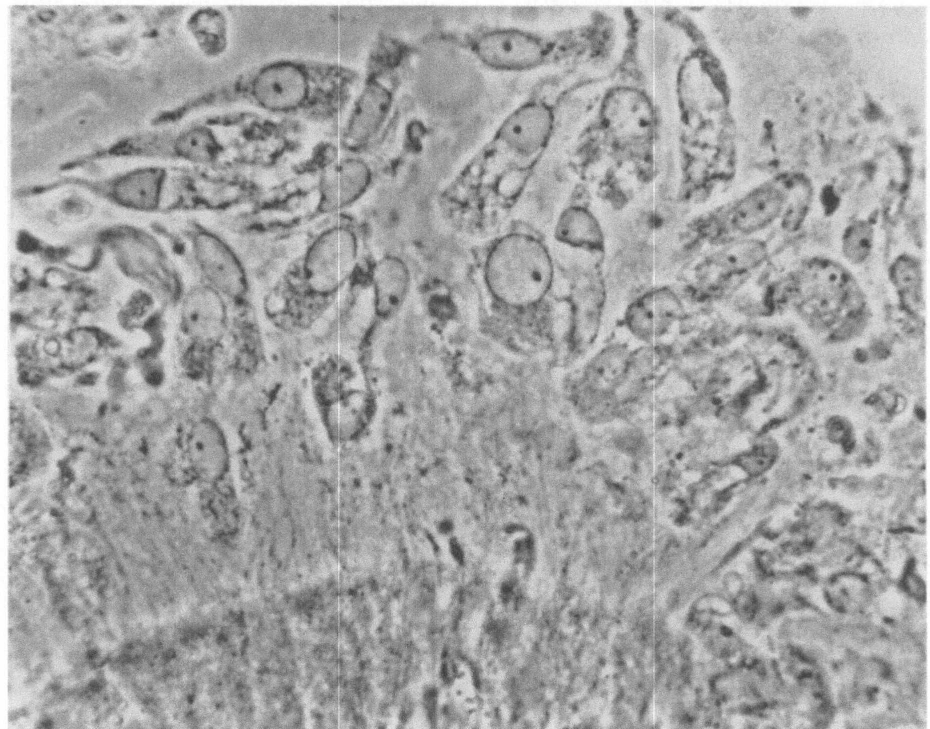

Abb. 13. Vergrößerung zu Abb. 12. Man erkennt die Abschilferung von Endocervicalzellen, die z. T. Cilien tragen, z. T. Schleimvacuolen enthalten. Die Kerne sind unterschiedlich groß, das Cytoplasma ist in einigen Zellen in Auflösung begriffen

der fraglichen Zellen bzw. Kerne. Bleibt die Differenzierung zu Zylinderepithelzellen aus oder erfolgt sie in der Richtung von Regenerationsepithel mit Plattenepithelcharakter, so ist die Exfoliation ebenfalls hoch, wobei die Zellen durchweg einzeln liegen. Der niedrige Differenzierungsgrad kann zu Verwechslungen mit Basalzellen oder auch mit Carcinomzellen führen. Diese Bemerkungen gelten in gleicher Weise für die *polypösen Bildungen* der Cervixschleimhaut.

Bei den *Adenocarcinomen* im Bereich der Cervix ist die Exfoliativleistung vorwiegend vom Differenzierungsgrad abhängig. Sie kann bei den exzessiv schleimbildenden Carcinomen außerordentlich gering sein, wobei die Zellen sich von Normalzellen oft nicht unterscheiden. Bei weniger differenzierten Formen erfolgt nicht selten die Abstoßung von Gewebsfragmenten, in denen die drüsige Lagerung der Einzelzellen zueinander noch erkennbar bleibt.

C. Das *Endometriumepithel* exfoliiert in der Geschlechtsreife außerhalb der Menstruation nicht. Aber auch während der Menses kann nicht von einer echten „Abschilferung" gesprochen werden, weil es sich ja um die Desquamation von Gewebsfragmenten handelt. Hierbei bleibt der celluläre Zusammenhang weitgehend gewahrt, und man findet im Vaginalsekret Bestandteile des Endometriums immer in Haufenbildung, die durch ihre typische Zusammenlagerung schon einen Hinweis auf die Herkunft gestatten. Gut erhaltene Zellen aus dem Cavum uteri werden im Vaginalsekret nur selten angetroffen.

Auch bei der *glandulär-cystischen Hyperplasie* des Endometriums erfolgt keine regelrechte Abschilferung. Dagegen kommt es zu einer echten Exfoliation von Endometriumepithel bei entzündlichen Veränderungen *(Endometritis)* und bei *Korpusschleimhautpolypen,* die an der Oberfläche nekrotisch werden. In diesen Fällen kann man neben Endometriumepithel auch einzelne Stromazellen, meist als nackte Kerne, finden.

Das *Korpuscarcinom* führt ebenfalls durch die sich abspielenden bionekrotischen Vorgänge zu einer echten Zellexfoliation neben der Abstoßung von Tumorfragmenten. Man kann im Vaginalausstrich dann neben Einzelzellen mit den Charakteristika der Atypie auch kleinere Zellplaques finden, die in kokardenartiger Anordnung um ein Lumen herum noch die Herkunft aus einem drüsigen Prozeß verraten.

D. Eine Exfoliation aus der *Tube* erfolgt bei entzündlichen Vorgängen und beim Tubencarcinom. Eine sichere Differenzierung dieser Zellen ist jedoch nicht möglich, wenn sie im Vaginalsekret auftauchen. Nur vereinzelt hat der Befund atypischer Zellen im Vaginalraum sich auf ein Tubencarcinom zurückführen lassen.

IV. Methoden der Entnahme, Fixierung, Färbung einschließlich histochemischer Methoden

A. Entnahmetechnik

Eine zutreffende cytologische Diagnose ist abhängig von der Beurteilung des unter dem Mikroskop erscheinenden Zellbildes und dieses von der richtigen, ortsgerechten und sachgemäßen Entnahme des Materials.

Im Vaginalausstrich lagern sich zwei Zellbilder übereinander:

Das *Funktionszellbild* gibt die durch die Ovarialfunktion ausgelöste Proliferationshöhe des Plattenepithels im gesamten Vaginalraum an, ist daher weitgehend uniform.

Das *Lokalzellbild* setzt sich aus den Zellen zusammen, die aus örtlichen Prozessen — falls solche vorhanden — ausgeschwemmt werden. Es ist wegen der Variabilität dieser Zellen häufig, insbesondere bei Carcinomen, multiform.

1. Allgemeine Bemerkungen zur Technik

Im Vaginalsekret untermischen sich die beiden Zellbilder. Bei Entnahmen aus dem hinteren Vaginalgewölbe, dem sog. Zellpool, ist immer mit sekundären Veränderungen zu rechnen, da die Zellen hier lange Zeit im Sekret suspendiert waren (Abb. 14). Wegen der großen Widerstandsfähigkeit der intraepithelial „fixierten" oberflächlichen Zellen ist dann eine Funktionsdiagnose meistens noch

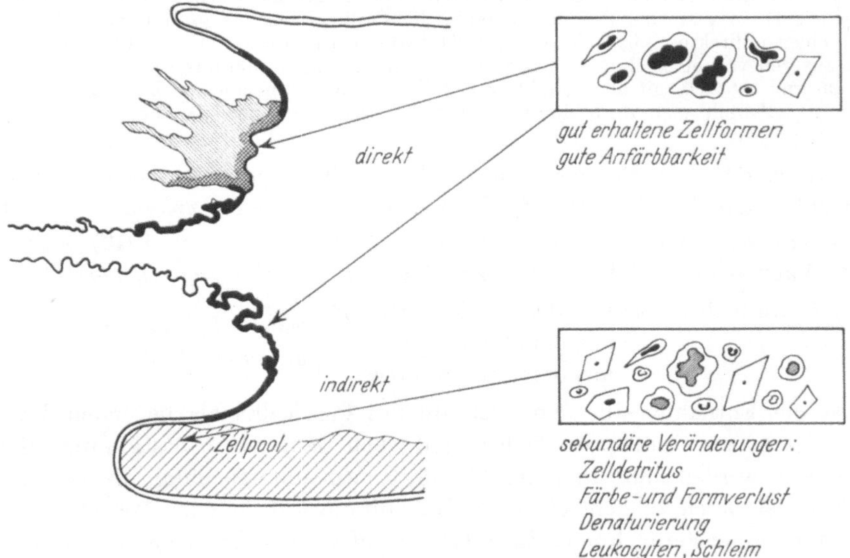

Abb. 14. Sekundäre Veränderungen entstehen durch längere Verweildauer der exfoliierten Zellen im Vaginalsekret. Sie betreffen vor allem die aus Lokalprozessen ausgeschwemmten Zellen. Es kommt zu Formveränderungen und Färbeverlust. Der direkte Abstrich ist daher für die Diagnose lokaler Veränderungen vorzuziehen

möglich. Weniger ausgereifte Zellen und Drüsenepithelien dagegen unterliegen der Autolyse und gestatten keine sichere Beurteilung mehr. Die ursprünglich von PAPANICOLAOU (1949) angegebene Entnahme aus dem hinteren Vaginalgewölbe mittels eines Saugrohres hat daher in der Folge Modifikationen erfahren, die darauf abzielen, gut erhaltene Zellen von der Vaginalwand oder der Portiooberfläche oder auch aus dem Cervicalkanal zu entnehmen, um sowohl die Funktions- als auch die Lokaldiagnose durch die Gewinnung *frisch* abgeschilferter

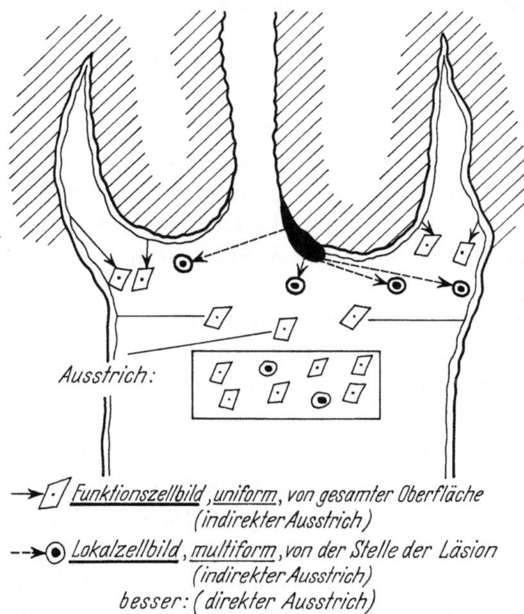

Abb. 15. Funktionszellbild und Lokalzellbild: Der funktionelle Reiz trifft die gesamte epitheliale Oberfläche und löst eine einheitliche Proliferation aus (uniformes Zellbild, das durch einen indirekten Abstrich aus dem Vaginallumen erfaßt wird). Das Lokalzellbild besteht aus den von einer etwa vorhandenen umschriebenen Läsion ausgeschwemmten Zellen und untermischt sich mit dem Funktionszellbild zu einem multiformen Zellbild. Das lokale Zellbild wird am besten bei direktem Abstrich von der Läsion erfaßt

oder durch das Entnahmeinstrument abgestreifter Zellen zu verbessern. Man wird daher grundsätzlich bei der Entnahme unterscheiden zwischen (Abb. 15):

a) *indirekter Entnahme:* aus dem hinteren (PAPANICOLAOU, 1949) oder seitlichen Vaginalgewölbe (PUNDEL, 1950, 1960) *für die Funktionsdiagnose;*

b) *direktem Abstrich:* von der Portiooberfläche ⎫
                 aus dem Cervicalkanal   ⎬ *für die Lokaldiagnose* an dieser Stelle
                 aus dem Cavum uteri   ⎭

Da die Entnahme aus den oberhalb des Cervicalkanals liegenden Partien einer besonderen Indikation bedarf und auch dann einer bestimmten Kritik unterzogen werden muß, kommen für die Routineuntersuchung, die sowohl zur Funktion als auch zu dem etwaigen Malignitätsverdacht eine Aussage machen soll, drei Ausstriche in Frage, die entweder auf gesonderten Objektträgern, aber auch auf einem Träger an verschiedenen Stellen (WIED, 1955; WIED und BAHR, 1959) aufgetragen werden (Abb. 16):

der indirekte Vaginalabstrich von der hinteren oder seitlichen Vaginalwand (V),

der direkte Portioabstrich (Ektocervix) (P),

der direkte Abstrich aus dem Cervicalkanal (Endocervix) (CK).

Der klinisch tätige Cytologe wird immer eine Entnahme unter Sicht des Auges, also im Zusammenhang mit einer üblichen gynäkologischen Untersuchung vorziehen. Nur vereinzelte Autoren haben den Standpunkt vertreten, daß eine Blindentnahme mit Saugrohr durch die Patientin selbst oder durch eine Hilfskraft vorgenommen werden könne oder ein Tamponausstrich genüge (Kritik s. unten). Wir sind jedoch der Meinung, daß die Carcinomfährtensuche mit dem cytologi-

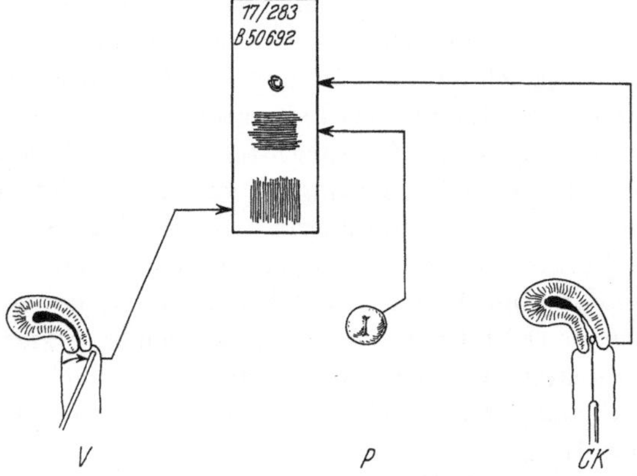

Abb. 16. Sekretentnahme und Sekretausstrich: indirekter Vaginalausstrich (V), direkter Portioabstrich (P) und direkter Endocervicalabstrich (CK). Es muß auf eine vorsichtige Verteilung des Sekrets auf dem Objektträger geachtet werden, damit die Zellen nicht arteficiell verändert erscheinen. (Nach BOSCHANN, 1960)

schen Abstrich allein unvollständig ist und die Speculumeinstellung des Arztes um ein wesentliches erweitern, aber nicht ersetzen sollte. Die Speculuminspektion und die Kolposkopie sind von großer Bedeutung für die Erkennung des Collumcarcinoms. Fortgeschrittene Carcinome, die mit dem bloßen Auge oder durch die Palpation sicher festgestellt werden können, entgehen nicht selten der Blindentnahme deswegen, weil die abgesonderten Zellen im Sekret so verändert erscheinen, daß eine Diagnose unmöglich wird. Auch Blutbeimengungen zum Sekret können den cytologischen Befund verwischen. Die Anamnese und das Alter der Patientin spielen eine wichtige Rolle. Aus diesen Gründen betrachten die meisten Cytologen die Entnahme als verantwortliche Aufgabe des Arztes im Rahmen einer gynäkologischen Untersuchung. Hierbei soll die indirekte Sekretentnahme der kolposkopischen Betrachtung vorangestellt werden, die direkte Entnahme von der Ektocervix und Endocervix bei der Kolposkopie, aber vor der Anwendung von Essigsäure oder Jodlösung, erfolgen. Zur Fahndung nach hochsitzenden, noch auf den Cervicalkanal beschränkten beginnenden Carcinomen, wie sie vor allem jenseits des reproduktiven Alters nach physiologischer Inversion der Plattenepithel-Zylinderepithelgrenze auftreten können, ist der direkte Abstrich aus der Endocervix besonders wichtig, da diese Veränderungen der Speculuminspektion und der Kolposkopie entgehen.

Schließlich ist als Vorbedingung für die Erzielung einwandfreier Abstriche zu fordern, daß innerhalb der letzten 24 Std vor der Entnahme keine vaginale Behandlung (Einlage von Medikamenten, Spülungen) vorgenommen worden ist. Das Einführen der Specula soll ohne Gleitsubstanz und ohne Benetzung mit antiseptischer Flüssigkeit erfolgen.

Das gewonnene Sekret soll sodann vorsichtig ohne Hin- und Herreiben in gleichmäßig dünner Schicht auf dem gut entfetteten Objektträger ausgebreitet werden, wonach dann für die Papanicolaou-Methode die sofortige Fixierung in Äther-Alkohol erfolgt. Man benutzt für die Fixierungsflüssigkeit Gläschen, die jeweils einen Objektträger aufnehmen und mit dem Namen der Patientin versehen sind. Allerdings lassen sich auch mehrere Ausstriche verschiedener Patientinnen zusammen in einem größeren Gefäß fixieren, wenn man die Objektträger entsprechend vorher bezeichnet hat. In der Fixationsflüssigkeit kommen die Präparate zur Weiterbehandlung in das Laboratorium.

Das grundsätzliche Vorgehen in der Sprechstunde ist also folgendes:

Anamnese (Cyclustag, Zwischenblutung, Fluor, Kontaktblutungen).

Ausschluß einer vaginalen Behandlung in den letzten 24 Std.

Einstellung der Portio mit trockenen Specula, Inspektion.

Entnahme des indirekten Abstrichs von der hinteren oder seitlichen Vaginalwand im oberen Drittel der Vagina, Ausstreichen, Fixieren.

Entnahme des direkten Abstrichs von der Portiooberfläche, Ausstreichen aus dem Cervicalkanal, Ausstreichen, Fixieren, eventuell unter kolposkopischer Beobachtung.

Erweiterte Kolposkopie mit Essigsäure und Lugolscher Lösung.

Palpation.

2. Spezielle Methoden der Entnahme (Vagina, Cervix)

a) Gewinnung mit dem Saugrohr (Originalmethode nach PAPANICOLAOU, 1949). Es wird ein etwas abgewinkeltes, vorn abgerundetes, oben mit einem Saugballon versehenes Glasrohr von etwa 15 cm Länge eingeführt und Sekret aus dem hinteren Vaginalgewölbe aspiriert (indirektes Präparat).

Mit einem weiteren Saugrohr wird sodann aus dem Muttermund und der Portiooberfläche Material abgesaugt. Das Material wird auf Objektträger ausgespritzt und vorsichtig verteilt.

Die Entnahme mit dem Saugrohr kann entweder unter Sicht oder auch blind erfolgen, wobei allerdings — insbesondere wenn dies durch Hilfspersonal oder durch die Patientin selbst erfolgt — nicht gewährleistet ist, daß sie an der richtigen Stelle, im oberen Vaginaldrittel, erfolgt.

Das Saugrohr kann auch mit einer Spritze armiert werden.

McCLURE und CATTELL (1945) haben eine Pipette von 22 cm Länge und einem Durchmesser von 5 mm angegeben, die außer der Öffnung an der Spitze zwei seitliche Öffnungen trägt und nach aufwärts eine kleine Ausweitung des Lumens aufweist, in der sich beim Ansaugen das Sekret ansammelt. Dies soll vor allem verhindern, daß Sekret bis in den oberen Anteil der Pipette und bis in den Gummiballon gelangt. CUSMANO (1948) benutzt eine Saugpumpe mit einem Glasgefäß, in der ein Vakuum erzeugt und das dorthin eingesaugte Material sofort durch eine Fixierflüssigkeit konserviert wird.

Der Endometrium-Aspirator in seinen verschiedenen Ausführungen (z. B. nach Nevinny-Stickel) kann ebenfalls zur Aspiration benutzt werden.

Alle Aspiratoren haben den Nachteil, daß sie sich schlecht säubern lassen und daß auch bei wenig Material in dem Glasrohr Sekret hängenbleibt, insbesondere bei schleimigen Beimischungen. Auch kann bei unvorsichtiger Handhabung des Saugballons Sekret bis in den Gummiballon gelangen.

Für die Reinigung sind folgende Vorschriften angegeben worden: Gates und Warren (1947): Reinigung unter fließendem Wasser, Einlegen in eine 3%ige Kresollösung für 8 Std, Durchspülen mit Wasser, anschließend mit Alkohol-Äther Trocknung. Man kann nach oberflächlicher Reinigung und Belassung in Seifenlösung über einige Stunden auch die Pipetten auskochen und mit Alkohol zur Trocknung durchspülen.

Eine Entnahme durch die Patientin selbst kommt wohl nur in Frage, wenn man fortlaufend cyclische Veränderungen verfolgen und der Patientin das tägliche Einstellen durch den Arzt ersparen will.

b) Speculumentnahme (Runge; Zinser, 1951). Es wird das bei der Einstellung im hinteren Rinnenspeculum sich ansammelnde Material für den Ausstrich benutzt (Runge, persönliche Mitteilung), wodurch alle anderen zusätzlichen Instrumente wegfallen und ein Mindestmaß an Zeitaufwand nötig ist. Dieses Vorgehen eignet sich für die Funktionsdiagnose. Man sollte auf eine weitere direkte Entnahme von der Portio nicht verzichten.

Sirtori und Pizetti (1950) streichen das bei der vaginalen Untersuchung am Gummihandschuh haftende Sekret aus, ein Verfahren, das die Nachteile der Blindentnahme mit dem Nachteil einer Entnahme nicht nur aus dem oberen Vaginalgewölbe, sondern auch aus den unteren Bereichen verbindet und außerdem dem ungeschriebenen Gesetz nicht Rechnung trägt, daß zur gynäkologischen Untersuchung eine Speculumeinstellung dazugehört, bei der sich das obere Vaginalgewölbe zur Entnahme anbietet.

c) Spatelentnahme (Scraping). Man benutzt sowohl für die indirekte als auch für die direkte Entnahme einen gewöhnlichen Holzspatel (Mundspatel), der nach Gebrauch weggeworfen wird. Für die direkte Entnahme von der Portiooberfläche und aus dem Cervicalkanal hatte Ayre (1949) einen besonders geformten Spatel angegeben, der sich dem Cervicaleingang anpaßt. Billiger läßt sich ein derartiges Entnahmeinstrument durch schräges Abschneiden der Spitze eines gewöhnlichen Spatels herstellen.

Der ausgeübte Spateldruck bei der Entnahme darf nicht zu kräftig sein, da sonst an der Portio Blutungen auftreten, welche die Kolposkopie behindern.

Ein Ersatz der Holzspatel durch Metallspatel (Stoll, 1949) hat sich nicht bewährt, weil das Zellmaterial an glattem Metall nicht ausreichend anhaftet.

d) Watteträgerentnahme (Pund et al., 1947; Nieburgs, 1960). Es werden Holzstäbchen an der Spitze mit einem festgedrehten Wattestreifen versehen und hiermit sowohl der indirekte als auch der direkte Abstrich vorgenommen. Diese Methode ist einfach und billig, der Watteträger eignet sich auch besonders gut zum Eingehen in den Cervicalkanal.

Nach der Entnahme wird der Wattestreifen über dem Objektträger *abgerollt*. Man erhält auf diese Weise ausreichendes und gut erhaltenes Material.

Dem Einwand, daß in den Wattefasern Zellelemente hängenbleiben, ist man durch Anfeuchten des Watteträgers begegnet. Es hat sich jedoch gezeigt, daß auch mit trockenem Watteträger ausreichende Ergebnisse erzielt werden. Diese Methode wird in der Mannheimer Frauenklinik ausschließlich verwandt. Sie hat insbesondere auch den Vorteil, daß bei Entnahmen von der Portio oder aus dem Cervicalkanal keine Läsionen mit Blutungen gesetzt werden, weil der Holzstab nur einen geringen Druck aushält. Auch bei Kindern und Virgines ist eine schonende Entnahme durchaus möglich.

e) Entnahme durch Objektträger. Der Vorschlag, kleine Objektträger oder Deckgläschen mittels einer besonderen Pinzette in direkten Kontakt mit der Portio zu bringen, stammt von HYAMS et al. (1950). Dies Präparat kann sofort fixiert werden (Kontaktabstrich). Für diese Methode muß die Vagina gut durchgängig sein.

f) Gewinnung aus der Vaginalspülflüssigkeit (LANGREDER, SKAPIER). Der Inhalt der Vagina wird ausgespült, und nach Sedimentierung entnimmt man aus der Spülflüssigkeit so viele Präparate, wie für diagnostische Zwecke notwendig sind. Die Methode erscheint dadurch ungünstig, daß auch aus dem vorderen Vaginaldrittel Zellen zur Untersuchung kommen. Sie ist außerdem umständlich. Als Spülflüssigkeit und gleichzeitig zur Konservierung wird von LANGREDER (1958) $^1/_2$%ige Milchsäure verwendet. LANGREDER macht sich die Tatsache zunutze, daß durch Mehrfachzentrifugierung, Zweitaufschwemmung, Filterung oder auch Elektrophorese eine Trennung der einzelnen corpusculären Bestandteile in verschiedene Zellfraktionen möglich ist. Er kann nach einer einzigen Spülung im Laboratorium mehrere Tage lang eine große Anzahl verschiedener Ausstriche herstellen, die durch Zellanreicherung und Fraktionierung nach den angegebenen Verfahren den sog. „Wiederholungsabstrich" und einen „unbrauchbaren Abstrich" unnötig machen sollen. Demgegenüber hat SMOLKA (1953) den Wert gerade der sog. sekundären Beimengungen zum Zellbild (Leukocyten, Erythrocyten, Bakterien, Schleim) für die Diagnostik hervorgehoben.

Ist bei der Sedimentierung das abgesetzte Zellmaterial reichlich, so kann man nach dem Vorschlag von SKAPIER (1949) den Bodensatz nach Fixierung und Einbettung auch histologisch weiterverarbeiten.

Die Nachteile der Verarbeitung von Spülflüssigkeit sind vor allem in dem erweiterten und zeitraubenden technischen Vorgehen zu sehen. Demgegenüber steht der Vorteil, daß das Laboratorium unabhängig von der Zufälligkeit einer einmaligen und eventuell unvollkommenen Entnahme ist.

Die Spezialzentrifuge nach RASTGELDI und TURANLI (1958) trennt einzelne Zellfraktionen von Erythrocyten und Leukocyten ab. Sie ist außer für Vaginalsekret besonders geeignet für die Auffindung von Tumorzellen in Ergüssen oder im strömenden Blut.

g) „Sponge biopsy" (GLADSTONE). Nach dem Vorschlag von GLADSTONE (1948, 1949) wird ein Kunststoffschwamm mit einer Pinzette gefaßt und mehrfach über die Portio gerieben. Das Schwämmchen saugt Zellen auf, wird fixiert und dann wie ein histologisches Präparat weiterverarbeitet. Die Methode wurde von STOLL und ZEITZ (1952) geprüft. Sie verbindet die Umstände einer histologischen Behandlung (Fixierung, Einbettung, Schnitt) und den Nachteil, daß die in verschiedenen Schichten liegenden Zellen eine Serie von Schnitten erfordern, mit der Ungenauigkeit der cytologischen Untersuchung überhaupt, da man keine Gewebszusammenhänge, sondern nur Zellkonglomerate zu Gesicht bekommt.

Dann wäre — falls schon an der Portio eine Läsion zu erkennen ist — die Probeentnahme für die Gewebsdiagnose am Platze.

h) Entnahme mit der Platinöse. Die Verwendung einer Platinöse, wie sie auch zum Nachweis von Bakterien in Gebrauch ist, eignet sich besonders für die kolposkopisch kontrollierte Entnahme aus bestimmten Arealen auf der Portio, vor allem, wenn man für wissenschaftliche Zwecke einen Vergleich bestimmter kolposkopischer Bilder mit den cytologischen Veränderungen an dieser umschriebenen Stelle durchführen will.

Die Öse ist aber auch gut geeignet, von der seitlichen Vaginalwand oder aus dem Cervicalkanal Sekret zu entnehmen. Das Material ist nicht so reichlich wie bei der Saugmethode oder Spatelentnahme, reicht jedoch für diagnostische Zwecke völlig aus.

Wir benutzen die Platinöse in der poliklinischen Sprechstunde für die Entnahme eines Frischpräparates, das sofort in Kochsalzaufschwemmung unter dem Phasenkontrastmikroskop zur Beurteilung kommt und eine Diagnose der Funktion und der Bakterienflora zuläßt. Die Entnahme aus dem Cervicalkanal ist angebracht in Fällen von Sterilität zur Anstellung des Farnkrauttestes und des Sims-Huhnertestes im cervicalen Sekret.

Die Öse ist besonders gut verwendbar bei Virgines oder bei Kindern, da sie wegen ihrer kleinen Dimension das Eingehen in die infantile oder virginelle Vagina ohne Belästigung zuläßt.

i) Tamponmethode. BRUNSCHWIG (1954) hat vorgeschlagen, einen in die Vagina eingelegten Tampon 24 Std zu belassen und das an seiner Spitze angesammelte Sekret zur cytologischen Untersuchung zu verwenden. In Deutschland haben JAEGER (1957), TIETZE (1958) und SOOST und NEVIN (1959) über günstige Erfahrungen berichtet. Die Methode hat allerdings die Nachteile der Blindentnahme, auf die oben bereits hingewiesen wurde.

Während TIETZE einen mit Thyrofuchsin-Lösung inkrustierten Tampon für 12—24 Std vor die Portio legen und den Tampon dann an die Untersuchungsstelle einsenden läßt, wo der Zellinhalt mit Kochsalzlösung ausgeschwemmt wird, läßt JAEGER den Tampon auf einen Objektträger austupfen und dann das Präparat fixieren und einsenden. SMOLKA (1958) befürwortet das Vorgehen von JAEGER, wenn man schon nicht gelegentlich einer gynäkologischen Untersuchung entnehmen will.

Der besondere Vorteil des Verfahrens ist darin zu sehen, daß der Tampon von der Patientin selbst oder von einem behandelnden Arzt eingelegt werden kann, am folgenden Tag gezogen wird und unmittelbar dem Laboratorium zugeht, das die weitere Aufarbeitung besorgt. Weder der Praktiker noch die Patientin werden daher mit besonderen technischen Verrichtungen belastet. Die Inkrustation mit dem Salzgemisch (TIETZE, 1958) bewirkt bei der Berührung mit Cervicalschleim und Vaginalinhalt einen kräftigen Flüssigkeitssog, der ein Ablösen der Zellen aus der Epitheloberfläche fördern soll.

j) Cytotopographische Methode. ROSZKOWSKI et al. (1967) berichten über die lokalisierte Entnahme von Sekret aus der Endocervix mit einem Spezialinstrument, die in 73,5% der Fälle die genaue Ausdehnung der Veränderung erkennen ließ; danach richtete sich die Ausdehnung der durchzuführenden Operation.

k) Methoden der Selbstentnahme. Zur weiteren Verbreitung cytologischer Untersuchungen für die Carcinomfrüherkennung haben einige Autoren die Selbstentnahme von Zellmaterial aus der Vagina empfohlen (DAVIS, 1962; KOCH und STAKEMANN, 1962, 1964; ANDERSON, 1966; ANDERSON und KRAKAUER, 1966, 1967). Hierbei wurde anhand des Adreßbuches mit der Post in einem begrenzten Bereich allen Frauen zwischen 30 und 45 Jahren eine Kunststoffpipette zur Selbstentnahme übersandt. Eine Gebrauchsanweisung lag bei, nach der die in der Pipette enthaltene Fixierungsflüssigkeit unter Einführen der Pipette in die Vagina eingespritzt, dann angesaugt und mit den in der Flüssigkeit suspendierten Zellen an das Untersuchungsinstitut zurückgesandt werden sollte. Nach entsprechender Aufklärung konnte z.T. eine Beteiligung von 82% der angeschriebenen Frauen erreicht werden. KOCH konnte in dieser Weise 9203 Frauen mit folgendem Ergebnis untersuchen:

Cytologisch negativ waren 8429 (91,6%), verdächtig 186 (2%), darunter bei Abklärung 37 Carcinome (20%), positiv 94 (1,0%), darunter bei Abklärung 55 Carcinome (65%), davon 33 invasiv.

Daraus ist deutlich zu erkennen, daß die Cytologie als Suchmethode auch in dieser Form der Anwendung Erfolg aufzuweisen vermag, die einer Reihenuntersuchung durch den Arzt möglicherweise nicht nachstehen. Für Gebiete mit geringer Arztdichte und für solche Frauen, die einen Arzt auf keinen Fall zu einer gynäkologischen Untersuchung aufsuchen würden, bietet sich die angegebene Methode an. Da jedoch auch in der Sprechstunde die Blindentnahme zu ungünstigeren Ergebnissen führt als die gezielte Direktentnahme, ist bei genügender Arztdichte der Direktentnahme unter Einstellung der Portio im Hinblick auf die Sicherheit der Diagnostik immer der Vorzug zu geben. Da die Art der Selbstentnahme in hohem Maße auch von der Auffassungsgabe und Geschicklichkeit der Patientin abhängt, kann ihre generelle Einführung unter Verzicht auf die ärztliche Untersuchung auch aus diesen Gründen nicht befürwortet werden. Das Verfahren bleibt also beschränkt auf die Patientinnen, die unter keinen Umständen eine gynäkologische Untersuchung zulassen wollen, bzw. solche, für die ein Arzt nicht erreichbar ist.

3. Sekretentnahme aus höheren Abschnitten (Allgemeines)

Es ist eine wichtige Voraussetzung cytologischer Diagnostik, daß man das Zellmaterial möglichst unmittelbar am Orte der Desquamation gewinnt. Dies gilt insbesondere für die Tumordiagnostik. Zwar werden aus dem Cavum uteri und auch aus der Tube, also aus den höheren genitalen Abschnitten bei besonderen Zuständen (Menstruation, Neoplasma), Zellen ausgeschwemmt, die in der Vagina erscheinen und sich im vaginalen Zellpool ansammeln. Diese Zellen sind jedoch wegen ihrer Empfindlichkeit und wegen ihres langen Weges durch verschiedene chemische Milieuzonen, außerdem durch die Beeinflussung infolge der Vaginalflora im Vaginalpool meistens nicht mehr gut erhalten (Abb. 17). Man hat daher den Versuch gemacht, auf verschiedene Weise näher an den Ort der Desquamation heranzukommen. Nur die Entnahme aus dem Cavum uteri liefert gut erhaltene Endometriumzellen. Sie erfordert allerdings eine Anzahl von Schritten, welche die Verwendung der Korpusentnahme für Routinezwecke ungeeignet erscheinen läßt: Einstellung der Portio im Speculum, Reinigung der Ektocervix, Eingehen durch den Cervicalkanal, wobei die Aufnahme von Cervicalzellen vermieden werden soll. Es kommt nicht selten zu Blutungen, die das cytologische Bild überlagern und eine Diagnosestellung behindern. Gelegentlich können Infektionen in das Cavum aufgetragen werden. Bei ungeschickter Handhabung des Entnahmeinstrumentes kann eine Perforation vorkommen. ROMBERG (1954, 1955) ist daher für die prophylaktische Verabreichung von Antibiotica.

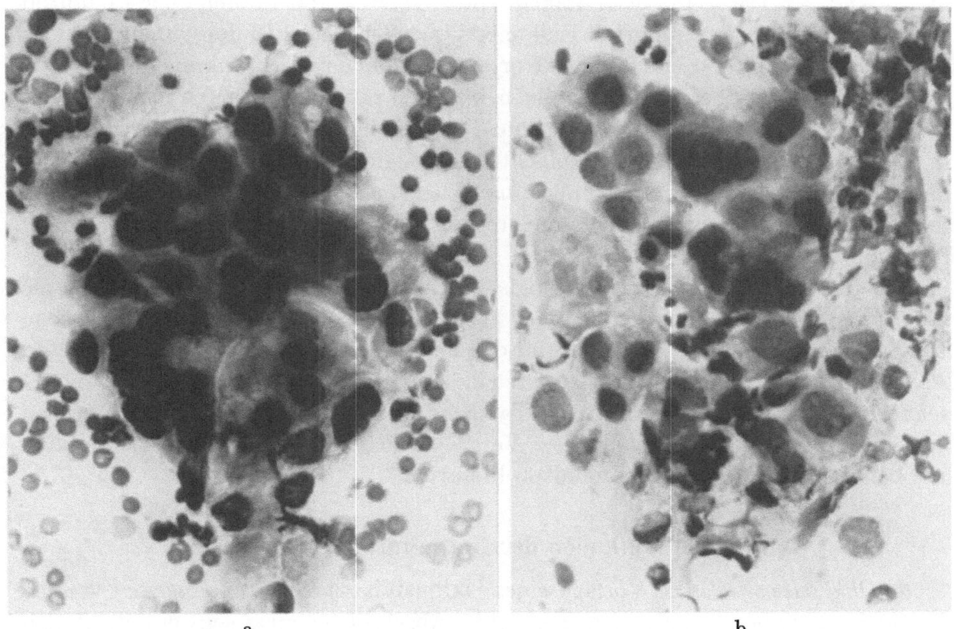

a   b

Abb. 17. a Aspirationsausstrich aus dem Cavum uteri. Tumorzellhaufen mit Kernpolymorphie und Hyperchromasie, Erythrocyten; histologisch: Adenocarcinom des Corpus uteri. b Vaginalausstrich desselben Falles. Lockere Tumorzellgruppe, hier mit schwächerer Anfärbbarkeit und fortgeschrittener Auflösung des Cytoplasmas; Erythrocyten und Leukocyten. Der Unterschied im direkten (Korpusaspirat-) und indirekten (Vaginalsekret-) Ausstrich deutet auf die sekundären Veränderungen hin, welche die Zellen auf ihrem Weg aus dem Cavum uteri in die Vagina erleiden. Papanicolaou-Färbung

Immerhin kann die Tumordiagnose des Korpuscarcinoms aus dem Vaginalsekret nur eine Erfolgsziffer von 50%, bei direkter Entnahme aus dem Korpus eine Erfolgsziffer von über 90% aufweisen.

Zur Verbesserung der Diagnose aus dem Vaginalsekret haben VECCHIETTI und MORANO (1958) vorgeschlagen, die Exfoliation aus dem Korpus durch Massage des Fundus und durch die Injektion von Methergin (kontraktionsauslösend) zu steigern. Dieser Vorschlag ist dem Kliniker unangenehm, wenn er sich vorstellt, daß hierbei eventuell Tumorpartikel in das Myometrium einmassiert werden. Daher werden immer wieder Vorschläge zur Entnahme aus dem Corpus uteri vorgelegt (HAOUR, 1958; HOPMAN und WERCH, 1958), und IKLE (1955) hält die Methode der intrauterinen Entnahme auch für die Praxis durchführbar. Er berichtet über 374 Patienten mit ambulant durchgeführter Aspirationsentnahme, von denen nur zwei am folgenden Tag einen kurzen Fieberstoß hatten. Allerdings gewinnt er Material, das sehr häufig auch eine histologische Untersuchung zuläßt, während er über die cytologische Diagnose sagt, sie lasse manchmal eine Unterscheidung der drei Gruppen: Atrophie, Hyperplasie und Carcinom, zu (s. unten).

Da das Eingehen in das Cavum uteri zum Zwecke der Aspiration den gleichen Eingriff darstellt wie das Eingehen zum Zwecke der Gewebsentnahme, letztere aber zu einem besser verwertbaren Ergebnis führt, hat die Aspirationstechnik zum Zwecke der cytologischen Untersuchung wenig praktische Bedeutung (STOLL und D'ANCONA, 1961). LIU et al. (1963) fanden bei 92% der Frauen über 45 Jahren überhaupt keine abgeschilferten Endometriumzellen mehr. In der Tumordiagnose muß dazu beachtet werden, daß das Korpuscarcinom eine Erkrankung des höheren Lebensalters ist: Über $^2/_3$ aller Fälle betreffen Frauen in der Menopause, etwas weniger als $^1/_3$ solche im Klimakterium. Das Carcinom wächst zunächst polypös in das Uteruscavum hinein und macht durch seinen Zerfall Blutungen, die von der Patientin bemerkt werden, aber auch dem aufmerksamen Untersucher auffallen, der in diesen Fällen insbesondere mit dem Kolposkop einen zarten Blutfaden im Cervicalsekret bemerkt.

Für den Histologen ist die cytologische Diagnose gerade des Adenocarcinoms besonders deswegen umstritten, weil er gewohnt ist, die histomorphologische Diagnose am Schnitt mehr auf Grund der bei kleiner Vergrößerung dargestellten Architektur des Drüsenbildes zu stellen als auf Grund cytologischer Eigenschaften bei starker Vergrößerung. Tatsächlich sind die cytologischen Atypien bei einer Hyperplasie unter starker Vergrößerung im Schnitt ebenso erheblich wie bei einer malignen Schleimhautproliferation.

4. Spezielle Methoden der Entnahme (Korpus, Tube)

a) Okklusivpessar. Die Vorlage eines Okklusivpessars (Kappenpessar) vor die Portio ist geeignet, eventuell aus höheren Abschnitten ausgeschwemmte Zellen zu sammeln (NAVRATIL, 1952). Neben Zellen der cervicalen Auskleidung darf man hier Endometriumzellen erwarten, wenn im Korpus ein proliferierender lokaler Prozeß vorhanden ist oder eine Gewebsabstoßung (Menstruation, Blutung bei Hyperplasie) stattfindet. Die regelrechte Korpusschleimhaut bildet kein nennenswertes Sekret und schilfert außerhalb der Desquamation nicht ab. — Außerdem kann man bei Tubencarcinomen im Okklusivpessar Zellen aus dieser Region angereichert finden, deren Nachweis im Cervical- oder Vaginalsekret auf Schwierigkeiten stößt.

b) Aspirationskanüle. Die oben bereits erwähnte Aspirationskanüle (HECHT, 1952 u.a.m.) in ihren verschiedenen Modifikationen ist geeignet, aus dem Cavum uteri Zell- und Gewebsteile anzusaugen. Man verwendet dazu eine gebogene Knopfkanüle auf einer Rekordspritze oder auch einen flexiblen Katheter von der Dicke eines Hegarstiftes Nr. 3.

c) Nylonbürste. Die günstigste Entnahmemöglichkeit aus dem Cavum uteri ergibt sich mit der von BOSCHANN (1957, 1958) angegebenen Nylonbürste, die in einer gebogenen Metallhülse durch den Cervicalkanal eingeführt und nach Zurückziehen der Hülse im Cavum uteri frei wird. Durch Rotation gewinnt man Untersuchungsmaterial. Dann wird die Bürste in die Hülse zurückgezogen, entnommen und das an den Bürstensäumen enthaltene Zellmaterial untersucht.

Anstatt einer Bürste kann auch ein *Schwämmchen* benutzt werden (BICKEN-
BACH und SOOST, 1958).

Zu derartigen Entnahmen aus dem Cavum uteri entschließt sich BOSCHANN bei:
Gegenindikation gegen eine Curettage,
Verweigerung der Curettage,
Wiederholung einer Entnahme, wenn das Abrasionsmaterial für histologische
  Zwecke zu spärlich war.

Die Methode tritt in Konkurrenz zur sog. Strichcurettage, bei der eine sonden-
förmige Curette der Stärke Hegar 3 mit einem angeschliffenen Rand in einem
Fenster des Sondenkopfes bis zum Fundus eingeführt und dann mit einem Strich
an der Schleimhautwand herabgezogen wird. Diese Methode läßt zwar einen
ausreichenden Schleimhautstreifen für die nachfolgende histologische Funktionsdiagnose gewinnen. Da aber nur eine schmale Bahn der Schleimhaut an der
Vorderwand und eventuell auch bei einem zweiten Strich an der Hinter- oder
Seitenwand entfernt wird, können lokale Prozesse der Diagnose entgehen. Besteht
der Verdacht auf ein Korpusneoplasma oder ist die Curettage aus therapeutischen
Gründen (etwa bei einer Dauerblutung) angezeigt, so wird man sich wohl immer
zu einer Vollabrasio entschließen müssen, damit das Schleimhautmaterial von
der gesamten Uterusinnenwand zur Verfügung steht.

Im ganzen gesehen, haben die Entnahmen aus dem Cavum nicht die Bedeutung
gewonnen, die man sich bei einigen Untersuchern versprochen hatte.

5. Sekretentnahme durch Punktion (Ovarialtumor, Ascites)

Nur gelegentlich wird man die Punktion eines Ovarialtumors vom hinteren
Vaginalgewölbe mit einer gebogenen und mit Rekordspritze armierten Nadel in
Erwägung ziehen. Hierzu muß der Tumor gut erreichbar sein, außerdem muß
er nach dem klinischen Eindruck gutartig sein (cystisches Ovar durch Follikelcyste, Corpus luteum- oder Corpus albicans-Cyste). Bei Verdacht auf Malignität
— und nach der klinischen Erfahrung sind $1/_3$ aller über hühnereigroßen cystischen
Veränderungen eines Ovars maligne Veränderungen — wird man die Exstirpation
auf abdominalem oder vaginalem Wege vorziehen, schon um nicht durch die
Punktion eine Verschleppung des Neoplasmas zu propagieren.

Die Punktion der Bauchhöhle vom hinteren Vaginalgewölbe (Douglasraum)
dagegen ist einfach durchzuführen, und die cytologische Verarbeitung erlaubt
Rückschlüsse auf das Vorhandensein von Blut, Leukocyten oder Tumorzellen
in der Peritonealhöhle und ermöglicht damit trotz sekundärer Veränderungen
noch wichtige differentialdiagnostische Entscheidungen (Abb. 18).

Das entnommene Material wird bei 2000 U/min kurz zentrifugiert, die
überstehende Flüssigkeit abgegossen und aus dem Bodensatz mittels Pipette
oder Platinöse Material entnommen. Man trägt es auf Objektträger auf, die
vorher mit Eiweißglycerin bestrichen worden sind, damit die Zellen besser
haften, fixiert dann in der üblichen Weise und schließt die Färbung an (STOLL,
1957).

Gegenüber diesem Verfahren hat sich die Methode der Fixierung und Einbettung des Punktionsmaterials (SIRTORI, MORANO, 1960) als ergiebiger erwiesen
und liefert ausgezeichnete Ergebnisse.

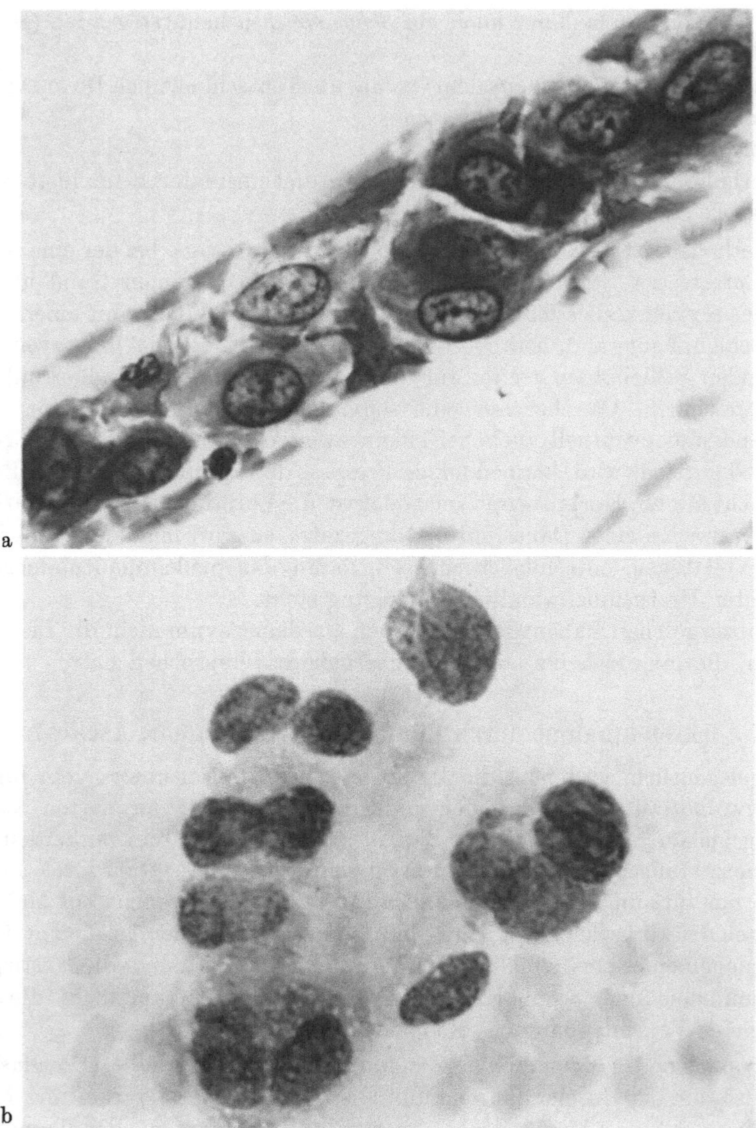

Abb. 18. a Ovarialtumorpunktat. Tumorzellreihe mit großen, hyperchromatischen Kernen; einzelne Erythrocyten. Histologisch: Adenocystoma pseudomucinosum partim carcinomatosum, peritoneale Aussaat. b Ascitespunktat. Verdämmernde Tumorzellen mit grobkörniger Chromatinstruktur; Cytoplasma in Auflösung. Der Vergleich der beiden Präparate demonstriert die sekundären Veränderungen der Tumorzellen. Papanicolaou-Färbung

6. Punktion der Fruchthöhle

Bei Punktion der Fruchthöhle im VI. oder VII. Schwangerschaftsmonat — nach Angaben einiger Autoren auch schon früher — ist die Möglichkeit gegeben, anhand der Amnionzellen durch zellkernmorphologische Eigenschaften eine frühzeitige Geschlechtsbestimmung durchzuführen. Die Methode wurde von SERR et al. (1955) angegeben und ihre Sicherheit von Nachuntersuchern (JAMES,

1956; SHETTELS, 1956) bestätigt. Zwar haben PARRISH et al. (1957, 1958) bei 50 transabdominalen Amnionpunktionen keine ernstlichen Komplikationen festgestellt, andere Autoren geben jedoch an, daß gelegentlich vorzeitig Wehen ausgelöst werden oder die Amnionhöhle verfehlt wurde (DEWHURST, 1956). Gegen eine Einführung dieser biologisch interessanten Möglichkeit einer Geschlechtsvoraussage bestehen daher erhebliche Bedenken.

Vorgehen in der Mannheimer Klinik

Angesichts der Vielzahl der Entnahmemethoden halten wir es für angebracht, unsere eigene Stellungnahme noch einmal zusammenfassend wiederzugeben.

Unser Vorgehen bei der Entnahme ist in der Skizze dargestellt (Abb. 19).

Wir lagern die Patientin, stellen die Portio mit zwei Specula (hintere Rinne, vorderer gerader Spatel) ein und beobachten mit dem bloßen Auge. Dann entnehmen wir mit der Platinöse aus dem Fornix vaginae eine Sekretprobe, die sofort unter dem Phasenkontrastmikroskop auf Reinheitsgrad, Funktionszustand und das Vorhandensein auffälliger Zellen beurteilt werden kann. Wir legen dabei besonderen Wert darauf, über die Vaginalflora (Döderlein-Keime, Kokken, Fungi, Trichomonas) eine Aussage zu machen, damit eine gezielte Therapie unmittelbar durchgeführt werden kann.

Dann wird die Portio im Kolposkop eingestellt und untersucht (10-, 16-, 25fache Vergrößerung). Es wird vor allem auf Blut- oder Leukocytenbeimengungen im Cervicalsekret geachtet. Treffen wir dies an, so ist die Notwendigkeit einer endocervicalen Sekretentnahme gegeben.

Für das Studium der Farnkrautbildung im Cervicalsekret und den Sims-Huhnertest (Vorhandensein lebender Spermien im Sekret) als Sonderuntersuchung bevorzugen wir ebenfalls die Entnahme mit der Öse.

Obligatorisch wird sodann mit einem Watteträger Sekret von der Vaginalwand, Portiooberfläche und aus dem Cervicalkanal gewonnen, ausgestrichen, fixiert und zur Vornahme der Färbung ins Laboratorium gegeben. Hier soll insbesondere die Suche nach auffälligen Zellen stattfinden; es wird jedoch auch zur Funktionslage und zum Reinheitsgrad Stellung genommen. Erscheint die Portio im Kolposkop auffällig, so bevorzugen wir die Abschabung mit dem scharfen Löffel mit nachfolgender histologischer Untersuchung, bei Carcinomverdacht an *umschriebener* Stelle die kolposkopisch gezielte Knipsbiopsie, bei verdächtigem Areal *um den Muttermund* die Konisation der Portio, die wir allerdings nur stationär durchführen.

An diese Untersuchung schließt sich die Palpation an. Sie darf auch in der Krebssuche nicht vernachlässigt werden, weil etwa eine Auftreibung der seitlichen Cervixwand auf einen tiefen Carcinomknoten hinweisen kann, der die Portiooberfläche noch nicht durchbrochen hat, also dem Auge und dem Kolposkop entgeht und nur noch durch den auffälligen Ausstrich aus dem Cervicalkanal erkannt werden sollte.

Ist der endocervicale Abstrich verdächtig, so führen wir unter stationärer Aufnahme eine getrennte Abrasio von Cervicalkanal und Corpus uteri durch. Dann suchen wir die definitive Entscheidung durch die histologische Untersuchung herbeizuführen.

4*

Die Blutung in der Menopause ist für uns die Indikation zur Abrasio, sei es, daß die Patientin selbst mit Blutungsangaben kommt oder daß wir bei der kolposkopischen Betrachtung Blut oder bei der mikroskopischen Abstrichunter-

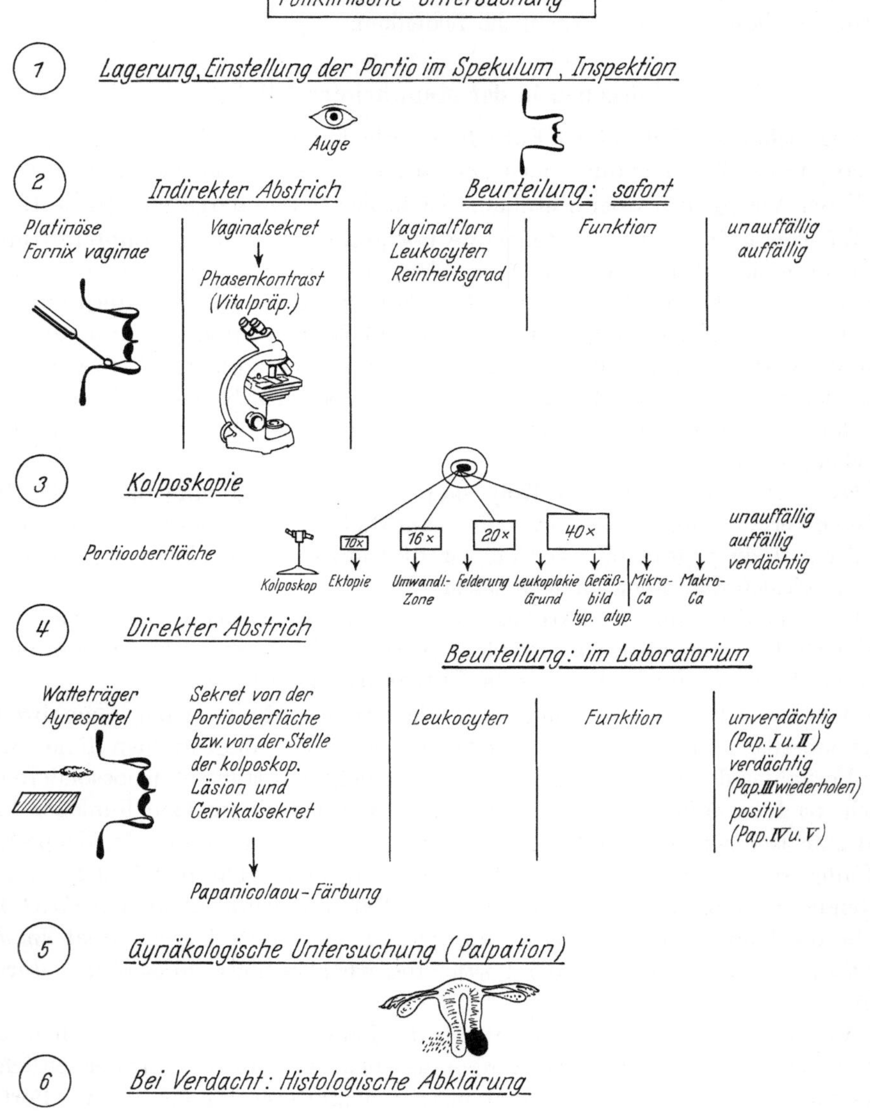

Abb. 19. Die erweiterte gynäkologische Untersuchung in der Poliklinik

suchung Erythrocyten im Cervicalkanal nachweisen. Wir führen eine Absaugung oder Ausbürstung des Cavum uteri nicht durch, sondern halten es für richtiger, sofort die definitive Klärung durch die histologische Untersuchung des Abradats herbeizuführen.

B. Fixierung und Färbung

1. Fixierung

Da es sich in der Cytologie bei dem zu fixierenden Material um sehr dünne, meist nur aus einer Zellschicht bestehende Ausstriche handelt, ist zur Vermeidung einer Austrocknung der Zellen mit groben Strukturveränderungen an Kern und Cytoplasma die sofortige Fixierung ganz besonders wichtig; sie muß innerhalb weniger Sekunden nach Beendigung des Ausstrichs erfolgen. Je nach Art der geplanten Färbung bzw. des zu führenden histochemischen Nachweises haben sich verschiedene Fixierungslösungen als optimal erwiesen (s. unter anderem BAKER, 1958).

a) Äther-Alkohol. Die derzeit fast allgemein angewandte Standardfärbung nach PAPANICOLAOU ergibt die besten Resultate nach Fixierung in einer Lösung von Äthyläther und 95—100%igem Äthylalkohol (oder Methylalkohol) zu gleichen Teilen. In dieser Lösung sollen die Präparate nach GRAHAM et al. (1950) mindestens eine halbe Stunde fixieren, nach BOSCHANN (1960) mindestens 10 min. Die Präparate können ohne Bedenken bis zu 2 Wochen in der Fixierungslösung aufgehoben werden und geben auch dann noch gute Färberesultate. Erst nach diesem Zeitpunkt läßt die Fähigkeit der Zellen zur Farbstoffaufnahme allmählich nach. Müssen die Präparate mit der Post versandt werden, so läßt man sie am besten nach gründlicher Fixierung an der Luft trocknen und verpackt sie dann in Kästen oder Mappen unter Freihaltung ihrer Oberfläche. Eine Bedeckung mit Eiweißglycerin hat keine nennenswerten Vorteile. Die Fixierung in absolutem Alkohol bewirkt eine Dehydrierung vor allem der hydrophilen Eiweißkolloide des Cytoplasmas, das dadurch leicht zusammenschrumpft, während die für die cytologische Beurteilung besonders wichtige Kernstruktur ausreichend erhalten bleibt.

b) Abwandlungen oder Zusätze zum Äther-Alkohol-Gemisch. Zur Vermeidung der beim Äther-Alkohol-Gemisch bestehenden Explosionsgefahr kann mit gleich gutem Ergebnis auch in reinem *95%igem Äthylalkohol* fixiert werden. Eine Mischung von *95%igem Äthylalkohol und 85%igem Glycerin* im Verhältnis 4:1 (HINGLAIS und HINGLAIS, 1954) hat sich aus dem gleichen Grund zur Fixierung ebenfalls bewährt (BOSCHANN, 1960). OLSEN und BOURGEOIS (1950) haben zur Fixierung blutreicher Ausstriche einen *Zusatz gleicher Teile von 3%iger Essigsäure* zum Äther-Alkohol-Gemisch vorgeschlagen, um eine Hämolyse der Erythrocyten ohne Beeinträchtigung der Anfärbbarkeit der Epithelien zu erzielen. BOSCHANN (1960) hält eine Fixierungsdauer in dieser Lösung von 60 min für optimal. PUNDEL und LICHTFUS (1957) sahen nach Fixierung der Ausstriche in einem Gemisch von *Isopropylalkohol und Eisessig* wesentliche Vorteile gegenüber der Äther-Alkohol-Fixierung.

c) Spray. Die Standardmethode wird zur Zeit abgelöst durch einen Fixierungsspray*, der vor allem für die Allgemeinpraxis und den praktizierenden Fachgynäkologen von Interesse ist, aber auch für das auswertende cytologische Laboratorium Vorteile hat. In der Sprühdose ist der Spray beliebig lange haltbar. Er gewährt eine zuverlässige Konservierung des Zellmaterials für längere Zeit, wenn er unmittelbar nach Anfertigung des Abstriches aufgetragen wird. In der

---

* z. B. Adams Spray-Cite; Lieferfirma: Ernst Richter, 2800 Bremen, Auf den Häfen 3.

Handhabung ist er absolut einfach. Mit einer Sprühdose können ca. 100 Objektträger ausreichend fixiert werden.

Der Spray-Cite enthält Isopropylalkohol und Polyäthylenglykol sowie ein Treibmittel. Für den Versand braucht der besprühte Objektträger nicht eingedeckelt zu werden. Da der Spray-Cite wasserlöslich ist, können die besprühten Objektträger im Laboratorium unter Fortfall der absteigenden Alkoholreihe unmittelbar in wäßrige Hämatoxylinlösung gebracht werden. Dieses Fixierungsmittel eignet sich jedoch auch für andere Färbemethoden.

d) Spezielle Fixierungslösungen für cytochemische Reaktionen. Da die cytochemisch darzustellenden Stoffgruppen auf Grund ihrer unterschiedlichen Eigenschaft nur unter bestimmten Bedingungen unverändert in der Zelle verbleiben, sind zu ihrem Nachweis spezielle Fixierungslösungen erforderlich oder als optimal anzusehen. Die Fixierung in Äther-Alkohol oder reinem Alkohol ist in der Cytotopochemie nur zu empfehlen für den Nachweis von Nucleinsäuren mit der Feulgen-Reaktion, Methylgrün-Pyronin oder Toluidinblau und von Polysacchariden mit Bestschem Carmin oder der PAS-Färbung. Da Lipoide alkohollöslich sind, können sie nur mit alkoholfreien Fixierlösungen in der Zelle festgehalten werden. Enzyme benötigen zur Erhaltung ihrer Aktivität ganz besonders vorsichtige Behandlung. Im einzelnen sind für die Cytotopochemie neben Äther-Alkohol folgende Fixierlösungen von praktischem Interesse:

Formol-Calcium. BAKER (1946) hat zur Fixierung der Lipoide, vor allem der Phospholipoide, ein Gemisch von 40%igem Formalin, 10%igem Calciumchlorid und destilliertem Wasser im Verhältnis 1:1:8 angegeben. Der Zusatz von Calcium zur Formalinlösung, die zur Fixierung in der Histologie und Histochemie durch ihre besonders breite Anwendungsmöglichkeit unentbehrlich geworden ist, verhindert gerade bei Anwesenheit von Phospholipoiden die Bildung von Myelinfiguren in der Zelle. In Formol-Calcium fixierte Ausstriche eignen sich für die Färbung mit Sudanschwarz B, Nilblau, Säure-Hämatein und auch für die Darstellung von SH-Gruppen (nach CHÈVREMONT und FRÉDÉRIC). Darüber hinaus läßt sich in Formol-Calcium bei 2—4° C eine zur Darstellung ausreichende Aktivität zahlreicher Enzyme erhalten. Saure Phosphatase z. B. hat nach 24 Std in eiskaltem Formol-Calcium noch 37—41% ihrer Aktivität (HOLT et al., 1960; PEARSE, 1963), während Glucose-6-Phosphatase ihre Aktivität verliert (ALLEN, 1961). Sie muß, ebenso wie z. B. Succinodehydrogenase, am frischen, unfixierten Ausstrich nachgewiesen werden. Die Esterasen lassen sich am besten nach Fixierung in *10%igem eiskaltem Formalin* ohne Zusatz von Calcium darstellen, Phosphoamidase nach Fixierung in *eiskaltem Aceton* oder in Äther-Alkohol bei Zimmertemperatur.

2. Standardfärbung nach Papanicolaou

Die ursprünglich von PAPANICOLAOU (1942) angegebene Originalmethode wird auch heute noch, z. T. mit geringen Abweichungen, von den meisten cytologischen Laboratorien trotz ihrer komplizierten Technik routinemäßig benutzt. Sie eignet sich in gleicher Weise zur Deutung des Funktions- wie des Lokalzellbildes. Sie wurde von PAPANICOLAOU in Anlehnung an die Trichromfärbung von MASSON entwickelt, indem er als Besonderheit die Farbstoffe in alkoholische Lösung brachte. Neben einer befriedigenden Darstellung der Kernstruktur, die wegen der Eiweißfällung durch die Alkoholfixierung chromosomale Feinstrukturen vermissen läßt, aber für die Krebsdiagnostik ausreicht, gelingt mit der Färbung nach Papanicolaou eine Bestimmung des Verhornungsgrades des Cytoplasmas. Dieser wird durch den Farbumschlag von Blaugrün nach Rot angegeben. Dagegen ist die Blaufärbung des Cytoplasmas keine echte Basophilie und sagt nichts über den Gehalt an Ribonucleinsäuren aus. Sowohl die Rot- als auch die Blaufärbung des Cytoplasmas kommen durch saure Farbstoffe zustande, die sich in ihrem pH kaum voneinander unterscheiden. Man hat daher die Ausdrücke acidophil und basophil in der Beschreibung der Cytoplasmafärbung durch eosinophil und cyanophil ersetzt.

Abwandlungen der Originalmethode wurden von zahlreichen Autoren immer wieder angegeben, wobei Vorteile auf der einen Seite stets mit kleineren oder größeren Nachteilen auf der anderen Seite erkauft werden mußten (Shorr, 1940, 1941; Cramer und Stamm, 1950; Zinser, 1950, 1954; Wied, 1951; Wurch und Isaac, 1951; Dietsch, 1952; Pundel und Lichtfus, 1957; Boschann, 1960; Grünberger und Kremer, 1960). Die Färbung nach Shorr z.B. eignet sich zwar gut für die Funktionsdiagnostik, nicht dagegen für die Krebsdiagnostik, da die Kerndarstellung unzureichend ist.

Hopman (1953) hat neben der Papanicolaou-Färbung gleichzeitig fünf weitere Methoden angewandt: die Carminfärbung nach Best, die Versilberung nach Hortega, die Feulgen-Reaktion und die Darstellung der Peroxydase und der alkalischen Phosphatase. Durch Vergleich der verschieden gefärbten Präparate eines Falles waren ihm genauere Aussagen über den Funktionszustand und die Stoffwechselveränderungen normaler und carcinomatöser Zellen möglich.

Bei uns wird folgende Methode angewandt, die nur geringfügige Abweichungen von der Originalmethode nach Papanicolaou enthält:

Modifizierte Papanicolaou-Färbung (eigenes Vorgehen). Nachdem der Abstrich mindestens 20 min in Äther-Alkohol-Gemisch zu gleichen Teilen fixiert wurde, beginnen wir die Färbung.

Als Färbegefäße benutzen wir Zylindergläser mit eingeschliffenem Rand und Schliffdeckel (die Verdunstung der Lösungen ist somit minimal). Unser Objektträgerständer wurde nach Maß, dem Durchmesser des Zylinders entsprechend, angefertigt. Wir transportieren pro Färbegang 24 Abstriche.

Färbefolge:

Absteigende Alkoholreihe:
  70% Äthanol oder Methanol,
  50% Äthanol oder Methanol,
  Aqua dest.
  Der Färbeständer wird mit Inhalt einige Male auf und ab bewegt.
Kernfärbung mit Hämatoxylin Harris (z.B. Merck, Pap. 1, Nr. 9253,
  oder Bayer):
  Hämatoxylin Harris 5—8 min (bei einer frischen Lösung sollte zuerst
  die kurze Färbezeit getestet werden).
  0,05% HCl-Alkohol-Differenzierung, einige Sekunden.
  Leitungswasser 5 min bläuen (die Zeit kann durch warmes Wasser
  verkürzt werden).

Aufsteigende Alkoholreihe:
  50% Alkohol,
  70% Alkohol,
  80% Alkohol,
  96% Alkohol.

Plasmafärbung:

1. Orange G-Lösung 7—9 min (OG 6, z. B. Merck, Pap. 2, Nr. 6887, oder Bayer),
   96%ige Alkohol-Differenzierung.
2. Polychrom-Farbstoff 7—9 min (Pap. 3 b, z. B. Merck, Polychromlösung EA 50 Nr. 9272, oder Bayer),
   96%iger Alkohol 20 sec,
   99%iger Alkohol 20 sec,
   100%iger Isopropyl-Alkohol, Zeit beliebig,
   Xylol-Isopropyl-Alkohol, Zeit beliebig,
   Xylol,
   Einschlußmittel Eukitt.

Hämatoxylin Harris sollte einmal wöchentlich filtriert werden. Bei erhöhten Färbedurchgängen werden die Alkohole rascher prozentweise mit Wasser versetzt, als man glaubt. Man kann dann, wenn man nicht alle Alkohole erneuern will, nur den hochprozentigen Alkohol erneuern und die anderen Töpfe für die nächst niedrige Stufe benutzen. Ein Färbebad reicht etwa für 1000 Abstriche.

3. Cytochemische Methoden

In diesem Abschnitt soll im wesentlichen ein Überblick über die für die Cytotopochemie des Vaginalepithels am ehesten geeigneten und praktisch wichtigen Methoden gegeben werden. Einzelheiten der Färbevorschriften sind, wenn im Text nicht näher angegeben, den Monographien von BOSCHANN (1960) und PEARSE (1961) über die cyto-histochemische Technik zu entnehmen.

a) Nucleinsäuren. Zur färberischen Darstellung der Desoxyribonucleinsäure (DNS) eignet sich am besten die *Feulgen-Reaktion,* die auch den quantitativen Nachweis ermöglicht. Ihre Anwendung ist gerade im Hinblick auf die Carcinomdiagnostik von Bedeutung und bietet technisch am Vaginalausstrich keine Schwierigkeiten. — Der gleichzeitige Nachweis von DNS und RNS (Ribonucleinsäure) gelingt mit *Gallocyanin-Chromalaun,* wobei die in 90%igem Alkohol fixierten Ausstriche 48 Std bei Zimmertemperatur in der wäßrigen Lösung gefärbt werden (genaue Färbevorschrift s. SANDRITTER et al., 1964), der Nachweis von RNS mit der *Methylgrün-Pyronin*-Färbung, deren cytochemische Spezifität für die RNS durch Ausbleiben der Rotfärbung mit Pyronin nach Vorbehandlung mit Ribonuclease, für die gleichzeitige Darstellung der DNS erst durch Vergleich mit der Feulgen-Reaktion, erbracht ist. Der Vorteil der Gallocyanin-Chromalaun-Färbung liegt in der Möglichkeit ihrer quantitativ cytophotometrischen Auswertung, die gerade in der Krebsdiagnostik zu noch brauchbareren Ergebnissen führt als die quantitative Auswertung der Feulgen-Reaktion. Die Methylgrün-Pyronin-Färbung liefert demgegenüber bei optimalem Gelingen eine kontrastreiche Darstellung und Abgrenzung der RNS von der DNS, muß aber als launisch bezeichnet werden. — Beide Nucleinsäuren lassen sich auch mit der *Acridin-orange-Fluorochromierung* darstellen und voneinander unterscheiden. Diese Methode wurde vor allem durch BERTALANFFY und BICKIS (1956) und BERTALANFFY et al. (1956, 1957, 1958) in die gynäkologische Cytologie eingeführt: Nach Anfärbung mit Acridinorange, das von der Zelle absorbiert wird und diese photosensibel macht, fluoresciert bei einem pH-Bereich von 4—7 auf Grund der unterschiedlichen Polymerisation die DNS des Kerns der Vaginalepithelien grüngelb, die RNS des Nucleolus und des Cytoplasmas orangerot. Der Nachweis der Spezifität wird erbracht durch Umwandlung der Grüngelbfluorescenz der DNS mit Salzsäure infolge von Depolymerisierung in Rotfluorescenz und durch Erlöschen der Rotfluorescenz der RNS nach Behandlung mit Ribonuclease. Die physiologische Depolymerisation der DNS in alternden Kernen kann durch den Farbumschlag mit der Methylgrün-Pyronin-Färbung (Darstellung der depolymerisierten DNS mit Pyronin) nachgewiesen werden. Die Acridinorange-Fluorochromierung erzielt eine farbschöne, klare Abgrenzung von Kern und Cytoplasma bei relativ einfacher, schneller Technik (s. BERTALANFFY, 1959; BERGER, 1967) und konkurriert daher mit der Papanicolaou-Methode. Da die Präparate jedoch nicht lange haltbar sind, müssen zur Dokumentation der Ergebnisse Photographien angefertigt werden. Die gleich ins Auge springende Rotfärbung des Cytoplasmas von Carcinomzellen auf Grund ihres hohen RNS-Gehaltes verliert an Bedeutung durch die Überlegung, daß der erhöhte RNS-Gehalt kein allein spezifisches Charakteristikum der Carcinomzelle ist, sondern auch in normalen und vor allem auch in bestrahlten Zellen vorkommen kann (FRAMPTON, 1963). Außerdem weisen auch eine Reihe anderer Zellstrukturen (z.B. saure Mucopolysaccharide im Cytoplasma, Mikroorganismen) eine kräftige orangerote Sekundärfluorescenz auf. Eine selektive Darstellung der Carcinomzellen gelingt daher mit der Acridinorange-Fluorochromierung nicht (UMIKER et al., 1959; TÖRNBERG et al., 1960; HOLLAND und ACKERMANN, 1961; HOPMAN, 1961; HUNTER und BROWN, 1961; DUBRAUSZKY und JAEGER, 1962). Vergleichsuntersuchungen zahlreicherVaginalausstriche haben ergeben, daß man mit der Acridinorange-Fluorochromierung annähernd gleich gute Resultate in der Krebsdiagnostik erzielt wie mit der Papanicolaou-Färbung (BERTALANFFY, 1959; DART und TURNER, 1959; BONTKE et al., 1960; ANDERSON und GUNN, 1962; FRAMPTON, 1963). Beide Methoden erfordern, da sie nicht quantitativ auswertbar sind, Erfahrung in ihrer Beurteilung. — Die Reaktion nach CUSMANO (1948), der die Essigsäure-Carmin-Färbung (GEITLER) der Chromosomenforscher zugrunde liegt, stellt die Nucleoproteide des Zellkerns in cytologischen Ausstrichen dar. Sie hat heute gegenüber den quantitativen und differenzierenden Methoden zum Nachweis der Nucleinsäuren an Bedeutung verloren.

b) Polysaccharide. Die gebräuchlichste Methode zur Erfassung der gesamten Polysaccharide ist die *PAS-Reaktion* (McMANUS und HOTCHKISS). Sie ist auch am Vaginalausstrich gut durchführbar. Voneinander abweichende Ergebnisse einzelner Untersuchungen kommen am ehesten durch Unterschiede im Schiffschen Reagens zustande. Während das acridinfreie Pararosanilin-Schiff-Reagens fast ausschließlich Aldehydgruppen von Polysacchariden sowie einige Mucopolysaccharide und Mucoproteide darstellt, reagiert die mit basischem Fuchsin hergestellte Schiffsche Lösung auch mit einer Reihe anderer Oxydationsprodukte und ist daher weit weniger spezifisch (PUNDEL, 1966). Die Darstellung des Glykogens erfolgt am einfachsten mit der PAS-Färbung ohne Diastasevorbehandlung (zur Kontrolle vorherige Verdauung des Glykogens durch Diastase) oder auch mit *Bestschem Carmin.* Zur Demonstration der sauren Mucopolysaccharide ist es zweckmäßig, den diastaseresistenten positiven Ausfall der PAS-Reaktion durch spezifische Schleimfärbungen *(Mucicarmin, Alcianblau)* zu überprüfen. Neutrale

Mucopolysaccharide sind schwerer selektiv abzugrenzen und dann am ehesten durch den negativen Ausfall der Schleimreaktionen bei nachweisbarer Diastaseresistenz des PAS-positiven Materials. Ihre Abgrenzung hat für das Vaginalepithel höchstens theoretische Bedeutung. Da sich mit der PAS-Färbung klare cytologische Bilder erzielen lassen und sie in ihrer Aussagefähigkeit durch den Polysaccharidnachweis der Papanicolaou-Färbung überlegen ist, kann sie mit dieser Methode konkurrieren und auch routinemäßig angewandt werden.

c) Lipoide. Auch diese können für den diastaseresistenten positiven Ausfall der PAS-Reaktion verantwortlich sein, müssen dann aber gleichzeitig eine positive Reaktion mit *Sudanschwarz B* ergeben, das die Gesamtlipoide darzustellen vermag. Diese Methode ist am Vaginalausstrich in wenigen Minuten durchführbar und führt zu klaren, unter Umständen aufschlußreichen Ergebnissen. — Eine spezifische Abgrenzung der im Vaginalepithel vorkommenden Phospholipoide geschieht am besten mit dem *Säure-Hämatein-Test* nach BAKER unter Kontrolle mit vorheriger Pyridinextraktion zum Ausschluß von ebenfalls positiv reagierenden Proteinen. Die Methode ist zeitraubend und daher in der Routinediagnostik nicht sehr brauchbar, sondern im wesentlichen von wissenschaftlichem Interesse.

d) Proteine. Von praktischer Bedeutung für die cytologische Beurteilung ist aus dem umfangreichen Gebiet der histochemischen Nachweisreaktionen für Proteine im wesentlichen die Darstellung der *SH-Gruppen.* Diese gelingt am Ausstrichpräparat am kontrastreichsten mit der *Methode von* CHÈVREMONT und FRÉDÉRIC unter Kontrolle durch Vorbehandlung mit Mercurichlorid, das die SH-Gruppen blockiert. Eine weniger spezifische, aber farbschöne und klare Darstellung von Keratin ist mit der *Phloxin-Tartrazin-Färbung* nach LENDRUM möglich, deren Anwendung auf die Vaginalcytologie bisher noch sehr wenig bekannt, aber im Hinblick auf den Nachweis der Keratinisierung der Zelle erfolgversprechend ist.

e) Enzyme. Der Nachweis von Enzymen ist am Vaginalausstrich aus den im Kapitel Cytotopochemie bereits ausgeführten Gründen schwierig. Dennoch sind eine Reihe von Reaktionen mit mehr oder weniger gutem Erfolg angewandt worden. Die Darstellung der *alkalischen Phosphatase* gelingt am besten mit der Reaktion nach GOMORI (Calcium-Kobalt-Methode). Schwer zu entscheiden bleibt bei dieser Methode die Frage, ob es sich bei der positiven Reaktion in den Zellkernen um eine echte Fermentlokalisation oder um Diffusionsartefakte handelt. — Der Nachweis der *sauren Phosphatase* geschieht auf ähnliche Weise. Da das pH-Optimum der sauren Phosphatase bei 4,5—5,5 liegt, Calciumphosphat bei diesem pH aber wasserlöslich ist, muß der fermentativ freigesetzte anorganische Phosphor als Bleiphosphat nachgewiesen werden (Methode nach GOMORI). Da die Lokalisation des Reaktionsproduktes beim Bleiphosphat zuweilen noch weniger auf die tatsächlichen Orte der Fermentaktivität beschränkt ist als beim Calciumphosphat, wurden noch weitere Methoden angewandt, z.B. die von RUTENBERG und SELIGMANN angegebene Technik. Wie zu erwarten war, führten die verschiedenen Methoden zu nicht genau übereinstimmenden Resultaten. Die Erfahrungen in ihrer Anwendung am Vaginalausstrich sind bisher noch zu gering und lassen keine Ableitung brauchbarer Vorschläge zu. — Ähnliches gilt für den Nachweis einiger anderer Enzyme, so z.B. der *Phosphoamidase,* die mit der

Bleiphosphat-Methode nach GOMORI auch am Vaginalausstrich eine deutliche Aktivität vor allem in Carcinomzellen zeigt (EBNER, 1954); auch diese Reaktion ist aber nicht sicher spezifisch lokalisierbar. Die Nachweisreaktionen für die verschiedenen *Esterasen*, vor allem die α-*Naphthylacetat-Methode* für Esterase A und B und die *Naphthol-AS-Acetat-Methode* bei pH 7,3 nach SHNITKA und SELIG-MAN für Esterase C sind theoretisch am Vaginalausstrich durchführbar; praktische Erfahrungen liegen bisher in noch zu kleinem Rahmen vor. Da die Esterasen ebenso wie die Phosphatasen im Genitalbereich interessante Beziehungen zum Wirkungsmechanismus der Sexualhormone aufweisen, wäre die breitere Anwendung dieser Methode in der Cytologie u.U. aussichtsreich. — Die *Tetrazolium-Reaktion* für *Succinodehydrogenase* führt am Vaginalausstrich bei strenger Beachtung des pH-Wertes zu zuverlässigen Ergebnissen (BOSCHANN, 1960). — Auch der Nachweis von *DPN-Diaphorase* läßt sich am Vaginalausstrich technisch gut durchführen und eignet sich für weitere Untersuchungen, vor allem in der Carcinomdiagnostik (ROSA, 1960, 1961). — Die Erfahrungen mit Nachweisreaktionen weiterer Enzyme am Vaginalausstrich sind bisher zu gering, um ihre Diskussion hier zu rechtfertigen.

Kurz erwähnt sei noch die *Supravitalfärbung* mit Neutralrot und Methylenblau, die bei lebenden Zellen keine Anfärbung des Kerns, sondern nur des Cytoplasmas mit Neutralrot ergibt; in absterbenden oder toten Zellen färben sich die Kerne blau.

STEMMER (1953) erzielte mit der Nativfärbung der Ausstriche mit Methylenblau in physiologischer Kochsalzlösung im Verhältnis 1:1 eine gute Darstellung vor allem der Carcinomkerne. Die mit dieser technisch einfachen Methode behandelten Präparate können bei verdächtigem Befund anschließend fixiert und nach PAPANICOLAOU umgefärbt werden (s. auch WAGNER, 1960; WAGNER et al., 1961). Auch die Fluorochromierung mit Acridinorange oder sonstigen Fluorescenzfarbstoffen (LAY et al., 1953) kann am unfixierten Präparat als Supravitalfärbung angewandt werden; sie ist den üblichen Vitalfärbungen durch die Klarheit der Darstellung der Zellstrukturen überlegen (FUHRMANN, 1955).

V. Beurteilung des Ausstrichpräparates und Befundschema

A. Beurteilung im Phasenkontrastmikroskop
(Schnelldiagnose in der Sprechstunde)

Der cytologisch geschulte Facharzt hat die Möglichkeit, unmittelbar am Untersuchungsstuhl in der Sprechstunde cytologische Frischpräparate zu befunden. Für ein derartiges Vorgehen hat sich das Phasenkontrastverfahren bewährt.

Zum Verfahren. Der Gedanke des holländischen Physikers ZERNICKE, durch Eingriffe in den Strahlengang durchscheinende Objekte kontrastreich darzustellen, wurde 1941 bei Carl Zeiss-Jena durch LOHS in die Praxis umgesetzt. Das sog. Phasenkontrastverfahren erwies sich in der Folgezeit als besonders aufschlußreich bei der Betrachtung lebender Objekte in Biologie und Medizin. ZERNICKE wurde 1953 mit dem Nobelpreis ausgezeichnet. Seit Einführung des Verfahrens in die gynäkologische Cytologie gleichzeitig durch RUNGE, VÖGE und HASELMANN (1949) sowie ZINSER (1949) liegen umfangreiche Erfahrungen vor. Unter der Voraussetzung, daß der untersuchende Gynäkologe die Cytologie beherrscht, läßt sich am ungefärbten Präparat schnell und mit hinreichender Sicherheit eine Aussage über die Mikrobiologie der Vagina und den Funktionszustand der Ovarien machen. Die Methode ist daher für eine rasche Orientierung und insbesondere für wiederholte Kontrollen sehr geeignet. Die Suche nach Carcinomzellen ist möglich, da sich diese wie im gefärbten Präparat durch ihre typische Morphologie von den normalen Zellen unterscheiden. Der Zeitaufwand ist dabei allerdings erheblich, da das Vitalpräparat nicht den Farbkontrast gibt wie das Papanicolaou-Präparat. Da in der Sprechstunde meistens nicht genügend Zeit für eine intensive Durchmusterung zur Verfügung steht, sollte für die Fahndung nach Carcinomzellen der gefärbte Ausstrich bevorzugt werden.

Entnahme. Die Entnahme erfolgt mittels einer ausgeglühten Platinöse
für die Funktionsdiagnose von der seitlichen Vaginalwand,
für die Bestimmung der Mikrobiologie von der seitlichen Vaginalwand,
für die Carcinomsuche (in besonderen Fällen) von der Portiooberfläche,
für die Untersuchung des Cervixsekretes aus der Mitte des Cervicalkanals,
für die Fahndung nach Spermien ebenfalls aus dem Cervicalkanal.

Die Platinöse wird auf einem bereitgelegten Objektträger in einem Tropfen Kochsalz (oder bei Cervixschleim ohne Zusatz) ausgetupft. Nach Abdeckung mit einem Deckgläschen ist das Präparat fertig für die Untersuchung.

Beurteilung. Die Beurteilung der *Ovarialfunktion* erfolgt nach den üblichen Grundsätzen. Der Befund kann unmittelbar zu den angegebenen Cyclusdaten in Beziehung gesetzt werden. Proliferationsphase, Sekretionsphase, Atrophie, Gravidität, insbesondere Frühgravidität lassen sich einwandfrei differenzieren. Zusammen mit der Basaltemperaturmessung kann zur Frage Stellung genommen werden, ob die Ovulation erfolgt ist oder nicht. Die Deutung von Blutungsstörungen wird erleichtert. Der Ansatz für eine zielgerichtete Hormontherapie ist ohne jeden Zeitverlust gegeben. Die Untersuchung kann rasch, sicher und billig wiederholt werden, sie erfordert kein Laboratorium.

Die Fluordiagnose durch die Bestimmung der *Mikrobiologie der Vagina* ist ebenfalls einfach durchführbar, da eine Reihe von Erregern sich gegenüber Döderlein-Keimen identifizieren lassen, insbesondere aber Trichomonaden durch ihre Geißelbewegungen (BOMMER, 1952) und Mykosen durch Hyphenbildung auffallen. Man unterscheidet zweckmäßig:

Döderlein-Flora ohne und mit Cytolyse,

Kokkenflora,

Haemophilus vaginalis-Flora,

Trichomonaden,

Mykosen.

Diese spezifizierte Unterteilung ist der Unterscheidung von Reinheitsgraden im Vaginalsekret vorzuziehen, weil sie die zielgerechte Behandlung gestattet.

Die Kontrolle der Behandlung erfolgt am wiederholt entnommenen Frischpräparat, ohne daß ein Laboratorium bemüht wird.

Eine *Carcinomsuche* ist ebenfalls möglich, erfordert aber einen Zeitaufwand, der in der Sprechstunde meist nicht zur Verfügung steht. Man kann zwar durch Abdeckung der Deckglasränder mit Paraffin eine feuchte Kammer bilden, in der die Zellen sich noch nach 4—6 Std beurteilen lassen (ZINSER, 1957); damit entfällt aber der Vorteil der sofortigen Entscheidung, der die Methode für die Sprechstunde empfiehlt. Auch läßt sich das Präparat nicht für eine spätere Durchsicht aufheben, so daß man bei dem Wunsch nach einer Dokumentation des Befundes auf die Mikrophotographie angewiesen ist. Hier ist also das Papanicolaou-Präparat vorzuziehen.

Damit ist keineswegs gesagt, daß nicht der Erfahrene sich auch in der Carcinomsuche des Phasenkontrastverfahrens mit Vorteil bedienen kann. Für den Gynäkologen, der in seiner Sprechstunde routinemäßig die Methode zur Bestimmung der Funktion und der Flora anwendet, fällt die Carcinomsuche als wertvolle Ergänzung an und hat bei entsprechender Übung annähernd die gleiche Sicherheit wie die am gefärbten Präparat. Form und Größe der Einzelzelle, Kernplasmarelation, Zellmembran mit Ausbildung von Intercellularbrücken und Tonofibrillen oder Verlust der Zellmembran mit amöboidem Fließen der Plasmamasse lassen sich ausgezeichnet beurteilen. Die kontrastreiche Darstellung der plasmatischen Struktur, insbesondere Anordnung, Größe und Form der Mitochondrien, der Kernstruktur sowie der Nucleolen, übertrifft die des gefärbten Präparates und gestattet eine Aufstellung von Reifegraden, insbesondere bei Plattenepithelcarcinomzellen (STOLL und FRANCKE, 1952).

Die Untersuchung des *Cervicalsekretes*, entnommen aus der Mitte des Cervicalkanals, dient einerseits der Lokalisation einer Entzündung (Endocervicitis), andererseits der Cyclusdiagnose durch Beobachtung der Kristallisation nach Lufttrocknung (Farnkrautphänomen). Die regelrechten cilioepithelialen Zellen der Cervixschleimhaut zeigen im Frischpräparat einen gleichmäßigen Bewegungsablauf der Ciliarmembran.

Bei der Untersuchung des Cervicalsekrets innerhalb eines Zeitraums von 8—12 Std nach der Kohabitation findet man *Spermien* in lebhafter Bewegung. Da alle anderen cellulären Begleitelemente kontrastreich dargestellt werden und die Fortbewegung der Spermien gut über einen längeren Zeitraum beobachtet werden kann, eignet sich das Verfahren gut zur Durchführung des *Sims-Huhner-tests* sowie des *Miller-Kurzrock-tests*.

Das Phasenkontrastverfahren ist damit als eine *Sprechstundenmethode* charakterisiert, die für folgende Bereiche anwendbar ist:

1. Bestimmung der Ovarialfunktion aus dem Vaginalsekret.

2. Bestimmung der Mikrobiologie der Vagina, Fluordiagnose und Kontrolle der Behandlungserfolge.

3. Bestimmung von Leukocyten und Erythrocyten im Vaginal- oder Cervical-sekret zur Lokalisation einer Entzündung (Vaginitis, Endocervicitis, Endometritis) oder einer Blutungsquelle (hämorrhagische Vaginitis, okkulte Blutung aus dem Cervicalkanal).

4. Fahndung nach Tumorzellen im Vaginal- bzw. Cervicalsekret.

5. Untersuchung der Mobilität von Spermien bei Sterilität (Sims-Huhnertest).

6. Zusätzliche Bestimmung der Cyclusphase durch Prüfung des Kristallisationsphänomens im Cervixschleim (Farnkrauttest).

In der *Klinik* können diese Bereiche erweitert werden durch

7. Untersuchung von Punktionsflüssigkeit aus Ascites und Ovarialcysten, bei akutem Abdomen, Peritonitis, Verdacht auf Tubargravidität.

Außerdem gestattet die kontrastreiche Darstellung

8. eine ausgezeichnete Beurteilung corpusculärer Bestandteile im Urin (Mittelstrahl) und Urinsediment.

Während die Methode also eine wertvolle Ergänzung der gynäkologischen Untersuchung in der Hand des Erfahrenen darstellt, wird sie von Laboratoriumscytologen abgelehnt. Die Gründe für diese Ablehnung hat WIED (1951, 1958) wie folgt zusammengefaßt:

a) Eine Aufbewahrung der Präparate zu Kontrollen ist nicht möglich, sie können einem cytologischen Konsiliarius nicht vorgelegt werden.

b) Die Zellen sind im Präparat nicht fixiert und können nicht markiert werden, sie können daher bei erneuter Durchsicht schlecht gefunden werden.

c) Es fehlt die Hyperchromasie des gefärbten Präparates.

d) Die Betrachtung mit Ölimmersion ist nicht möglich bzw. wegen der Dicke des Präparates schwierig.

e) Blutbeimischungen machen eine Diagnose unmöglich.

f) Die diagnostische Sicherheit in der Carcinomfahndung ist geringer als beim Papanicolaou-Ausstrich.

Diese Gründe vermindern nicht den Wert der Methode, wenn man sie in den ihr gegebenen Grenzen als klinische Orientierungsmethode ansieht und verwendet.

Um diesen Grenzen Rechnung zu tragen und gleichzeitig die Methode in der Sprechstunde mit der nötigen Sicherheit in der Carcinomfahndung einsetzen zu können, ist folgendes Vorgehen am Platze:

Cytologische Untersuchung in der Sprechstunde

Erste Untersuchung

indirekter Abstrich	direkter Abstrich ektocervical-
eventuell auch gezielter Abstrich	endocervical
Aufschwemmung in Kochsalzlösung	Fixierung in Äther-Alkohol
Deckglas	
Sofortbeurteilung mit Phasenkontrast-mikroskop	*Übersendung an Laboratorium* (Papanicolaou-Färbung)

Bestimmt wird

Ovarialfunktion	Ovarialfunktion
Vaginal-Cervicalflora	Vaginal-Cervicalflora
Leukocyten, Erythrocyten	Leukocyten, Erythrocyten
eventuell Kristallisationstest	
Spermiensuche	Spermiensuche
Orientierende Untersuchung auf atypische Zellen (auffällig/unauffällig)	Eingehende Untersuchung auf atypische Zellen (normal, verdächtig, positiv)

Wiederholungsuntersuchung

wenn *negativ* auf atypische Zellen	
Kontrolle einer etwa eingeleiteten Behandlung bei jeder Vorstellung	Kontrollabstrich erst nach $^1/_2$ Jahr notwendig

Auf diese Weise stehen die Ergebnisse der cytologischen Untersuchung sofort für eine Orientierung auch im Hinblick auf die Carcinomfahndung zur Verfügung — dieser Befund wird jedoch in größeren Abständen durch das Papanicolaou-Präparat kontrolliert. Man erreicht eine wesentliche Einsparung der aufwendigen cytologischen Laboratoriumsuntersuchung.

Der kombinierte Einsatz beider Methoden ist ein interessantes Beispiel für die Bestrebung in der modernen Medizin, eine bestimmte, rasch und einfach durchzuführende Technik unmittelbar an den Patienten heranzubringen, um das Untersuchungsergebnis als *Orientierung* sofort zur Verfügung zu haben — andererseits aber den Fachmann konsiliarisch einzuschalten, wo dies im Interesse der Patientin zur weiteren Klärung notwendig erscheint.

An den Universitätskliniken und großen Frauenkliniken ist die Cytologie in den Ausbildungsplan zum Facharzt aufgenommen worden. Es werden also mehr und mehr cytologisch versierte und interessierte Frauenärzte in die Praxis hinausgehen und ihren Untersuchungsgang durch die Cytologie erweitern. Eine konsequente Anwendung der orientierenden Phasenkontrastmethode wird das Verständnis für den im Laboratorium durch den Cytologen erhobenen Befund fördern.

Neben dieser ganz auf das Praktische ausgerichteten Verwendung der Phasenkontrastmikroskopie steht ihr Einsatz für bestimmte *wissenschaftliche Untersuchungen*:

1. Das Studium des Verhaltens lebender Zellen in Körperflüssigkeiten oder in der Gewebekultur, die Beobachtung von Mitoseabläufen, Veränderungen der Intercellularstruktur, insbesondere in verschiedenen Medien, eventuell unter Zusatz von Pharmaka, z.B. Cytostatica.

2. Die Untersuchung besonderer struktureller Veränderungen in Kern und Cytoplasma bei verschiedenen Funktionszuständen, z.B. unter dem ovariellen Cyclus.

3. Die Beobachtung cellulärer Bewegungsabläufe, insbesondere bei cilioepithelialen Zellen (Endocervix, Tube, Ovarialcystome, Ascites).

4. Die Untersuchung der atypischen Differenzierung der Carcinomzelle.

5. Die Betrachtung von Zellveränderungen unter Bestrahlung.

B. Beurteilung des gefärbten Präparates (Laboratoriumsdiagnose)

Angesichts der Grenzen, die sich die exfoliative Cytologie hinsichtlich der Sicherheit ihrer Aussage stecken muß, erscheint es zunächst gerechtfertigt, die Forderung des Klinikers an den Cytologen zu umreißen, um dabei auf die Beurteilungsmöglichkeit einzugehen. Bei einer Umfrage haben sich im Hinblick auf das, was sie von einer cytologischen Diagnose erwarten, eine Reihe erfahrener Kliniker wie folgt geäußert:

1. Carcinomdiagnose

Die meisten sprachen sich dafür aus, die von PAPANICOLAOU (1933) eingeführte Skala I—V beizubehalten, wobei unterteilt wird in:

I. Nur normale Zellen, unverdächtig	negativ
II. Leichte Zellabnormitäten, unverdächtig	negativ
III. Abnorme Zellen, die für Carcinom nicht ausreichend	zweifelhaft
verdächtig sind	(Wiederholung)
IV. Einzelne atypische Zellen	positiv (Histologie)
V. Zahlreiche atypische Zellen und Zellhaufen	positiv (Histologie)

Einige Kliniker waren der Meinung, daß man mit negativ, zweifelhaft und positiv auskommen sollte.

Die Frage, ob man nicht den Ausdruck „positiv" wegfallen lassen und durch „sehr verdächtig" ersetzen sollte, wurde nicht gestellt, obwohl dies in Anbetracht der Unmöglichkeit einer definitiven Diagnose angezeigt wäre. Die definitive Diagnose gibt stets die Histologie.

Viele Kliniker wünschten dazu eine Typisierung des Carcinoms, also eine Unterscheidung in Plattenepithelcarcinom der verschiedenen Reifegrade und in Adenocarcinom. Hierzu ist zu sagen, daß der Carcinomtyp nicht selten in einzelnen Abschnitten wechselt, insbesondere kann der Reifegrad an der Oberfläche, die exfoliiert, sich von demjenigen an der Invasionszone unterscheiden. Auch ist eine sichere Abgrenzung eines Plattenepithelcarcinoms gegen ein Adenocarcinom nicht immer möglich, vor allem bei geringem Differenzierungsgrad.

Alle waren der Auffassung, daß aus dem cytologischen Befund die Notwendigkeit einer etwaigen Wiederholung hervorgehen und daß auch der Zeitpunkt der Wiederholung angegeben werden sollte, also sofort, nach Wochen, nach Monaten. Da zweifelhafte Befunde nicht selten bei entzündlichen Veränderungen angegeben werden, sollte der Cytologe darauf hinweisen, daß eine antiphlogistische Behandlung vor der Wiederholung wünschenswert ist (entweder durch Einlage von Antibiotica oder durch Vorbehandlung mit Oestrogentampons). Im übrigen kann der Cytologe den Zeitraum für die Wiederholung nicht vorschreiben, wenn er das klinische Bild nicht kennt. Es muß hier auf die Untersuchungen von MAJEWSKI (1956) hingewiesen werden, der in einem Zeitraum von 7 Monaten bis zu 2 Jahren bei 5448 cytologisch und kolposkopisch durchuntersuchten Frauen die Entwicklung von drei invasiven und einem sog. Oberflächencarcinom sah. Es würde sich daraus die Forderung ergeben, auch bei negativer Cytologie eine Nachuntersuchung in Abständen von 6 Monaten zu veranlassen.

Schließlich waren fast alle der befragten Kliniker der Meinung, daß der Cytologe eine Indikation zur Probeentnahme von sich aus stellen und den Kliniker dazu auffordern sollte. Wenige dagegen vertraten die Auffassung, daß die Indikation bei positiver Cytologie bereits gegeben sei und die Verantwortung dafür ihnen zufiele. Tatsächlich kann der cytologische Befund wohl nur eine Empfehlung zur Biopsie sein, und es ist die Aufgabe des Klinikers, die Biopsie an der richtigen Stelle durchzuführen. Dies dürfte die Hauptschwierigkeit im klinischen Vorgehen bei positiver Cytologie sein.

Die Abklärung, ob auffällige Zeichen aus dem Bereich der Vagina bzw. der Ektocervix oder aus höheren Abschnitten kommen, ist für den Cytologen meistens unmöglich. Die Lokalisation eines bei auffälligem Zellbefund etwa vorhandenen Neoplasmas ist ausschließlich Angelegenheit des Klinikers in Zusammenarbeit mit dem Pathologen. Hierbei müssen alle erhebbaren anamnestischen und klinischen Angaben mitverwendet werden. So ist z.B. die Blutung in der Menopause, insbesondere bei fortgeschrittener Menopause, immer verdächtig auf ein Korpuscarcinom und erfordert eine Abrasio des Cavum uteri, auch wenn der cytologische Befund im Vaginalsekret unauffällig sein sollte. Der Versuch, zunächst etwa durch Absaugung oder Direktentnahme aus dem Cavum eine cytologische Abklärung einzuleiten, ist dabei ganz unangebracht und bedeutet nur Zeitverlust. Die unter kolposkopischer Beobachtung sichtbare minimale Blutung aus dem

Cervicalkanal außerhalb der Menstruation oder nach Abschluß der Geschlechtsreife kann ebenfalls Ausdruck eines höher sitzenden Neoplasmas sein, und man kann sich in der weiteren Diagnostik keinesfalls auf das cytologische Präparat allein stützen.

Bei anhaltend positivem cytologischem Befund muß eine endgültige Abklärung unter Einsatz aller Hilfsmittel erfolgen. Läßt sich im Bereich der Portio und des Cervicalkanals und sodann auch im Bereich des Cavum uteri kein maligner Prozeß nachweisen, so muß auch einmal an ein Tuben- bzw. Ovarialcarcinom gedacht werden, das sich durch intracanaliculäre Zellverschleppung im Vaginalinhalt bemerkbar machen kann. Der Entschluß, in diesen Fällen sogar durch eine Probelaparotomie den Befund abzuklären, wird für den Kliniker nicht leicht sein, untersteht aber völlig seiner Entscheidung.

Zusammenfassend muß als *persönliche Ansicht* vertreten werden, daß der Kliniker der behandelnde und letztlich verantwortliche Arzt ist, dem sich die Patientin anvertraut hat, und der die ihm vermittelten Laborbefunde in seine Konzeption einbaut. Die geäußerte Ansicht, daß der Cytologe von sich aus eine Indikation zur Probeentnahme stellt, kann daher nur im Sinne einer Empfehlung verstanden werden, die noch nicht einmal mit Sicherheit den Ort angeben kann, an dem nun entnommen werden soll. Dies unterstreicht die Grundforderung, daß zwischen Cytologen und Klinikern eine sehr enge Fühlungnahme vorhanden sein muß, wie das ja auch für die Zusammenarbeit mit dem Pathologen wünschenswert ist. Bereitschaft zur Aussprache und Verständnis für die Grenzen der einzelnen Methoden muß auf beiden Seiten vorhanden sein, wenn der Einsatz der Methoden das Optimale herausholen soll. Es ist nur zu gut bekannt, daß schon der Histologe bei seinen Einsendungen infolge mangelhafter Begleitangaben über Geschlecht, Alter, Entnahmeort, Funktionszustand usw. Schwierigkeiten haben kann. Dies gilt für die Cytologie in weit ausgeprägterem Maße. Der Kliniker soll es sich zur Gewohnheit machen, auch seine Vermutungsdiagnose mitzuteilen und bei cytologischen Einsendungen die gewünschte Fragestellung kurz zu umreißen.

2. Funktionsdiagnose

Von den befragten Klinikern wünschten einige eine cytologische Beurteilung der Funktion auf Grund des cytologischen Eindrucks allein im Zusammenhang mit den mitgeteilten klinischen Daten (Alter und Menstruationscyclus). Andere wünschten eine exakte Auswertung des Ausstrichs durch Auszählung des Karyopyknoseindex, um auf Grund dieser objektiven Zahlenangabe eine eigene Funktionsdiagnose zu stellen.

Manche waren für beide Methoden und vertraten die Meinung, daß gerade der Karyopyknoseindex ein objektives Maß für die oestrogene Stimulation sei. Dies ist ohne Zweifel berechtigt, denn sekundäre Einflüsse verändern den Karyopyknoseindex weniger als den Eosinophilieindex der Plattenepithelien. Andererseits ist die Auszählung für den Cytologen eine erhebliche Mehrbelastung und ihre Richtigkeit zumindest abhängig von der exakten Entnahme. Man wird daher im allgemeinen mit dem cytologischen Eindruck der Hormonwirkung am Gesamtausstrich auszukommen versuchen und die Auszählung wissenschaftlichen Fragestellungen vorbehalten. Lediglich bei der Durchführung einer Ausstrichreihe, etwa im Falle einer Sterilität mit der Frage eines ovulatorischen oder anovula-

Tabelle 2. *Verteilung der Zellformen nach Auszählung. Summenformel einer gesunden Patientin von 21 Jahren über 10 Cyclen (10 × 100 Zellen ausgezählt)*

| Cyclustag | Basal | Intermediär | | Superfizial | | PI | EI |
		blau	rot	blau	rot		
5—7		50	20	20	10	30	30
8—11		14	15	35	15	50	30
12—14		10	10	20	60	80	70
15—17		40	10	20	30	50	40
18—24		50	10	30	10	40	20
25—28		60	10	20	10	30	20

Pyknoseindex (PI)

Eosinophilieindex (EI)

torischen Cyclus oder bei der Austestung von Hormonpräparaten wird die Verfolgung des Karyopyknoseindex unerläßlich sein.

Man kann dabei so vorgehen, daß man die Zellen im Ausstrich unterteilt in Basal-Parabasalzellen, Intermediärzellen blau und rot, Superfizialzellen blau und rot und dann an Hand der Auszählung von 100 Zellen aus verschiedenen Abschnitten eine Übersicht über die prozentuale Verteilung gewinnt (Tabelle 2), oder indem man den Karyopyknoseindex und Eosinophilieindex einer Abstrichserie graphisch darstellt (Abb. 20; PUNDEL, 1950).

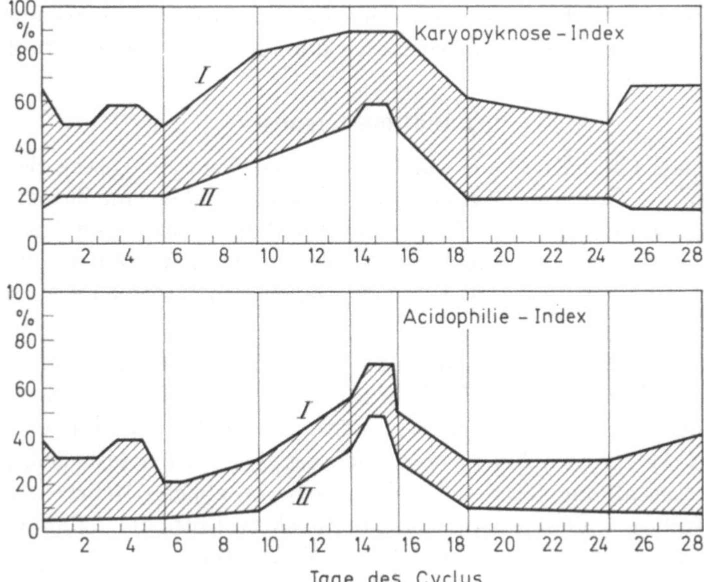

Abb. 20. Veränderung des Karyopyknoseindex (Anteil der Zellen mit pyknotischem Kern) und des Acidophilieindex (heute besser Eosinophilieindex: Anteil der rotgefärbten Zellen) in den einzelnen Cyclusabschnitten. Nach PUNDEL, 1950 (Untersuchung an 68 normalen Cyclen)

3. Entzündungsdiagnose

Hinweise auf das Vorhandensein einer *Entzündung* wurden von allen Klinikern gewünscht. Zu dieser Mitteilung sieht sich der Cytologe insbesondere dann veranlaßt, wenn entzündliche Veränderungen mit Cytolyse oder Autolyse eine einwandfreie Funktionsdiagnose behindern. In diesen Fällen muß der Ausstrich nach Einlage von Antibiotica oder lokaler Applikation von Oestrogenen wiederholt werden, während der Erstausstrich als ungenügend zu bezeichnen ist.

Fortgeschrittene Carcinome sind immer bakteriell infiziert. Die erheblichen sekundären Veränderungen an den Carcinomzellen machen oft die Diagnose „positiv" unmöglich. Der Kliniker, der vielleicht schon aus dem Inspektions- und Palpationsbefund ein Carcinom für sicher hält, wird dann durch die unzureichende cytologische Befundung überrascht. *Tatsächlich hat er sich in der Auswahl der Methoden zur Sicherung seines klinischen Eindrucks vergriffen:* Die klinische Verdachtsdiagnose Carcinom bei Vorhandensein einer mit dem Auge und dem Finger faßbaren Veränderung sollte die sofortige histologische Abklärung durch Gewebsentnahme nach sich ziehen, während die Cytologie hier nur wissenschaftliches Interesse hat.

4. Strahlensensibilität (s. S. 230)

Die Frage, inwieweit eine Beurteilung der Strahlensensibilität möglich ist, d.h. ob sich aus dem cytologischen Befund Hinweise auf das bestmögliche therapeutische Vorgehen (Operation oder Bestrahlung) eines Carcinoms geben lassen, ist ein cytologisches Spezialproblem. Die primäre Entscheidung dieser Frage ist von GRAHAM et al. (1954) und GRAHAM (1954, 1957) inauguriert worden. Von einigen Klinikern wird die Methode befürwortet.

Ebenso ist ein Spezialproblem die Frage, ob bei unter der Aktinotherapie auftretenden Zellveränderungen auf die Ansprechbarkeit des Tumors geschlossen werden kann, ob also eine prognostische Aussage unter der Bestrahlung oder unmittelbar danach bereits gegeben werden kann. Viele Kliniker legten damals Wert auf eine Stellungnahme zu diesem Problem (Methode nach GRAHAM).

5. Automatisierte Diagnostik

Die Möglichkeiten einer Automatisierung der Carcinomdiagnose ergeben sich aus den cytologischen und histochemischen Besonderheiten des Carcinomkerns (erhöhter DNS-Gehalt). Vorarbeiten in dieser Richtung sind bereits geleistet von MELLORS et al. (1952), WIED (1957), SANDRITTER (1958), SCHIEMER (1967). Die Methoden sind noch nicht so ausgereift, um zu praktisch verwertbaren Ergebnissen zu führen. Außerdem gehen wesentliche Teile der cytologischen Diagnose dadurch verloren, daß weder eine Funktionsdiagnose noch eine bakterielle Diagnose gestellt werden kann. Bisher ist lediglich eine Registrierung der Befunde durch Computer möglich für die statistische Auswertung.

C. Befundschema

Auf Grund einer Umfrage hat WIED (1958) einen Befundbogen für die cytologische Diagnose entwickelt:

Name: Alter: Stations-Nr.
Entnahme am: Entnahme durch: Labor-Nr.

A. *Carcinomsuche:*
   Papanicolaou   I   negativ
                  II   negativ
                  III   zweifelhaft
                  IV   positiv
                  V   positiv
Empfehlung:

Wiederholung: sofort   in...Wochen   beim nächsten Besuch
Biopsie der Cervix: Curettage:
Die Histologie dürfte nach dem cytologischen Befund ergeben:
Plattenepithelcarcinom: Adenocarcinom: Andere Neoplasmen:

B. *Hormonale Diagnose:*   war möglich: war nicht möglich:
Wenn nicht möglich, warum:
Befund stimmt mit der klinischen Diagnose überein: ja   nein
Wenn nein, warum nicht:
Karyopyknoseindex: %   (wenn gefordert oder anscheinend abnorm)

C. *Mikrobiologie:*   war möglich: war nicht möglich:
anscheinend Döderlein: anscheinend Mischflora   anscheinend Kokken
Trichomonaden: Fungi:

D. *Andere Beobachtungen:*
Entzündliche Reaktion vorhanden: ja   nein
Strahlenreaktion: Strahlensensibilität (GRAHAM):

Keine Beurteilung, da Ausstrich ungenügend:

                                                          Unterschrift

Erinnerung:
Obige Untersuchung wurde durchgeführt vor...Wochen.
Dies ist die...Erinnerung zur Wiederholung.

In unserer Mannheimer Klinik wird folgendes Befundschema verwendet:

Lfd.-Nr.:

Einsender

Station:

Name:

Vorname:

geb.:

Zyklustag:

Menopause seit:

Hormonbehandlung:

Bestrahlung:

Kolposkop:

Datum:

Unterschrift:

Cytologischer Befund

Pl. Ep.	normal	entzdl.	dyskar.	atypisch
5				
4				
3				
2				
1				
nacktkern				
Cervix				
Korpus				

Cytologische Beurteilung

Funktion:

Östrogen: 1. hoch   2. mittel   3. angedeutet
Gestagen: 4. Grav.   5. deutlich   6. angedeutet
Androgen: 7. deutlich   8. angedeutet
Atrophie: 9   ungenügend: 0

Lokale Veränderungen:

1. Regeneration, gutartig   3. Blutung
2. Zylinderepithel   4. Entzündung

Empfehlung:

Datum:

Bakteriologischer Befund

1. Döderleinflora
2. Döderlein Cytolyse
3. Mischflora
4. Bakt. Autolyse
5. Trichomonaden
6. Mykosen
7. Hämophil vag.

Carcinom:

1. unauffällig

2. auffällig

3. positiv

F	L	B	C

Unterschrift:

6000 9. 66 KD

VI. Einzelzelle

A. Normales, verändertes und carcinomatöses Plattenepithel

1. Das normale Plattenepithel

Die menschliche Vagina und Portio werden bekleidet von einem mehrschichtigen Plattenepithel, das entwicklungsgeschichtlich aus dem indifferenten Epithel der Müllerschen Gänge entstanden ist. Dieses Epithel hat zwei Aufgaben. Es schützt diesen Teil des Generationstrakts gegen mechanische Beanspruchung und Trauma durch eine unvollkommene, oberflächliche Verhornung. Sodann hat es holokrine Funktion, indem Zellen nach der Bildung von Glykogen abschilfern und durch die Freigabe des Glykogens bei ihrem Zerfall die Grundlage für die Säurebildung im Sekret der Vagina geben.

Die Proliferationshöhe des Epithels ist abhängig von der Hormonlage. In Lebensabschnitten mit voller Ovarialtätigkeit zeigt das Vaginalepithel — ebenso übrigens auch das Blasenepithel und das Epithel der Mundschleimhaut — eine gute Entwicklung und Differenzierung. Bei niedriger ovarieller Tätigkeit, also in der Kindheit, bei ovarieller Hypofunktion, insbesondere aber bei Ruhen des Ovars in der Menopause, ist die Epitheldecke dünn, ihre Schichten sind weniger differenziert und glykogenarm.

Von den Sexualhormonen haben die Oestrogene einen stark proliferierenden Effekt, während Gestagene und androgene Hormone lediglich eine mittlere Proliferation in Gang bringen.

In Anlehnung an DIERKS (1927, 1929, 1930) hat PAPANICOLAOU (1933) fünf Epithelschichten unterschieden und außerdem einen „kornifizierten Typ" der Superfizialzelle (hormonaler Effekt) von einem „keratinierten Typ" (lokal-chemischer Einfluß) abgetrennt (cornified and keratinized). In der Folge wurde an dieser Nomenklatur Anstoß genommen, zumal beide eine Verhornung anzeigen (cornu, lat.: Horn; keras, griech.: Horn), die im Vaginalepithel normalerweise nicht vorkommt. Man hat sich schließlich entschlossen, beide Ausdrücke als inkorrekt fallenzulassen und die Plattenepithelien des höchsten Reifegrades als Superfizialzellen zu bezeichnen, solange sie noch einen pyknotischen Kern enthalten, während die kernlosen, besonders bei Descensus beobachteten Zellen als kernlose Schuppenzellen bezeichnet werden sollen (superficial cell and anucleated squame). Danach werden heute die Zellen nach der Schicht bezeichnet, in der sie normalerweise in einem gut proliferierten Epithel liegen, ohne Rücksicht darauf, ob diese Schicht im besonderen Fall die Oberfläche bildet und abschilfert (wie z.B. die Parabasalzellen bei ahormonalem Zustand).

Es ergibt sich also die folgende Schichtung:

Basalzellen,

Parabasalzellen,

Intermediärzellen,

Superfizialzellen,

kernlose Schuppen.

Pundel (1958) hat demgegenüber vorgeschlagen, nur drei Zelltypen zu unterscheiden:
Basalzelle: undifferenziert, rund und oval.

Intermediärzelle: differenziert (Glykogenbildung), aber ohne komplette Pyknose.

Superfizialzelle: differenziert mit vollkommener Kernpyknose, wozu dann noch die kernlose Schuppenzelle als reifste Form käme.

Tatsächlich sind die Unterschiede zwischen den einzelnen Zelltypen fließend,
und dies kennzeichnet sich durch die Versuche einer weiteren Charakterisierung

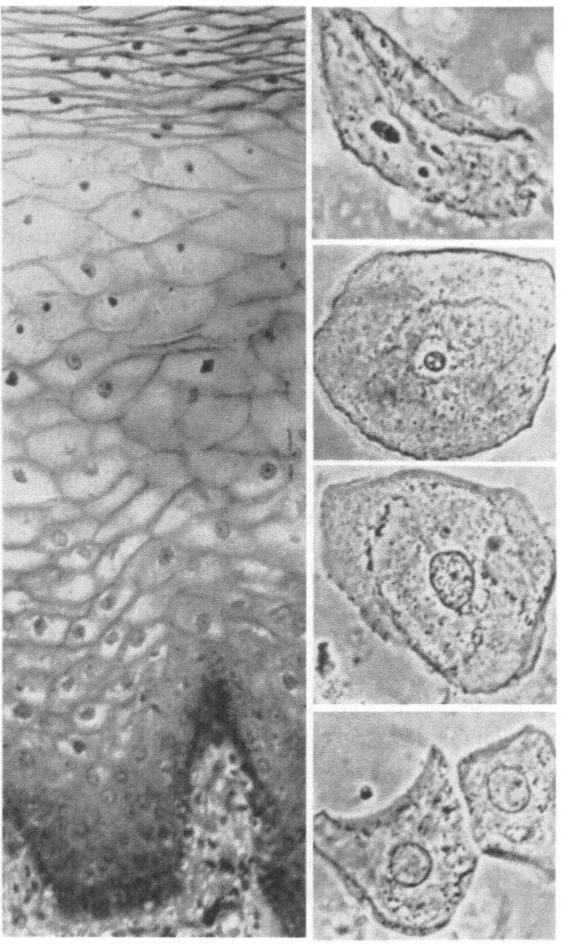

Abb. 21. Histologische Schichtung des normalen Vaginalepithels (links) und abgeschilferte
Zellen aus den einzelnen Schichten im Phasenkontrastbild (rechts)

durch die Färbbarkeit (eosinophil und cyanophil), schärfere Erfassung der Kernpyknose, d.h. Unterscheidung von Superfizialzellen mit pyknotischem (upper
layer) oder vesiculärem Kern (deep layer), Abtrennung einer Parabasalzellform
usw. (s. Abb. 21).

a) Die Basalzelle. Im *Phasenkontrastmikroskop* stellen sich die Zellen als
kugelige Gebilde dar, die durch eine zarte Zellmembran begrenzt sind. Der große
runde, zentral liegende Kern besitzt ebenfalls eine zarte Membran und ist optisch
homogen. Man findet durchweg einen oder auch zwei kugelige, schwarze

Nucleoli von dichter Konsistenz. Der umgebende Cytoplasmahof erscheint bei ungeschädigten Zellen ebenfalls strukturlos. Bei längerer Betrachtung lassen sich zarte Granulationen erkennen, die sich meistens dem Kern anlagern oder konzentrisch um ihn gelagert sind. Diese Veränderungen scheinen ebenso wie das Auftreten von perinucleären Vacuolen sekundärer Natur zu sein. Durch Artefakte (Druck auf das Präparat) kann es zum Austreten von Plasma in die Umgebung kommen (Austrocknung). Bei beginnender Austrocknung legt sich die Zelle der Unterlage unter Abplattung auf und erscheint dadurch etwas vergrößert. In dieser Form erscheint die Zelle auch im fixierten und gefärbten Präparat. Eine wesentliche Schrumpfung durch diesen Präparationsvorgang haben wir nicht nachweisen können.

Der bei der *Papanicolaou-Färbung* durch Harris-Hämatoxylin gefärbte Kern zeigt eine zarte Chromatinstruktur und enthält ein bis zwei dunkler gefärbte homogene Nucleoli. Die Kernmembran ist zart. Das Cytoplasma enthält keine geformten Bestandteile, es ist basophil.

Bei der *Vitalfärbung* nimmt der Kern keinen Farbstoff auf, im Cytoplasma lassen sich gelegentlich mit Methylenblau oder Neutralrot gefüllte Bläschen nachweisen.

Mit der *Feulgen-Reaktion* werden die Kernmembran und eine zarte Chromatinstruktur dargestellt. Die Nucleoli sind negativ, einige Chromozentren gelegentlich nachweisbar. Die Färbung mit *Methylgrün-Pyronin* bringt eine ausgeprägte, echte Basophilie des Cytoplasmas zur Darstellung; hier handelt es sich um Ribonucleinsäure, die im Cytoplasma homogen verteilt erscheint. Die Anfärbung der Kerne mit Methylgrün entspricht im Prinzip der Feulgen-Reaktion. Mit der *Cusmano-Reaktion* löst sich das Cytoplasma auf, der Kern hat eine zarte Membran, wenig Chromatinstrukturen und kleine Nucleoli. Mit *Toluidinblau* zeigt das Kernplasma eine geringe Metachromasie. *Fettgranula* lassen sich im Cytoplasma in feintropfiger Verteilung gelegentlich nachweisen. Die *Polysaccharidreaktion* bleibt negativ. Die *alkalische Phosphatase* ist im Zellkern schwach positiv, *saure Phosphatase* und *Phosphoamidase* zeigen im Zellkern starke Reaktion nach einer Inkubation von 12 Std.

Cytometrisch verhalten sich Kernmasse und Plasmamasse etwa wie 1:3.

Die Basalzelle ist gegen sekundäre Veränderungen sehr anfällig, das Cytoplasma wird autolysiert, so daß meist nur noch nackte Kerne übrigbleiben.

Basalzellen sind von den im normalen Ausstrich auftretenden Zellen die unreifsten. Sie sind selten und sollen normalerweise nicht zur Beobachtung kommen, weil das gesunde Epithel nicht bis zur germinativen Schicht abschilfert. Sie sind noch teilungsfähig, jedoch sieht man Mitosen äußerst selten und dann nur bei den ganz frisch ausgeschwemmten Zellen.

Treten in der Menopause Zellen des beschriebenen Typs auf, so ist nicht anzunehmen, daß die Keimschicht entblößt wurde, vielmehr handelt es sich dabei eher um parabasale Zellen (s. dort).

Gelegentlich kommt es im Epithel zu einer Verbreiterung der Basalzone (basale Hyperaktivität). Dies ist normalerweise der Fall bei Reparationsprozessen. In diesen Fällen treten vom Wachstumsrand zahlreiche Basalzellen in das Sekret über, sie sind aber dann Ausdruck eines lokalen Prozesses und nicht Hinweis auf die Funktionslage. Eine Unterscheidung von Basalzellen aus einem normalen atrophischen Epithel oder einem Epithel mit basaler Hyperaktivität ist möglich. Die starke Regenerationstendenz des hyperaktiven Epithels äußert sich cytomorphologisch vor allem durch Strukturabweichungen des Kerns sowie z. B. auch durch einen erhöhten Gehalt an alkalischer Phosphatase. Diese gutartige basale Hyperaktivität muß weiterhin von der im Rahmen des Carcinoma in situ auftretenden streng getrennt werden. Eine Unterscheidung der normalen eutrophischen oder hypertrophischen Basalzelle gegenüber Zellen aus Basalzellcarcinomen ist nicht immer möglich, es kann hier oft nur der Vergleich des Gesamtzellbildes weiterführen. KORTE (1958) hat diese Umstände zum Anlaß genommen, den Ausdruck Basalzelle überhaupt zu vermeiden, soweit es funktionelle Fragen betrifft, und ihn nur für die aus Reparationsprozessen stammenden echten, teilungsfähigen, unreifsten Zellen des regelrechten Epithels zu verwenden. Die von einem niedrigen Epithel in der Menopause abschilfernde Zelle vom basal-parabasalen Typ möchte er daher als atrophische menopausale Superfizialzelle bezeichnen.

b) Die Parabasalzelle. Sie ist in ihrem morphologischen und histochemischen Verhalten der Basalzelle sehr ähnlich, jedoch weisen Kern und Cytoplasma einen höheren Reifegrad auf. Im *Phasenkontrastmikroskop* ist die Zellform mehr ellipsoid, ebenso der Kern gelegentlich stumpfspindelig (Abb. 22 a). Die Kernmembran ist deutlich dargestellt, meistens etwas gewellt und nicht so glatt wie bei der Basalzelle. Die Kernstruktur ist arm an geformten Elementen, erscheint jedoch etwas dichter als bei der Basalzelle. Die Nucleoli sind deutlich. Im Cytoplasma sind feinkörnige Granulationen zu beobachten, gelegentlich liegen ein oder mehrere gröbere Granula der Kernmembran angelagert.

Das Verhalten gegenüber *Vitalfarbstoffen* entspricht demjenigen der Basalzelle, ebenso gegenüber *Toluidinblau* und den Reaktionen nach *Feulgen* und *Cusmano*. Der Ribonucleinsäuregehalt des Cytoplasmas ist gegenüber der Basalzelle verringert *(Methylgrün-Pyronin)*. Die *Polysaccharidreaktion* ist im allgemeinen negativ, nur selten findet man eine schwache Reaktion in Form feinster Granulierungen.

Einige Untersucher (PAPANICOLAOU, 1933; PUNDEL, 1950; AYRE, 1951) unterscheiden zwischen:

atrophischer Parabasalzelle: stammt von einem Epithel ohne Proliferationsneigung, die Glykogenreaktion ist negativ (PUNDEL) oder gewöhnlich negativ (PAPANICOLAOU), der Kern zeigt regressive Veränderungen, und

hypertrophischer Parabasalzelle: aus einem Epithel mit Basalzellhyperaktivität, wobei die Tendenz zur Glykogenbildung ausgeprägter ist, cytoplasmatische Vacuolen auftreten (PAPANICOLAOU) und der Kern rund bis oval, stark anfärbbar, zentral oder auch an der Peripherie gelegen ist (exzentrischer Kern: WIED, 1950). Da diese Zellen nicht von einem normalen atrophischen Epithel abstammen, sondern eine Hyperaktivität anzeigen, ist der Vorschlag gemacht worden, sie „metaplastische Zellen" zu nennen (WIED). Da diese Vorgänge durchweg nicht im Vaginalepithel, sondern an der Portio ablaufen (Erosionsheilung), wurde auch vorgeschlagen, sie „cervicale Parabasalzellen" zu nennen, zum Unterschied von den „vaginalen Parabasalzellen" (ZINSER, 1951) und Erosionszellen (STOLL et al., 1958). Die Bezeichnungen haben sich nicht durchgesetzt.

Schließlich gehört zu dieser Gruppe noch die *postpartale Parabasalzelle*, wie sie im Wochenbett beobachtet wird. Sie ist von den beiden oben geschilderten

Varianten nicht zu unterscheiden. Ihr Ursprung ist einerseits das Vaginalepithel, das zunächst ohne hormonale Stimuli ist, dann aber vor allem die Reparationszone im Bereich des äußeren Muttermundes.

Zusammenfassend kann man sagen, daß die Parabasalzellen im Ausstrich Ausdruck einer hormonalen Ruhepause sind (Kindheit, Menopause). Bei Reparationsvorgängen an der Portio mit Aktivierung der Cambiumschicht (Erosionsheilung) wird jedoch eine etwas reifere Form der teilungsfähigen Basalzellen beobachtet, die man auch als hypertrophische Parabasalzellen ansehen kann.

Auch für die Parabasalzellen gilt, daß das Cytoplasma sehr anfällig gegen sekundäre Veränderungen ist (Autolyse).

c) Die Intermediärzelle. Gegenüber den Zellen der Cambiumschicht zeigen die intermediären Zellen eine ausgesprochene Abplattung des Zelleibes. Wenn man im *Phasenkontrastmikroskop* die Zellen im Sekrettropfen beobachtet, richten sie sich auf, überschlagen sich und werden so von allen Seiten sichtbar. Die Abplattung betrifft vorwiegend die Randpartien der Zelle, während die Zellmitte mit dem bläschenförmigen Kern aufgewölbt ist, so daß wir eine diskusförmige Scheibe vor uns haben, deren Begrenzung allerdings nicht mehr rund, sondern unregelmäßig vieleckig erscheint (Abb. 22b). Der Cytoplasmarand ist häufig gewellt, unscharf, gezähnelt, als Ausdruck des Turgorverlustes, der im Stadium der Desquamation auch in der Intermediärschicht infolge von Dehydrierung auftritt. Die Einstellung auf die Oberfläche der Zelle ergibt eine Leistenbildung, die als Ausdruck intercellulärer Verbindungen aufzufassen ist. Das Cytoplasma ist in zunehmendem Maße granuliert, die Granula sind grob- bis feinkörnig, sie lagern sich unregelmäßig um einen schmalen, perinucleären Hof und füllen den Zelleib bis an die Peripherie aus. Das Auftreten der Granulationen, die übrigens in den einzelnen Cyclusphasen unterschiedlich ausgeprägt sind, deutet auf funktionelle Vorgänge im Cytoplasma hin. Der Zellkern kann die Größe des basalen Kerns haben, zeigt aber diesem gegenüber eine Zunahme der Strukturen mit zahlreichen Chromatinverdichtungen. Meistens ist er kleiner als der basale Kern. Nur noch selten sind ein oder zwei Nucleoli nachweisbar.

Die Regressionsvorgänge werden durch die *Vitalfärbung* bestätigt, indem der Kern in zunehmendem Maße Methylenblau und Neutralrot annimmt.

Im *Papanicolaou-Präparat* ist eine wesentliche Schrumpfung nicht erkennbar, jedoch ist die Auffaltung der Ränder ausgeprägter als im Vitalpräparat. Der Kern erscheint verdichtet, seine Struktur grober. Das Cytoplasma färbt sich einheitlich blau oder rot. Bei der *Cusmano-Reaktion* löst sich das Cytoplasma nicht mehr völlig auf. Der Kern wird homogener dargestellt als bei Zellen der tiefen Schicht (Abb. 30a). Eine echte *Basophilie* ist nicht mehr nachweisbar (Methylgrün-Pyronin). Bei der *Fettfärbung* treten größere Granula im Cytoplasma auf. Die *Polysaccharidreaktion* ist positiv, sie fällt manchmal fleckförmig aus. Die Reaktion auf *alkalische Phosphatase* ist negativ. *Saure Phosphatase* und *Phosphoamidase* ergeben eine schwache Kernreaktion.

Cytometrisch ist das Verhalten von Kernfläche zur Plasmafläche etwa 1:10, nach WIED (1950) soll der Kern noch mehr als 6 μ Durchmesser haben.

Die Haupteigenschaften der Intermediärzelle sind die Abflachung des Zelleibs, die polygonale Form, die Differenzierung des Cytoplasmas mit Glykogenbildung und eine beginnende Retraktion des Kerns.

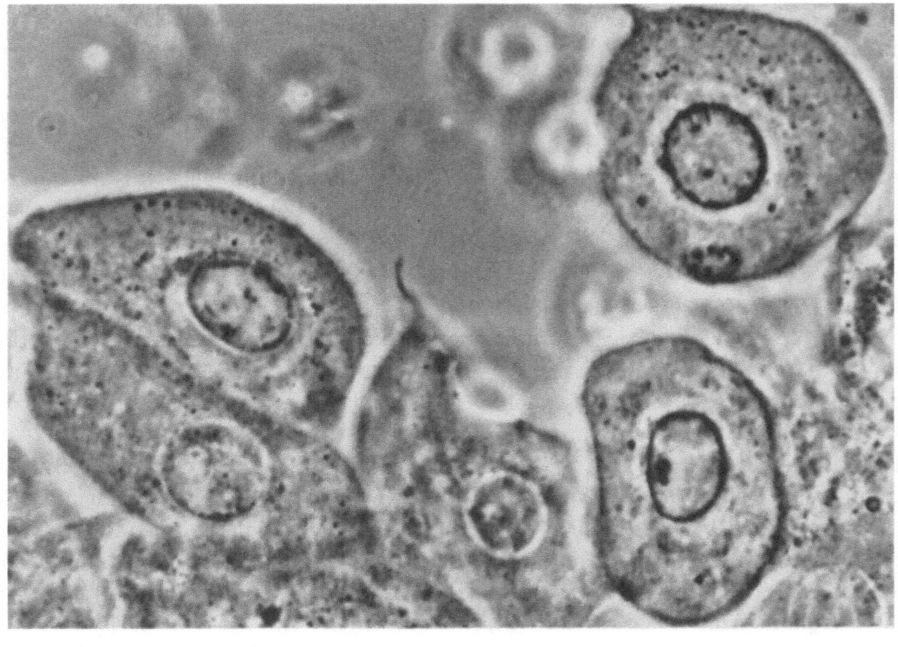

a

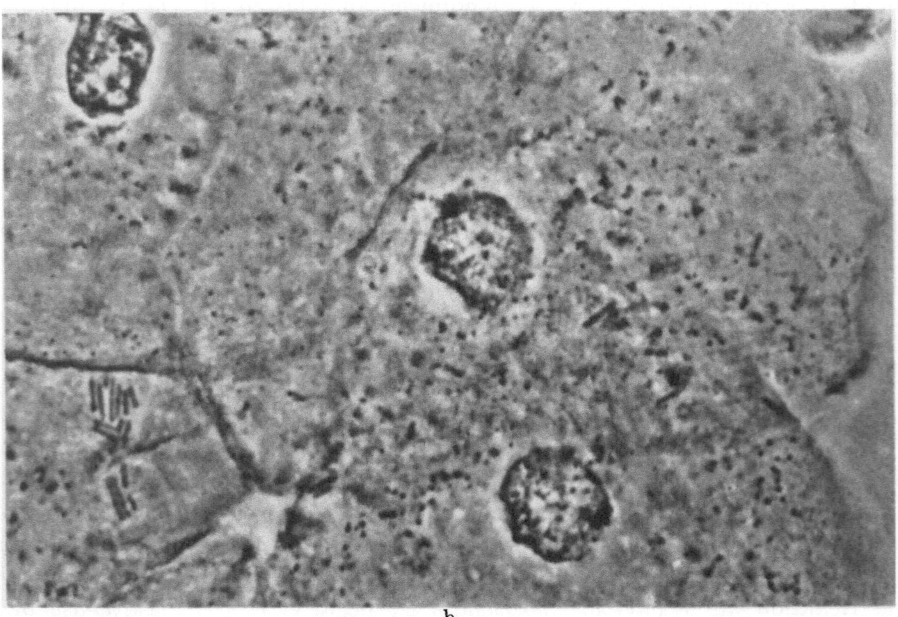

b

Abb. 22a—c. Normale Parabasal- (a), Intermediär- (b) und Superficialzellen (c)
im Phasenkontrastbild

Einzelne Untersucher möchten Zellen mit vesiculärem Kern und cyanophilem Cytoplasma allein zu den Intermediärzellen zählen und bei Rotfärbung des Cytoplasmas (Originalfärbung nach PAPANICOLAOU) eine Superfizialzelle annehmen.

Tatsächlich besteht zwischen Kernform und Plasmafärbungen nur eine lockere Relation (BOSCHANN, 1960). Man hat daher in einer Umfrage sich geeinigt (Acta Cytologica II/1), das entscheidende Kriterium der Intermediärzelle nicht in der Plasmafärbung, sondern in dem bläschenförmigen Kern zu sehen.

Als Sonderform der Intermediärzellen sind von PAPANICOLAOU (1925) die *Navicularzellen* beschrieben worden, die insbesondere in der Schwangerschaft gefunden werden. Der Schwangerschaftsausstrich besteht fast nur aus diesen Zellen. Andere Untersucher möchten diese Sonderbezeichnung vermeiden (WIED,

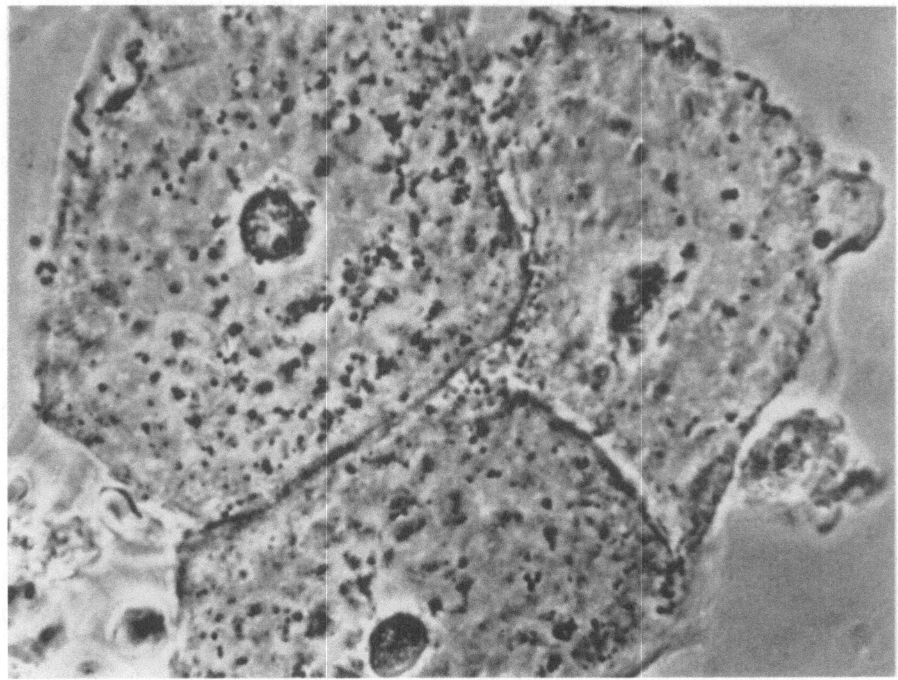

Abb. 22 c

1954; PUNDEL, 1959). Vom biologischen Gesichtspunkt her ist bemerkenswert, daß die Intermediärzellen, insbesondere in der Schwangerschaft, durch ihren Glykogenreichtum das Bestehen einer reichen Döderlein-Flora unterhalten können. Diese Zellen werden dabei nicht selten durch die Döderlein-Flora cytolysiert, d.h. das Plasma löst sich völlig auf, so daß im Ausstrich nur noch die nackten Kerne übrigbleiben (bakterielle Cytolyse durch Döderlein-Keime).

d) Die Superfizialzelle. Die Superfizialzelle ist die reifste Zelle des Plattenepithels. Sie ist noch mehr als die Intermediärzelle abgeplattet und schuppenförmig. Im *Phasenkontrastmikroskop* (Abb. 22 c) hat die Granulierung des Cytoplasmas weiter zugenommen und erfüllt dicht den ganzen Zelleib, ihre Anordnung ist häufig linienförmig (HASELMANN, 1950). Die Zellgrenzen sind unregelmäßig, Ansätze zu Intercellularbrücken sind nicht mehr deutlich. Der Kern nimmt die Form einer platten Scheibe an und zeigt eine starke Verdichtung der Kernmasse unter Retraktion (Kernpyknose). Die Schrumpfung des Kerns läßt gelegentlich Auffaltungen entstehen, die sich wie ein Grat von Pol zu Pol vorwölben. HASEL-

MANN hat dies als Äquatorialplatte bezeichnet. Man darf annehmen, daß die
veränderten Spannungsverhältnisse des schrumpfenden Kerns diese Veränderung
zustande bringen. Der Kern ist fast immer von einem hellen Hof umgeben (Retrak-
tionszone), Zell- und Kernform sind beständig, intravital „fixiert" (Abb. 21).

So stellen sich auch mit der *Supravitalfärbung* die Kerne unmittelbar dar.
Im *Papanicolaou-Präparat* ist der Kern homogen, pyknotisch, ohne jede Struktur.
Die Plasmafärbung ist entweder rot oder blau, je nach dem Grad der fortgeschrittenen Präkornifizierung. Gelegentlich tritt auch im gefärbten Präparat eine
feine Granulierung auf. Bei der *Cusmano-Reaktion* bleibt das Cytoplasma erhalten und stellt sich schwach dar, der Kern ist homogen und stark gefärbt.
Die *Feulgen-Reaktion* ergibt eine starke Anfärbung der Kerne als Folge der
Zusammensinterung, das Cytoplasma bleibt negativ. Mit *Methylgrün-Pyronin* ist
das Cytoplasma ebenfalls negativ, der Kern färbt sich dunkelgrün an oder zeigt
eine erheblich verringerte Farbintensität mit rötlichvioletter Tönung als Ausdruck einer Depolymerisierung. In den meisten Zellen findet sich eine ausgesprochen grobtropfige *Verfettung*. Die *Polysaccharidreaktion* ist intensiv positiv
und erfüllt unter Aussparung der Kernzone das ganze Cytoplasma. Sie bleibt
auch nach Diastaseverdauung positiv. *Alkalische und saure Phosphatase* sind im
Kern nur in Spuren nachweisbar, während die *Phosphoamidase* eine stärkere
Reaktion in den pyknotischen Kernen ergibt, als dies bei der Intermediärzelle
der Fall war.

Cytometrisch ist das Verhalten Kern/Plasma kleiner als 1:10, etwa 1:100,
der Kerndurchmesser liegt unter 6 µ.

Als das Hauptunterscheidungsmerkmal gegenüber den Intermediärzellen hat
man zur Schaffung einer klaren Terminologie bei einer Umfrage der Acta Cyto-
logia II/1 (1958) die Kernpyknose als das wichtigste Kriterium angesehen. Die
Kernpyknose soll durch die Beobachtung der nach PAPANICOLAOU gefärbten
Zelle unter dem Phasenkontrastmikroskop kontrolliert werden (WIED, 1956),
wobei der Kern rötlich aufleuchten muß.

Nur bei einer so scharfen Definierung können Auszählungen des Pyknoseindex ihren Wert haben. Die Ausdrücke wie „komplette und inkomplette Pyknose" (STOLL et al., 1958) oder „präpyknotisch" und „pyknotisch" (BOSCHANN,
1960) fallen dann weg, da sie zu subjektiv beurteilt werden.

Die Farbqualität rot oder blau (nach PAPANICOLAOU) spielt dabei keine entscheidende Rolle, sie gibt lediglich den Grad der Präkornifizierung an. Demgegenüber sind jedoch eine Anzahl von Cytologen der Meinung, daß man die
Superfizialzellen nach dem Grad ihrer Kornifizierung in zwei Gruppen einteilen
sollte. Dabei wäre ein vesiculärer Kern noch zulässig (AYRE, 1946; BOSCHANN,
1960). ZINSER (1951) spricht von einer externen und einer internen Superfizialschicht. Diese Meinungsunterschiede resultieren aus der Tatsache, daß eine
regelrechte Ausreifung des Epithels nicht schrittweise, sondern kontinuierlich
abläuft, so daß Zwischentypen auftreten.

e) Die kernlose Schuppe. Als Folge einer örtlichen Irritation mit umschriebener
Hyperkeratinisierung des Vaginalepithels können kernlose Schuppen auftreten
(Leukoplakie, Descensus), wobei das Vaginalepithel den Charakter der äußeren
Haut annimmt.

Man findet Zellen von Größe der Superfizialzellen mit noch stärkerer Abplattung und gewellter, meist unscharfer Begrenzung. Gelegentlich sieht man noch einige Kernreste. Die Granulierung des Cytoplasmas ist im *Phasenkontrastmikroskop* geringer, die Zelloberfläche weist ein Leistenrelief auf, in dessen Furchen Bakterien und Leukocyten liegen (Abb. 21).

Bei *Vitalfärbung* nehmen etwa vorhandene Kernreste den Farbstoff an. Nach PAPANICOLAOU sind Kerntrümmer durch Hämatoxylin noch darstellbar, meist ist aber der Kernraum als Aussparung erkennbar und liegt als runder, leerer Punkt in dem ausgesprochen rot bis carminrot gefärbten Cytoplasma.

Mit der *Cusmano-Reaktion* ist kein Kernmaterial mehr nachweisbar. Das Cytoplasma ist Feulgen-negativ. Die *Methylgrün-Färbung* zeigt eine völlige Depolymerisierung der Desoxyribonucleinsäure des Kernrestes. *Polysaccharide* und *Fette* sind wie in der Superfizialzelle nachweisbar. Die Fermentreaktionen fallen negativ aus.

2. Das veränderte Plattenepithel

Der normale Aufbau des Epithels wird gestört durch eine Anzahl von Faktoren, die wir als solche kennen:

die **entzündliche Irritation** im Bereich des subepithelialen Bindegewebes mit leukocytärer Infiltration in das Epithel selbst,

die **überstürzte Proliferation** des Epithels unter Zufuhr hoher Oestrogendosen und gelegentlich in der Schwangerschaft,

die **Regenerations- und Reparationsvorgänge** im Bereich der Ekto- und Endocervix mit Neubildung eines jugendlichen Plattenepithels, entweder im Rahmen der Unterwanderung des Zylinderepithels oder der metaplastischen Umwandlung von Zylinderepithel in Plattenepithel (indirekte Metaplasie),

und durch uns **unbekannte Faktoren,** welche zu intraepithelialen Epithelatypien geringeren (Dysplasie) oder stärkeren Grades (sog. Carcinoma in situ) führen.

Für die Zellen, die dem Normaltyp nicht entsprechen, deren Veränderung aber andererseits nicht sicher ein Carcinom annehmen läßt, ist ein einheitlicher Ausdruck nicht gefunden worden. Der Vorschlag „abnorm" (STOLL, 1957) hat sich nicht durchgesetzt, weil er im internationalen Schrifttum eine schwerere pathologische Veränderung bedeutet als „atypisch", also gerade das, was er nicht aussagen soll. Die hier in Frage kommenden Zellen werden unter Papanicolaou III eingeordnet. Unter dieser Rubrik erscheinen demnach sehr verschiedene Zellformen der unterschiedlichsten Reifegrade, und zwar sowohl proliferative als auch degenerative Formen, die weder als normal noch als atypisch bezeichnet werden können. Je nach dem Grad der Störung weichen auch die Zellen des Vaginalausstrichs mehr oder weniger stark von ihrem normalen Vorbild ab.

a) Als rein **degenerative Veränderungen** sind diejenigen aufzufassen, die bei erhaltener oder nur leicht verschobener Kern-Plasma-Relation zu einer Pseudoeosinophilie oder Polychromasie des Cytoplasmas, teilweise zum Auftreten perinucleärer Höfe und zum Undeutlichwerden der Zellgrenzen führen. Selbst die Basalzellen können von dieser Pseudoeosinophilie betroffen sein. Diese Zellen unterscheiden sich also wesentlich nur durch die Farbe ihres Cytoplasmas von den normalen Zellen. Man findet sie im Ausstrich vor allem bei entzündlichen

Veränderungen, gleichzeitig mit dem Auftreten zahlreicher Leukocyten und Bakterien (Abb. 23).

Ähnliche Zellformen werden aber auch bei sekundären Veränderungen atypischer Zellen beobachtet. Hierzu gehören Zellen aus Epithelveränderungen, die
nach der Schweizer Nomenklatur zum unruhigen Epithel zählen, und solchen,
von denen LETTERER (1954) sagt, daß sie im Verband eine erhebliche Atypie
aufweisen, die jedoch lediglich entzündlicher Natur ist. Es kommt hierbei insbesondere bei den unreifen Zelltypen zu Quellungen des Kerns und des Cyto-

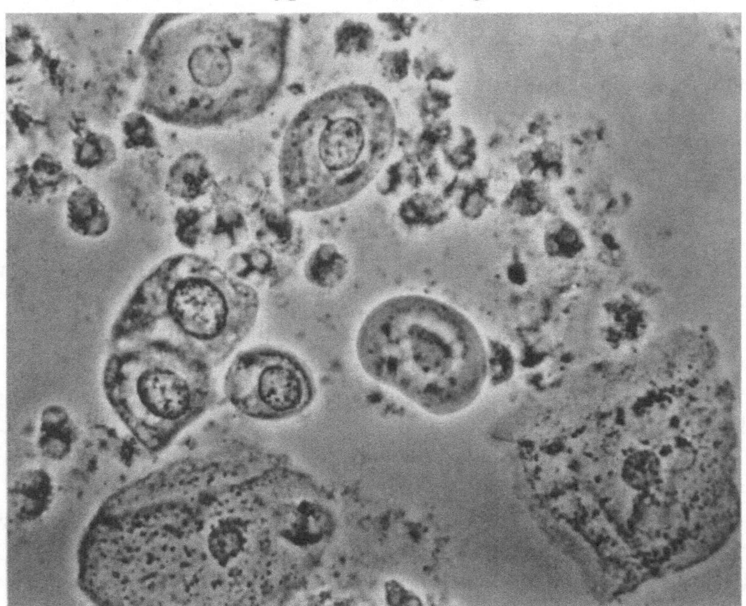

Abb. 23. Phasenkontrastbild eines Vaginalausstrichs bei Entzündung. Man erkennt perinucleäre Höfe und Undeutlichwerden der Zellgrenzen vor allem der Basal- und Parabasalzellen.
In ihrer Umgebung reichlich Leukocyten und Bakterien

plasmas, so daß eine Einordnung in das normale Zellbild nicht mehr möglich ist.
Dabei wird eine Hyperchromasie des Kerns und des Cytoplasmas vermißt, der
Kern weist Chromatinzerfall und Vacuolenbildung auf, die Kernmembran wird un-
scharf, eine distinkte Darstellung der Nucleoli gelingt nicht. Auch im Cytoplasma
finden sich Vacuolenbildung sowie phagocytierte Leukocyten und Bakterienreste.
Eine histochemische Charakterisierung ist nicht mehr möglich.

Derartige degenerative Veränderungen lassen eine sichere Einordnung in
normal oder atypisch nicht mehr zu, so daß die Einordnung in Papanicolaou III
dieser Verlegenheit Rechnung trägt.

b) Für die in die Gruppe III eingestuften **proliferativen Formen** der gutartigen
und prämalignen Zellveränderungen hat PAPANICOLAOU (1949) die Bezeichnung
„Dyskaryosen" eingeführt. Die Zellen sind charakterisiert durch eine bemerkens-
werte Kernabnormität, aber sonst ohne die allgemein anerkannten Kriterien der
Malignität. Sie sollen gewöhnlich gesehen werden beim sog. intraepithelialen
Carcinom (Carcinoma in situ), aber auch bei Dysplasie, Epidermisierung und
Basalzellhyperaktivität.

GRAHAM et al. (1950) definieren die dyskaryotische Zelle so: sie enthält einen typisch malignen Kern, während das Cytoplasma normal und die Kern-Plasma-Relation in normalen Grenzen ist.

TERZANO (1955) unterscheidet ebenso wie PAPANICOLAOU (1954) eine Dyskaryose in parabasalen, intermediären und superfizialen Zellen. Das Cytoplasma entspricht dem der betreffenden normalen Zellen des gleichen Reifegrades, während der Kern unregelmäßiger, lobuliert und groß erscheint sowie immer hyperchromatisch ist. Mehrkernigkeit und Anisokaryose werden gelegentlich beobachtet.

Diese Auffassung wird auch von STOLL (1957) vertreten, der das Entstehen einer dyskaryotischen Zelle so erklärt, daß der Kern auf einer niedrigen Differenzierungsstufe stehenbleibt, während das Cytoplasma ausreift, oder daß die Ausreifung des Kerns gegenüber dem Cytoplasma geringer ausgeprägt ist.

Demnach lassen sich unterscheiden:

Superfiziale Zellen mit Dyskaryose: Der Kern entspricht dem der Basalzelle, das Plasma ist ganz ausgereift.

Intermediäre Zellen mit Dyskaryose: Der Kern entspricht dem der Basalzelle, das Plasma dem der Intermediärzelle (Glykogenbildung usw.).

Parabasale Zellen mit Dyskaryose: Basale Zellform und basaler Kern, das Plasma bildet Glykogen oder ist präkornifiziert.

Derartige Unterscheidungen sind unter Berücksichtigung der cytochemischen Untersuchungsergebnisse möglich, bei denen einer bestimmten Zellform und Zellfunktion eine ganz bestimmte Kernform entspricht. Abweichungen hiervon sind als Dyskaryose aufzufassen, solange die Zellform als solche noch normal bleibt. AYRE (1959) will eine weitere Unterteilung vornehmen in „inflammatory dyskaryotic cell type" und „dyskaryosis of premalignant or carcinoma in situ cell type". Er stellt im übrigen dem histologisch definierten Oberflächencarcinom noch ein „nearo-Carcinom" voran, was etwa dem unruhigen und abnormen Epithel in der Schweizer Nomenklatur (WESPI, 1946; GLATTHAAR, 1950; HELD, 1957) entspricht. KERN (1964) grenzt eine Pseudodyskaryose von der echten Dyskaryose ab. Die pseudodyskaryotischen Zellen sollen aus dysplastischem oder basal unruhigem Epithel stammen und unterscheiden sich von den dyskaryotischen im wesentlichen durch den geringeren Chromatingehalt ihres ebenfalls entrundeten Kerns.

Wir verdanken BOSCHANN (1960) die Untersuchung der *cytochemischen Charakteristika der dyskaryotischen Zellen*, die zu folgenden Ergebnissen geführt hat:

Cytoplasma. Parabasaler Typ: Mit Methylenblau oder Toluidinblau findet sich eine ausgeprägte *Basophilie.* Die *Polysaccharide* sind gewöhnlich negativ und nur in den plasmareichen Formen als feine Granula nachweisbar, die bei Diastaseverdauung verschwinden. *Neutralfette* und *saure Lipoide* sind gelegentlich als feinste Körnchen zu erkennen. Von den *Enzymen* ergeben die Succinodehydrogenase, oft auch die Peroxydase eine starke Aktivität.

Intermediärer Typ: Ergibt eine geringere *Basophilie* und schwächere Succinodehydrogenase- und *Peroxydasereaktion,* dagegen stärkere *Glykogenreaktion* als der parabasale Typ.

Superfizieller Typ: Die Basophilie ist negativ, die *Perjodsäure-Schiff-Reaktion* stark positiv. Die PAS-positiven Substanzen der Zellen sind zunehmend gegen die Diastaseverdauung resistent, was wahrscheinlich eine Zunahme des Mucopolysaccharidanteils andeutet. Die reifsten Formen ergeben eine positive Reaktion auf Sulfhydrylgruppen, also auf Cystein und Präkeratin, jedoch bleibt die Reaktion auf Disulfidgruppen, also auf Keratin, in der Regel negativ.

Kernkörperchen: Die Nucleoli reagieren nur in ihrer Begrenzung Feulgen-positiv, sind aber sonst *Feulgen-negativ* und *pyroninophil*. Sie unterscheiden sich damit von den Chromozentren, die Feulgen-positiv erscheinen und sich mit Methylgrün stark anfärben.

Kern: Der Kern selbst weist eine ausgeprägte *Basophilie* auf (stark positive Toluidinblauanfärbung), ferner eine stark positive *Feulgen-Reaktion* (Desoxyribo-nucleinsäure in allen Polymerisationsstufen) und deutliche Anfärbung mit *Methyl-grün* (Desoxyribonucleinsäure in hochpolymerisierter Form), außer nach Vor-behandlung mit Desoxyribonuclease, sowie eine starke Aktivität der *sauren Phosphatase, Phosphoamidase* und *Carboanhydrase*. Die Fermentreaktionen fallen erheblich stärker in den Kernen der dyskaryotischen Zellen als in den vergleich-baren Kernen der Basal- und Parabasalzellen des Regenerationsepithels aus, wie durch Anwendung abgestufter Inkubationszeiten gezeigt werden kann. Die Stärke der Fermentreaktionen in den Kernen dyskaryotischer Zellen entspricht der in den Kernen von Zellen invasiver Carcinome.

Boschann kommt damit zu dem Schluß, daß sich die dyskaryotische Zelle durch einen *unreifen, hochaktiven Kern in allen Schichten* dieses Epithels aus-zeichnet, *während das Cytoplasma progressiv ausreift*. Beim höchsten Reifegrad kann auch dieser Zellkern sich zu einer Kernmasse von etwa 10 μ^2 verdichten (gegenüber einem Kerndurchmesser von 5 μ in der normalen Superfizialzelle).

Man könnte daraus schließen, daß die dyskaryotische Zelle sowohl das Er-gebnis einer noch unvollständigen Differenzierung der nicht malignen, unter Entzündungsreiz, hormoneller oder sonstiger Reizung proliferierenden Zelle sein kann (Abb. 24a und b), als auch den höchsten Grad der Ausdifferenzierung einer Carcinomzelle darstellen kann. *Der Endzustand der dyskaryotischen Zelle kann somit auf zwei Wegen erreicht werden:*

durch Ausreifung des Cytoplasmas einer reaktiv hyperplastischen Zelle, wäh-rend der Kern zunächst auf einer niedrigeren Differenzierungsstufe stehenbleibt, um später durch Verdichtung des Chromatins zum typischen dyskaryotischen Kern in einem regelrecht ausgereiften Cytoplasma zu werden,

oder durch koordinierte Ausreifung von Kern und Cytoplasma einer sich voll ausdifferenzierenden Carcinomzelle.

Für das Carcinoma in situ sind die Dyskaryosen nach Auffassung von Stoll nicht oder zumindest nicht allein charakteristisch, da sich dieses cytologisch oft durch nichts vom invasiven Plattenepithelcarcinom unterscheidet (Abb. 25a und b).

Im Tierexperiment sahen Kehar und Wahi (1967) nach Carcinogenpinselung der Vagina von Mäusen in jedem Fall Epitheldysplasien im Papanicolaou-Aus-strich, die sich auch histologisch bestätigen ließen und die bei einem Teil der Tiere nach 8—33 Wochen in ein invasives Carcinom übergingen.

Abb. 24. a Phasenkontrastaufnahme einer Dyskaryose der Intermediärzellen: Intermediär-zellgruppe mit auffallend großen und ungleichmäßigen Kernen. Bei der hellen Vacuole im rechten Bildabschnitt handelt es sich um eine Luftblase (Artefakt). b Einfach atypisches Epithel (Dysplasie). Eine Epithelschichtung ist noch angedeutet, die Basalzone ist verbreitert (basale Hyperaktivität). Insbesondere die Intermediärzone zeigt dyskaryotische Verände-rungen und schilfert im Bereich der Epithelbucht nach Verlust der Superfizialzone auch ab. Soweit die Superfizialschicht erhalten ist, sind ihre Zellen annähernd regelrecht. Nur ganz vereinzelte Mitosen. Erhebliche subepitheliale und mäßige intraepitheliale Entzündung. Die Veränderung wird als reversibel angesprochen. HE-Färbung

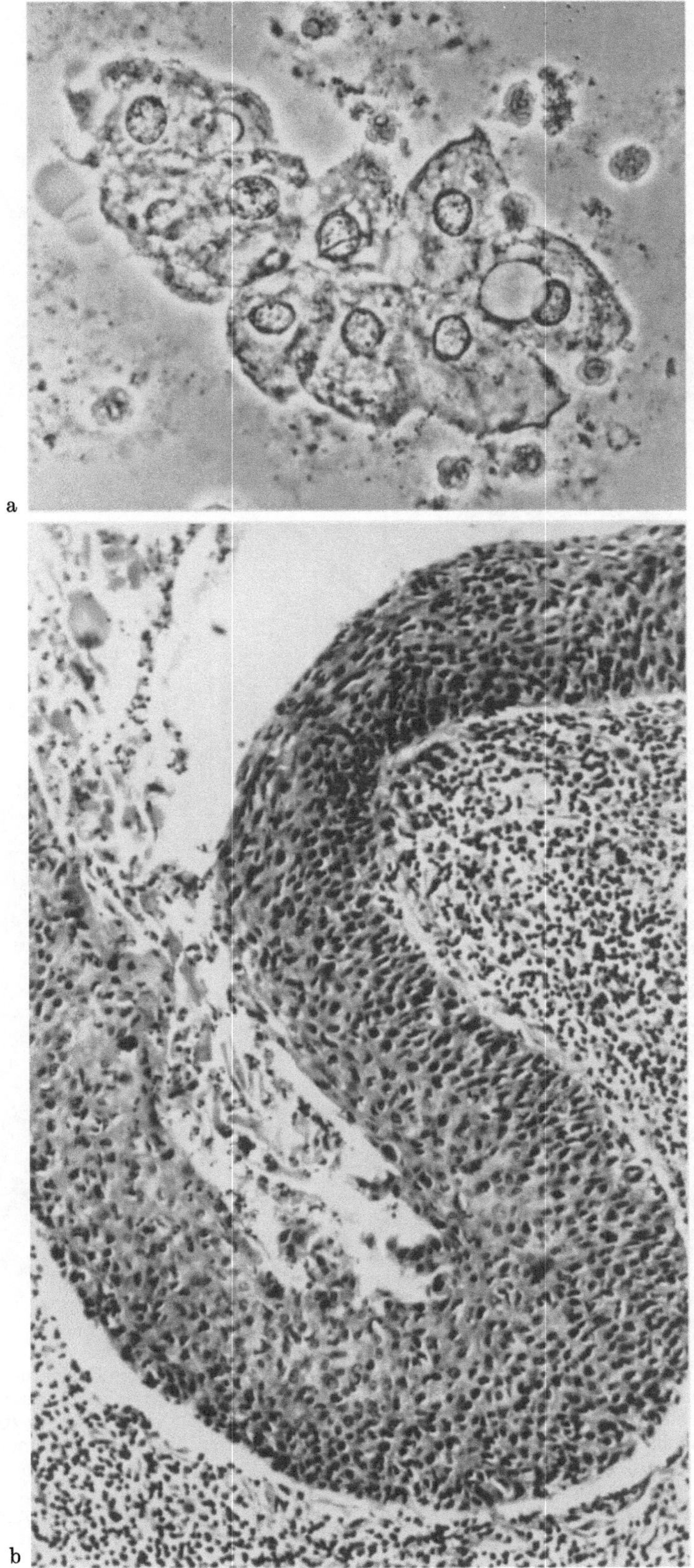

Abb. 24. Legende s. S. 80

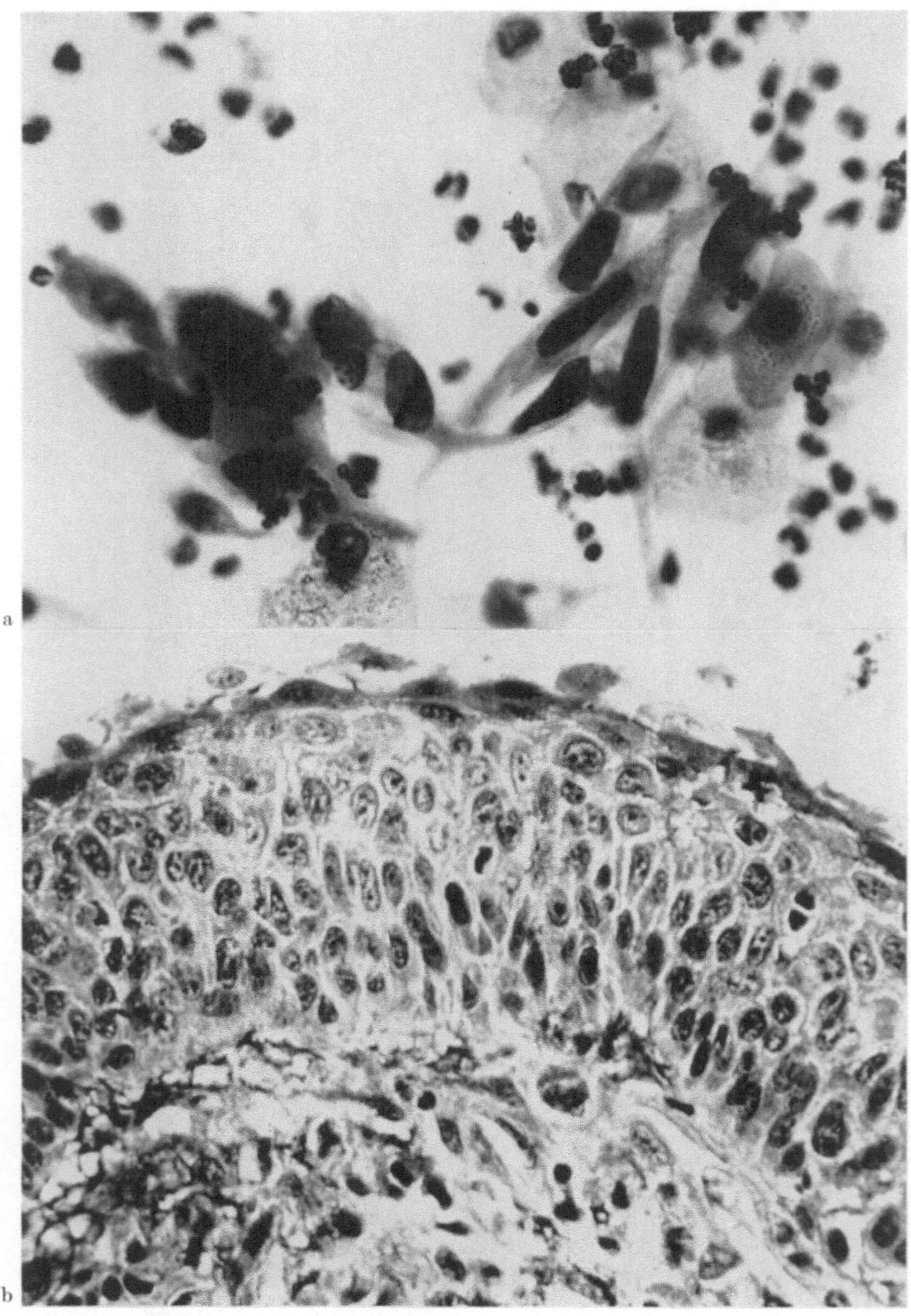

Abb. 25. a Atypische Zellen aus einem präinvasiven Carcinom (sog. Carcinoma in situ). Neben polymorphen atypischen Zellen Spindelzellen mit plumpen, ausgezogenen Kernen. Hyperchromasie und Verklumpung der Kernsubstanz (atypische Differenzierung zur Spindelzelle). Papanicolaou-Präparat. b Präinvasives Plattenepithelcarcinom (sog. Carcinoma in situ, gleicher Fall wie a). Der atypische Epithelbelag zeigt keine Schichtung mehr, sondern Polymorphie der Einzelzellen und Mitosen in allen Höhen. Lediglich in der obersten Zellage ist eine horizontale Orientierung der Zellen vorhanden, aber auch diese zeichnen sich durch große Kerne mit Hyperchromasie und Verklumpung der Kernsubstanz aus (atypische Spindelzellen). HE-Färbung

3. Das Plattenepithelcarcinom

ROBERT MEYER: Ich erkenne drei Veränderungen beim Krebs an:

1. Veränderungen im Epithel selbst.
2. Eine Veränderung im Verhältnis zwischen Epithel und Bindegewebe.
3. Zerstörung des Gewebes.

Die erste von MEYER (1930) angegebene Veränderung ist die Grundlage für die cytologische Diagnose atypischer Zellen:

Die bei Neoplasma erhöhte Abschilferungsneigung der Zellen wird einerseits durch die gesteigerte Proliferation des carcinomatösen Epithelverbandes, andererseits aber durch die geringe Differenzierung der Einzelzelle im Gewebsverband bedingt. Die ganz auf Wachstum eingestellte neoplastische Zelle verliert die Eigenschaft zur Bildung eines festgefügten Epithelverbandes, sie wird Individuum ohne Rücksicht auf ihre Umgebung. Diese *atypischen Zellen* unterscheiden sich von den bisher besprochenen, ebenfalls proliferativ veränderten Dyskaryosen vor allem durch die drastisch verschobene Kern-Plasma-Relation und durch das vollkommene Abweichen von der Struktur der Normalzelle.

Die histologische Unterscheidung von Plattenepithelcarcinomen verschiedener Reife ist dadurch ermöglicht, daß bestimmte Abschnitte der Neoplasie die funktionellen Aufgaben des Muttergewebes unvollständig aufnehmen und hierbei die celluläre Ausreifung des normalen Epithels in verzerrter Form auch morphologisch nachahmen.

Unreife Carcinome bestehen in der Masse aus weitgehend undifferenzierten Zellen mit gleichmäßigen Kernen und schmalem Cytoplasmasaum oder Verlust des Cytoplasmas überhaupt. Der plasmatische Zusammenhang ist damit gering, das Gesamtzellbild einförmig. Es besteht Neigung zum Zerfall, da Tonofibrillen nicht ausgebildet werden. Bei *reifen Carcinomen* wird nur die Invasionsfront von unreifen Zellen gebildet, welche Träger des destruierenden Wachstums sind. In den älteren Partien des Tumors hat eine atypische Differenzierung stattgefunden, so daß im Aufbau eine Schichtung wie im normalen Plattenepithel nachgeahmt, ja durch überschießende Hornzell- und Hornperlenbildung in monströser Form übertroffen wird. Die Zerfallsneigung ist geringer, die Ausbildung von Intercellularbrücken und umschriebene Verhornungen bilden ein festes Gerüst.

Der Übergang von den unreifen zu den reifen Formen wird durch eine Zwischenzone gekennzeichnet, in der bizarre Kernformen vorherrschen und gelegentlich Riesenzellen entstehen.

Die atypische Differenzierung erklären wir so, daß der Kern zwar auf einer wenig differenzierten Stufe stehenbleibt, das Cytoplasma jedoch seine prospektive Potenz der Glykogen- und Präkeratinbildung zur Entfaltung bringt. Während die Kernveränderung bestehenbleibt, durchläuft das Cytoplasma einen Zustand der Organisation unter Ausbildung von Binnenstrukturen. Es färbt sich nach PAPANICOLAOU rot an; histochemisch sind Präkeratinbildung und Glykogenbildung nachweisbar. Bleibt während dieser Phase der cytoplasmatischen Organisation die Teilungsfähigkeit des Kerns erhalten, so entstehen Riesenkerne, Kernglomerate und Mehrkernigkeit. Demgegenüber erfolgt die Kernteilung der undifferenzierten Zellen, deren Cytoplasma nicht so weitgehend organisiert ist, ohne Hemmung der Zellteilung, so daß zwei Tochterzellen mit gleicher Kernmasse entstehen.

6*

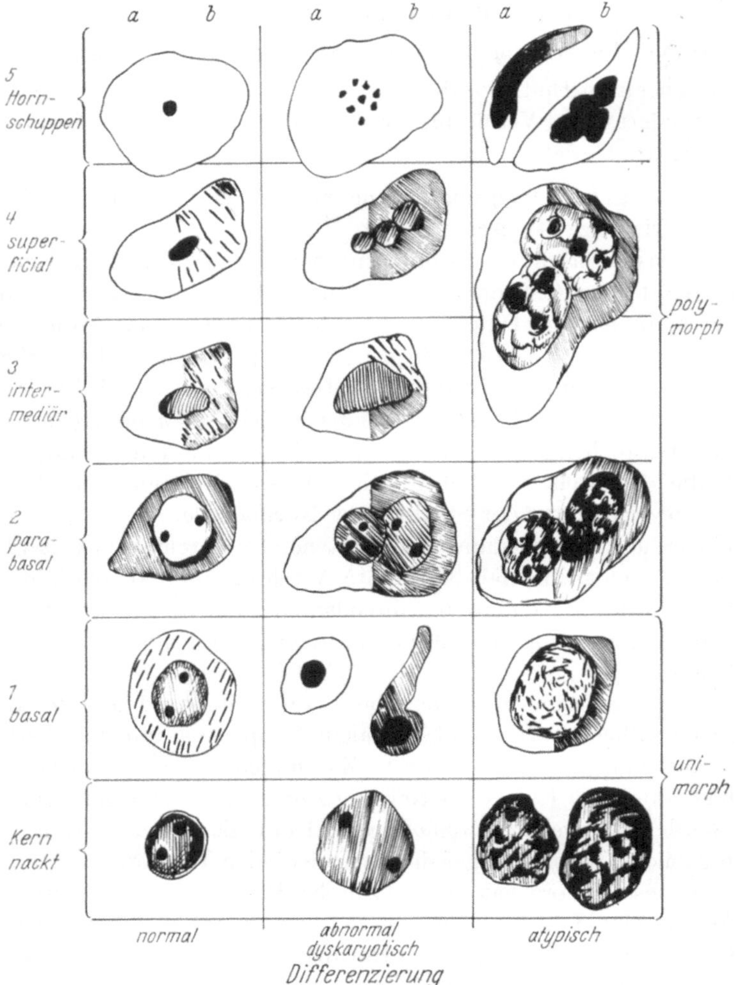

Abb. 26. Normale, „abnormale" (Entzündung und degenerative Veränderungen) und atypische (Carcinom) Differenzierung des Vaginalepithels. (Aus STOLL, 1954)

Nach dieser Auffassung hat STOLL (1954) eine Unterteilung der Carcinomzellen in die folgenden Typen vorgeschlagen (Abb. 26):

undifferenzierter Typ \
basaloider Typ   } unimorphe Atypie

polymorpher Typ \
verhornter Typ   } polymorphe Atypie

a) Undifferenzierter Typ (Abb. 27a—c). Die fehlende Differenzierung ist vor allem gekennzeichnet durch die Struktur des Cytoplasmas: Im Phasenkontrastmikroskop sieht man eine zähe Protoplasmamasse ohne Andeutung von Zellgrenzen, in der nackte Kerne herumschwimmen. Die Kernmembran ist scharf gezeichnet, meistens dicht. In ihrer Innenfläche sind häufig große Granula eingelagert. Eine feine Granulierung erfüllt den Kernleib, der im übrigen von monströsen Nucleoli beherrscht wird. Die Kernform ist selten ganz rund, meistens sind Einkerbungen oder Vorstülpung erkennbar. Vergleicht man zahlreiche Zellen, so ist die Polymorphie aber gering, ein einförmiges Bild herrscht vor. Eine Vergrößerung der Kernmasse gegenüber derjenigen der normalen Basalzelle haben wir nicht nachweisen können (Abb. 27a).

Bei Vitalfärbung bleibt der Kern negativ. Das Papanicolaou-Präparat zeigt eine ausgeprägte Hyperchromatose mit Darstellung der Nucleoli sowie einer grob-

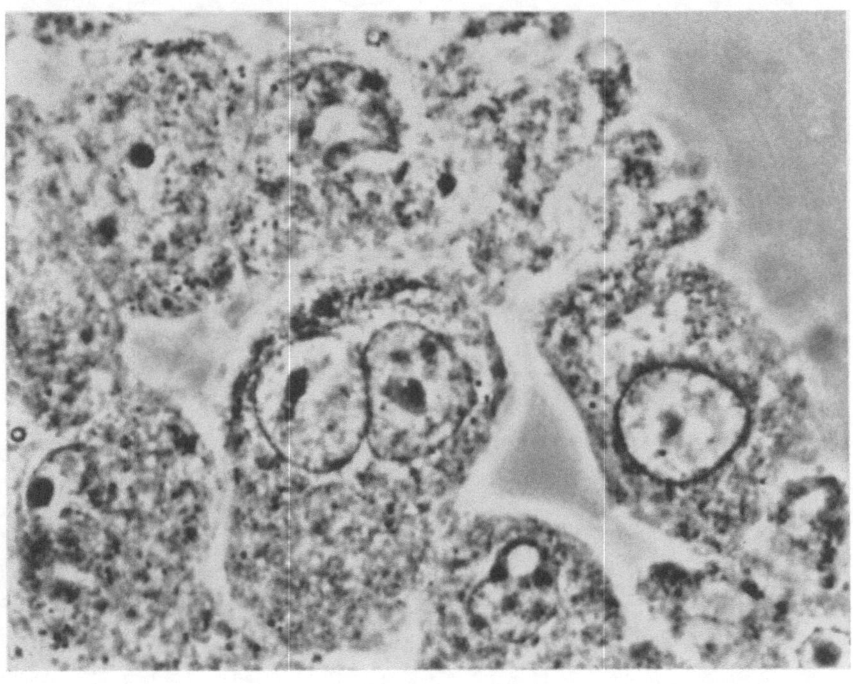

a

Abb. 27. a Phasenkontrastbild unreifer Carcinomzellen mit unscharfen Cytoplasmagrenzen, bläschenförmigen Kernen und großen Nucleoli. b Direktabstrich von der Portio. Undifferenzierte Tumorzellen; vorwiegend nackte Kerne mit deutlich vergrößerten Nucleoli und Kernpolymorphie; daneben reichliche Leukocyten. Papanicolaou-Präparat. c Probeentnahme von der Portio. Undifferenziertes Carcinom, das sich palisadenartig um Blutgefäße anordnet. Es handelt sich um die Metastase eines Ovarialcarcinoms in die Portio. 82jährige Patientin. HE-Färbung

scholligen Chromatinstruktur (Abb. 27b). Selten läßt sich um den Kern herum Cytoplasma als zarter Schleier nachweisen. Die Cusmano-Reaktion ergibt eine starke Anfärbung der verdickten Kernmembran und zahlreiche Chromozentren. Mit der Feulgen-Reaktion und mit Methylgrün färbt sich der Kern intensiv an. Die Reaktion des Kerns auf alkalische Phosphatase ist positiv, ebenso die auf saure Phosphatase und die auf Phosphoamidase, letztere besonders stark auch bei kurzer Inkubation.

b) Basaloider Typ der Carcinomzelle. Im Phasenkontrastmikroskop ist das Cytoplasma bei der ungeschädigten Zelle ohne Struktur. Seine Verformbarkeit ist groß, Formveränderungen lassen sich unter der Beobachtung feststellen (amöboides Fließen nach RUNGE, 1950). Die Begrenzung der Zelle ist unscharf. Die Kerne entsprechen in ihrem morphologischen und cytochemischen Verhalten vollkommen denen des undifferenzierten Typs (Abb. 28). Im Papanicolaou-Prä-

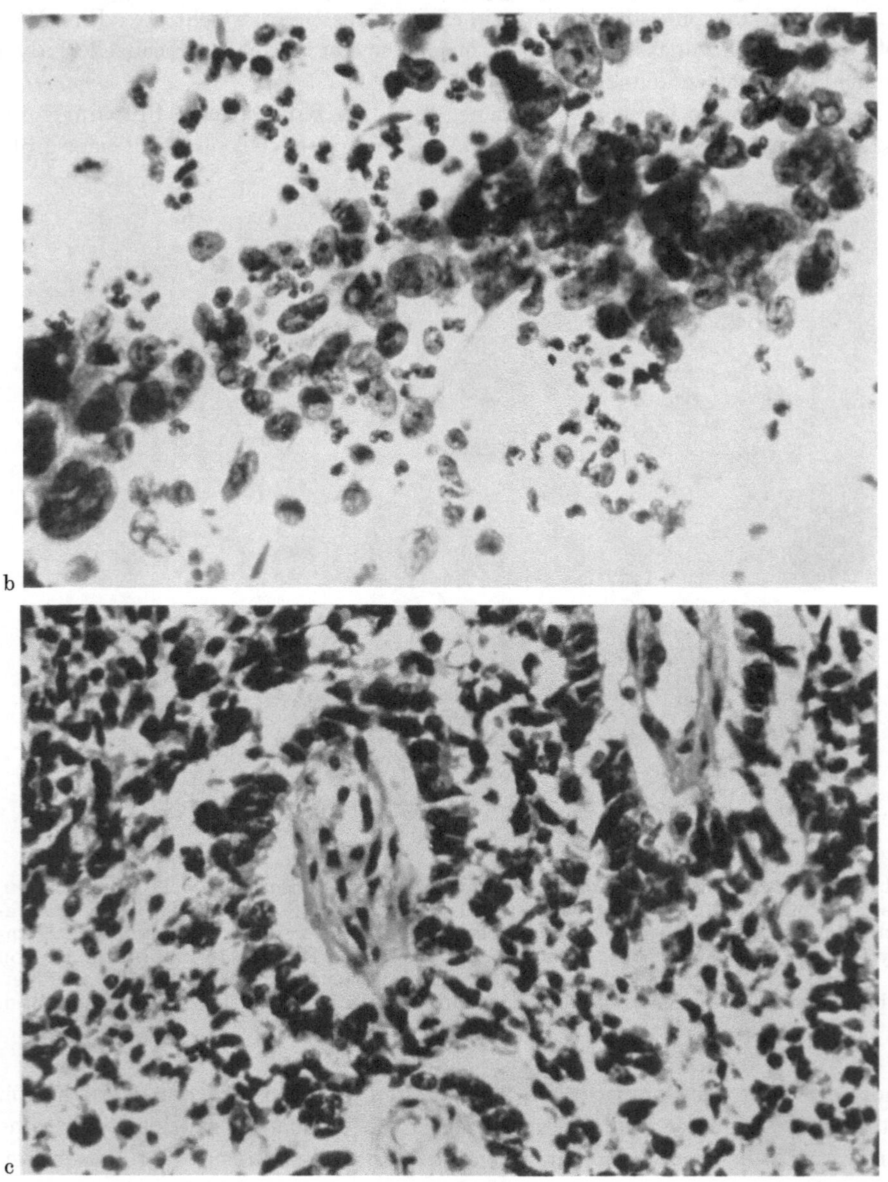

Abb. 27 b u. c

parat finden wir um den Kern herum einen schmalen, blau angefärbten Cytoplasmahof, die Zellgrenzen sind auch hier unscharf. Mit Methylgrün-Pyronin findet man eine starke Basophilie des Cytoplasmas. Die Fettreaktionen sind uncharakteristisch, gelegentlich ist das Cytoplasma stark positiv. Die Polysaccharidreaktion ist negativ. Die Fermentreaktionen ergeben neben starken Kern-

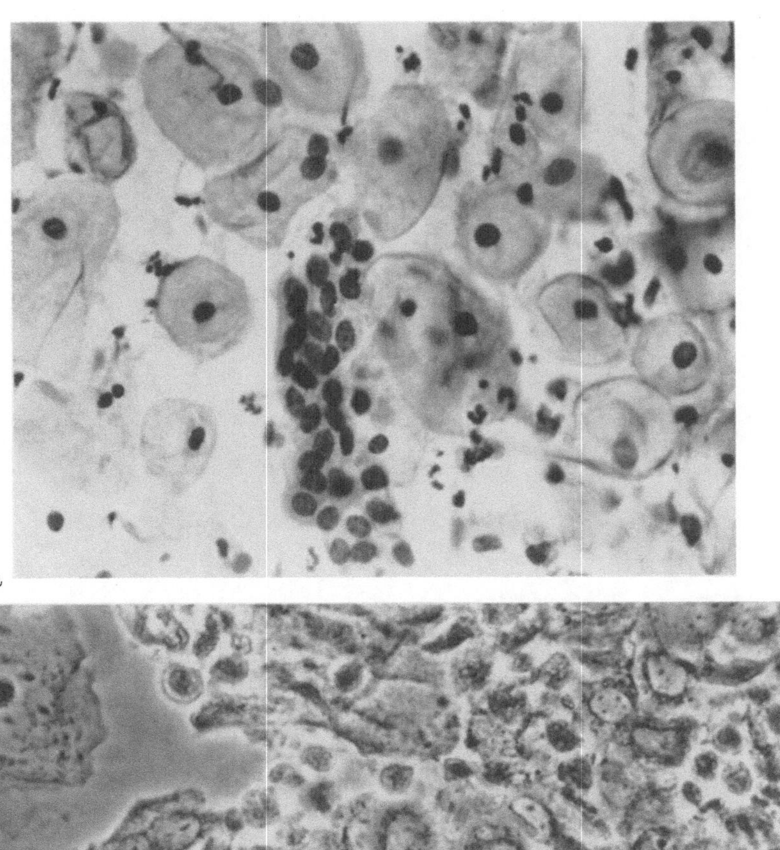

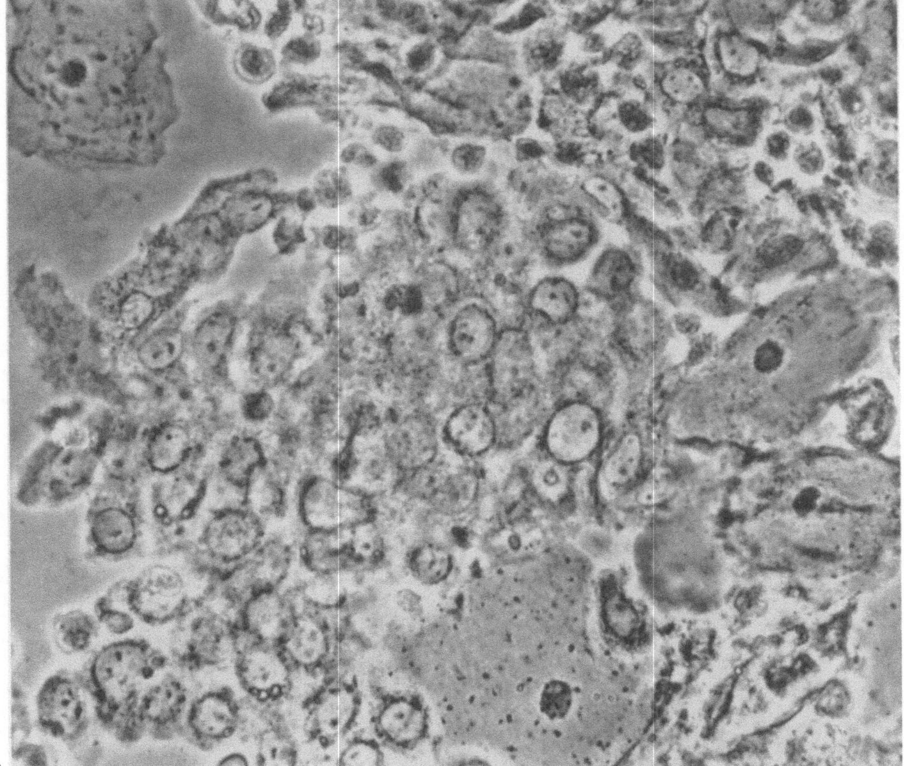

Abb. 28. a Ulcus am Introitus bei einer 76jährigen Patientin. Histologisch: Plattenepithel-carcinom vom Basalzelltyp. Atrophischer Ausstrich mit zahlreichen Parabasalzellen, außer-dem eine Tumorzellgruppe, basaloider Typ. Bei mangelhafter Aufklärung über die Herkunft des Materials würde Zweifel bestehen, ob es sich nicht um eine Gruppe proliferierter Endo-cervicalzellen handelt. Die Gleichmäßigkeit der Zellen ist auffallend, sie entspricht dem Ausgangstumor. Papanicolaou-Präparat. b Phasenkontrastaufnahme einer Tumorzellgruppe aus einem basalzelligen Carcinom

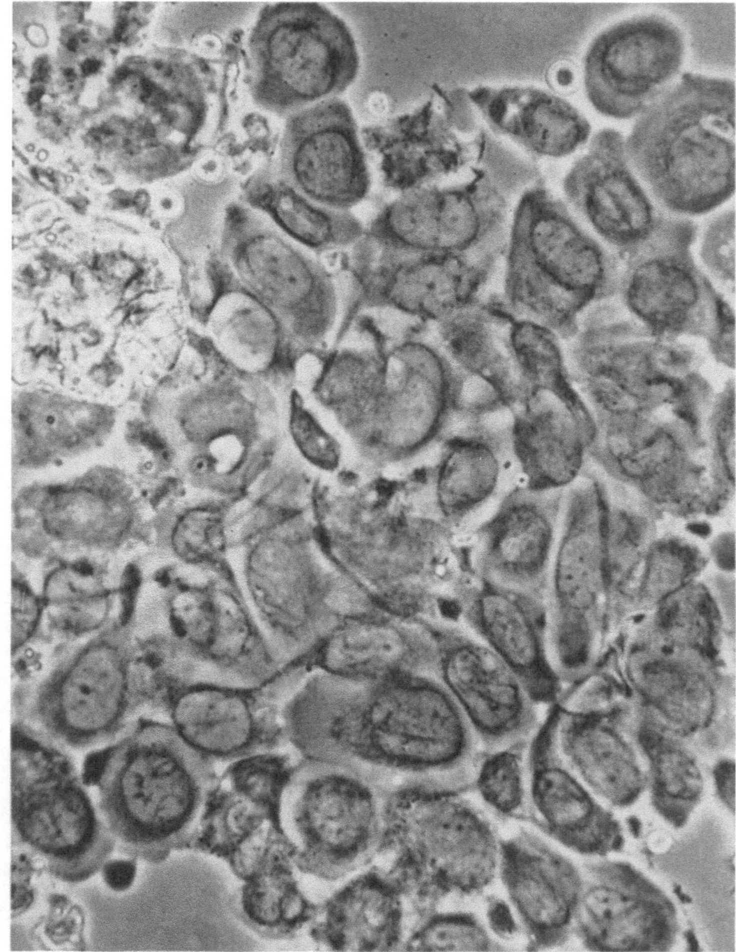

a

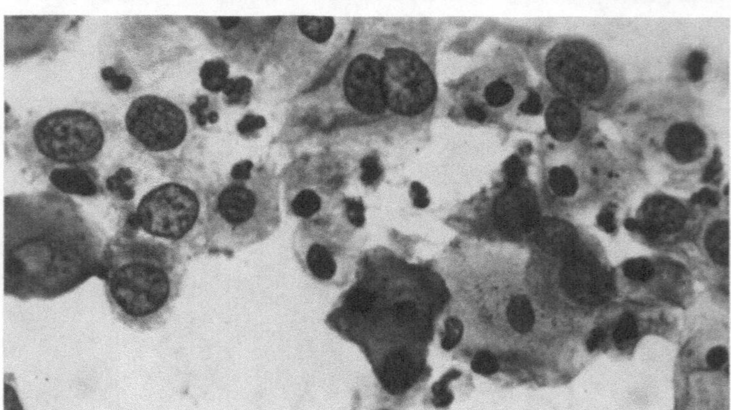

b

Abb. 29. a Phasenkontrastbild einer Tumorzellgruppe aus einem mittelreifen Carcinom.
b Papanicolaou-Abstrich bei Vorliegen eines polymorphzelligen Carcinoms. c und d Direktabstrich von einem Vulvatumor. Vorwiegend unreife Zellformen, z. T. mit Cytoplasmazerfall
(nackte Kerne), daneben aber auch differenziertere Tumorzellen mit verklumpten Kernen
und pyknotisch verdichtetem Chromatin. In Bild c rechts oben Karyorrhexis (K). Außerdem
atrophische Parabasalzellen. Papanicolaou-Präparat. e Probeentnahme aus dem Vulvatumor.
Plattenepithelcarcinom, vorwiegend unreif, nur stellenweise verhornend. Die Zelltypen
entsprechen denjenigen im Ausstrich. 87jährige Patientin. HE-Färbung

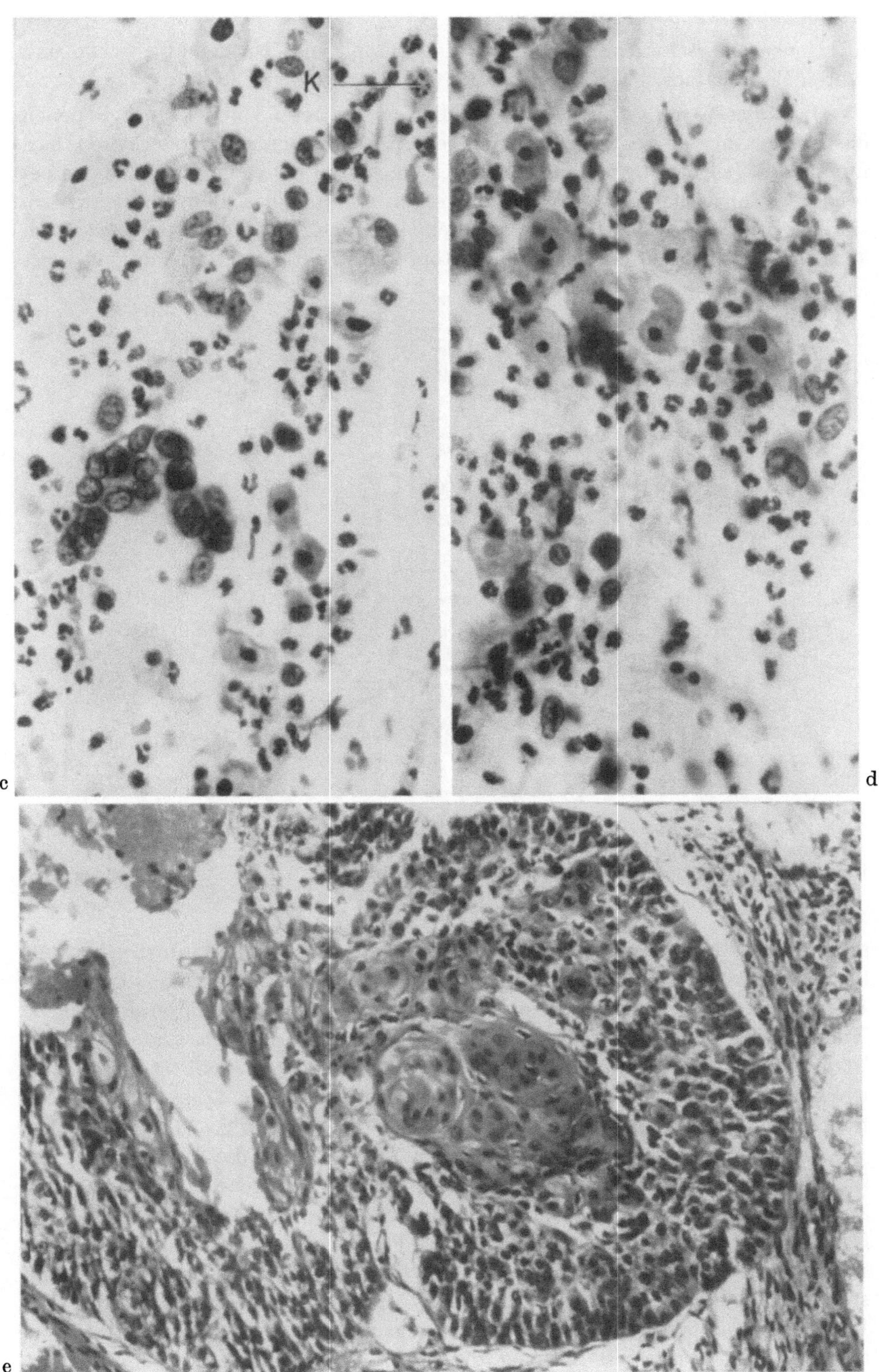

Abb. 29 c—e

reaktionen eine schwache Darstellung des Cytoplasmas bei der alkalischen und sauren Phosphatase.

c) Polymorpher Typ (Abb. 29 a—e). Mit dem Auftreten von Zelltypen, in denen das Cytoplasma durch Differenzierung eine gewisse Organisation erhalten hat, nimmt die Vielgestaltigkeit des Zellbildes zu, so daß in der Polymorphie das besondere Kennzeichen dieses Zelltyps zu sehen ist. Im Phasenkontrastmikroskop sind die Zellgrenzen scharf (Abb. 29 a), wenn auch zahlreiche Plasmafortsätze noch an die Verformbarkeit erinnern. Die Cytoplasmastruktur ist vermehrt und weist

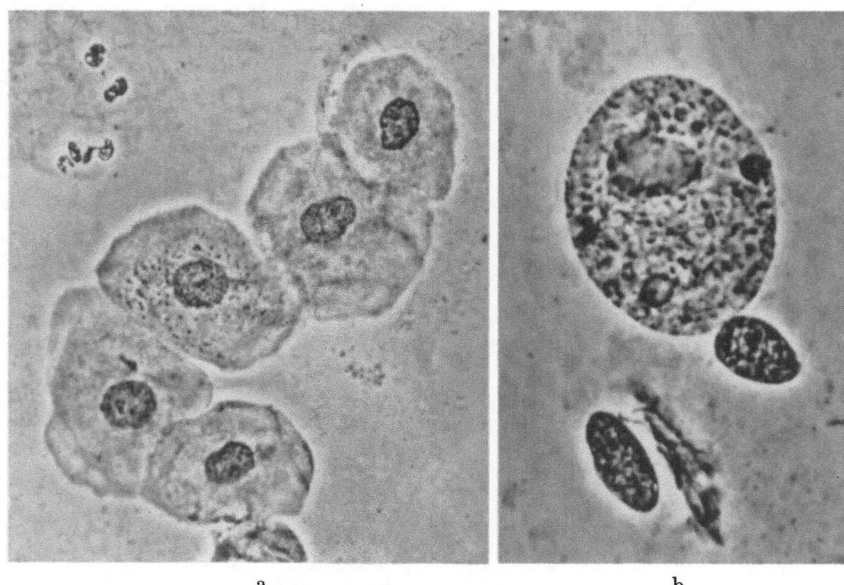

a   b

Abb. 30 a u. b. Normale Intermediärzellen mit organisiertem Cytoplasma (a) im Vergleich zum Riesenkern aus einem Plattenepithelcarcinom (b) mit einem monströsen und zwei großen Nucleoli. Cusmano-Reaktion

grobkörnige Granulierungen auf, die sich ganz unregelmäßig anordnen. Das Auftreten von Cytoplasmavacuolen wird gelegentlich gesehen. Im Kern finden sich alle Übergänge von zarter Chromatinstruktur bis zu grobscholliger Anordnung. Die Nucleoli sind sehr groß, meistens in der Mehrzahl vorhanden. Die Kerngröße ist erheblich und geht bis zur Bildung ausgesprochener Riesenkerne. Das Auftreten mehrerer Kerne in einer Zelle wird häufig gesehen. Diese Kerne liegen teils völlig getrennt, teils berühren sie sich unter Abplattung.

Auch im gefärbten Präparat ist das Vorherrschende die Polymorphie des Zellbildes (Abb. 29 b—d). Die einzelnen Kerne sind hyperchromatisch, intensiv anfärbbar mit den Reaktionen nach FEULGEN und CUSMANO, weisen starke Chromatinstruktur auf und lassen mehrere große Nucleoli erkennen (Abb. 30 b). Die Kernmembran ist dick, oft eingekerbt oder unregelmäßig. Das Cytoplasma stellt sich im allgemeinen cyanophil und hyperchromatisch dar, jedoch kann die Färbung gegenüber derjenigen bei der normalen Basalzelle mehr violett als blau ausfallen. Gelegentlich ist auch bei diesem Zelltyp eine Eosinophilie des Cytoplasmas als Ausdruck einer beginnenden Kornifizierung zu finden.

Die Anfärbung von Kern und Cytoplasma mit Methylgrün-Pyronin ist intensiv. Die Fettreaktionen können positiv ausfallen, aber auch fehlen.

Die Polysaccharidreaktion ist fast immer negativ. Die Fermentreaktionen fallen durchweg schwächer aus als bei den Zellen des basaloiden Typs.

d) Verhornter Typ. Bei diesem Typ handelt es sich um Zellen, die aus verhornten Partien des Carcinoms zur Ausschwemmung kommen. Sie treten je nach dem Grade der Hornzell- und Hornperlenbildung in verschiedener Häufigkeit auf. Das Cytoplasma ist weitgehend organisiert und läßt sich von demjenigen einer normalen Superfizialzelle im Phasenkontrastmikroskop nicht unterscheiden. Der Zellumriß ist allerdings wechselnd, vieleckig, häufig lang ausgezogen, die Zelle im ganzen nicht so abgeplattet wie die normale Superfizialzelle. Eine bei der normalen Zelle zu findende Leistenbildung ist ebensowenig vorhanden wie eine Ausbildung von Tonofibrillen. Innerhalb dieser sehr variablen Zellform finden sich ein oder mehrere monströse Kerne, die verdickte Kernmembranen mit Einkerbungen und Auszackungen, spärliche Binnenstrukturen und vergrößerte Nucleoli aufweisen.

Nach PAPANICOLAOU färbt sich das Cytoplasma durchweg eosinophil, meist mit einem Einschlag nach Orange. Die großen Kerne sind hyperchrom, meist homogen und dicht; nur selten ist ein grobscholliger Zerfall innerhalb der Kernmembran sichtbar. Auch dieser große Kern ist durch Kondensation pyknotisch. Gelegentlich beobachtet man um den Kern herum eine helle Reaktionszone. Ein Nucleolus ist meist nicht erkennbar.

Zu diesem Typ gehören auch die *Spindelzellen* („fiber cells", „snake cells", GRAHAM et al., 1958), die unter anderem von der Oberfläche verhornender Plattenepithelcarcinome (Abb. 31) oder aus spindelzellig differenzierten Carcinomen (Abb. 32) oder von einem Carcinoma in situ (Abb. 25) abgeschilfert werden und die Funktion des Oberflächenepithels z.T. in monströser Form nachzuahmen scheinen (STOLL, 1958). Diese Zellen sind mehr als sechsmal länger als eine Basalzelle und haben gewöhnlich ein stark eosinophiles Cytoplasma. Der Kern der Spindelzellen ist etwa dreimal größer als der einer normalen Basalzelle und dabei stark hyperchromatisch, so daß keine Chromatinstruktur und keine Vacuolen mehr erkennbar sind. Eine Zelle kann auch mehrere Kerne enthalten. Phasenoptisch erscheint das Cytoplasma weitgehend ausgereift, während der Kern eine erhebliche Unreife aufweist.

Die zum verhornten Typ des Plattenepithelcarcinoms gehörigen Spindelzellen müssen differentialdiagnostisch abgetrennt werden 1. von den Spindelzellen aus gutartigen Plattenepithelmetaplasien: diese weisen viel kleinere Kerne und Intercellularbrücken auf (Abb. 33); 2. von den aus der Endocervix stammenden Spindelzellen: diese haben eine viel zartere Struktur, ein cyanophiles Cytoplasma und sind meist palisadenförmig angeordnet (Abb. 34); 3. von mesenchymalen Spindelzellen, die als Fibroblasten leicht zu erkennen sind.

Cytochemische Untersuchungen der Spindelzellen aus Carcinomen ergaben nach BOSCHANN (1958) am *Cytoplasma:* Die Feulgen-Reaktion und die Färbung mit Methylgrün sind negativ. Das Cytoplasma färbt sich mit Pyronin und mit Toluidinblau. Die Polysaccharidreaktion fällt stark positiv aus, auch nach Verdauung mit Diastase oder Hyaluronidase. Es wird vermutet, daß es sich hier um ein proteingebundenes Glykogen oder Mucopolysaccharid handelt. Der Nachweis

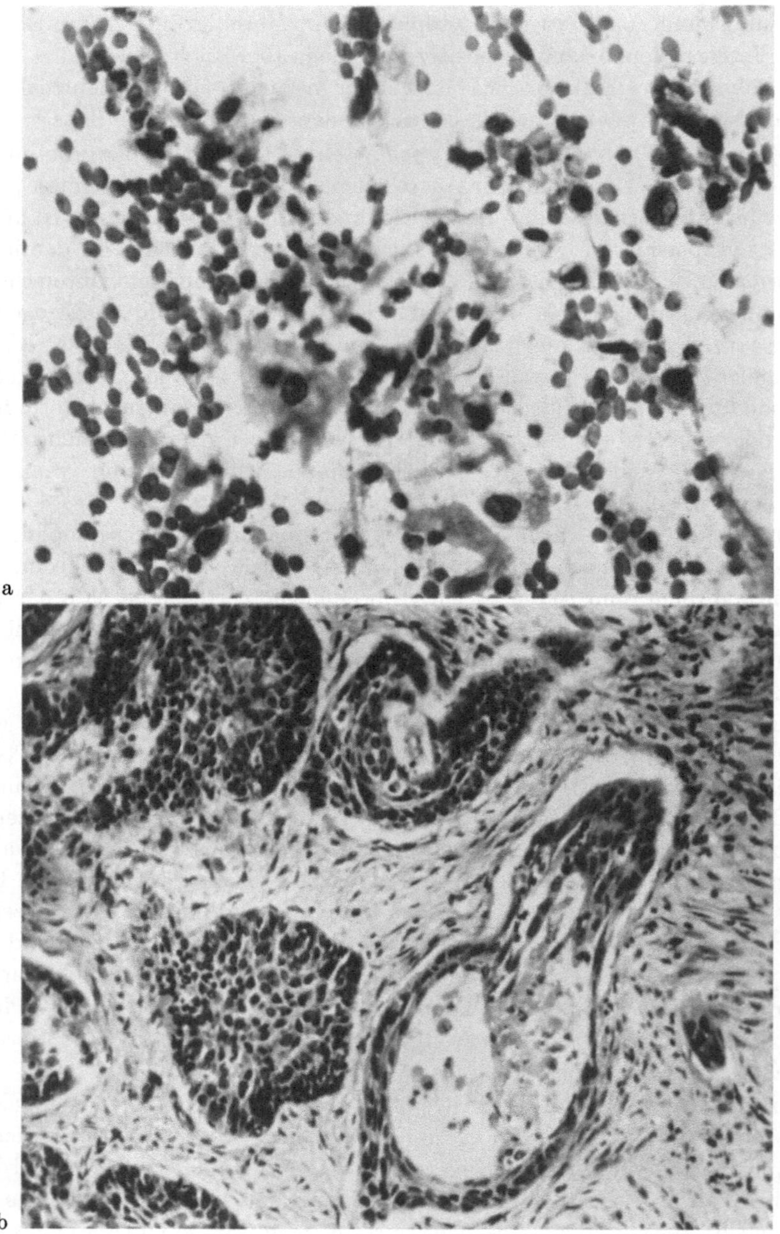

Abb. 31. a Im Vaginalausstrich vorwiegend atypische Spindelzellen. Papanicolaou-Präparat.
b Die Histologie ergibt ein Plattenepithelcarcinom mit Verhornung. 58jährige Patientin.
HE-Färbung

von Präkeratin (SH-Gruppen) mit Hilfe der Ferriferricyanidreaktion nach FRÉ-
DÉRIC und CHÈVREMONT gelingt deutlich. Es wird Berliner Blau gebildet als
Zeichen stark reduzierender SH-Gruppen (Cystein). Der Nachweis von Keratin
(SS-Gruppen) mit der PFAS-Reaktion („performic acid Schiff") nach PEARSE

ergibt die Anwesenheit von Disulfidgruppen, was als Charakteristikum für das
Vorhandensein von Cystin und Keratin angesehen werden kann. Proteine lassen
sich mittels der Ninhydrin-Schiff-Reaktion und Alloxan-Schiff-Reaktion nachweisen. Neutralfette werden vermißt (Sudanschwarz B), während Phospholipoide
vorhanden sein dürften (Säurehämateintest nach BAKER). Die Fermentreaktionen
sind uncharakteristisch.

Der *Kern* von Spindelzellen gibt mit Feulgen-Reaktion, Methylgrün und
Toluidinblau eindeutig positive Reaktionen. Durch die Kondensation des Chro-

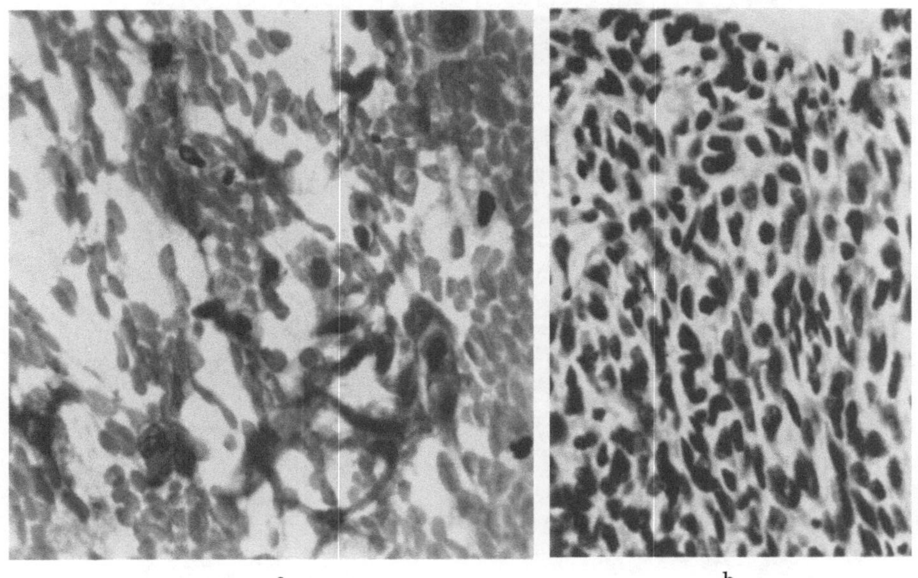

a   b

Abb. 32. a Vaginalabstrich. Vorwiegend atypische Spindelzellformen zwischen Erythrocyten.
Papanicolaou-Präparat. b Probeentnahme von der Portio. Plattenepithelcarcinom, invasiv,
mit spindelzelliger Differenzierung. 69jährige Patientin. HE-Färbung

matins wird ein hoher DNS-Gehalt vorgetäuscht. Von den Enzymen geben die
alkalische und saure Phosphatase und die Phosphoamidase im Kern eine deutliche Aktivität nach kürzerer Inkubationszeit.

Der *Nucleolus* läßt sich nur dort darstellen, wo die Kernpyknose nicht fort-
geschritten ist. Er enthält RNS in höherer Konzentration und stellt sich innerhalb des Kerns mit Methylgrün-Pyronin deutlich rot dar.

Auch BOSCHANN kommt zu dem Schluß, daß Spindelzellen zum Stratum
corneum zu rechnen und ein Ergebnis der exzessiven Ausdifferenzierung sind,
die bis zur echten Keratinisierung geht, wie sie bei normaler Ausreifung nicht
vorkommt.

Es ist gelegentlich die Frage aufgeworfen worden, ob das Auftreten von
Spindelzellen differentialdiagnostisch für das Vorhandensein eines invasiven Carcinoms oder eines gesteigert atypischen Epithels verwendet werden kann. Diese
Frage wurde bisher nicht einheitlich beantwortet. BAJARDI (1958), DE BRUX
et al. (1958), GRAHAM (1958), SCHÜLLER (1958), SIEGLER (1958), STOLL (1958)
finden sie im präinvasiven Carcinom nicht oder nur selten. Nach BERGER (1958)

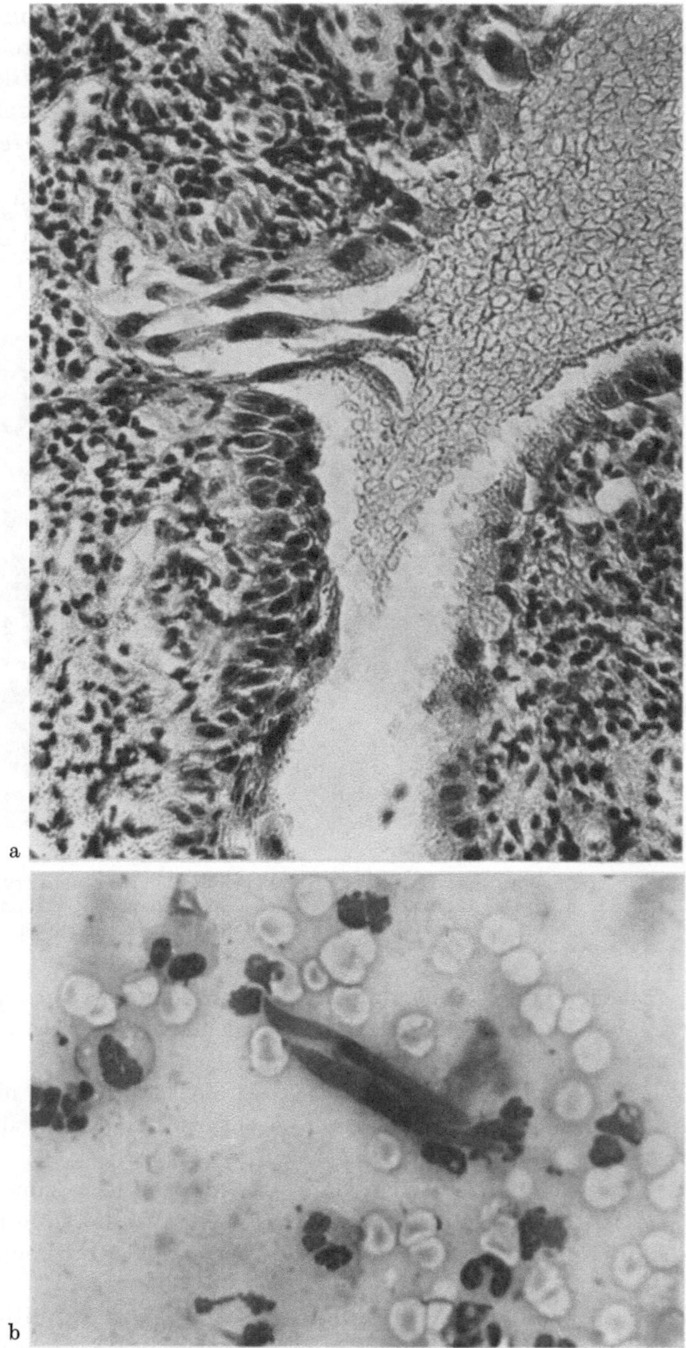

Abb. 33. a Schnitt durch eine Cervixdrüse in der Nähe ihrer Mündung. Teilweise Auskleidung durch gutartiges metaplastisches Plattenepithel, an einer Stelle mit Bildung von Spindelzellen. Diese müssen von den atypischen Spindelzellen (s. Abb. 25, 31 und 32) scharf unterschieden werden. HE-Färbung. b Papanicolaou-Präparat der aus dieser Stelle abgeschilferten Spindelzellen

und BOSCHANN (1958) sollen sie dagegen häufig vorkommen (in 60 von 73 Fällen). BOSCHANN weist darauf hin, daß die aus Spindelzellen bestehende Oberfläche des Carcinoma in situ sehr empfindlich ist, sich daher leicht abstößt und damit dem Nachweis entzieht. Die Meinungsverschiedenheit könnte damit durch die Art der Entnahme erklärt sein. Die sowohl beim invasiven Carcinom als seltener auch beim Carcinoma in situ vorkommenden Spindelzellen sind morphologisch und histochemisch nicht voneinander zu unterscheiden (BOSCHANN, 1958).

B. Normales, verändertes und carcinomatöses Endocervicalepithel

1. Das normale cervicale Zylinderepithel

Das hochzylindrische Epithel des Cervicalkanals besteht aus schleimbildenden Zellen und Flimmerzellen und senkt sich mit Krypten und Falten in ein faserreiches Bindegewebe ein. Dieses Epithel ist auf Hormone ansprechbar. Es macht im Cyclus proliferative Veränderungen durch, wobei sich sowohl der Zylinderepithelbelag als auch die Zusammensetzung des cervicalen Sekrets ändern (pH-Wert, Spinnbarkeit, Salzgehalt, Penetrationsfähigkeit für Spermien, Kristallisationsform). Von den Follikelhormonkomponenten wirkt insbesondere das Oestriol sekretionssteigernd (PUCK et al., 1957). Bei Wegfall der hormonalen Stimulation kommt es zu Rückbildungen des Epithels und zur Verminderung der Sekretion.

Unter normalen Verhältnissen scheint eine Exfoliation des Zylinderepithels nicht stattzufinden. Bei vorsichtigen cervicalen Ausstrichen mit dem Watteträger läßt sich jedenfalls im Ausstrich nur Schleim, aber keine Zylinderepithelzelle nachweisen. Erst bei Anwendung eines angespitzten Holzspatels lassen sich Zellen gewinnen. Dies ändert sich jedoch bei entzündlichen Veränderungen im Bereich der Cervix, bei denen stets auch zahlreiche Leukocyten, bei chronischen Prozessen auch Histiocyten vorhanden sind. Hier kommt es anscheinend durch die entzündliche Auflockerung des Zellverbandes zur Exfoliation. Insbesondere gilt dies dann, wenn das Zylinderepithel bei Ektopie den äußeren Muttermund umgibt (sog. glanduläre Erosion) und durch den Kontakt zum sauren Vaginalinhalt Macerationen unterworfen ist, die zu Leukocyteneinwanderungen, gesteigerter Zellabstoßung und Zellneubildung führen. Ähnliches gilt für die Oberfläche von Cervixpolypen. Unter diesen Umständen lassen sich im Vaginalinhalt, besser noch im direkten Abstrich von der Läsion, zahllose Zylinderepithelzellen der verschiedenen Erhaltungsgrade nachweisen.

Mit dem Phasenkontrastmikroskop unterscheidet man einwandfrei Zylinderepithelien mit Flimmerung und solche mit Sekretion (Abb. 34 und 35). Im gefärbten Präparat lassen sich die Flimmerhärchen meist nicht darstellen, so daß die Unterscheidung der beiden Zellarten schwieriger wird und der Schluß auf ihre Herkunft gelegentlich nur aus der palisadenförmigen Lagerung gezogen werden kann.

Die *Flimmerepithelien* haben die Form eines stumpfen Kegels, dessen schmale Seite nach der Basis zu gerichtet ist. Die breite abgeplattete Seite trägt den Flimmerbesatz, wobei man etwa 20 Flimmerhärchen erkennen kann. Diese sind am unteren Pol mit einem dunkel dargestellten runden Körnchen im Cytoplasma

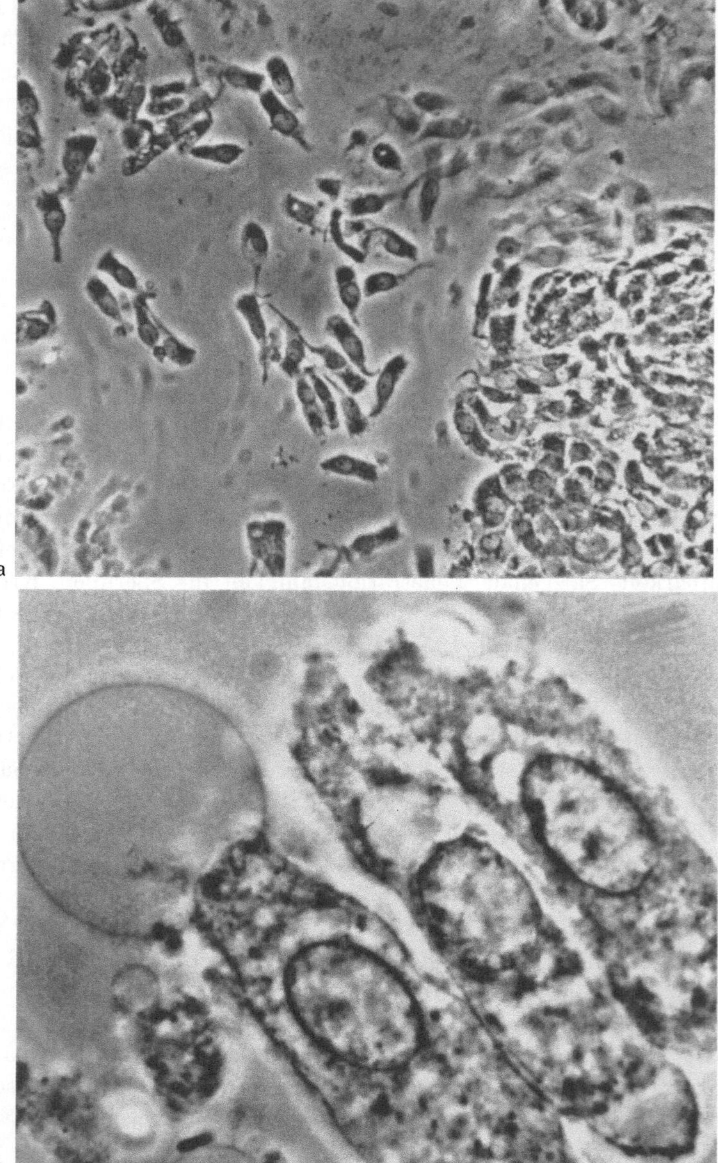

Abb. 34. a Zylinderepithelzellen, einzeln liegend, aus dem Bereich einer Ektopie. Der Cilien-
saum ist wegen der Bewegung im Vitalpräparat unscharf gezeichnet. b Stärkere Vergrößerung:
        deutliche Palisadenstellung der Zellen; Schleimvacuole in der mittleren Zelle

verankert. Die gut zu beobachtende Flimmerung aller Flimmerhärchen erfolgt
gleichzeitig mit einer Frequenz von etwa 60 pro Minute und erlischt erst nach
längerer Beobachtungszeit. Bei üblicher Fixierung und Färbung nach PAPANI-
COLAOU färben die Cilien sich rot an, gehen aber häufig verloren. Die Zellen
zeichnen sich nach Schrumpfung des Cytoplasmas durch eine tütenartige Form
aus, sie färben sich blau an. Das Cytoplasma der Zelle zeigt insbesondere unter

dem Flimmerpol eine lebhafte Granulierung, während der spitzere Zellpol meist weniger granuliert ist. Außerdem sind im Cytoplasma sehr häufig Sekrettropfen erkennbar, deren Natur noch nicht klar ist. Die Zellgrenzen sind zart, die Zellmembran ist nur angedeutet. Der große runde Kern liegt meistens in der Mitte der Zelle, hat eine scharf geprägte Kernmembran und weist eine zarte Granulierung auf. Gelegentlich sind ein oder zwei Nucleoli deutlich. Die im allgemeinen runden Zellkerne sind hyperchromatisch.

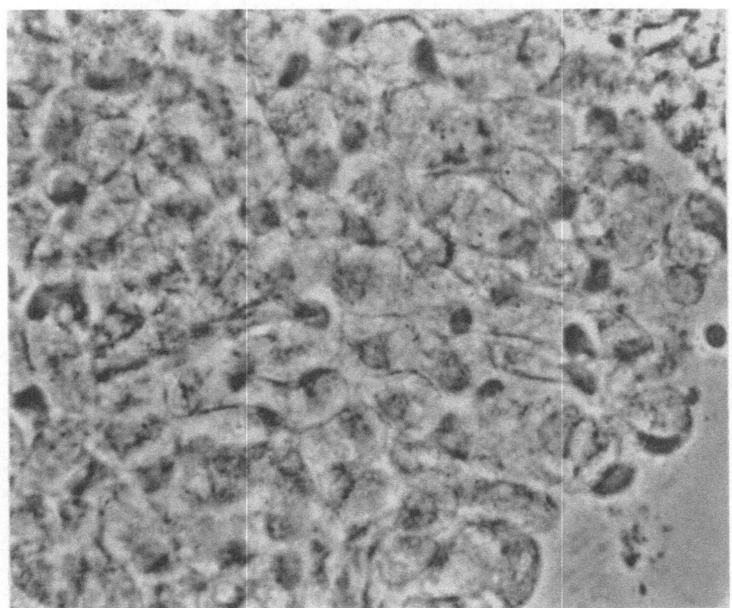

Abb. 35. Zylinderepithelhaufen mit typischer Honigwabenstruktur. Leichte sekundäre Veränderungen mit Kernquellungen und -deformierungen. Verwaschene Struktur von Kern und Plasma. Phasenkontrastbild

Die *schleimbildenden Zellen* sind demgegenüber plumper und weisen im ganzen eine größere Variabilität der Form auf. Sehr häufig nehmen diese Zellen im Sekret runde Form an. Das Cytoplasma ist leicht zerfließlich, in gefärbten Präparaten gelegentlich nur noch als zarter Schleier erkennbar, der den Kern umgibt. Häufig findet man lediglich nackte Kerne, die als Kerne von Zylinderepithelien nur durch ihre palisadenförmige Lagerung zueinander erkennbar sind. Der Kern liegt nicht mehr an einem Ende der Zelle, hinter ihm läuft gelegentlich ein zarter Cytoplasmaausläufer aus, während der obere Zellpol plump und mit Schleimvacuolen angefüllt ist. Der Kern kann rund, aber auch hochoval sein, er liegt dann in Längsrichtung des Zelleibes. Nicht selten ist der Kern gegen den schleimbildenden Pol der Zelle gerade abgeplattet und wirkt wie eine Kugelkalotte.

2. Das veränderte Zylinderepithel des Cervicalkanals

Entzündliche Veränderungen im Bereich des Zylinderepithels, wie sie bei Ektopien und Polypenbildungen immer vorhanden sind, verursachen die Abschilferung

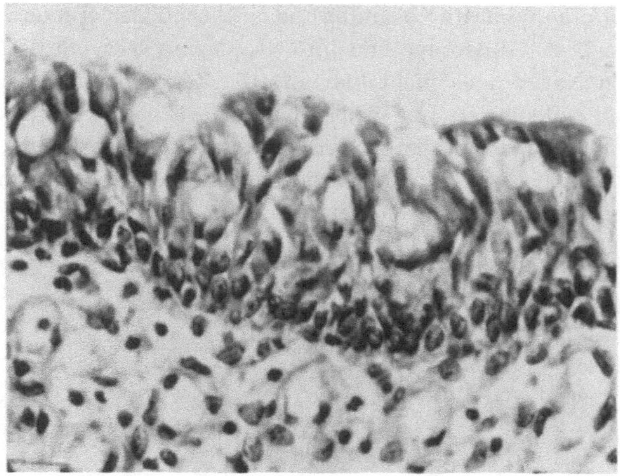

Abb. 36. Probeexcision aus der Cervixschleimhaut. Hyperplasie der Reservezellen.
HE-Färbung

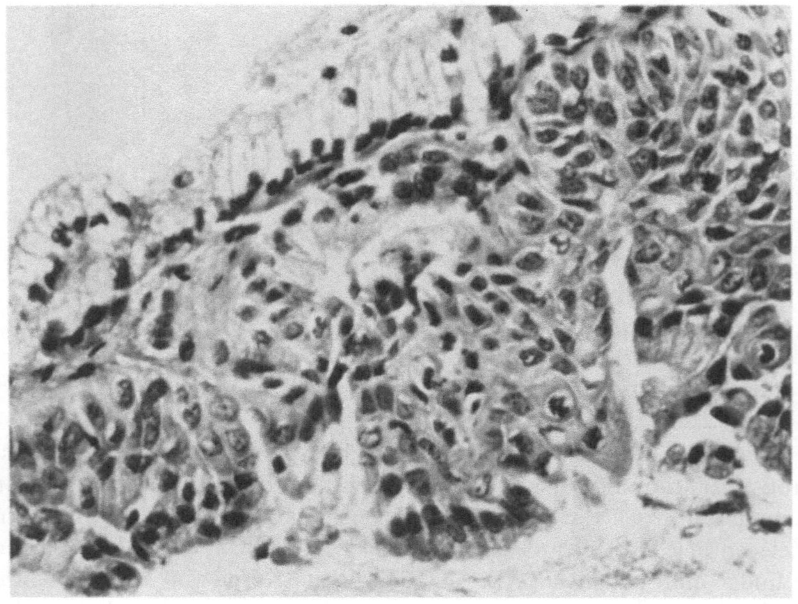

Abb. 37. Cervixpolyp mit Plattenepithelmetaplasie. Man erkennt oben die regelrechte Be-
setzung mit Zylinderepithel; unten Hyperplasie der basalen Reservezellen und Umwandlung
zu einem indifferenten Epithel, dessen Kerne unregelmäßig sind und auch Mitosen aufweisen.
HE-Färbung

der Endocervicalzellen, verändern aber auch gleichzeitig die Morphologie der
Zellen nicht unbeträchtlich. Das Cytoplasma erscheint unschärfer begrenzt, seine
Vacuolisierung nimmt zu, schließlich löst es sich ganz auf. Die Kerne werden
häufig durch Flüssigkeitsaufnahme größer und variieren in der Form. Ihre Anfärbbarkeit nimmt ab. Andererseits kann der Kern auch so weitgehend schrump-
fen, daß er als halbmondförmig zusammengesinterter Rest an einem Zellpol liegt,

während die geschädigte Zelle als solche leer erscheint und rundovale Form angenommen hat.

Nach Auflösung des Cytoplasmas liegen die Kerne nackt da, und ihre Abgrenzung gegen die nackten Kerne von Basalzellen oder von Zellen unreifer Carcinome ist äußerst schwierig, es sei denn, daß die mosaikartige Anordnung der Lagerung darauf hinweist, daß man es hier mit den Resten von Zylinderepithelzellen zu tun hat.

Bei der *Reservezellhyperplasie* und der *Plattenepithelmetaplasie* im Bereich der Cervix treten unter dem Zylinderepithel eine oder mehrere Lagen eines basalzellähnlichen undifferenzierten Epithels auf (Abb. 36 und 37). Diese jugendlichen Zellen mit einem schmalen Cytoplasmasaum und hyperchromatischem rundem oder ovalem Kern, der in seiner Größe etwa dem der Basalzellen entspricht und gelegentlich exzentrisch gelegen ist, können diagnostische Schwierigkeiten machen. Bei der PAS-Reaktion wird das Cytoplasma auch nach Diastaseverdauung rot dargestellt, womit ein Hinweis auf die Anwesenheit von Mucopolysacchariden gegeben ist. Pseudopodienartige Cytoplasmaausläufer sind häufig, die Struktur der Kerne ist meist zart. Diese indirekte Metaplasie im Bereich der basalen Schichten des Zylinderepithels kann in eine unreife und reife Form weiter unterteilt werden (McCORKLE und REAGAN, 1954):

Bei der *unreifen Form* kommt es zur Ausbildung einer 6—12 Schichten dicken Zellage, die von unten nach oben nur geringe Ausreifung zeigt. Die Kerne bleiben bis in die oberen Regionen groß, sie sind gleichmäßig, haben eine zarte Membran; ihr Chromatin ist fein granuliert. Ein oder zwei Chromozentren sind erkennbar. Das Cytoplasma ist nach PAPANICOLAOU homogen blau. Die Zylinderepithelschichtung kann an der Oberfläche noch von regelrechten Zylinderepithelien bedeckt sein.

Bei der *reiferen Form* wird eine Umbildung zum Plattenepithel deutlicher, die Zellen nehmen polygonale Formen an, die Kerne werden kleiner und etwas unregelmäßiger. Im Ausstrich können die unreiferen Formen mit Basalzellen, aber auch mit unreifen Carcinomzellen, die reiferen Formen mit Parabasalzellen verwechselt werden (Abb. 38a—c). Auch Spindelzellen können aus gutartigen Plattenepithelmetaplasien exfoliieren (Abb. 33).

Für die Ausbildung derartiger Reservezellhyperplasien und metaplastischer Veränderungen können sowohl lokale Faktoren (im Bereich einer Ektopie oder eines Cervixpolypen durch Exposition in den Vaginalraum) als auch hormonale Faktoren in Frage kommen. Aus Tierversuchen sind die Übergänge in dysplastisches und neoplastisches Epithel nach Oestrogengaben bekannt.

Während manche Untersucher (GRAHAM, 1961) eine cytologische Unterscheidung der Reservezellhyperplasie, der Basalzellhyperplasie und der Dysplasie nicht vornehmen, weil sie über die cytologischen Möglichkeiten hinausgehe, sind die gleichzeitig histologisch arbeitenden Untersucher für eine derartige Unterscheidung (DE BRUX und DUPRÉ-FROMENT, 1961), vor allem, um eine Abgrenzung gegen die Zellbilder beim Carcinoma in situ und beim unreifen invasiven Carcinom zu erreichen. Die Schwierigkeiten einer derartigen Abgrenzung hat BAJARDI (1961) dargestellt. Nach unserer Auffassung muß der Cytologe die in Frage kommenden Zellbilder als „auffällig" oder „verdächtig" bezeichnen und eine histologische Abklärung herbeiführen.

7*

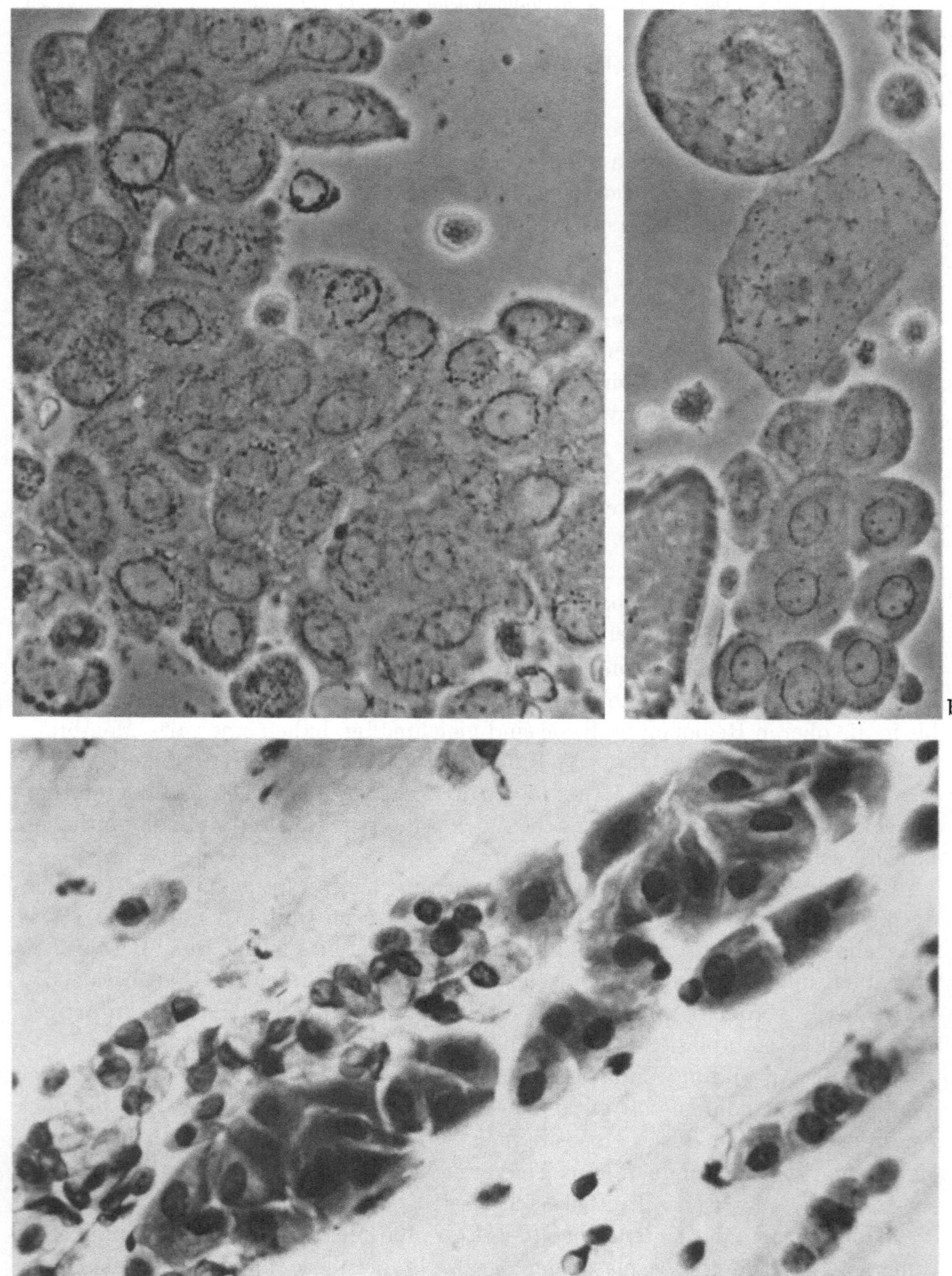

Abb. 38a—c. Phasenkontrastbild (a und b) und Papanicolaou-Präparat (c) aus dem Bereich der Cervixschleimhaut. a Undifferenzierte Zellen aus einer gutartigen Plattenepithelmetaplasie. Gleichmäßige Kernform, das Cytoplasma z. T. aufgelöst, z. T. nur als Schleier erhalten. Einzelne Zellen weisen noch durch ihre Ausziehung mit basalem Kern auf die Abstammung von Zylinderepithel hin. b Umwandlungszone. Proliferierte Basalzellen vom Wachstumsrand des Plattenepithels; daneben ein Erythrocytenhäufchen; darüber eine Intermediärzelle; die große runde Zelle am oberen Bildrand ist eine Parabasalzelle. Vereinzelte Leukocyten. c Zellen aus dem Bereich der Metaplasie: Die Zylinderepithelzellform ist größtenteils noch erhalten, wobei der Kern randständig bleibt und das Cytoplasma Vacuolen aufweist. Einige Zellen nehmen den Charakter der Basal-Parabasalzellen an. Vereinzelt auch nackte Kerne. Nur geringe Variabilität der Kerngröße und -form

3. Das carcinomatöse Zylinderepithel

Beim Adenocarcinom des Collum uteri nimmt die Polymorphie der Zellen erheblich zu. Es treten groteske Zellformen auf, die nicht selten zwei Kerne enthalten. Das Cytoplasma ist häufig stark vacuolisiert oder enthält eine große

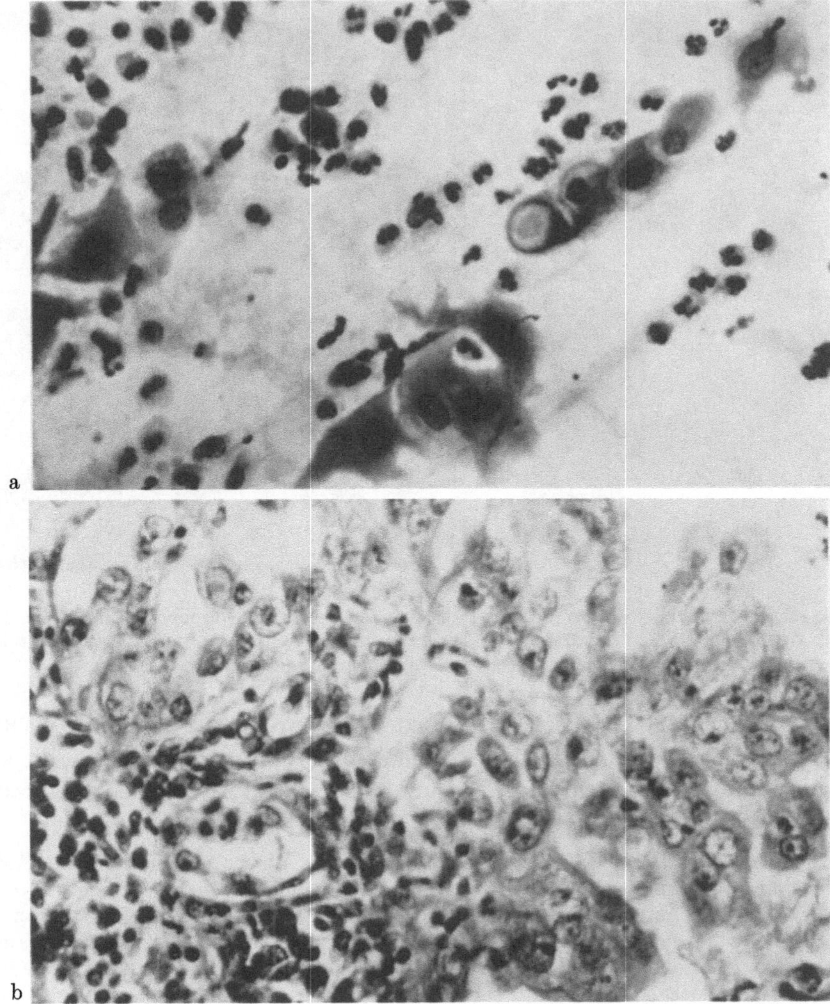

Abb. 39. a Endocervicalabstrich. Tumorzellen mit wabiger Cytoplasmastruktur, Vacuolenbildung und Phagocytose. Zahlreiche Leukocyten. Papanicolaou-Präparat. b Probeentnahme aus dem Cervicalkanal: tiefer Cervixknoten; Randpartie eines zerfallenden Adenocarcinoma colli. HE-Färbung

Schleimvacuole, die den Kern an den Rand drängt. Man muß zwischen reifen und unreifen Zellformen unterscheiden.

Die unreifen Zellen haben alle Eigenschaften der malignen Zelle mit wenig differenziertem Cytoplasma, großen, hyperchromatischen Kernen und grober Chromatinstruktur (Abb. 39 und 41). In den reiferen Zellformen bilden sich mit zunehmender Häufigkeit Vacuolen im Cytoplasma (Abb. 40) (DE BRUX und

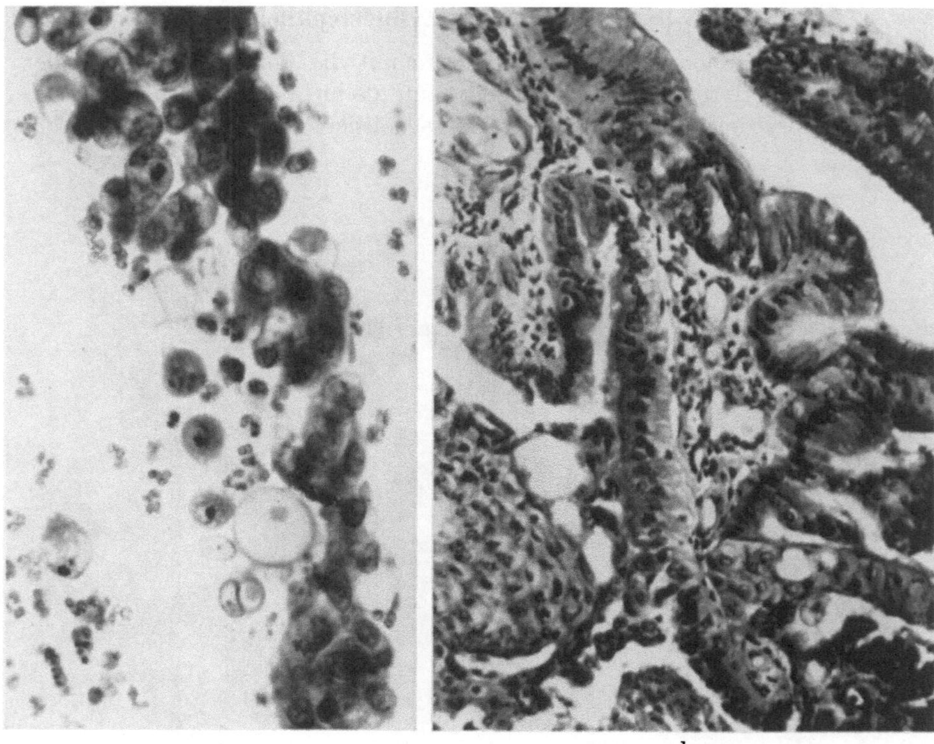

a   b

Abb. 40. a Direktabstrich von der Portio; Papanicolaou-Präparat. Tumorzellreihe; die Zellen
sind z. T. vacuolisiert, z. T. erkennt man Kernzerfall. b Probeentnahme von der Portio; reifes
Adenocarcinom. Auch hier gelegentlich Vacuolenbildung. HE-Färbung

DUPRÉ-FROMENT, 1960; KRIMMENAU, 1960; TERZANO, 1960; WACHTEL, 1960).
Bei reifen, schleimbildenden Carcinomformen ist die Polymorphie gering, die aus
ihnen abgeschilferten Zellen lassen sich von normalem Zylinderepithel kaum
unterscheiden (SCHÜLLER, 1955).

Nach DE BRUX und DUPRÉ-FROMENT (1960) haben die Adenocarcinomzellen der Endocervix eher einen hyperplastischen Charakter als einen carcinomatösen. Die Kerne sind zwar
groß, aber regelmäßig, mit einem feinen Chromatingerüst, durchsichtig und enthalten Granula,
die der Kernmembran angelagert sind oder im Chromatingerüst verstreut liegen. Mehrkernige
Zellen treten auf, Mitosen werden gelegentlich gefunden. Das zuweilen reichlich vorhandene
cyanophile Cytoplasma enthält außer Vacuolen häufig polymorphkernige Leukocyten. Die
Leukocyten sind gut erhalten und drängen den Kern an den Rand der Zelle oder lösen ihn
auf. Die Lagerung der Zellen deutet auf einen papillären Aufbau der Geschwulst hin. Die
Diagnose wird nach DE BRUX und DUPRÉ-FROMENT gestellt durch

a) direkte Zeichen: Klarheit des Kernplasmas, Anisonucleose und Mehrkernigkeit, auffallende Nucleoli, Vacuolisierung des Cytoplasmas, papilläre Formation der Zellen;

b) indirekte Zeichen: Aufnahme von Leukocyten durch die Carcinomzelle.

Demgegenüber betont HOPMANN (1960), daß der Kern die bekannten Eigenschaften einer
malignen Zelle aufweise: Hyperchromasie, Verklumpung des Chromatins und ein oder mehrere
auffällige Nucleoli. Zur Unterscheidung gegenüber Zellen aus Plattenepithelcarcinomen führt
er neben der Vacuolisierung an, daß bei Adenocarcinomen die begleitenden Plattenepithelzellen normal sind, während sich bei den Plattenepithelcarcinomen alle möglichen Übergangs-
formen finden lassen.

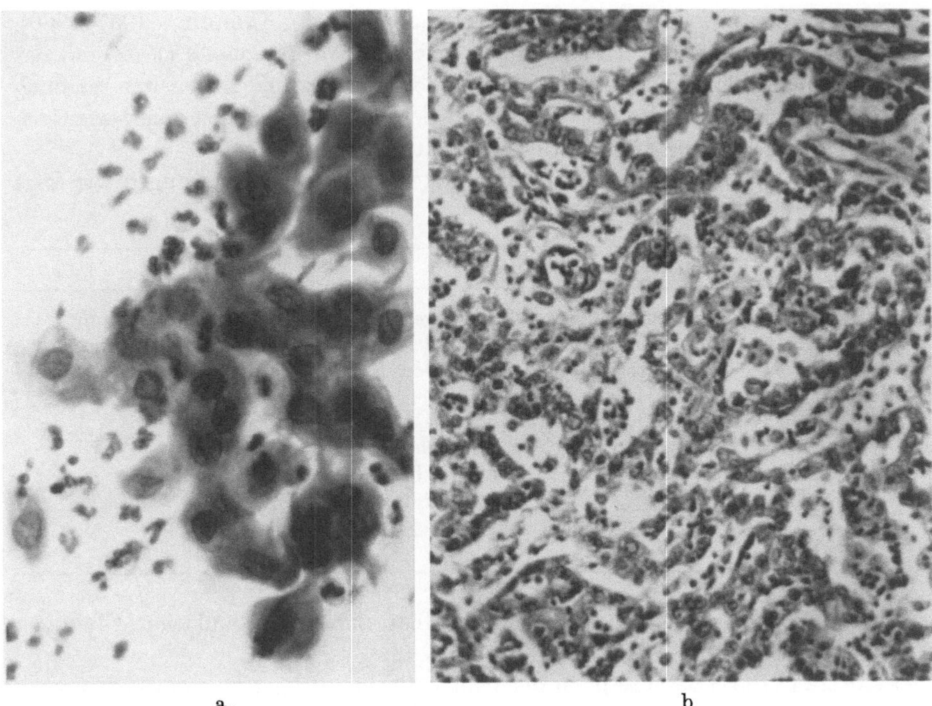

a   b

Abb. 41. a Endocervicalabstrich; Papanicolaou-Präparat. Tumorzellgruppe mit unregelmäßigen Kernen und zusammenfließendem Cytoplasma, das feine Vacuolen enthält. Eine drüsige Anordnung ist angedeutet. b Probeentnahme aus dem Cervicalkanal. Adenocarcinoma colli, niedriger Reifegrad. HE-Färbung

C. Normales und carcinomatöses Endometriumepithel

1. Normale Endometriumzellen

Endometriumzellen treten selten in Abstrichen auf, die aus der Vagina entnommen sind. Einzelne Zellen gehen wahrscheinlich auf dem Wege durch den Cervicalkanal zugrunde. Dagegen findet man sie bei der Menstruation und bei Uterusblutungen hormonaler Genese meist in kleinen Verbänden gut erhalten. Es handelt sich um kleine Epithel- oder Stromazellen, die rund oder kubisch sind. Der runde dunkelgefärbte Kern ist mittelständig und enthält einen oder mehrere Nucleoli. Er ist von einem schmalen blaugefärbten Cytoplasmasaum umgeben. Je nach dem Funktionszustand wechseln Kerngröße und Zellform, jedoch sind die in Gruppen zusammenliegenden Zellen einander außerordentlich ähnlich, so daß die Diagnose meist keine besonderen Schwierigkeiten macht.

Zellen, die unmittelbar durch Absaugen aus dem Cavum uteri entnommen sind, eignen sich infolge ihres besseren Erhaltungszustandes eher für eine Funktionsdiagnose, aber auch eher für die Diagnose eines bösartigen Tumors im Uteruscavum. Infolge der Schwierigkeiten bei der Direktentnahme und den damit eventuell verbundenen Komplikationen hat die Endometriumcytologie in der Praxis nicht die gleiche Bedeutung gewinnen können wie die Vaginalcytologie. Nachdem 1943 CARY eine Aspirationskanüle angegeben hatte, haben sich HECHT (1952),

REAGAN und SOMMERVILLE (1954), ROMBERG (1954, 1955), FERREIRA (1957, 1960),
DE NEEF et al. (1963) und in Deutschland insbesondere BOSCHANN (1958) mit der
Endometriumcytologie beschäftigt. HECHT beschreibt große Zellen mit reichlich
vacuolisiertem Cytoplasma und exzentrischen Kernen als Zeichen einer sekretorischen Funktionsleistung der Uterusschleimhaut.

ROMBERG (1954) hat die funktionellen cytologischen Veränderungen wie folgt
dargelegt:

	Stromazellen	Drüsenzellen
4. Tag des Cyclus	Kern regelmäßig und klein, regelmäßige Chromatinverteilung, Basophilie	Zylinderepithelien mit feiner Vacuolisierung
11. Tag	größere, reifere Zellen mit großem Kern und deutlichem Nucleolus	Auftreten von Sekret-vacuolen
14. Tag	große Kerne mit Anisonucleose, Zunahme der Chromatinstruktur, deutliche Nucleoli	
Bis 24. Tag	zunehmende Hypertrophie der Kerne	
Nach dem 25. Tag	beginnende regressive Veränderungen mit Untermischung von Leukocyten, Nekrobiose	beginnende regressive Veränderungen

Bei Glykogenfärbung findet er unmittelbar nach der Ovulation Glykogen
in den Drüsenzellen.

FERREIRA (1957) beschreibt in der frühen Proliferationsphase ein kompaktes,
uniformes Stroma mit nur geringer Anisonucleose, gut entwickelter Chromatinstruktur und einem schmalen, unscharf begrenzten Cytoplasmasaum. Die Drüsenzellen ordnen sich in Gruppen an, sind rund, vacuolisiert und enthalten einen
großen, regelmäßigen, meist exzentrisch gelegenen Kern. Mitosen treten gelegentlich auf. In der späteren Proliferationsphase wird in einigen Stromazellen eine
leichte Kernpyknose deutlich, die Drüsenzellen ordnen sich blattförmig an, ihr
Kern steht basal, das Cytoplasma ist zart trabeculär strukturiert. In der Proliferationsphase enthält das Stroma kein Glykogen, dies tritt erst gegen die
Ovulation zu in Form feiner, um den Kern angeordneter Granula in einem Teil
der Zellen auf.

In der frühen Sekretionsphase wird die Pyknose der Stromazellen ausgeprägter,
die Drüsenzellen weisen ein durchsichtiges Cytoplasma mit Vacuolen auf. Ihr
Kern ist geschrumpft und zeigt eine feine Vacuolisierung. Bei der Färbung nach
McMANUS findet man Glykogen in den Drüsenzellen, vor allem um den Kern
herum, in feinen Granula angeordnet. Mit Fortschreiten der Sekretionsphase
nimmt die Pyknose der Stromazellen weiter zu, auch der Kern der Drüsenzellen
schrumpft, das Cytoplasma löst sich auf, Gruppenbildung in Bienenwabenform
ist häufig anzutreffen. Glykogen ist reichlich vorhanden.

Beim Ausbleiben der Ovulation bestehen die Charakteristika der Proliferationsphase weiter.

Bei der glandulär-cystischen Hyperplasie des Endometriums findet man
Drüsenzellen wie in der Proliferationsphase, sie sind jedoch manchmal größer,
länger ausgezogen und liegen in Blütenform nebeneinander (FERREIRA, 1958).

Die Autoren halten es für möglich, die Cyclusphasen voneinander zu trennen und auch
Cyclusstörungen zu diagnostizieren. Man muß dazu bemerken, daß es sich nicht um eine

rein exfoliative Cytologie handelt, sondern daß den Untersuchern bei der Endometrium-aspiration immer Gewebsbröckel zur Verfügung stehen, daß es sich also schon bei zwar cytologischer Verarbeitung des Materials um einen Übergang zur Gewebsdiagnose handelt.

Nach BOSCHANN (1958) lassen sich bei Aspiration aus dem Cavum die folgenden Zelltypen unterscheiden:

a) Zylinderepithelien von der Schleimhautoberfläche mit einem feingranulierten ovalen Kern an einem Zellpol.

b) Drüsenepithelien der Funktionalis, etwas größer als die unter a) genannten. Der Kern ist in der Proliferationsphase oval, in der Sekretionsphase mehr rund. Mitosen werden in der Proliferation beobachtet. In der Sekretion wird der Cyto-plasmasaum schmaler, und kurz ante menstruationem beherrschen nackte Kerne das Bild.

c) Drüsenzellen der Basalis mit dichterem Chromatingerüst ohne cyclische Veränderungen.

d) Stromazellen der Compacta, ebenfalls mit cyclischen Veränderungen, in der Proliferation mit dichten runden Kernen, in der Sekretion weniger kompakt mit reichlichem Cytoplasma.

e) Stromazellen der Basalis, wie unter d) in der Proliferationsphase.

BOSCHANN möchte den einheitlichen Ausdruck „Endometriumzellen" daher vermeiden und die Zellen vor allem gegen die endocervicalen Drüsenzellen ab-grenzen. Die letzteren sind durchweg größer. Eine Unterscheidung ist jedoch nur dann möglich, wenn man Zellhaufen vor sich hat.

Mit der Unterscheidung von Endometriumzellen von Endocervicalzellen haben sich besonders SCHÜLLER (1958), SMOLKA (1958) und ZINSER (1958) beschäftigt, und zwar unter Anwendung der Phasenkontrast- und auch der Fluorescenzmikro-skopie. Cilien kommen in beiden Abschnitten vor. Über cytometrische Unter-suchungen an normalen und abnormen Endometriumzellen berichtet BOSCHANN; er findet bei Carcinomen eine erheblich größere Variabilität und eine deutliche Vergrößerung der Kernmasse. Cytologische Untersuchungen bei der Endometritis hat BOSCHANN, bei der Endometritis tuberculosa TERZANO (1958) angestellt.

2. Adenocarcinomzellen des Corpus uteri

In einem Viertel der Fälle mit Endometriumcarcinom erreichen die Zellen nicht in guterhaltener Form den Vaginalraum. Wenn sie im Vaginalgewölbe erscheinen, so ist ihre Zahl gering, und es bedarf zu ihrer Entdeckung einer besonders gründlichen Durchsicht.

Eine Aspiration aus dem Cavum uteri liefert mehr Zellen in besser erhaltener Form und ist daher vorzuziehen, wenn man nicht gleich auf die Probeabrasio mit histologischer Untersuchung übergehen will.

Die Besonderheiten der Adenocarcinomzellen entsprechen im allgemeinen denen der malignen Zelle. Sie weisen auf: Vergrößerung, Variation in der Größe und Unregelmäßigkeiten der Zell- und Kernform, dunkles und grobes Kern-chromatin mit Verklumpungen, vergrößerte Nucleoli. Nicht selten findet man die Zellen zusammengelagert, wobei gelegentlich die drüsige Anordnung noch erkennbar bleibt. Sind dagegen nur einzelne Zellen vorhanden, so ist die starke Anfärbung der groben Chromatinstruktur, welche allerdings die Hyperchromasie der Plattenepithelcarcinomzellen nicht erreicht, und das Vorhandensein großer Nucleoli das sicherste Kriterium, auf das sich die Diagnose stützt.

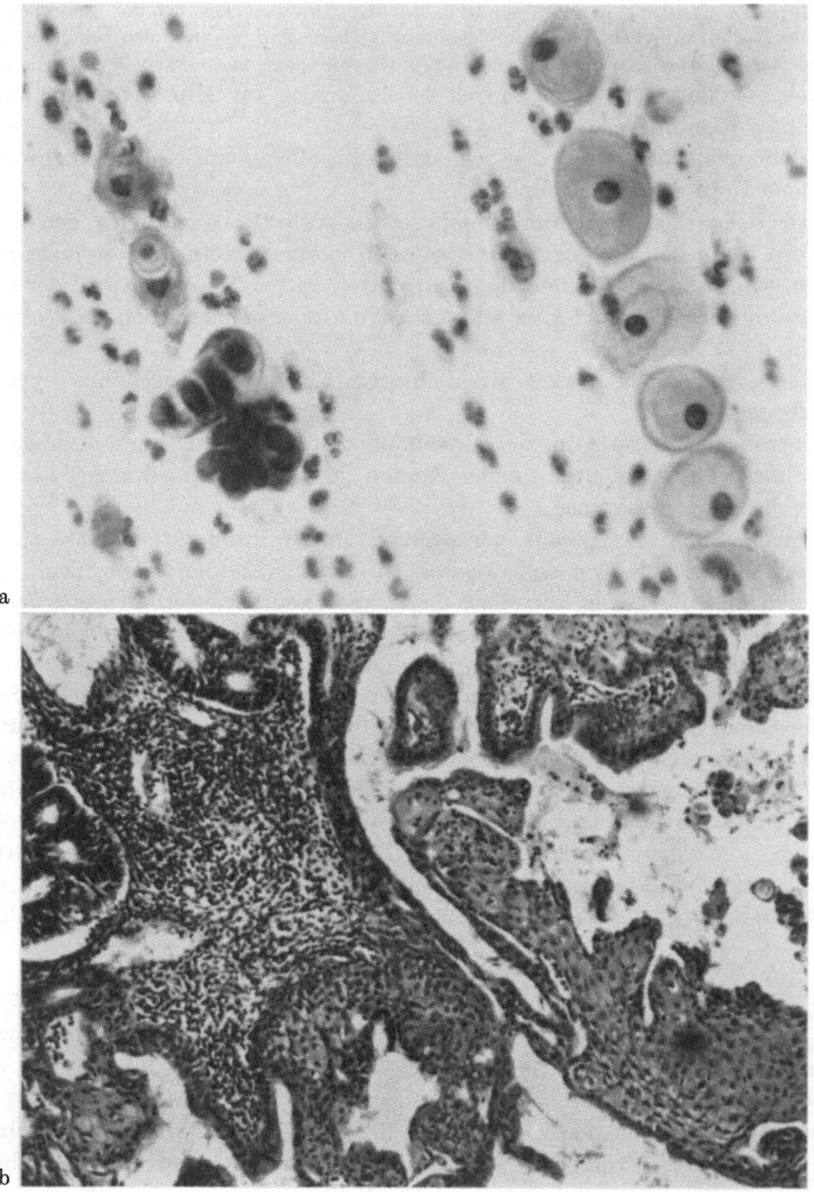

Abb. 42. a Vaginalausstrich, Papanicolaou-Färbung. Einige Parabasalzellen (atrophischer
Ausstrich); daneben Tumorzellen in drüsiger Anordnung sowie Phagocytose. b Abradat,
HE-Färbung. Korpuscarcinom: Adenocancroid. 69jährige Patientin

Schrumpfungen des Kerns bis zur vollendeten Kernpyknose sind häufig anzutreffen. Soweit die Chromatinstruktur und die Nucleoli noch erkannt werden
können, geben sie einen Hinweis auf die Herkunft der Zellen, bei abgeschlossener
Pyknose bleibt der dichte Kern immer noch größer und in seiner Form unregelmäßiger als der nichtcarcinomatöse pyknotische Zellkern (Abb. 42).

Ist das Cytoplasma gut erhalten, ausgezogen und scharf begrenzt, so kann die Zelle den Typ der ausreifenden Plattenepithelcarcinomzelle annehmen. Derartige Zellformen lassen sich insbesondere bei höher differenzierten Adenocarcinomen und bei Adenocancroiden finden. Cytoplasmavacuolen werden dabei häufig angetroffen; sie drängen den Kern an den Rand, so daß die Zelle Siegelringform annehmen kann. Derartige Vacuolen weisen auf die glanduläre Herkunft der Zellen hin, sind aber kein sicherer Beweis für Malignität, da sie auch in gutartigen Endometriumzellen angetroffen werden. Auch bei diesen Zellen bleibt die Kernstruktur das sicherste Zeichen in der Beurteilung. Die Cytoplasmavacuolen weisen nicht selten Leukocyten als Einschluß auf.

Als Begleitelement bei Korpuscarcinomen sind im Ausstrich neben zahlreichen Erythrocyten und Leukocyten immer Histiocyten zu finden (BERG und DURFEE, 1958).

Die Untersuchungen von Endometriumzellen in der *Gewebekultur* sind mit denen eines unter optimalen Bedingungen gewonnenen cytologischen Endometriumabstrichs vergleichbar. Sie haben zu interessanten Ergebnissen geführt (HEIM, 1922, 1928; CRON und GEY, 1927; CAFFIER, 1928; TRAUT, 1928; HIRSCH und JONES, 1933; AZUMI, 1937; VALLE und POMERAT, 1947; HELLWEG und SHAKA, 1959; PAPANICOLAOU und MADDI, 1958, 1959, 1961 u.a.m.). Bei den normalen Zellen wurde ein Wachstum in allen Cyclusphasen beobachtet, wobei sich jedoch die Stromazellen anders verhalten als die Drüsenzellen. Während die ersteren entlang von den in die Gewebekultur eingebrachten Fasern dichte Gruppen und zusammenhängende Membranen bilden, schwärmen die epithelialen Zellen in einem einreihigen dünnen Schleier aus. Dabei nehmen die Stromazellen epitheloïde Formen an und erinnern z.T. an prädeciduale Zellen. Die Zellen aus Adenocarcinomen weisen eine ausgeprägte Strukturanomalie in Kern und Plasma auf und entfalten eine hohe mitotische und phagocytäre Aktivität, so daß ihre Abgrenzung gegen normale Zellen erleichtert wird.

D. Celluläre Begleitelemente

1. Muskel- und Bindegewebszellen

Bei Verlust der Epithelschicht können Bindegewebszellen abgeschilfert werden. Ihr Auftreten ist fast immer von erheblichen entzündlichen Erscheinungen begleitet. Als Ursprung kommen in Frage: Erosionen oder Ulcerationen im Bereich der Vagina und der Portio, submuköse Myome mit Erosion der Oberfläche, und als bösartige Spielart: Zellen aus Schleimhautsarkomen des Uterus (extrem selten).

Gutartige Bindegewebszellen behalten auch nach der Exfoliation ihre ursprüngliche Form bei: sie sind oft lang ausgezogen und sehr zart. Der Kern ist durchweg spindelförmig und variiert in der Größe. Die Chromatinstruktur ist grob oder fehlt ganz, so daß der Kern sich einheitlich dunkel anfärbt. Die Zellgrenzen sind unscharf, das Cytoplasma färbt sich cyanophil und weist zarte Granulationen auf. Der Ausdruck „vermiform bodies" trifft sehr gut das morphologische Bild, da die feinen, filiformen Zellen meist in Haufen zusammenliegen.

Die aus *Schleimhaut- oder Myosarkomen* ausgeschwemmten Zellen haben häufig ebenfalls Spindelform, lassen aber durch weitgehende Auflösung des Cytoplasmas und auffallende Kernvariation, insbesondere auch durch das Auftreten monströser Kernformen auf Malignität schließen.

Eine Abgrenzung dieser Bindegewebszellen gegen spindelförmig ausgezogene Epithelzellen ist durchweg möglich. Derartige Epithelzellen können von der Oberfläche des abnorm veränderten Plattenepithels, von metaplastischen Veränderungen, aber auch aus reifen Plattenepithelcarcinomen ausgeschwemmt werden. Schließlich nehmen auch Zylinderepithelzellen Spindelform an. Der Ausdruck Spindelzelle oder „Fiber"zelle sollte für Bindegewebszellen nicht verwendet werden, weil er in der Cytodiagnostik für maligne Zellen bereits eingeführt ist.

Eine Einteilung der Zellformen, die alle Arten spindelförmiger Zellen berücksichtigt, ist von KORTE (1958) und STOLL (1958) vorgeschlagen worden:

KORTE	STOLL
Epitheliale neoplastische Spindelzelle	Spindelförmige maligne Ca- oder Sa-Zelle
Epitheliale nichtmalige Spindelzelle	Filiforme Plattenepithelzelle
Mesenchymale anaplastische Spindelzelle	Filiforme Zylinderepithelzelle
Histogenetische Zelle (Fibrocyt)	Filiformer Fibrocyt oder Fibroblast

2. Erythrocyten

Erythrocyten im Ausstrich sind außerhalb der Menstruation als unphysiologisch anzusehen. Ein blutiges Cervicalsekret oder Blutspuren im Cervixschleim weisen darauf hin, daß in höheren Abschnitten des Genitales eine Blutungsquelle besteht, wobei es sich um eine entzündliche Veränderung im Cervicalkanal oder im Cavum uteri, aber auch um Polypenbildung oder Carcinome handeln kann.

Finden sich Erythrocyten im Direktabstrich von der Portio, so erfolgt der Blutaustritt aus gutartigen oder bösartigen Läsionen an dieser Stelle. Gelegentlich kann es auch einmal, insbesondere aber bei etwas brüsker Entnahme mit dem Holzspatel, zum Auftreten einer Blutung kommen, wenn das regelrechte Epithel abgestreift wird. Dies ist vor allem bei der atrophischen Vaginalschleimhaut der Fall. Blutungen im Vaginalraum findet man fast immer bei der Kolpitis, insbesondere bei der Alterskolpitis (Kolpitis senilis haemorrhagica). In diesen Fällen ist die Vaginalwand gerötet und samtartig aufgelockert, oder man findet in der sonst blassen Schleimhaut umschriebene petechiale Blutungsherde, welche den Capillarschlingen im Epithel entsprechen. Entzündliche Veränderungen, insbesondere die Trichomonadenvaginitis, führen gern zur Bildung von Mikroulcera um die Capillarspitzen und geben der Schleimhaut bei kolposkopischer Betrachtung ein charakteristisches Aussehen mit umschriebener roter Tüpfelung.

Im Vitalpräparat erscheinen die Erythrocyten als kreisrunde diskusähnliche Scheiben, die Eindellung im Zentrum ist beim Spielen mit der Mikrometerschraube deutlich. Nach der Papanicolaou-Färbung nehmen sie eine blaßrote oder bräunliche Farbe an. Der Farbton und die Lagerung sind davon abhängig, ob es sich um eine frische oder ältere Blutung handelt. Bei frischen Blutungen liegen die Erythrocyten gern in Geldrollenform zusammen und färben sich lebhaft rot. Bei älteren Erythrocyten, die meist einzeln liegen, kommt es zur Abblassung mit schmutzigbraunem Farbton.

Wird unvorsichtig ausgestrichen, so können die roten Blutkörperchen länglich ausgezogen erscheinen. Schließlich ist bei reichem Vorhandensein von Blut häufig die Einzelzelle nach der Fixierung nicht mehr zu erkennen, sondern nur noch ein Konglomerat von unklar begrenzten rötlich bis gelblichen Massen.

Erlaubt die Dicke der Blutschicht im Ausstrich keine sichere Erkennung von Epithelzellen, so kann nur die Diagnose „Blutung" gestellt werden. Ein derartiger

Befund darf auf keinen Fall als unverdächtig bezeichnet werden; er erfordert eine Wiederholung.

Bei einer Blutung aus dem Cervicalkanal muß in erster Linie daran gedacht werden, die Blutungsursache durch eine Abrasio zu klären, insbesondere wenn Verdacht auf ein Carcinom besteht. Das Ergebnis der cytologischen Untersuchung wird durch die Blutbeimengung erheblich beeinträchtigt.

3. Leukocyten

Das Auftreten von Leukocyten ist einerseits abhängig von der hormonalen Lage und ändert sich quantitativ während des Cyclus, andererseits von lokalen Veränderungen im Vaginalraum oder in höheren Abschnitten.

Beim Neugeborenen treten zusammen mit Bakterien Leukocyten etwa am dritten Lebenstag auf. In der Kindheit sind sie in wechselnder Zahl vorhanden. Mit Beginn der Ovarialfunktion nimmt die Leukocytenzahl ab, sie ist — wenn andere Veränderungen ausgeschlossen sind — besonders niedrig in Phasen mit hohem Follikelhormonspiegel, also vor allem in der späten Follikelphase (präovulatorisch). Während der zweiten Cyclushälfte nehmen die Leukocyten wieder zu und werden während der Menstruation reichlich gefunden. Ebenfalls findet man zahlreiche Leukocyten in der Menopause.

Bei entzündlichen Veränderungen im Bereich der Vaginalwand (Vaginitis), der Portio (Erosionsprozeß), der Endocervix (Endocervicitis) und des Cavum uteri (Endometritis), ebenso aber auch bei zerfallenden Tumoren sind Leukocyten gelegentlich so zahlreich, daß sie eine befriedigende Diagnose erschweren. In diesen Fällen muß zunächst eine lokale Behandlung zur Aufhellung des Ausstrichbildes durchgeführt werden, wozu sich die Einlage von Antibiotica oder die lokale bzw. parenterale Applikation von Oestrogen (bei Frauen mit mangelhafter oder fehlender Oestrogenbildung) eignet. Zur Lokalisation der zugrunde liegenden Veränderungen empfiehlt WIED (1957) die getrennte Entnahme eines

Vaginalabstrichs,
ektocervicalen Abstrichs und
endocervicalen Abstrichs

und vergleicht in den vorliegenden drei Abstrichen die Zahl der Leukocyten, ihren Erhaltungszustand, das Vorkommen von Histiocyten und entzündliche Veränderungen in den Epithelzellen.

Das Auftreten von gut erhaltenen Leukocyten spricht für eine akute Entzündung. Degenerative Veränderungen der Leukocyten werden beobachtet bei chronischen Entzündungen oder bei regressiven Zuständen (atrophische Vaginitis). Guterhaltene Leukocyten entsprechen den im Blutbild gefundenen Formen. Die Zellbegrenzung und die Gliederung der Kernformen ist deutlich erkennbar. Bei degenerativen Veränderungen erscheinen Leukocyten verwaschen, oft fadenförmig ausgezogen, meist mit keulenförmig verdicktem Ende, so daß sie nicht mehr wie celluläre Elemente, sondern wie fädige Fremdbestandteile wirken.

4. Histiocyten

Histiocyten werden insbesondere beobachtet bei chronischen entzündlichen Veränderungen im Genitalbereich, außerdem bei Bestrahlungen und Fremdkörperreaktionen. Zweckmäßig unterscheidet man zwischen kleinen Histiocyten und histiocytären Riesenzellen.

Die kleinen Histiocyten entsprechen in ihrer Größe den Basalzellen des Plattenepithels und unterscheiden sich von ihnen durch Vacuolenbildung im cyanophilen Cytoplasma (Farbtafel 2 h, S. 210). Die Vacuolen können sehr klein sein und der Zelle ein schaumiges Aussehen geben, gelegentlich sieht man aber auch größere Vacuolen. Die Zellgrenzen sind meist verschwommen, gelegentlich zipfelig ausgezogen. Die vorwiegend exzentrisch liegenden Kerne haben eine gleichmäßige und feine Chromatinstruktur und mehrere Nucleoli. Die Kernmembran ist glatt, die Kernform ungleichmäßig, rund bis nierenförmig. Mitosen, die sonst in exfoliierten Zellen äußerst selten sind, werden in diesen Zellen gelegentlich beobachtet und sind in Zweifelsfällen charakteristisch für die histiocytäre Herkunft der Zelle.

Die mehrkernigen histiocytären Riesenzellen erreichen eine erhebliche Größe und enthalten in ihrem schaumigen Cytoplasma neben zahlreichen, meist regelmäßigen ovalen Kernen phagocytierte Bestandteile (Leukocyten, Lymphocyten, Detritus). Die Plasmafärbung ist cyanophil. Gegen eine Verwechslung mit carcinomatösen Riesenzellen schützt die Gleichmäßigkeit der Zellkerne.

Nach Untersuchung von PAPANICOLAOU (1953) sind Histiocyten bei regelrecht menstruierenden Frauen in großer Zahl am Ende der Menstruation und in den ersten Tagen der Follikelphase vorhanden. PAPANICOLAOU spricht diesen Histiocyten die Aufgabe zu, den Uterus und Cervicalkanal mittels ihrer phagocytierenden Eigenschaft von postmenstruellem Zelldetritus zu reinigen. Eine gleiche Anreicherung mit Histiocyten wird auch in der postpartalen Phase beobachtet.

5. Lymphocyten

Gelegentlich geraten Lymphocyten aus Keimzentren von Lymphfollikeln in den cytologischen Ausstrich, die mit Zellen eines Adenocarcinoms des Endometriums verwechselt werden können (LLOYD und FIENBERG, 1966). Abgesehen davon kommt ihnen keine wesentliche Bedeutung zu.

E. Spermien

Lebende Spermien lassen sich bei Vitalbetrachtung im vaginalen und endocervicalen Raum noch bis 24, ja sogar 48 Std nach der Kohabitation nachweisen (Abb. 43). Die Überlebensdauer dürfte außer von zahlreichen unbekannten Faktoren insbesondere abhängig sein von der Zusammensetzung der Sekrete, ihrem chemischen Milieu und etwa vorhandenen entzündlichen Veränderungen.

Die Untersuchung wird von uns in der Sterilitätsberatung gern herangezogen. Wir gehen dabei so vor, daß wir nach Ausschluß gynäkologischer Erkrankungen und vor Sicherung der Tubendurchgängigkeit (durch Persufflation oder Salpingographie) die Patientin während des Empfängnisoptimums innerhalb von 12 Std nach dem Kongressus einbestellen. Mit der Platinöse wird etwas Vaginalsekret und — nach mechanischer Reinigung des äußeren Muttermundes — etwas Cervicalsekret aus der Mitte des Cervicalkanals entnommen. Die Öse wird auf Objektträger ausgetupft, und die beiden Präparate werden sofort mittels Phasenkontrast angesehen. Das Verhalten der Spermien im Vaginalsekret läßt sich jetzt gut beobachten. Auf eine Auszählung wird verzichtet, jedoch die Beweglichkeit in beiden Präparaten bestimmt. Das Ergebnis wird mit dem Resultat des Spermiogramms verglichen.

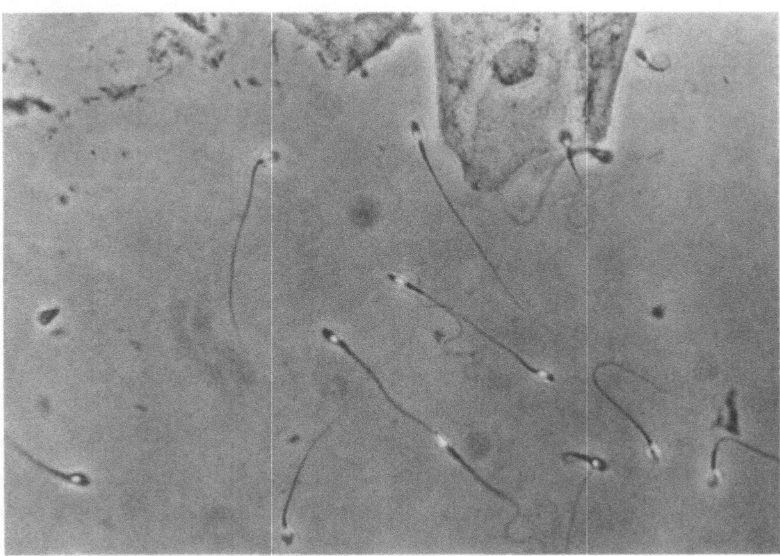

Abb. 43. Spermien, noch in lebhafter Bewegung, aus dem äußeren Muttermund 12 Std nach der Kohabitation entnommen. Phasenkontrastbild (16 × 8)

SHETTLES (1960) hat im trockenen, ungefärbten Präparat zwei Typen von Spermatozoen gefunden, die sich durch ihre Kopfgröße und -form unterschieden. Er ist der Meinung, daß die kleinere Kopfform Träger des Y-Chromosoms, die größere des X-Chromosoms ist.

VII. Schleimsubstanzen

Schleimsubstanzen aus dem Bereich der schleimbildenden Zylinderepithelien des Cervicalkanals können dem Vaginalausstrich in wechselnder Menge beigegeben sein, insbesondere bei vermehrter Schleimproduktion in der Mitte des Cyclus, aber auch bei Vorhandensein einer vegetativen Dystonie mit cervicaler Hypersekretion, einer Ektopie oder einer Endocervicitis. Bei der indirekten Entnahme ist insbesondere dann mit einer stärkeren Schleimbeimengung zu rechnen, wenn die Entnahme mit einem Saugrohr erfolgt.

Mit der Papanicolaou-Färbung stellt sich der Schleim blaßrosa bis rot, gelegentlich auch blau dar. Die Farbreaktion ist abhängig von der wechselnden chemischen Zusammensetzung des Schleimes, von dem pH-Wert nach der Durchmischung mit Vaginalsekret und von der pH-Einstellung der Farblösungen.

Zellen und Zellgruppen, die im Ausstrich von Schleim überlagert sind, nehmen nach SMOLKA (1961) vielfach einen purpurnen, bräunlichen oder bis ins Orangerot gehenden Farbton an. Vielfach sind diese Zellen durch die umgebende Schleimsubstanz nicht in genügenden Kontakt mit den Farblösungen gekommen, so daß Fehlfärbungen entstehen. Auch kann es im Schleim zu Gruppenbildung von Zellen kommen, so daß eine falsche Funktionsdiagnose resultiert. Bei der Entnahme sollte daher darauf gesehen werden, daß Schleimbeimengungen nicht auf den Objektträger kommen, soweit es sich um den regulären Vaginalabstrich handelt.

Bei endocervicalen Abstrichen dagegen ist das Vorhandensein von Schleim obligatorisch. Seine Eigenschaften sowie die Beimengung von cellulären Elementen liefern wichtige diagnostische Hinweise, auf die im folgenden kurz eingegangen werden soll.

Die Untersuchungen umfassen:

Makroskopisch: Beobachtung der Muttermundsgröße und Beurteilung der aus ihm abfließenden Schleimmenge. Durchsichtigkeitsgrad des Schleims, Farbe, Blutbeimengung. (Die Beobachtungsmöglichkeit wird durch Anwendung des Kolposkops verbessert.) Prüfung der Elastizität, Plastizität und Spinnbarkeit, wobei sich insbesondere die letztere im klinischen Gebrauch bewährt hat.

Mikroskopisch: Beobachtung des Kristallisationsphänomens (Farntest). Celluläre Beimengungen, sowohl Zylinderepithelien als auch Plattenepithelien, außerdem Vorhandensein von Leukocyten, Erythrocyten, Histiocyten und Bakterien, etwaiger Nachweis von Spermien und ihrer Beweglichkeit, Penetrationstest.

Chemisch: pH-Punkt, Wassergehalt, Kohlenhydratgehalt, Mucoproteidgehalt, Fermente.

Wir selbst gehen hierbei folgendermaßen vor: Nach Einstellung der Portio im Speculum wird mit dem Kolposkop die Weite des Muttermundes festgestellt und der cervicale Schleimpfropf auf seine optischen Eigenschaften inspiziert. Nach Reinigung der Portio mit einem Tupfer wird nun mittels einer Platinöse die Spinnbarkeit geprüft, sodann eine Schleimprobe aus dem unteren Drittel des Cervicalkanals entnommen und auf einen Objektträger gebracht. Anschließend wird mit der Platinöse eine zweite Probe aus dem mittleren Drittel auf den Objektträger gebracht. Beide Proben werden so aufgetragen, daß ein auf die Mitte des Objektträgers gelegtes Deckglas je die Hälfte der Proben abdeckt (Abb. 44). Auf diese Weise können die corpusculären Bestandteile in den beiden Proben (Erythrocyten, Leukocyten, eventuell Spermien) unter dem Phasenkontrastmikroskop bestimmt werden, während die unbedeckten, nach außen liegenden Teile beider Proben trocknen und in ihnen anschließend das Kristallisationsphänomen beobachtet werden kann.

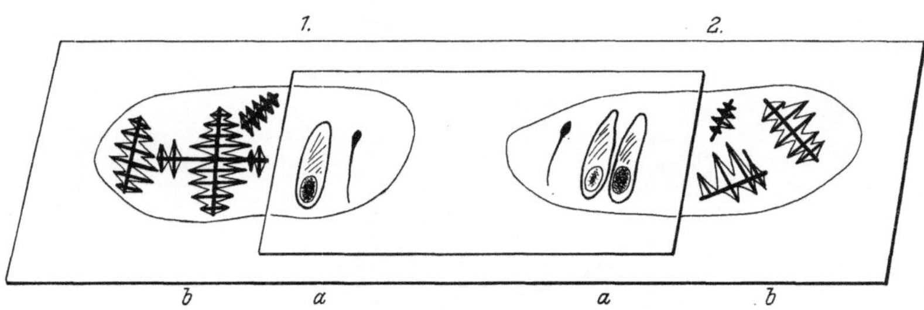

Abb. 44a u. b. Mikroskopische Untersuchung des Cervicalschleims (1. unterer Abschnitt, 2. mittlerer Abschnitt): Entnahme mit der Platinöse; Auftragen auf einen Objektträger in der Form, daß jeweils die nach innen liegenden Hälften der beiden Tropfen mit einem Deckglas abgedeckt werden können. Beurteilung: a unter dem Deckglas: die Cytologie des betreffenden Cervixabschnitts; b außerhalb des Deckglases: das Kristallisationsphänomen in dem betreffenden Abschnitt

Bei bakteriellen Verunreinigungen im mittleren Cervicalabschnitt färben wir eine Sekretprobe mit Methylenblau und nach GRAM, insbesondere für die Suche nach Gonokokken.

Ein dem uterinen Cyclus ähnlicher *cervicaler Cyclus* ist an Gewebsschnitten lediglich von WOLLNER (1936) beschrieben worden, während die meisten anderen Untersucher, so etwa SJÖVALL (1938) nur eine Dickenzunahme des Epithels gegen die Ovulation und eine Abnahme in der zweiten Cyclushälfte beobachteten. Die unterschiedliche sekretorische Leistung des Zylinderepithels im Cyclus scheint ohne wesentliche morphologische Veränderungen vor sich zu gehen. Sie findet jedoch in der *Sekretmenge und Sekretzusammensetzung* ihren Ausdruck (Abb. 45). Gegen die Ovulation nimmt die Menge des Sekrets erheblich zu, und der Schleimpfropf drängt aus dem äußeren Muttermund, der weitergestellt erscheint. Während vor und nach der Ovulation der Schleim opaque aussieht, ist er um die Ovulation glasklar und dabei durch erhöhten Wassergehalt dünnflüssig. Seine Spinnbarkeit ist 3—0 Tage vor der Ovulation maximal ausgeprägt. Zu dieser Zeit ist die Durchdringbarkeit für Spermien optimal. Der pH-Wert des Sekrets erreicht seinen höchsten Stand (etwa pH 8). Auf die weiteren chemischen Veränderungen, insbesondere den Kohlenhydratgehalt, soll hier nicht eingegangen werden.

Die *Kristallisation* des Cervixschleims bei Lufttrockenheit, die wegen der entstehenden Formation auch als Arborisation oder Farnreaktion bezeichnet wird, ist zur Zeit der Ovulation sehr ausgeprägt (Abb. 46). Es bilden sich plumpe und

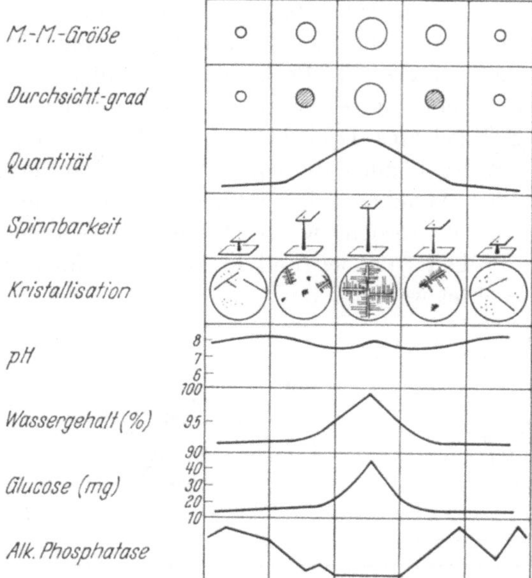

Abb. 45. Cyclische Veränderungen im Cervixschleim. (Aus Antoine, 1957)

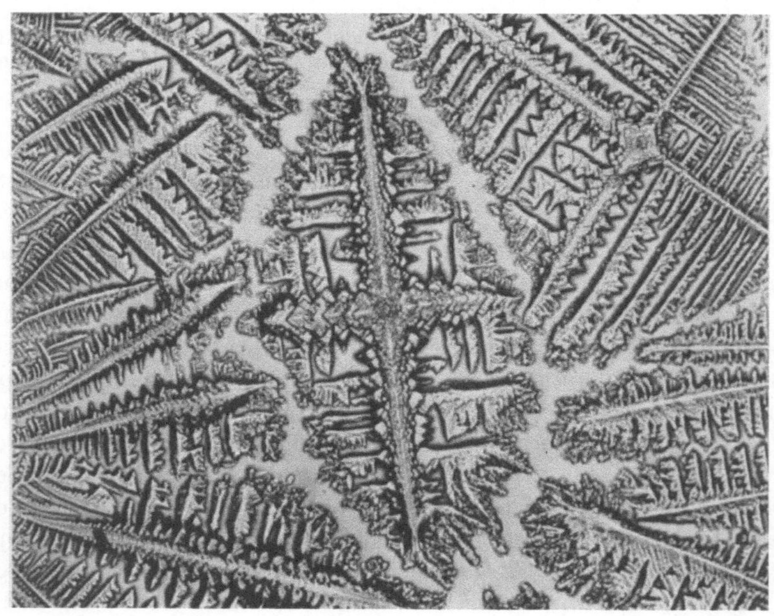

Abb. 46. Auskristallisierter Cervixschleim z. Z. der Ovulation (Farnkrautreaktion)

stark verzweigte schwere Farnbilder, die sich von den weniger plumpen während der frühen Proliferationsphase und den zarten leichten in der Sekretionsphase unterscheiden. Bei fortlaufenden Untersuchungen ist hiermit eine Bestimmung des Ovulationstermins und eine Abgrenzung des ovulatorischen gegen den anovulatorischen Cyclus gegeben.

Leukocyten kommen auch bei einer gesunden Cervix lediglich im unteren Abschnitt, in der Nähe des äußeren Muttermundes vor. Im mittleren Abschnitt dagegen wechselt das durchweg spärliche Vorhandensein von Leukocyten mit dem Cyclus. Während man nach der Menstruation und in der prämenstruellen Phase fast immer vereinzelte Leukocyten und auch Erythrocyten nachweisen kann, fehlen diese im Intermenstruum.

Die beschriebenen Veränderungen kommen durch hormonale Einflüsse zustande. Das beweisen auch die Untersuchungen, die an Patientinnen in der Menopause oder nach Ovariektomie unter parenteraler Applikation von Oestrogen, Androgen und Gestagen einzeln oder im Gemisch vorliegen (MORICARD, 1936; SJÖVALL, 1938; SHETTELS und GUTTMACHER, 1940; SABINE, 1941; ABARBANEL, 1948).

1. Gravidität

In der Schwangerschaft sind zunehmende Proliferation, Hypersekretion und Dilatation der Drüsen bekannt (STIEVE, 1927; LEVEY, 1936; FLUHMANN, 1948).

Bei Ausbleiben der Menstruation spricht das Vorhandensein eines reichlichen, dicken, opaquen Schleimpfropfs, das Fehlen der Spinnbarkeit und mangelhafte Ausbildung der Farnreaktion für eine Gravidität. Die Veränderungen sind bereits einige Tage nach Ausbleiben der Menses deutlich; sie sind ausgeprägt ab 7. Schwangerschaftswoche und können zur Frühdiagnose der Schwangerschaft herangezogen werden.

RAUSCHER (1958) sieht die Prognose für das Fortbestehen der Schwangerschaft als sehr zweifelhaft an, wenn bei einer Abortneigung (Abortus imminens mit geringer Blutung) die Verabreichung von Oestrogenen den typischen Oestrogeneffekt im Vaginalsekret und im Cervicalschleim (Auftreten der Arborisation und der Spinnbarkeit) auslöst.

Die Undurchdringbarkeit des cervicalen Schleimpfropfs in der Schwangerschaft für Spermien macht eine Superfekundation unwahrscheinlich. Außerdem bildet der Schleimpfropf eine Barriere gegen das Aufsteigen von Bakterien.

2. Sterilität

Die genannten Untersuchungen des Cervixschleimes geben wesentliche Aufschlüsse in Fällen von Sterilität, bei denen ein empfängnishindernder cervicaler Faktor angenommen werden muß. Zur Abklärung wird die Beweglichkeit der Spermien in einem Zeitraum von 12—24 Std nach der Kohabitation in der cervicalen Sekretentnahme geprüft *(Sims-Huhner-Test)* und nach MILLER-KURZROCK das Verhalten der Spermien in der Grenzzone zwischen Ejaculat und Cervixschleim auf dem Objektträger beobachtet, wobei dieser Test eventuell gekreuzt wiederholt wird mit dem Sekret einer sicher fertilen Frau bzw. mit dem Ejaculat eines sicher fertilen Mannes und den Probanden. Hierbei ist zu beachten, daß für die Penetrationsteste der Zeitpunkt der optimalen Empfängnismöglichkeit, d.h. der Zeitraum unmittelbar vor der Ovulation einzuhalten ist, weil nur dann sichere Ergebnisse zu erwarten sind.

Für die Einzelheiten verweisen wir auf die einschlägigen Arbeiten von ANTOINE (1957) und RAUSCHER (1957). Der Anteil der cervicalen Sterilitätsursachen wird von BICKENBACH und

Döring (1958) mit 12% angegeben und steht hinter der ovariellen (40%), tubaren (32%), uterinen und vaginalen (je 20%) an fünfter Stelle, während die Erfolgsquote bei einem cervicalen Faktor mit 40% die Erfolge bei allen Ursachen weit überragt.

3. Entzündung

Antibakterielle Eigenschaften des Cervixschleimes sind von mehreren Autoren angegeben worden (Barton und Wiesner, 1945; Pommerenke, 1946; Koch, 1947).

Für die klinische Untersuchung ist die Feststellung einer bestehenden Endocervicitis von großer Wichtigkeit, insbesondere bei der Differentialdiagnose einer peritonealen Reizung bzw. Pelveoperitonitis. Die ascendierende Infektion macht sich dadurch bemerkbar, daß sie beim Aufsteigen aus der Vagina und beim Passieren des Cervicalkanals entzündliche Veränderungen hinterläßt. Fehlen von Leukocyten und virulenten Bakterien in der aus dem mittleren cervicalen Abschnitt entnommenen Schleimprobe spricht gegen eine genitale Affektion und für einen Entzündungsherd an anderer Stelle, etwa für eine Appendicitis.

Wird durch die Sekretuntersuchung auch bei fehlenden klinischen Symptomen eine Endocervicitis festgestellt, so sollten alle Maßnahmen zu ihrer Ausräumung getroffen werden, weil es jederzeit von hier aus zu einer ascendierenden Infektion kommen kann. Hierzu ist zu bemerken, daß die Infektion nicht immer durch intracanaliculäres Aufsteigen zu einer akuten Salpingitis führen muß, sondern durch lymphogene Ausbreitung eine chronische Parametritis mit entsprechenden Beschwerden unterhalten kann, die erst nach Sanierung des Ausgangsherdes in der Cervix zur Ausheilung kommt.

4. Carcinom

Systematische Untersuchungen über Veränderungen des Cervixschleimes bei intracervicalen Carcinomen liegen bisher nicht vor. Allerdings ist der Schleim nach eigenen Erfahrungen immer reichlich von Leukocyten, Erythrocyten und Zelldetritus durchsetzt. Bei derartigen Befunden ist die Abgrenzung gegen eine entzündliche Veränderung von großer Bedeutung. Findet man in der Schleimprobe atypische Zellen, so wird der Verdacht auf ein Carcinom weiter unterstützt, eine Gewebsentnahme (cervicale Curettage) ist unter diesen Umständen angezeigt.

VIII. Gesamtzellbild

Im Ausstrich bilden die beschriebenen Zellen in wechselnder Zusammensetzung das Gesamtzellbild. Es erscheint zweckmäßig, alle die Zellformen, die Rückschlüsse auf den Funktionszustand erlauben, als *Funktionszellbild* zu beschreiben. Dabei handelt es sich in erster Linie um die von der gesamten Plattenepithelauskleidung des Vaginalraumes abgeschilferten Plattenepithelien der verschiedenen Reifegrade. Endocervicale Zellen und Zellen aus dem Endometrium treten in ihrer Bedeutung für die Funktionsbeurteilung zurück. Sie geben lediglich einen unterstützenden Hinweis auf die Funktion. Neben den auftretenden Zellformen spielen aber die Lagerung der Zellen zueinander, die Beimengung von Schleimsubstanz, das Auftreten von Leukocyten und die Bakterienflora eine wesentliche Rolle für die Diagnostik. Erst diese Nebenfaktoren geben dem Ausstrichbild das für die einzelnen Funktionsphasen typische Aussehen.

Sekundäre Veränderungen an den Plattenepithelien höherer Ausreifung sind — wie bereits beschrieben — gelegentlich störend, insbesondere, wenn es durch eine abundante Döderlein-Flora zur Cytolyse des Zellplasmas oder durch vaginale Infektion zur Autolyse kommt. In derartigen Fällen ist es zweckmäßig, zunächst die Bakterienflora durch Einlagen von Antibiotica zu beseitigen, damit das Funktionszellbild klar heraustritt. Ebenso störend ist die kurz vor der Entnahme erfolgte Einlage von Medikamenten oder etwa vorgenommene Spülungen oder Kohabitationen. Dies sollte innerhalb von 24 Std vor der Abnahme des Ausstrichs vermieden werden. Schließlich muß man sich überzeugen, ob die gefundene Proliferationshöhe des Epithels durch natürlich gebildete Hormone erreicht ist, oder ob Hormone therapeutisch verwendet worden sind und dadurch vorübergehend eine andere Funktionslage geschaffen wurde.

Eine zutreffende Funktionsbeurteilung aus dem cytologischen Präparat ist schließlich am besten zu erzielen, wenn man über eine gewisse Zeit hinweg mehrere Abstriche vorliegen hat, so daß sich das funktionelle Geschehen in aneinandergereihten Bildern verfolgen läßt. Der erfahrene Cytologe ist in der Lage, den Funktionsgrad durch die einfache mikroskopische Betrachtung ziemlich sicher festzulegen, insbesondere, wenn er eine Ausstrichreihe vor sich hat. Für wissenschaftliche Zwecke, aber auch bei Cyclusstörungen und in Fällen von Sterilität wird man Wert darauf legen, die Proliferationshöhe exakter zu erfassen, und macht Gebrauch von Zählmethoden, bei denen der Karyopyknoseindex und der Eosinophilieindex bestimmt werden (Anteil der betreffenden Zellen auf 100) oder die prozentuale Verteilung der einzelnen Zelltypen in einem Cytogramm erfaßt wird.

Als *Entnahmeort für das Funktionszellbild* kommt das obere Vaginalgewölbe in Frage. Hier wird das Sekret mit einem Saugrohr, Watteträger, einer Platinöse o.ä. indirekt entnommen. Manche Untersucher bevorzugen eine leichte Abschabung im Bereich des oberen Vaginaldrittels. Es handelt sich jedenfalls immer um die sog. *„indirekte Entnahme"*, bei der nicht gezielt von einer besonderen oder etwa sogar auffälligen Stelle des Vaginalrohrs entnommen werden soll.

Die *„direkte Entnahme"* ist angezeigt, wenn über die besonderen Verhältnisse an einer umschriebenen Stelle der Vagina, der Portio oder des Cervicalkanals Auskunft gewünscht wird. Diese Entnahme liefert dann das sog. *Lokalzellbild* (STOLL, 1954). Sie ist angezeigt bei allen dem Auge auffallenden Stellen im sichtbaren Bereich, aber auch für die Suche nach einem frühen Carcinom am Collum. Der direkte Abstrich liefert wohl erhaltene Zellen vom Ort der Entnahme.

Wenn im Bereich des Genitaltrakts ein derartiger umschriebener Prozeß vorhanden ist, so exfoliiert er stärker als das normale Epithel. Diese Zellen gelangen dann ebenfalls in den Vaginalraum und untermischen sich mit den die Funktion anzeigenden Zellen der Gesamtoberfläche. Im *indirekten Abstrich lagern sich sodann Funktionszellbild und Lokalzellbild übereinander,* und der Untersucher muß es sich zur Aufgabe machen, bei der Durchsicht seines Präparates beide Zellbilder zu trennen und nach ihrer Wertigkeit zu beurteilen. Dies ist meistens möglich. So lassen sich bei intakter Ovarialfunktion die Zellen des Funktionszellbildes gegen solche aus erosiven, reparativen oder malignen Läsionen gut abgrenzen und beide Zustände diagnostizieren. Hat man in der ahormonalen Phase einen atrophischen Ausstrich vor sich, so ergeben sich nicht selten Schwierigkeiten. In solchen Fällen bewährt sich die vorübergehende Proliferationsanregung des Vaginalepithels durch androgenes oder oestrogenes Hormon. Während die normalen Epithelbereiche auf diese Behandlung ansprechen und höher ausgereifte Zellen abschilfern, wird der Lokalprozeß (etwa ein kleines Carcinom) nicht beeinflußt, und die von dort kommenden atypischen Zellen heben sich aus dem Gesamtzellbild deutlich heraus.

A. Biologie des Vaginalraumes und ihre Störungen

1. Die Voraussetzung für alle normalen Faktoren, die man unter dem Begriff *physiologische Scheidenhaut* und *physiologische Flora* zusammenfassen kann, ist eine ausreichende Produktion der weiblichen Keimdrüsenhormone. Zwar kann die Biologie der Vagina an vielen Stellen des physiologischen Ablaufs (s. Abb. 47) gestört sein, doch steht an der Spitze des funktionierenden Halbkreises immer die Wirkung der Ovarialhormone.

Die *Oestrogene* sind die unerläßliche Voraussetzung für die Proliferation des Vaginalepithels. Hier bestehen qualitative und quantitative Abhängigkeitsverhältnisse zwischen dem Blutspiegel der Oestrogene und der Proliferationshöhe. Der Einfluß des Oestradiols ist dabei 10—20mal größer als der des Oestriols. Außerdem sind die Oestrogene für den Glykogengehalt des Scheidenepithels verantwortlich.

Die *Gestagene* entfalten ihre Wirkung nach dem Wirkungseintritt der Oestrogene und zusammen mit ihnen. Sie führen zu einer Desquamation der oberflächlichen Zellschichten („Progesteroneffekt"). Die cyclischen Schwankungen der Ovarialhormone bedingen den gesetzmäßigen Wechsel im cytologischen Bild des Vaginalepithels, so daß sich für jede Cyclusphase ein typisches Zellbild ergibt.

Das mehrschichtige Plattenepithel der Vagina ist keine Schleimhaut im eigentlichen Sinne, und ihre Zellen verhornen auch nicht. Die Scheidenhaut befindet

sich nur durch das Sekret anderer Drüsen und durch eine geringe einfache Transsudation ihrer Epithelien in einem feuchten Milieu. Voraussetzung für ein physiologisches Milieu ist die Massenabschilferung von glykogenhaltigen Plattenepithelzellen sowie die Anwesenheit von Döderleinschen Stäbchen (Bacillus vaginalis
Döderlein). Die Döderleinschen Stäbchen sind unbeweglich und fakultativ anaerobe grampositive Bakterien ohne Sporenbildung. Ihre Form ist sehr variabel,
vor allem in bezug auf ihre Länge. Sie sind typische Milchsäurebildner und leben
fast ausschließlich in der Vagina, außerhalb derer sie nur schwer züchtbar sind.

Nach Abschilferung der oberflächlichen, glykogenhaltigen Vaginalepithelzellen
kommt es unter dem Einfluß der Döderleinschen Stäbchen zu einer *bakteriellen*

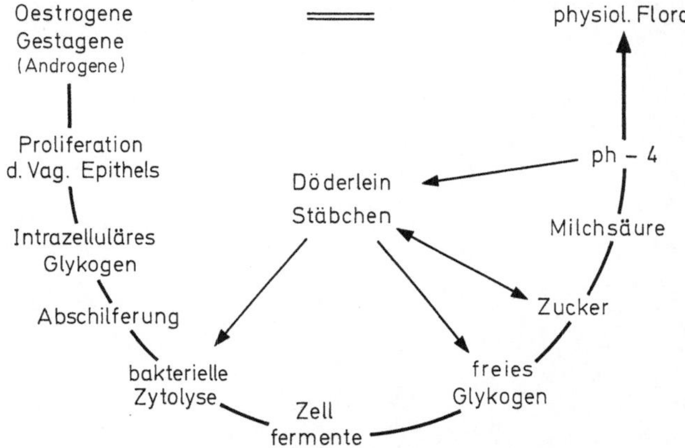

Abb. 47. Der biologische Cyclus der Vagina

Cytolyse (Abb. 48). Diese wird wahrscheinlich durch Peptolyse (WIED und CHRI
STIANSEN, 1953) hervorgerufen. Dadurch erkennt man im vaginalen Abstrich
stets eine Reihe von Plattenepithelzellen in mehr oder weniger weit vorgeschrittener Auflösung. Die bakterielle Cytolyse unterscheidet sich von der Autolyse
dadurch, daß zunächst das Cytoplasma zerfällt, während die Kerne noch als
nackte Kerne und Kernschatten lange erhalten bleiben. Bei der Autolyse läuft
der Prozeß an Kern und Plasma gleichzeitig ab. Nicht alle Vaginalzellen sind
nach ihrer Abschilferung von den Döderleinschen Stäbchen gleich gut angreifbar.
Am leichtesten cytolysieren die Intermediärzellen und in zweiter Linie die Superfizialzellen, letztere jedoch wohl nur, wenn nach Dehydrierung ein starker Turgorverlust der Zellen eingetreten ist. In Basalzellen finden Döderleinsche Stäbchen
keinen ausreichenden Glykogenreichtum (s. S. 24) und damit keinen rechten
Angriffspunkt.

Das nach bakterieller Cytolyse frei werdende Glykogen wird wahrscheinlich
von zelleigenen Fermenten in Zucker (Maltose und Dextrose) umgewandelt. Von
diesem Zucker leben die Döderleinschen Stäbchen und vergären ihn zu Milchsäure. Die Milchsäure ihrerseits schafft das saure Milieu der Vagina mit einem
pH von 3,8—4,5 (also rund pH 4), in dem die Döderleinschen Stäbchen wiederum
nur existieren können. Andererseits sorgt der pH-Wert von 4 auch für einen
physiologischen Schutz der Scheide, da Trichomonaden und Pilze vorwiegend
auf ein nur schwach saures Milieu angewiesen sind, während Kokken das schwach

basische Milieu bevorzugen: Trichomonas vaginalis pH 5—6; Candida albicans pH 5,5—6,5; Staphylokokken, Streptokokken und Bacterium coli pH 5,5—8; Gonokokken pH 6,5—8,5.

Im normalen Ausstrichbild findet man somit in der ersten Cyclushälfte neben Epithelien aus der mehr oder weniger hochproliferierten Schleimhaut bereits reichlich Döderleinsche Stäbchen, in Cyclusmitte zusätzlich einige Leukocyten nnd in der zweiten Cyclushälfte neben intakten Plattenepithelien vor allem auch

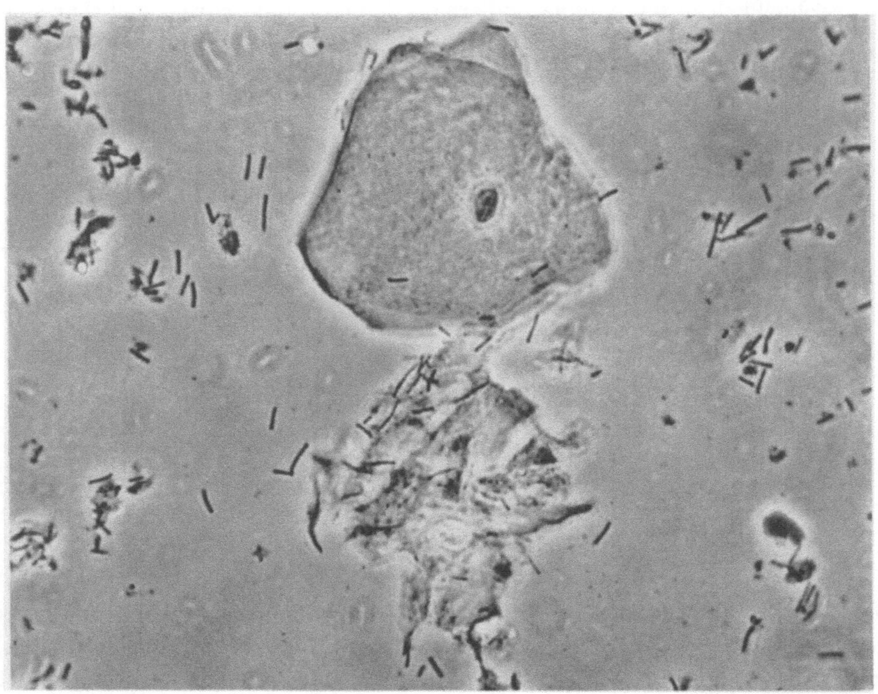

Abb. 48. Döderlein-Cytolyse. Proliferationsphase, 12. Cyclustag. Man sieht eine noch gut erhaltene Superficialzelle mit pyknotischem Kern, darunter eine Oberflächenzelle, deren Protoplasma von Döderlein-Keimen cytolysiert wird. Vereinzelte Leukocyten, sehr reichlich Döderlein-Keime

Zellen im Stadium der bakteriellen Cytolyse, reichlich Döderleinsche Stäbchen und vereinzelte Leukocyten. In der Menopause sind Döderlein-Keime selten. Treten sie auf, so sollte an das Vorhandensein eines Diabetes mellitus gedacht werden (CARVALHO, 1966).

2. Eine *Störung dieses physiologischen Bereichs* kann an zahlreichen Stellen auftreten und resultiert letztlich immer in einer Verschiebung des pH-Wertes:

a) Störungen des hormonellen Gleichgewichts. Mangel an Oestrogenen führt zur unzureichenden Proliferation und zur Glykogenverarmung des Epithels, da Gestagene und Androgene allein diese Wirkungen nicht oder nur unterschwellig entfalten können. Dadurch fehlt es an genügendem, zur Abschilferung bereitem Zellmaterial, es fehlt an Glykogen und damit an Zucker zum Wachstum für die Döderleinschen Stäbchen und zur Bildung von Milchsäure. Die Folge ist eine Verschiebung des pH-Wertes. *Fehlen von Gestagenen oder Androgenen* verhindert vor allem eine ausreichende Desquamation des Epithels mit ähnlichen Folge-zuständen. Das Fehlen von Döderleinschen Stäbchen seinerseits verhindert die bakterielle Cytolyse und damit die Freisetzung von Glykogen und die Milch-säurebildung, durch deren Fehlen wiederum der pH-Wert verschoben wird. Die Störung des physiologischen pH-Wertes andererseits läßt die Döderleinschen Stäbchen zugrunde gehen, so daß der Circulus vitiosus geschlossen ist. Andere störende Einflüsse können an verschiedenen Stellen eingreifen.

b) Die *Störung des sauren pH-Wertes bei der Menstruation* ist fast noch physio-logisch zu nennen. Das herabfließende Sekret ist alkalisch und neutralisiert weit-gehend die schützende Milchsäure. Die Abwehrbarriere ist deshalb immer wäh-rend und kurz nach der Menstruation vollständig oder weitgehend aufgehoben.

c) Eine *Hypersekretion der Cervixdrüsen und der Bartholinischen Drüsen,* die artefiziell (Kohabitation, Masturbation) oder vegetativ stimuliert sein kann, schafft ebenfalls reichlich alkalisches Sekret, das das saure pH der Vagina neu-tralisiert oder gar zur alkalischen Seite hin verschiebt.

d) Alkalische Scheidenspülungen (Seifenlösungen) oder solche mit desinfi-zierenden Mitteln, die auch die Döderleinschen Stäbchen angreifen, zerstören den physiologischen Schutz der Vagina.

e) Alle Erkrankungen, die mit *Stoffwechselstörungen* einhergehen oder das Allgemeinbefinden der Patientin so schwer in Mitleidenschaft ziehen, daß Stoff-wechselstörungen daraus resultieren, sowie auch primäre Stoffwechselerkran-kungen wie Diabetes mellitus können die physiologische Flora in der Vagina rasch zerstören. Selbst die Stoffwechselveränderungen in der Schwangerschaft beeinträchtigen die Flora häufig.

f) Die *Besiedelung mit Bakterien* allein (auch Massenbesiedelung) führt im allgemeinen nicht zu einer Zerstörung der physiologischen Verhältnisse in der Vagina. Vielmehr wird bei ungestörter Flora diese mit der Besiedelung der Fremdkeime fertig. Gonokokken können das Scheidenepithel direkt nur außer-halb der Geschlechtsreife, also vor der Pubertät oder bei Greisinnen, angreifen. Eine Ausnahme hiervon bildet nur die Schwangerschaft. Bakterielle Besiedelung mit Fremdkeimen ist daher meist Folge und nicht Ursache der Zerstörung der physiologischen Flora. Neben der unspezifischen Cervicitis und der akuten oder chronischen Erythroplakie an der Portio spielen hier noch direkte Scheiden-verletzungen eine Rolle. Auf dem Boden dieser Entzündung kommt es dann rasch zur Alkalisierung in der Vagina, die eine bakterielle Besiedelung nach sich zieht. — Als Sonderfall einer bakteriellen Besiedlung ist diejenige mit *Haemo-philus vaginalis* anzusehen (Abb. 49b und Farbtafel 2c, S. 210).

g) Bei der *intravaginalen Behandlung mit Antibiotica* werden auch die Döder-leinschen Stäbchen zerstört oder vermindert. Die Folge ist nicht nur eine Alkali-sierung und Zerstörung des Selbstschutzes der Scheide, sondern die Antibiotica begünstigen dadurch das Überwuchern des Soorpilzes.

Durch spezifische Erreger werden ausgelöst:

h) Die *Trichomoniasis* (Trichomonadenkolpitis). Der Erreger ist ein parasitärer Flagellat aus der Reihe der Protozoen, die „Trichomonas vaginalis" oder besser „Trichomonas urogenitalis". Das einzellige und meist auch einkernige Lebewesen

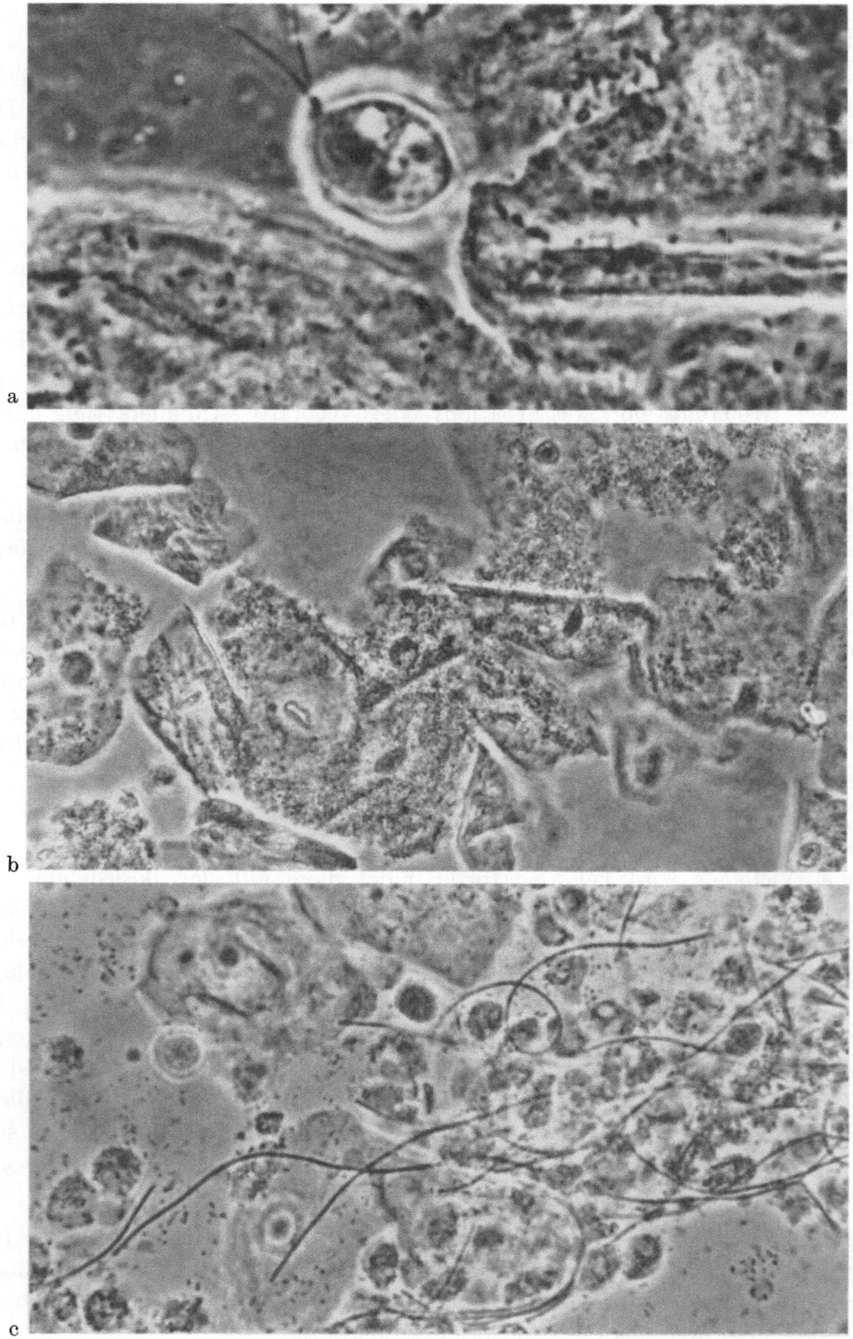

Abb. 49. a Kolpitis mit Trichomonaden. In der Mitte der Aufnahme, im Winkel zwischen
zwei Epithelzellen, befindet sich eine lebende Trichomonade mit zwei deutlich erkennbaren,
nach vorne gerichteten Geißeln. Die Schleppgeißel liegt in dieser Aufnahme außerhalb der
Schärfenebene. Phasenkontrast-Aufnahme mit Mikroblitzgerät. (Herrn Prof. Dr. H. HASEL-
MANN, Carl Zeiss, Oberkochen, danken wir für die Überlassung dieser Aufnahme.) b Vaginitis
mit Haemophilus vaginalis. Ausstrich aus der Proliferationssphase. Vorwiegend Superficial-

hat Birnen- oder ovale Form und besitzt zwei Basalkörper (Abb. 49a, 50 und Farbtafel 2b, S. 210). An einem sitzen vier lange, lebhafte Geißeln, an dem anderen beginnt die undulierende Membran, die sich bis in das hintere Zellende erstreckt. Es soll hier nicht entschieden werden, ob die Trichomonaden nur fakultativ pathogen sind, und auch nicht, ob es Dauerformen gibt. Sie verändern jedoch so gut wie immer das Scheidenmilieu zur alkalischen Seite und wirken damit absolut begünstigend für alle Sekundärinfektionen und Macerationen an

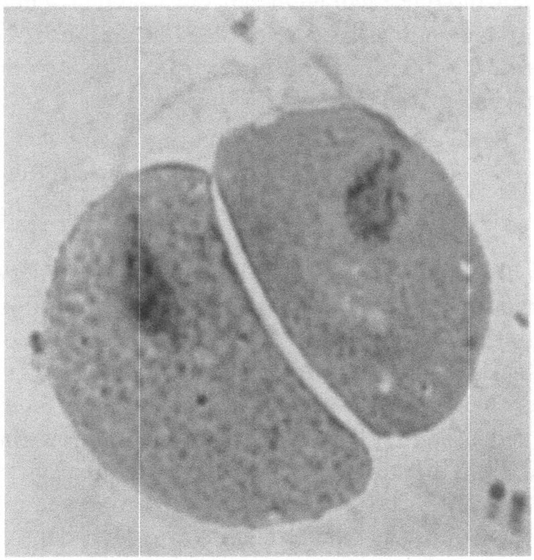

Abb. 50. Trichomonas vaginalis

der Portio. Die zerstörte Flora ist jedoch stets ein idealer Nährboden für Trichomonaden. Die Trichomoniasis muß als Geschlechtskrankheit im weiteren Sinne aufgefaßt werden, weil die häufigste Infektion auf diesem Wege erfolgt. Der Nachweis der Trichomonaden ist nur leicht im Phasenkontrastmikroskop. Bei der Färbung mit Methylenblau oder nach PAPANICOLAOU imponieren sie als kleine, unförmige, leicht blaue Gebilde, die gelegentlich mit Tupfen versehen sind. Sie sind in der Größenordnung von Basalzellen zu suchen und damit deut- lich größer als Leukocyten.

Der einfachste Nachweis im Vitalpräparat geschieht mit einem Abstrich aus Vagina und Cervix, der auf dem Objektträger mit Kochsalzlösung vermischt wird; nach Eindeckung mit dem Deckgläschen betrachtet man ihn unter dem Phasen- kontrastmikroskop mit 100—250facher Vergrößerung und sieht die meist ruck-

zellen. Einzelne Zellen sind mit kleinen, kurzovalen Bakterien überstäubt. Diese Zellen wurden von GARDNER und DUKES (1955) als „clue cells" bezeichnet, der Keim als Haemo- philus vaginalis identifiziert. Auch außerhalb der Zellen dichte Bakterienrasen (Gramfärbung: kleine, gramnegative pleomorphe Bakterien). Behandlung: Sulfonamideinlage. Mitbehandlung des Ehepartners erforderlich. c Leptothrix vaginalis als Gelegenheitsbefund bei einer Soor- oder Mischflora-Kolpitis. Nach den Angaben 18. Cyclustag. Subjektiv Brennen und Fluor. Die Funktion ist cytologisch durch die infektiösen Veränderungen nicht bestimmbar. Im Bild sieht man Superficial- und Intermediärzellen, zahlreiche Leukocyten und Mischflora. Neben einigen unverzweigten langen Leptothrixfäden einige fadenförmige verzweigte Hyphen von Soormycelien

artig schlagenden Geißeln. Wenn man die Cytologie der Trichomonaden einmal kennt, wird man sie auch dann diagnostizieren, wenn geißellose Formen vorliegen oder wenn die Geißeln sich nicht oder nicht mehr bewegen. Der Trichomonaden-befall in der gynäkologischen Sprechstunde wird mit 30—90% angegeben, jedoch muß man sich vor Augen halten, daß es sich hier stets um vorausgelesenes Beob-achtungsgut handelt, da der süßlich, widerlich riechende und beißende Fluor die Patientin in die gynäkologische Sprechstunde führt. Die makroskopische Beur-teilung ist nicht sicher möglich, jedoch erregt ein weißlich-schaumiger Fluor stets Verdacht auf Trichomonadeninfektion oder Mischinfektion. Im cytologischen Ab-strich erschwert jede Trichomonadenkolpitis die Carcinomdiagnostik, und sie macht die Funktionsdiagnostik weitgehend unsicher.

i) Die Infektion der Vagina und der Vulva mit dem *Soorpilz* (Candida albi-cans; Monilia albicans) ist ebenfalls relativ häufig, aber seltener als die Tricho-moniasis. Die Pilze sind zu den Hefen zu rechnen, sie befallen bevorzugt Scheiden mit Glykogenreichtum (Schwangerschaft, Behandlung mit Ovulationshemmern, hyperglykämischer Stoffwechsel bei Diabetes) sowie resistenzgeminderte Patien-tinnen. Auch Einphasen-Fluorbehandlung mit Antibiotica oder übermäßige bzw. zu lange Nachbehandlung mit reinem Traubenzucker in der zweiten Phase der Fluortherapie begünstigen die Besiedelung mit dem Soorpilz. Candida albicans existiert nur gelegentlich als Saprophyt und macht dann keine Erscheinungen. In den meisten Fällen besteht klinisch ein starker Juckreiz, bei dem die diffuse Kolpitis und Vulvitis mit makroskopisch schon erkennbaren, schmierigen, weiß-lichen Belägen einhergeht. Die mikroskopische Untersuchung des Vaginalab-striches läßt ovale bis rundliche Sproßzellen sowie Mycelien erkennen. Die letz-teren imponieren in erster Linie in Form von langen, unregelmäßig granulierten Fäden (sog. Hyphen), bei denen immer wieder einzelne Abschnürungen vor-kommen. Sproßzellen sind schon schwieriger zu erkennen, da sie im Zelldetritus der Leukocyten meist nicht leicht auszumachen sind. Sie haften jedoch gelegent-lich in Gruppen den Hyphen an. Die Diagnose erfordert vor allem bei der Fär-bung nach PAPANICOLAOU einige Übung, dagegen fallen die grampositiven Erreger bei der Färbung nach GRAM meist auch dem Unerfahrenen auf. Die Diagnose im Phasenkontrastmikroskop bereitet vor allem bei den Hyphen keine Schwie-rigkeiten (Farbtafel 2a, S. 210).

k) Der Vollständigkeit halber muß *Leptothrix vaginalis* erwähnt werden, der im Vaginalabstrich als langes Fadenbacterium vorkommen kann (Abb. 49c). Diese wie dicke Haare aussehenden und sich nur gelegentlich überschneidenden Fadenbakterien imponieren manchmal als Verzweigungen, die jedoch normaler-weise nicht vorkommen. Das Bacterium leptothrix vaginalis ist klinisch offenbar ohne Bedeutung.

l) Bei der bei uns seltenen, in Afrika jedoch häufigen *Bilharziose* lassen sich Schisto-somen im Vaginalabstrich nachweisen (BERRY, 1966; weitere Literatur s. dort).

m) Häufig kann eine Aussage über verschiedene *Viruserkrankungen* der Vagi-nalwand gemacht werden (Herpes simplex genitalis, „inclusion vaginitis", Lym-phogranuloma venereum, Condylomata accuminata, Adenovirus). Es treten viel-kernige Epithelzellen auf, die Kerneinschlüsse und eine verdickte Kernmembran aufweisen und deren Cytoplasma vacuolisiert ist. Eine Begleitentzündung mit Zelldetritus und reichlich Leukocyten ist stets vorhanden (NAIB, 1966).

Je nach Besiedelung der Vagina ist verschiedentlich eine Einteilung nach sog. Reinheitsgraden (meist mit I—III, oder I—IV bezeichnet) vorgenommen worden. Zur allgemeinen Verständigung erscheint es uns besser, anstelle dieser Reinheitsgrade die spezielle Besiedelung im Einzelfalle direkt anzugeben. Die therapeutischen Konsequenzen und die Nachbehandlung wären dann besser und vor allem gezielter ablesbar.

B. Funktionszellbild

Eine cytologische Diagnose des Funktionszustandes kann nur befriedigend sein, wenn sie in Zusammenhang mit den anamnestischen Daten und dem klinischen Befund gebracht wird. Zwei Zellbilder sind typisch und gestatten eine sichere Entscheidung: Der *atrophische Ausstrichtyp* erlaubt den Rückschluß, daß keine hormonale Stimulierung vorhanden ist, der *hochproliferierte Ausstrichtyp* wird ausschließlich durch Oestrogene erzielt. Zwischen beiden gibt es eine breite Variation der gemischten und mittleren Proliferationshöhe, die eine Aussage über die vorliegende Hormonwirkung nur unter Vorbehalt gestattet.

Aus diesem Grund ist die Auffassung über die zu wählende cytodiagnostische Aussage nicht einheitlich.

STOLL (1954) möchte lediglich von dem morphologischen Befund ausgehen und die Proliferationshöhe unverbindlich im Hinblick auf die vorliegende Hormonstimulation angeben:

Sehr hoch proliferiert (90% Superfizialzellen mit Karyopyknose).

Hoch proliferiert (70—80% Superfizialzellen, etwa 50% esoinophil).

Mittlere Proliferation mit Neigung zur Ausreifung (bis zu 50% Superfizialzellen, bis zu 50% Eosinophile, die übrigen Zellen intermediär).

Mittlere Proliferation (bis 20% Superfizialzellen, 70—80% Intermediärzellen, bis zu 10% Parabasalzellen, weniger als 50% eosinophil).

Mittlere Proliferation mit Neigung zur Atrophie (weniger als 10% Superfizialzellen, 50—60% Intermediärzellen, über 40% Parabasalzellen, weniger als 10% Eosinophile).

Nicht proliferiert (atrophisch, mehr als 70% Parabasalzellen, unter 10% Eosinophile).

Diese morphologische Diagnose wird durch den Zusatz: dem Cyclus entsprechend, dem Lebensalter nach zu erwarten oder nicht entsprechend, ergänzt, und die weitere Auswertung dem behandelnden Arzt überlassen.

WIED (1953) vertritt eine ähnliche Auffassung, ebenfalls REAGAN und PATTEN (1962). RAKOFF (1950, 1961) geht davon aus, daß lediglich das Follikelhormon als Proliferationshormon den Epithelaufbau bestimmt, regressive Veränderungen dagegen durch die gleichzeitige Wirkung anderer Hormone zustande kommen. Er unterteilt daher:

1. *Erheblicher Oestrogenmangel:* Nur basale und parabasale Zellen.

2. *Mäßiger Oestrogenmangel:* Parabasale und intermediäre Zellen.

3. *Geringer Oestrogenmangel:* Vorwiegend mit Intermediärzellen und Superfizialzellen, vereinzelte parabasale Zellen.

4. *Geringer Oestrogeneffekt:* Superfizialzellen, weniger als 20% eosinophil.

5. *Mäßiger Oestrogeneffekt:* Superfizialzellen, 20—40% eosinophil.

6. *Erheblicher Oestrogeneffekt:* Superfizialzellen, pyknotische Kerne, 40% eosinophil.

7. *Angedeutete Regression:* Beginnende Auffaltung der Plattenepithelien.

8. *Mäßige Regression:* Viele Zellen zeigen Auffaltung und Haufenbildung.

9. *Erhebliche Regression:* Die meisten Zellen zeigen Auffaltung, Haufenbildung, zahlreiche Zellen mit Cytolyse.

TERZANO (1955) gibt im Vergleich zu den anamnestischen Daten eine Unterscheidung in:

1. *Eutrophischer Ausstrich:* Bestehend aus Superfizial- und Intermediärzellen; Basal- und Parabasalzellen fehlen.

Hierbei wird unterteilt in:
Menstruationsphase: Erythrocyten, superfiziale und intermediäre Zellen.
Follikelphase: Gut differenzierte Superfizial- und Intermediärzellen.
Ovulation: Vorwiegend Superfizialzellen mit pyknotischem Kern, die meisten eosinophil. Reines Bild.
Postovulationsphase: Desquamation in Gruppen, Auffaltung.
Lutealphase: Regressive Veränderungen, Navicularzellen.
Prämenstruelle Phase: Geringe Zunahme der Superfizialzellen mit Kernpyknose.
Gravidität: Vorwiegend intermediäre Navicularzellen, Gruppenbildung.

2. *Hypertrophischer Ausstrich* (niedriger Oestrogenspiegel): Vorwiegend intermediäre und superfiziale Zellen mit Kernpyknose. Einige Parabasalzellen, keine Eosinophilie.

3. *Atrophischer Ausstrich* (Fehlen von Oestrogen): Intermediäre und parabasale Zellen, zahllose Leukocyten, Schleim.

4. *Oestrogentherapie:* Wie in der Follikelphase, je nach applizierter Menge.

5. *Progesterontherapie:* Wie in der Lutealphase.

6. *Androgentherapie:* Bei menstruierenden Frauen regressive, bei Frauen mit atrophischem Bild proliferierende Wirkung.

PUNDEL (1952) berücksichtigt das Gesamtzellbild:
Zelltypen, Art der Abschilferung, Haufenbildung, Auffaltung, degenerative Zellveränderungen, Karyopyknose- und Eosinophilieindex, Reinheitsgrad und Anwesenheit von Trichomonaden (wodurch die Beurteilung gestört wird), und gibt die Diagnose im Zusammenhang mit den klinischen Angaben etwa in folgender Weise:

1. Ausstrich vom 10. Tag eines 28tägigen Cyclus: Normale Oestrogenstimulation für den betreffenden Tag vorhanden.

2. Ausstrich vom 14. Tag eines 28tägigen Cyclus: Ungenügender Oestrogeneffekt für den Zeitpunkt der Ovulation.

3. Ausstrich vom 23. Tag eines 28tägigen Cyclus: Mäßiger Oestrogeneffekt, keine Progesteronwirkungszeichen (Regression): anovulatorischer Cyclus wahrscheinlich, aber eine Ausstrichserie sollte zur genaueren Bestimmung gemacht werden.

4. Ausstrich einer 70jährigen Patientin: Abnorm hohe Proliferation für eine Frau nach einer Menopause von 30 Jahren.

5. Ausstrich aus dem 5. Schwangerschaftsmonat: Nicht typisch für Schwangerschaft, manifeste hormonale Dysfunktion.

Die zurückhaltende Ausdrucksweise eines in der Funktionscytologie so erfahrenen Untersuchers wie PUNDEL ist in besonderer Weise geeignet, in der funktionellen Ausdeutung der gesehenen morphologischen Ausstrichbilder vorsichtig zu sein.

MEISELS (1965) schlägt vor, den Oestrogeneffekt in Zahlen von 1—100 auszudrücken. Hierbei werden fünf Zelltypen unterschieden und unter Auszählung von 200 normalen Zellen mit einem Faktor multipliziert:

Superfizial, eosinophil	$\% \times 1{,}0$
Superfizial, cyanophil	$\% \times 0{,}8$
Intermediär, groß	$\% \times 0{,}6$
Intermediär, klein	$\% \times 0{,}5$
Parabasal	$\% \times 0{,}0$

Der Progesteroneffekt dagegen wird geschätzt (fehlend, mäßig, deutlich, stark) auf Grund der drei Eigenschaften: Zusammenballung, Faltung, Verlust der scharfen Zellgrenzen.

1. Atrophie

Bei völligem Fehlen einer hormonalen Stimulation besteht das Vaginalepithel im histologischen Schnitt aus einer dünnen Lage von Basal- und Parabasalzellen, die eine klare Schichtung vermissen lassen. Zum Lumen zu sind die Zellen wenig abgeplattet, ihr Zellkern ist jedoch meistens groß, so daß die Charakteristika der tieferen Zellschichten erhalten bleiben. Die in das Epithel einsprossenden Capillarschlingen reichen bis unmittelbar unter die Oberfläche oder liegen insbesondere bei den häufig gefundenen entzündlichen Veränderungen im Epithel frei. Gelegentlich sind Capillaren verödet. Leukocytendiapedese ist in der Regel vorhanden.

Der Vaginalausstrich ist ausgesprochen charakteristisch (Abb. 51 und Farbtafel 1a, S.137), er setzt sich aus Basal- und Parabasalzellen zusammen, die Zell- und Plasmagröße schwankt. Nach Papanicolaóu-Färbung ist der größte Teil der Zellen cyanophil, gelegentlich ausgesprochen blaßblau. Man findet aber auch vereinzelt eine eosinophile Darstellung des Cytoplasmas. Die Kerne sind nicht selten strukturlos, einheitlich dunkel (degenerative Veränderungen); daneben kommen aber immer die bläschenförmigen Kerne der unveränderten Parabasalzellen vor. Das Zellbild wirkt daher in seiner Gesamtheit häufig unruhig, vielgestaltig. Vorwiegend liegen die Zellen einzeln im Ausstrich; man beobachtet aber auch bei Verlust der Plasmagrenzen eine Haufenbildung, in der unregelmäßige, mehr oder weniger degenerierte Kerne frei zu liegen scheinen. WIED (1953, 1957) hat diese Erscheinung als *„atrophische Zellkohäsion"* bezeichnet. Schließlich kann das Cytoplasma ganz verschwinden, und es liegen mehr oder weniger strukturlose Kerne frei (degenerative Autolyse). Ist gleichzeitig eine stärkere Schleimbildung vorhanden, so spricht man von einem mucoiden Typ oder Mucosustyp (SHAERMAN et al., 1952). Der Ausstrich kann im ganzen verwaschen wirken. Leukocyten sind immer zahlreich vorhanden, die leichte Verletzlichkeit des dünnen Epithels läßt häufig auch Erythrocyten austreten. Leukocyten und Erythrocyten können zerfallen, Reste der zugrunde gegangenen Leukocyten nehmen fadenförmige Gestalt an, die entfernt an Leptothrixfäden erinnern. Histiocyten werden in wechselnder Zahl angetroffen.

Infolge des Fehlens einer Glykogenbildung in den Basal- und Parabasalzellen kann eine Döderlein-Flora nicht aufgebaut werden, man findet eine ausgesprochene Mischflora.

Bei stärkeren entzündlichen Veränderungen im Sinne einer Alterskolpitis nimmt der Ausstrich ein besonders vielgestaltiges Bild an und gibt mit seinen Zellanomalien Veranlassung, an das Vorliegen eines Carcinoms zu denken. In diesen Fällen bringt eine Proliferationsanregung mit androgenem und oestrogenem Hormon, parenteral oder lokal appliziert, durch den induzierten Aufbau des Epithels bis zur mittleren oder oberflächlichen Zellage eine Klärung.

Das atrophische Epithel erfüllt seine Schutzfunktion nur noch unvollkommen. Es ist leicht verletzlich, und brüske Berührung führt fast immer zu einer oberflächlichen Läsion mit Blutaustritt.

Ein derartiger atrophischer Ausstrichstyp ist durchaus nicht die Regel in der Menopause. Er wurde bei senilen Frauen mit einer Häufigkeit von 24% (SHAERMAN et al., 1952) oder 32% (WIED, 1953) angetroffen. STOLL und LEDERMAIR (1960) fanden ihn mit zunehmendem

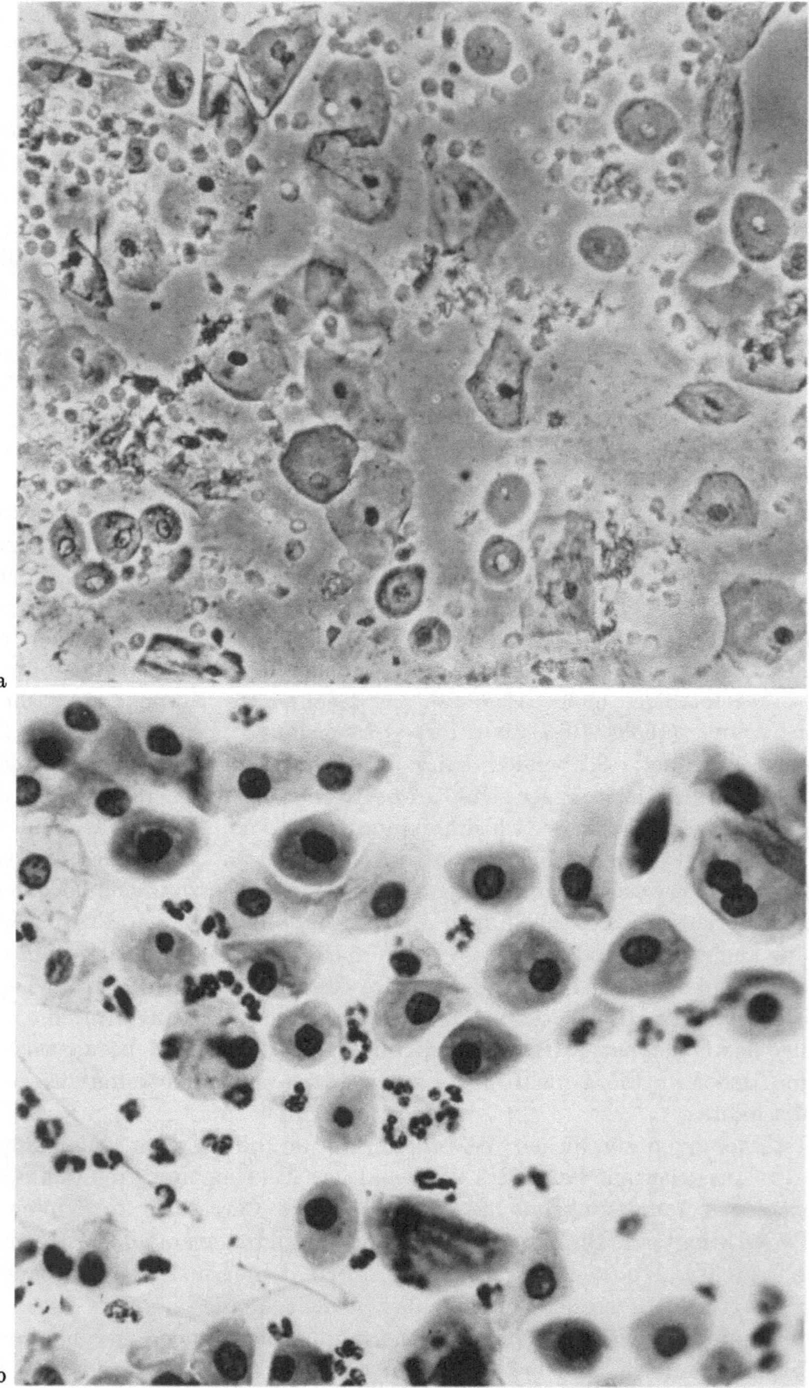

Abb. 51a u. b. Vaginalausstrich in der Menopause. Vorwiegend Basal- und Parabasalzellen sowie reichliche Leukocyten vor allem in a (atrophische Vaginitis). a Phasenkontrastbild, b Papanicolaou-Präparat

Menopausenalter häufiger, und zwar zwischen 2—10 Jahre nach der letzten Blutung mit 24%, nach 11 Jahren mit 37% vertreten, STOLL und PECORARI (1961) nach 18 Jahren und länger mit 58% (Tabelle 3). Bei mäßiger Oestrogenbildung entsteht eine mittlere Proliferation (Abb. 52), in der sich überwiegend Intermediärzellen finden lassen.

Tabelle 3. *Prozentsatz der hochdifferenzierten und der atrophischen Vaginalausstriche in der späten Menopause bei normalem oder gut- bzw. bösartig proliferiertem Portioepithel.* (Aus STOLL und PECORARI, 1961)

Patientinnen über 65 Jahre, durchschnittliche Menopause über 18 Jahre

Diagnose	Zahl der Fälle	Hohe Differenzierung 1 + 2	Mittlere Differenzierung 3 + 4	Atrophie 5 + 6
Maligne Tumoren	56	21%	27%	52%
Benigne Tumoren	47	34%	36%	30%
Kein Tumor	100	12%	30%	58%

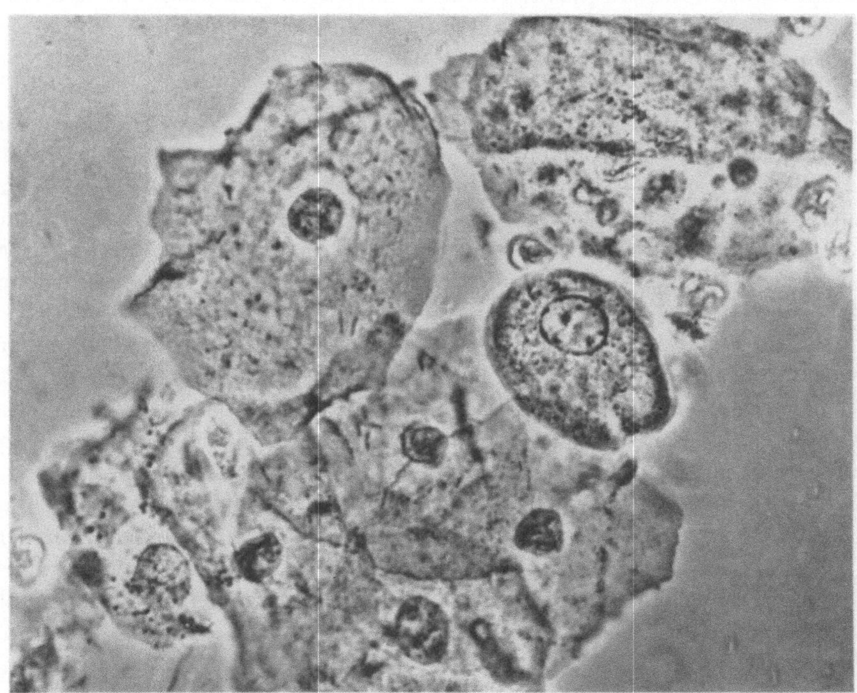

Abb. 52. Menopause, mittlere Proliferation (Crowded menopausal type). Vorwiegend sind Intermediärzellen vorhanden, dazwischen auch Parabasalzellen. Das Bild zeigt Mischflora, es sind aber noch einzelne Döderlein-Keime erkennbar. Es muß daher auf Glykogenbildung und auf das Vorhandensein einer geringen Oestrogenwirkung geschlossen werden

2. Cyclusphasen

Bevor wir auf die Wirkungsweise einzelner zugeführter Hormone auf das Vaginalepithel eingehen, betrachten wir zunächst die Veränderungen des Vaginalsekrets während des physiologischen biphasischen Cyclus der geschlechtsreifen Frau, bei der ein entzündlicher oder lokaler Prozeß im Bereich der ausführenden Genitalwege ausgeschlossen ist.

Papanicolaou (1933) hat bereits darauf hingewiesen, daß die Veränderungen im Cyclus beim Menschen nicht so scharf ausgeprägt sind, wie man dies bei Nagern finden kann, bei denen die ganz verhornten Schuppenzellen des Oestrus mit dem Metoestrus schlagartig verschwinden und runden und ovalen Zellen der Parabasalzone Platz machen. Beim Menschen findet keine vollständige Kornifizierung während der Follikelphase statt, und die Desquamation der Superfizialschicht nach der Ovulation ist inkomplett, so daß Superfizialzellen auch in der Lutealphase noch reichlich auftreten. Die Superfizialzellen vermehren sich gradweise während des Fortschreitens der Follikelphase und vermindern sich ebenso nach der Ovulation. Sie sind am reichlichsten um den Zeitpunkt der Ovulation im Ausstrich vertreten. „Die postovulatorischen Veränderungen sind das Ergebnis der zurückgehenden Ausscheidung des Follikelhormons" (Papanicolaou, 1933). Neuere Untersuchungen, insbesondere unter Anwendung gestagener Substanzen in der Follikelphase, weisen darauf hin, daß nicht nur der Rückgang der Follikelhormonproduktion für die Veränderungen im Vaginalausstrich verantwortlich ist, sondern das Auftreten des Corpus luteum-Hormons. Dieses erhöht die Desquamation der Epithelien, so daß neben den Zellen der Superfizialschicht auch solche der Intermediärschicht frei werden.

Papanicolaou (1933) hat die cyclischen Veränderungen wie folgt beschrieben:

„Während der frühen Follikelphase sind gut erhaltene cyanophile und eosinophile Zellen (diese Ausdrücke haben die ursprünglich gewählte Bezeichnung ‚basophil' und ‚acidophil' ersetzt) vorhanden, von denen die ersteren gewöhnlich in der Überzahl sind. Die Kerne sind vorwiegend pyknotisch. Mit dem Fortschreiten der Follikelphase werden die Superfizialzellen groß, flach ausgebreitet, gut anfärbbar, und der Anteil der eosinophilen Zellen nimmt zu. Häufig ist ein perinucleärer Hof erkennbar. Im Cytoplasma ist oft eine feine Granulierung sichtbar. Die Leukocyten treten ganz zurück, Schleimbeimengungen sind reichlich. Die Zellen liegen vorwiegend einzeln, nur selten in Gruppen zusammen. Diese Veränderungen erreichen ihren Höhepunkt etwa am 13. oder 14. Tag eines normalen 28tägigen Cyclus. 1—2 Tage später werden regressive Veränderungen deutlich. Die Superfizialzellen zeigen eine zunehmende Aufkräuselung ihrer Ränder, ihre Form wird etwas unregelmäßig, und einige nehmen eine längliche oder elliptische Form an. Dabei treten sie sehr charakteristisch in Gruppen zusammen. Die Kerne bleiben zunächst pyknotisch, jedoch geht die Eosinophilie gradweise zugunsten der blauen Anfärbung zurück. Viele Zellen weisen Granulierungen auf, die entweder im Cytoplasma verteilt oder dem Nucleus angelagert sind. Die Leukocytenbeimengung nimmt zu. Mit fortschreitender Luteinphase wird die Haufenbildung noch ausgeprägter, die Zellen sind aufgefaltet, sie färben sich nicht mehr so stark an, und die Blaufärbung überwiegt. Es sind auch Intermediärzellen vorhanden.

Während der Menstruation findet eine erhebliche Desquamation von vorwiegend blaugefärbten Zellen statt, die in dichten Gruppen zusammenliegen. Reichlich Schleim und sehr reichlich Leukocyten sind zusammen mit Erythrocyten erkennbar. Auch Histiocyten kommen gehäuft vor. Während des ersten Blutungstages werden einzelne Endometriumzellen im Blut gefunden, an den folgenden Tagen findet man sie nicht nur einzeln, sondern in Haufen, gelegentlich treten ganze Gewebsstücke aus dem Endometrium auf."

Diese Beschreibung hat durch nachfolgende Untersuchungen eine weitere Differenzierung und Korrektur erfahren. Unter dem Einfluß des Oestrogen-Gestagen-Gemisches in der zweiten Cyclusphase proliferiert das Epithel nicht mehr zu seiner vollen Höhe, vielmehr bleibt die Proliferation auf der Stufe der Intermediärzellen stehen. Es werden daher keine Superfizialzellen mehr frei, sondern Intermediärzell*gruppen*, deren Zusammenhang im Verband durch die stärker ausgebildeten Intercellularbrücken erhalten bleibt. Gruppenbildung und Wechsel von der pyknotischen zur Bläschenform der Kerne gehen daher nicht auf Abwandlung der Superfizialzellen, sondern auf Abschilferung der Intermediärzellen zurück. Die zunehmende Eosinophilie in der Proliferationsphase und die Färbeverschiebung nach cyanophil in der Sekretionsphase sind durch Änderungen der elektrischen Ladung der Zellen bedingt (EBNER, 1954; SCHLIEF, 1954).

Die Veränderung des Zellbildes nach der Ovulation muß als synergistischer Effekt der beiden wirksamen Hormone Oestrogen und Progesteron aufgefaßt werden. Das Maximum dieser Veränderung fällt mit dem Maximum der Pregnandiolausscheidung im Harn (ab 21. Tag) zusammen. Eine graduelle Stufung der Gelbkörperwirkung stößt auf Schwierigkeiten, weil die Höhe der vorhandenen oestrogenen Wirkung nicht abgeschätzt werden kann und somit nur eine relative Wirksamkeit abzulesen ist. Auch bei hypohormonalen Zuständen können ähnliche Zellbilder wie in der Sekretionsphase auftreten. Als Kriterien der Progesteronwirkung gelten bei einem vorher gut proliferierten Ausstrich das schrittweise Verschwinden der eosinophilen pyknotischen Zellen, Faltung und Einrollung der Zellperipherie, Zellverklumpung und Haufenbildung, gesteigerte Desquamation und Zunahme der Leukocytenzahl.

PUNDEL (1957) hat den Versuch unternommen, *drei Stärkegrade der Progesteronwirkung* näher zu definieren:

1. Grad: Neben isoliert liegenden, ausgebreiteten Zellen auch solche mit Einrollung der Ränder, mäßige Haufenbildung, mäßige Leukocytenbeimengung (schwacher Effekt).

2. Grad: Alle Zellen liegen in Haufen zusammen, sind aufgefaltet, Kerne pyknotisch oder bläschenförmig (normaler Effekt).

3. Grad: Massive Desquamation, ausgeprägte Haufenbildung, alle Zellen sind aufgefaltet, vorwiegend bläschenförmiger Kern, reichlich Leukocyten, Döderlein-Flora (starker Effekt, z.B. in der Gravidität ein typisches Bild).

Andere Untersucher möchten in der Deutung der regressiven Veränderungen nicht so weit gehen. Einmütigkeit besteht jedoch in der Meinung, daß nur die fortlaufende Untersuchung geeignet ist, ovulatorische und anovulatorische Cyclen zu unterscheiden und auf den Zeitpunkt der Ovulation mit hinreichender Sicherheit zu schließen. Ein anovulatorischer Cyclus liegt vor, wenn die oestrogene Stimulation über den Ovulationstermin hinaus anhält und sogar noch zunimmt und bis kurz vor Blutungsbeginn nachweisbar bleibt. Regressive Veränderungen im Zellbild treten dann nicht zum erwarteten Zeitpunkt ein.

Auf die erfolgte Ovulation kann geschlossen werden, wenn das typische präovulatorische Abstrichbild in das regressive Bild der Luteinphase übergeht. Bei Frauen, die nach dem Auftreten dieses Umschlags operiert wurden, konnte RAUSCHER (1960) ausnahmslos frisch gesprungene Follikel oder Gelbkörper im Ovar histologisch nachweisen. Er hält eine zweifelsfreie Ermittlung des Übergangs

von der präovulatorischen Phase in die postovulatorische Phase im Vaginalsekret, welche die Grundlage für die Bestimmung der Länge der beiden Cyclusphasen abgibt, nur bei täglicher Ausstrichkontrolle für möglich. Werden regressive Veränderungen erstmals im Ausstrichbild gefunden, so kann der Follikelsprung auf den Zeitraum der letzten 24 Std fixiert werden. RAUSCHER (1960)
vertritt dabei ebenso wie STOLL und MUTH (1952), STOLL und JAEGER (1954),
STOLL und LEDERMAIR (1958) den Standpunkt, daß die statistische Erfassung
der Zellformen etwa im Karyopyknoseindex oder Acidophilieindex von untergeordneter Bedeutung ist gegenüber dem allgemeinen Aspekt des Zellbildes. Das
Erscheinen von Erythrocyten am Tage der Ovulation im Vaginalsekret kann
als weiteres Hilfsmittel herangezogen werden; man findet eine derartige Ovulationsblutung allerdings selten.

ZINSER (1957) formuliert dieses Problem so, daß man kaum eine bindende
Aussage machen könne, wann die Ovulation erfolgt ist, dagegen zuverlässig aussagen kann, *daß* sie erfolgt ist. CUNDERLIK (1953) beziffert die Sicherheit der
zeitlichen Bestimmung des Follikelsprungs mit 86%, ROTH und BURGER (1951)
mit 22,8%. Unsere eigenen Erfahrungen sind eher besser als die von CUNDERLIK,
wobei allerdings bemerkt werden muß, daß es sich um ausgewählte Patienten
der Sterilitätssprechstunde handelte, bei denen neben dem Vaginalabstrich die
Veränderungen an der Cervix und die Basaltemperaturmessung herangezogen
wurde. Die täglichen Untersuchungen wurden mittels des Phasenkontrastmikroskops an ungefärbten Ausstrichen vorgenommen.

Zweckmäßig werden die beiden großen Funktionsabschnitte der Follikelphase
(Proliferationsphase) und der Luteinphase (Sekretionsphase) in je drei Zeiträume
eingeteilt, woran sich die Menstruation anschließt. Dies entspricht dem Vorgehen
von PAPANICOLAOU (1933), der eine frühe (6.—7. Tag), fortgeschrittene (8. bis
11. Tag) und späte (12.—14. Tag) Follikelphase und eine frühe (15.—17. Tag),
fortgeschrittene (18.—24. Tag) und späte (25.—28. Tag) Lutealphase sowie dann
die Menstruation vom 1.—5. Tag eines regelmäßigen 28tägigen Cyclus unterschieden hat. Andere Autoren (LICHTWITZ und FITOUSSI, 1947) weichen von
dieser Einteilung nur wenig ab.

Vergleichende Untersuchungen über den Funktionszustand des Endometriums und des
Vaginalsekrets liegen vor von STOLL und MUTH (1952), STOLL und JAEGER (1954), STOLL
und LEDERMAIR (1958) über Funktionsbefunde an Ovar, Endometrium, Cervix und Vagina,
insbesondere von RAUSCHER (1957). Beim Vergleich des cytologischen Befundes mit dem
histologischen Präparat (Abrasionsmaterial) fanden STOLL und LEDERMAIR bei einmaligem
Ausstrich in der Proliferation eine Übereinstimmung von 78% und Nichtübereinstimmung
von 14%, in der Sekretionsphase von 80 bzw. 10%, bei der Menstruation von 74 bzw. 10%
(insgesamt 427 Patientinnen). WACHTEL (1958) hat ebenfalls vergleichende Untersuchungen
durchgeführt und als cytologische Kriterien den Kornifikationsindex (Prozentsatz der eosinophilen karyopyknotischen Superfizialzellen) zusammen mit dem allgemeinen Zellbild (typische
Haufenbildung und Auffaltung der Zellen in der Sekretionsphase) herangezogen. Bei täglicher Abstrichentnahme und graphischer Darstellung lassen sich der normale ovulatorische
Cyclus, der anovulatorische Cyclus und ein inaktiver flacher Kurvenverlauf als Ausdruck
der ovariellen Inaktivität unterscheiden. Die Untersuchung knüpft an diejenige von DE
ALLENDE und ORIAS (1956) an.

**Die wesentlichen cytologischen Charakteristika des biphasischen Cyclus sind
somit** (vgl. Tabelle 4):

Proliferationsphase:

5.—7. Tag: Überwiegend Zellen mit bläschenförmigem Kern; geringe Gruppenbildung; Cytoplasmafärbung vorwiegend blau; mäßig viele Leukocyten; gelegentlich einige Erythrocyten.

8.—11. Tag: Zunehmendes Auftreten einzeln liegender Superfizialzellen mit pyknotischem Kern, aber auch noch reichlich bläschenförmige Kerne; die blaue Plasmafärbung noch etwas häufiger als die rote; wenige Leukocyten (Farbtafel 1 c).

12.—14. Tag: Ausgesprochenes Überwiegen der Superfizialzellen mit pyknotischem Kern; große, flach ausgebreitete Einzelzellen; gelegentlich feine Granulierung des Cytoplasmas bei sehr guter Anfärbbarkeit, überwiegend rot, vereinzelt blau; guter Zellturgor, fast kaum Leukocyten (Abb. 53a und b; Farbtafel 1d).

Wichtigste Charakteristika: große, flach ausgebreitete einzeln liegende Superfizialzellen; Leukopenie; Eosinophilie, Karyopyknose nehmen zur Cyclusmitte zu; sauberes Bild.

Tabelle 4. *Übersicht der Veränderungen im Cyclus*

Cytologisches Bild	Vorhanden	Zunahme	Abnahme
Frühe Proliferationsphase (postmenstruell)	Gruppen von cyanophilen, aufgefalteten Zellen mit bläschenförmigen Kernen, dazwischen eosinophile, flach ausgebreitete, einzelnliegende Zellen mit pyknotischem Kern, teils aus der Intermediärzone, teils aus der unteren Superfizialschicht; Leukocyten	Proliferationshöhe; Eosinophilie; Verdichtung der Kernsubstanz	Erythrocyten; Leukocyten; Basophilie; bläschenförmige Kerne, intercelluläre Verbindungen; Mucus, Histiocyten
Fortgeschrittene Proliferationsphase (12. Cyclustag)	Überwiegend flach ausgebreitete, isoliertliegende eosinophile Superfizialzellen mit pyknotischem Kern; Cytoplasmagranula; schwacher granulafreier Hof um den Kern	Größe der Einzelzelle; Karyopyknose- und Eosinophilieindex	Cyanophilie; bläschenförmige Kerne; intercelluläre Verbindungen; Intermediärzellen; Leukocyten
Späte Proliferationsphase (14. Cyclustag)	Ungefähres Maximum des Karyopyknose- und Eosinophilieindex; überwiegend flach ausgebreitete verhornte Zellen mit Neigung zur Gruppenbildung und Auffaltung an den Zellrändern; vereinzelt Döderlein-Keime und Leukocyten	Eosinophilie; intercellulärer Zusammenhalt	Basophilie; bläschenförmige Zellen; Intermediärzellen; Leukocyten
Frühe Sekretionsphase (post ovulationem)	Zusammenlagerung der im großen und ganzen noch flach ausgebreiteten verhornten und unverhornten Zellen; vorwiegend Cyanophilie, zum Teil auch noch Eosinophilie; Aufhellung der Zellkerne; mäßig viele Leukocyten	Desquamation; Gruppenbildung; Leukocyten; Döderlein-Keime; Cyanophilie; bläschenförmige Kerne	Eosinophilie; Pyknose; Plasmagranula; Zellturgor

Tabelle 4 (Fortsetzung)

Cytologisches Bild	Vorhanden	Zunahme	Abnahme
Fort-geschrittene Sekretions-phase (20. Cyclustag)	Überwiegende Gruppenbildung der unverhornten Zellen und Auffaltung der Zellränder; Cyanophilie; bläschenförmige Zellkerne; mäßig zahlreiche Leukocyten; große Wachsformen von Döderlein-Keimen	Desquamation; Auflockerung der Plasmasubstanz; Cyanophilie; bläschenförmige Zellkerne; Döderlein-Keime	Eosinophilie; Kernpyknose; Zellturgor; Anfärbbarkeit der Zelle
Späte Sekretionsphase (25. Cyclustag)	Ausgeprägte Haufenbildung der aufgefalteten, „schiffchenförmigen" unverhornten Zellen; bläschenförmige Zellkerne; zahlreiche Leukocyten; Döderlein-Keime; verstärkte Cytolyse; vollkommener Turgorverlust der Zellen	Desquamation; Cyanophilie; Gruppenbildung; Leukocyten; Döderlein-Keime, Cytolyse	Eosinophilie; Kernpyknose
Menstruation	Erythrocyten, Leukocyten; Histiocyten; Endometriumzellen; Abschilferung der cyanophilen Zellen aus der Superfizial- und Intermediärschicht mit bläschenförmigen Kernen; Mucus	Desquamation; Mucus	Leukocyten

Sekretionsphase:

15.—17. Tag: Noch deutliche Kernpyknose, aber zunehmendes Auftreten von Intermediärzellen mit Bläschenkernen; Auffaltung und Einrollung der Zellränder; zunehmend mehr blaugefärbtes Cytoplasma; Zunahme der Exfoliation, der Haufenbildung und der Leukocyten (Abb. 53 c; Farbtafel 1 e).

18.—24. Tag: Abnahme der Zellen mit Kernpyknosen zugunsten solcher mit bläschenförmigen Kernen; starke Auffaltung der Zellränder, Turgorverlust; Cytoplasma vorwiegend blau gefärbt; Haufenbildung der Zellen (Abb. 54 a).

25.—28. Tag: Noch wenige pyknotische Kerne; vorwiegend blaue, blasser angefärbte Intermediärzellen mit bläschenförmigen Kernen und Aufrollung der Zellränder; keine Granula mehr; ausgeprägte Haufenbildung; zahlreiche Leukocyten; Ausstrich im ganzen verwaschen, schmutzig (Abb. 54 b und c, 55 a und Farbtafel 1 f).

Abb. 53. a Proliferationsphase; *12. Cyclustag.* Die flach ausgebreiteten großen Superfizialzellen liegen einzeln, intercelluläre Verbindungen sind selten. Die Zellkerne sind durchweg pyknotisch. Bei abgeschlossener Pyknose leuchtet die stark verdichtete Kernsubstanz auf (sog. „hell glänzender" Kern). Der Ausstrich sieht im ganzen „sauber" aus. Leukocyten sind selten vorhanden. Man sieht vereinzelt Döderlein-Keime, die jedoch, da sie nicht in der Bildebene stehen, nicht scharf getroffen sind. Reinheitsgrad I. b Proliferationsphase; *14. Cyclustag.* Die flach ausgebreiteten Zellen zeigen schon Neigung, zusammenzutreten und an den Rändern aufzufalten, wie dies eigentlich erst in der Sekretionsphase deutlich in Erscheinung tritt. Die Kernpyknose ist ausgeprägt („hell glänzender Kern"). Leukocyten fehlen ganz, einzelne Döderlein-Keime sind erkennbar. Reinheitsgrad I. c Sekretionsphase; *16. Cyclustag.* Die im ganzen noch flach ausgebreiteten und nur gelegentlich an den Rändern aufgefalteten Zellen liegen dicht nebeneinander, der intercelluläre Zusammenhalt hat zugenommen. Fortgeschrittene Kernpyknose ist nur noch ganz vereinzelt zu sehen, die Kerne sind jetzt vielmehr bläschenförmig. Im ganzen Gesichtsfeld ist kein „hell glänzender" Kern mehr vorhanden. Das Bild zeigt vereinzelte Leukocyten, fast kaum Bakterien. Reinheitsgrad I

Wichtigste Charakteristika: Haufenbildung der Zellen; Einrollung und Auffaltung der Zellränder; Leukocytose; Cyanophilie und Anzahl der bläschenförmigen Kerne nehmen gegen Cyclusende zu. Schmutziges Bild.

Menstruation. Dichte Haufenbildung; vorwiegend blaue Zellen mit bläschenförmigem Kern; blasse Anfärbbarkeit; gelegentlich Auflösung des Cytoplasmas;

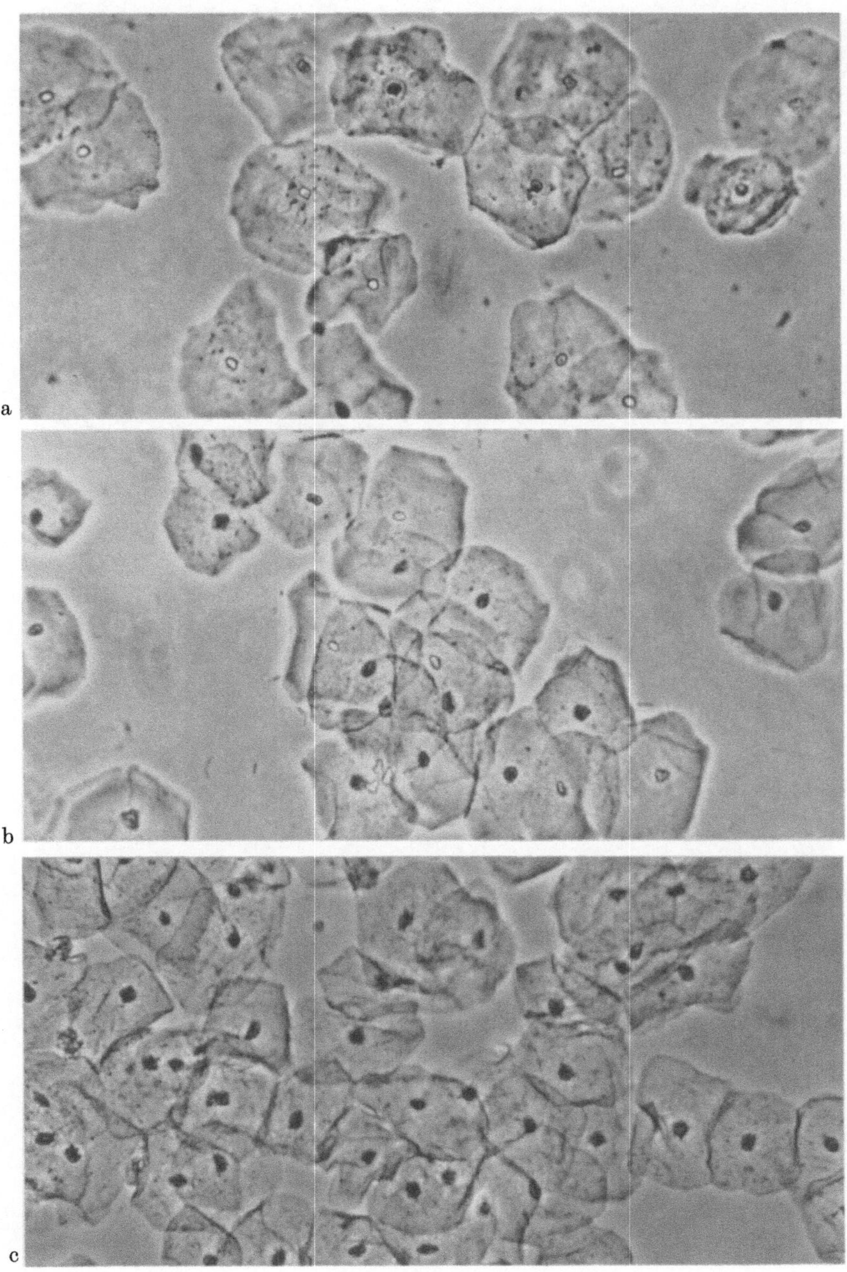

Abb. 53. Legende s. S. 134

Einlagerung von Leukocyten in die Zellhaufen; zahlreiche Erythrocyten und Histiocyten; Endometriumzellen einzeln, später in typischen Haufen (Abb. 55b).

Vergleicht man die Verteilung der Zellformen nach Auszählung auf die einzelnen Cyclusabschnitte, so ergibt eine Summenformel aus zehn Cyclen einer

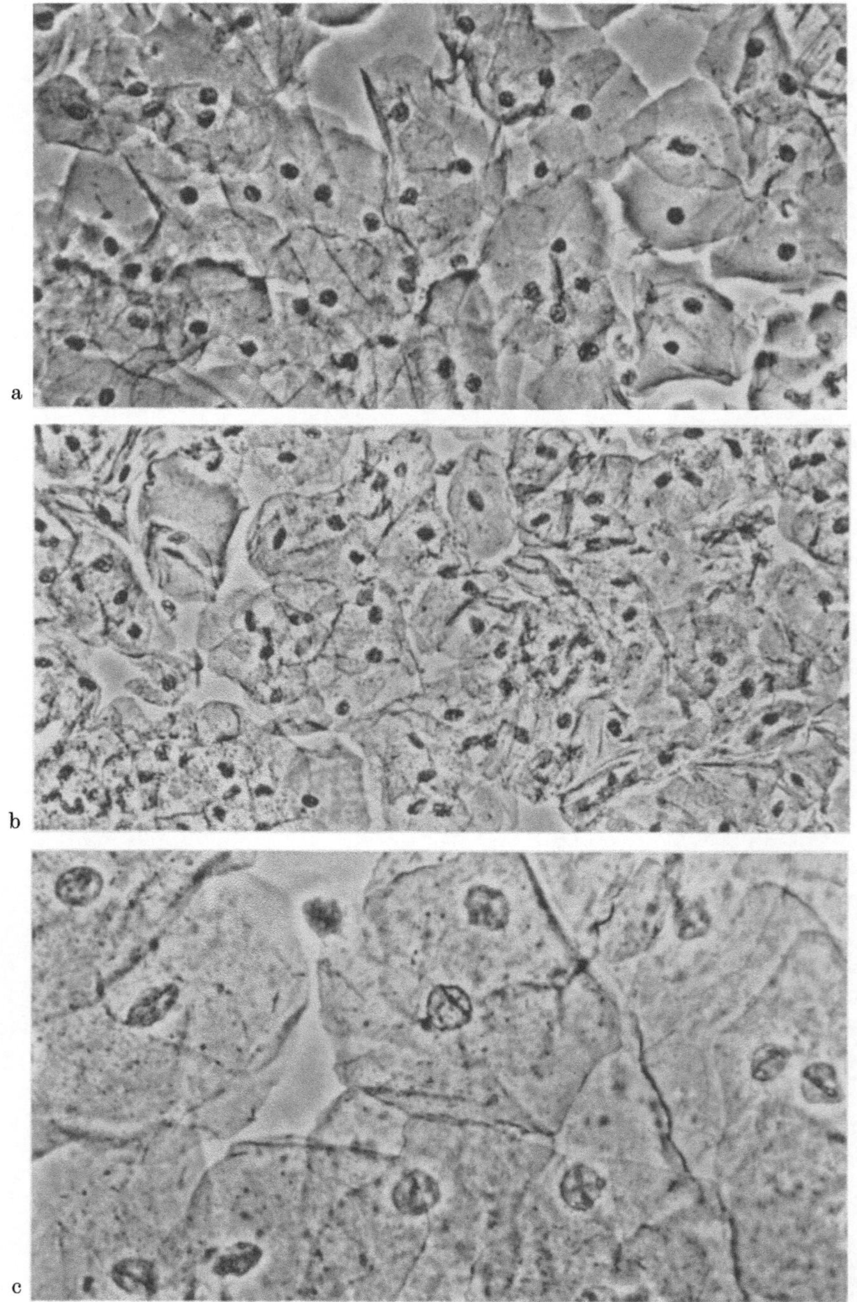

Abb. 54. Legende s. S. 137

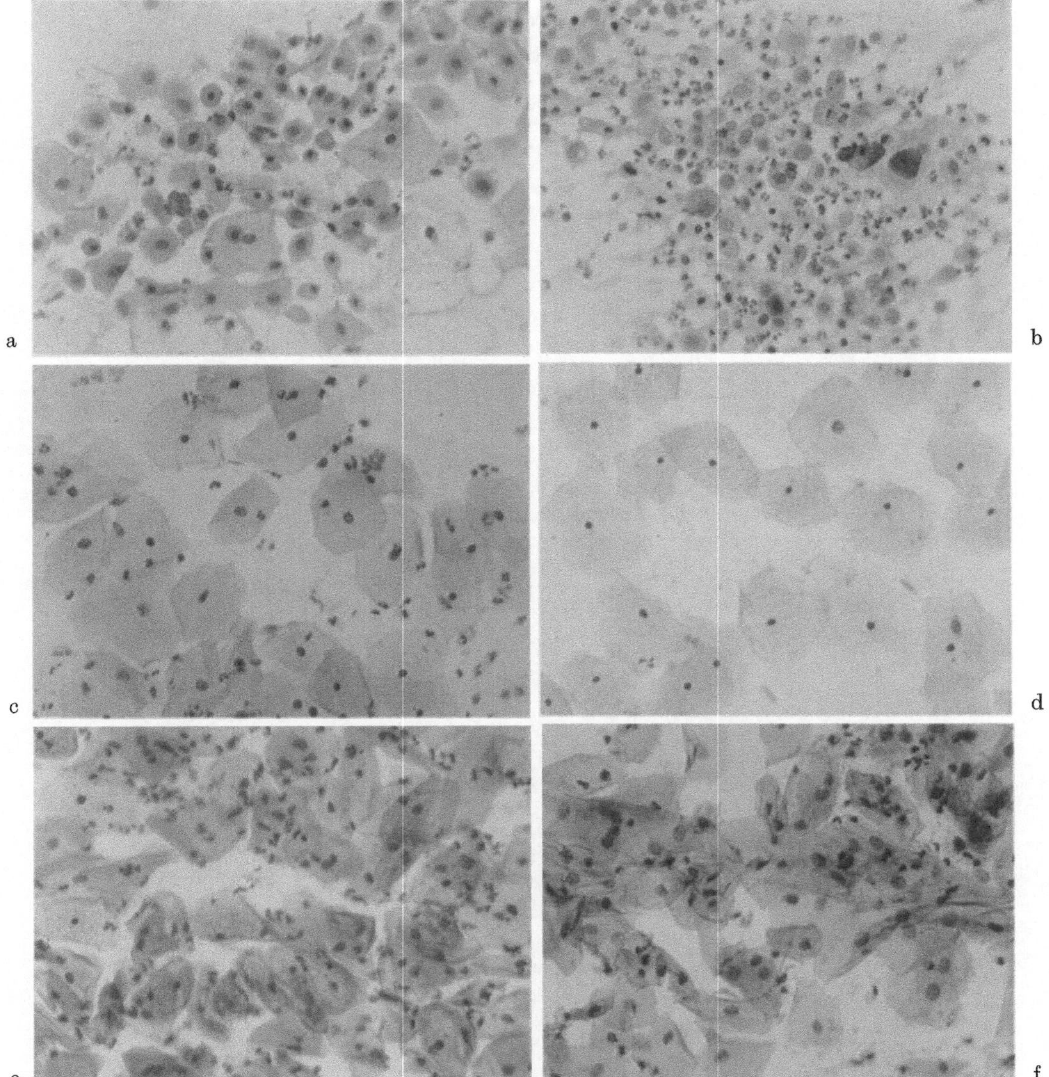

Farbtafel 1. a Menopause: Atrophie des Vaginalepithels. b Carcinom im Vaginalausstrich.
c—f Ausstrichbild während des normalen menstruellen Cyclus: c 10. Tag; d 14. Tag; e 17. Tag;
f 25. Tag. a—f Färbung nach PAPANICOLAOU

Abb. 54. a Sekretionsphase; *20. Cyclustag.* Die Haufenbildung der Zellen hat weiter zugenommen. Fast alle Zellen zeigen Auffaltung ihrer Ränder. Bläschenförmige Kerne herrschen
vor, wenn auch gelegentlich ein pyknotischer Kern auftaucht. Das Bild zeigt mäßig zahlreiche
Leukocyten, fast kaum Bakterien. Reinheitsgrad I. b Sekretionsphase; *25. Cyclustag.* Die
fast durchweg an den Rändern aufgefalteten „schiffchenförmigen" Zellen zeigen ausgeprägte
Haufenbildung. Die Plasmagranulierung hat zugenommen. Die Kerne sind durchweg bläschenförmig. Nur vereinzelt sieht man Kernpyknosen. Das Bild zeigt mäßig zahlreiche Leukocyten,
fast kaum Bakterien, Reinheitsgrad I. c Sekretionsphase; *25. Cyclustag.* Ausschnitt. Das
Bild zeigt fast ausschließlich Intermediärzellen mit bläschenförmigem Kern. Man erkennt
ausgeprägte Haufenbildung mit deutlich dargestellter intercellulärer Verbindung. Es wird
hier deutlich, daß in der Corpus-luteum-Phase Epithellamellen abgeschilfert werden. Das
Bild zeigt vereinzelte Leukocyten und Döderlein-Keime. Reinheitsgrad I

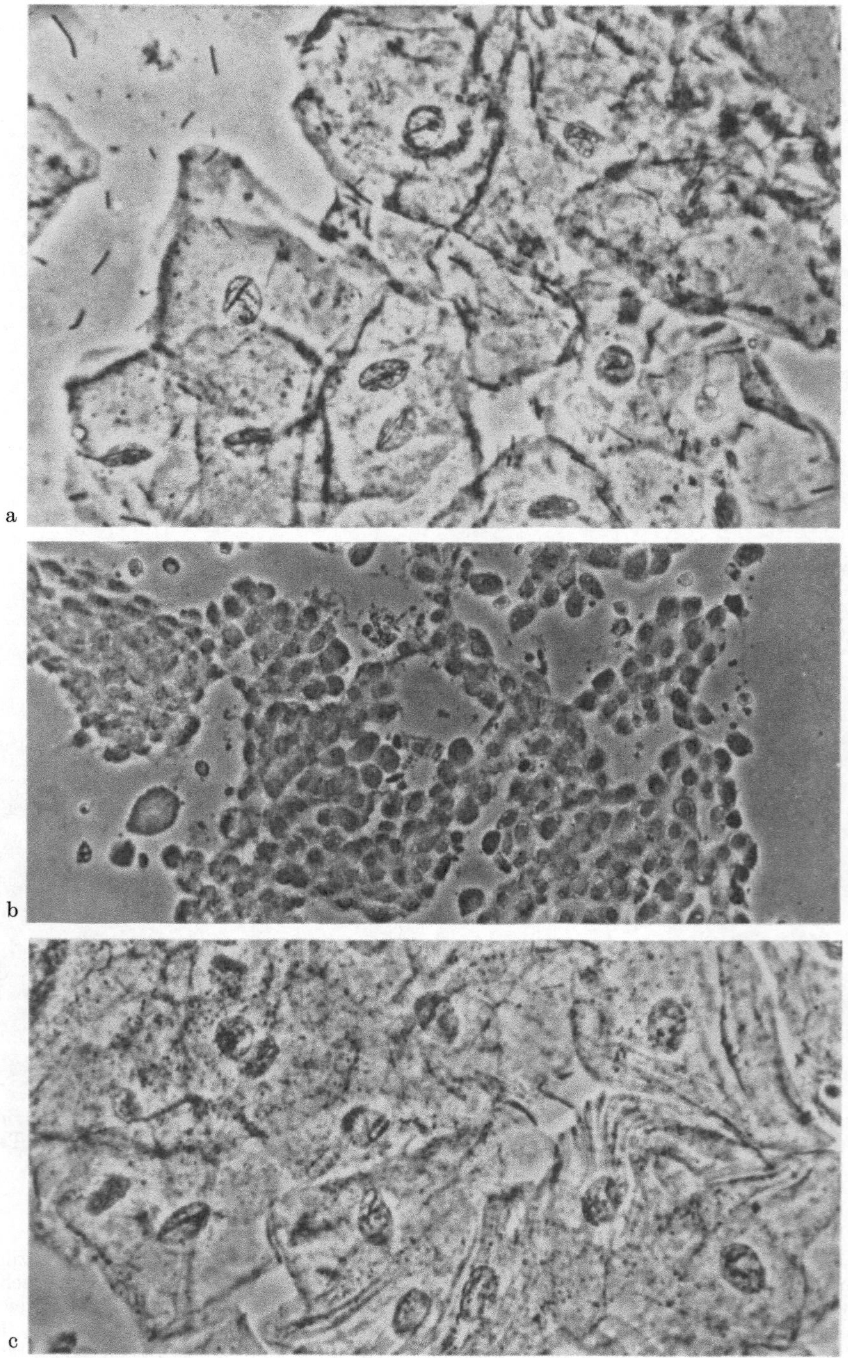

Abb. 55. a Fortgeschrittene Sekretionsphase (prämenstruell); *27. Cyclustag*. Das Bild zeigt
Haufenbildung intermediärer Zellen mit bläschenförmigem Kern. Die Zellränder sind aufgefaltet, die Kittlinien z.T. deutlich zu sehen. Im Cytoplasma ist stärkere Granulation vorhanden. Man sieht einzelne Leukocyten, vereinzelt treten schon Erythrocyten auf. Döderlein-
Keime sind zahlreich vorhanden. Reinheitsgrad I. b *Menstruation*. Das Bild zeigt zusammen-

gesunden Patientin von 21 Jahren (10×100 Zellen ausgezählt) das auf S. 66 dargestellte Muster (Tabelle 2).

Untersuchungen von PUNDEL (1950) an 68 normalen Cyclen bei 59 Frauen ergaben das in Abb. 20 (S. 66) wiedergegebene Verteilungsbild für den Eosinophilie- und den Pyknoseindex im Verlauf des biphasischen Cyclus.

3. Zeitliche Verschiebung der Cyclusphasen
(Verkürzter und verlängerter biphasischer Cyclus, Tempoanomalie)

Leichtere Störungen des cyclischen Geschehens in der Geschlechtsreife ohne Beeinträchtigung des biphasischen Ablaufes werden als physiologische Schwankungen nicht selten beobachtet. Eine Variation der Cycluslänge zwischen 24 und 32 Tagen wird von TIETZE (1952) noch als normal angesehen, während darüber hinausgehende Schwankungen von ihm als pathologisch betrachtet werden und den geringsten Grad der generativen Ovarialinsuffizienz nach ROBERT SCHRÖDER (1926) anzeigen.

Die noch im physiologischen Bereich liegenden Tempostörungen können durch Basaltemperaturkurve und Vaginalabstrich gut erfaßt werden, wobei man sich bemühen sollte, den Ovulationstermin festzuhalten. Es gelingt dann bei fortlaufender Verfolgung der Ausstrichveränderungen und der Temperaturkurve zu unterscheiden:

a) Verkürzter Cyclus (Polymenorrhoe).

α) Die Proliferationsphase ist verkürzt. Man erkennt einen raschen Anstieg des oestrogenen Ausstrichbildes bis zur vollen Proliferationshöhe vor dem 14. Tag durch beschleunigte Follikelreifung. Die regressiven Erscheinungen beginnen ab 10. Cyclustag.

β) Die Sekretionsphase ist verkürzt durch vorzeitiges Abblühen des Corpus luteum. Im Ausstrich läßt sich die Ausbildung der vollen Proliferationshöhe bis zum 14. Tag nachweisen, die Regression setzt mit der typischen Umwandlung des Zellbildes ein, wird aber zeitlich zu früh durch die nachfolgende Menstruation abgelöst (abortive Corpus luteum-Bildung). Die Blutung selbst ist fast immer durch unregelmäßige Abstoßung der Uterusschleimhaut verlängert.

γ) Beide Funktionsphasen sind verkürzt, wobei jedoch die Ausbildung des oestrogenen Ausstrichbildes bis zur vollen Höhe beobachtet wird.

b) Verlängerter Cyclus (Oligomenorrhoe).

α) Die volle Proliferationshöhe wird erst nach dem 14. Tag erreicht oder hält über den 14. Tag bis etwa zum 21. Tag an und wird erst dann durch die Regressionserscheinungen abgelöst, denen nach 14 Tagen die Menstruation folgt. Verlangsamte Follikelreifung und Verzögerung der Ovulation.

β) Nach Erreichung der vollen Proliferationshöhe am 14. Tag setzen die regressiven Veränderungen ein, das Zellbild der fortgeschrittenen Lutealphase dauert

hängende Haufen von Endometriumzellen mit rundem Kern und schmalem Cytoplasmasaum sowie vereinzelte Erythrocyten und Leukocyten. c *Gravidität Mens I/II.* Die Menstruation ist seit 8 Tagen überfällig. Die Haufenbildung intermediärer Zellen mit aufgefalteten Rändern (Naviculartyp) ist noch stärker ausgeprägt als in der Sekretionsphase. Das Bild zeigt große bläschenförmige Kerne, starke Granulabildung im Cytoplasma und Döderlein-Flora. Reinheitsgrad I

jedoch länger als 14 Tage. Untersucht man den Ausstrich nach dem 28. Tag, so ist die Abgrenzung gegenüber einer jungen Schwangerschaft unmöglich. Das Endometrium bietet dabei gelegentlich bei der Untersuchung des durch Strichcurettage gewonnenen Materials das Bild einer funktionellen Hypertrophie. Die nachfolgende Blutung ist meist verstärkt. Ob es sich dabei lediglich um eine über die Norm anhaltende oder verstärkte Luteinwirkung aus dem persistierenden Corpus luteum menstruationis handelt, oder ob in Wirklichkeit der Abbruch einer Gestation vorliegt, ist zweifelhaft. Tritt das Ereignis nur gelegentlich bei sonst normalem Intervall auf, so möchten wir auf Grund unserer eigenen Erfahrungen eher das letztere annehmen und befinden uns in Übereinstimmung mit OBER (1952) und den Untersuchungen von HERTIG und ROCK (1949) über den gehäuften Frühabort auf Grund von Mißbildungen des Empfängnisproduktes, die ein weiteres Bestehen der Schwangerschaft unmöglich machen.

γ) Beide Funktionsphasen sind verlängert, ein Ereignis, das bei einem konstant verlängerten Rhythmus (regelmäßiger etwa 32tägiger Cyclus) vorkommen kann.

Die Ausstrichbilder bei den besprochenen Tempostörungen stellen keine cytologischen Besonderheiten dar, es handelt sich lediglich um zeitliche Verschiebungen der typischen Veränderungen im Zellbild.

4. Ovarielle Dysfunktion

Die folgende Zusammenstellung geht von dem cytologischen Bild und seinen Veränderungen unter Beobachtung aus, wobei der Vergleich mit den klinischen Angaben, insbesondere mit dem Blutungstyp von entscheidender Bedeutung für eine zutreffende Diagnose ist.

Wie bereits vermerkt, erlaubt das Vorliegen eines hochproliferierten Ausstrichs den Rückschluß auf eine oestrogene Wirkung. Bleibt dieses Bild über längere Zeit bestehen, ohne daß eine Regression auftritt, so muß ein protrahierter Oestrogeneffekt angenommen werden. Es lassen sich unterscheiden:

a) Passagere Hyperfollikulinie (anovulatorischer Cyclus). Der Cyclus läuft ohne Ovulation und ohne Corpus luteum-Bildung ab und ist daher durch eine protrahierte Follikelhormonbildung gekennzeichnet, die bis unmittelbar vor der meist zum regelrechten Zeitpunkt oder nur wenig später einsetzenden Blutung anhält. Das Ausstrichbild bleibt also bis zum Blutungsbeginn erhalten und ist charakterisiert durch einzelnliegende Superfizialzellen mit pyknotischem Kern. Die Zellen sind groß, gut entwickelt und bei der Papanicolaou-Färbung eosinophil. Leukocyten treten ganz zurück, erst unmittelbar vor Einsetzen der Blutung treten sie gleichzeitig mit einem Abfall der Proliferationshöhe und mit dem Auftreten zunächst nur vereinzelter Erythrocyten mehr hervor.

Neben der kurzfristigen Follikelpersistenz mit vermehrter Hormonproduktion (SCHRÖDER, 1926) wird auch ein normofolliculiner monophasischer Ablauf diskutiert (PUNDEL, 1950, 1952). Da bei beiden Vorgängen eine protrahierte reine Oestrogenwirkung vorliegt, die lediglich in der Höhe verschieden ist, wäre im ersten Fall eine noch stärkere Ausprägung des typischen Zellbildes als im zweiten Fall zu erwarten. Eine derartige Unterscheidung ist jedoch unter Berücksichtigung der individuellen Schwankungen schwierig.

Für die Diagnose des monophasischen Cyclus ist der Nachweis der oestrogenen Proliferation in der zweiten Cyclushälfte am besten kurz vor der zu erwartenden

Blutung ausreichend. Zur Festlegung des Proliferationsgrades dagegen wird man es vorziehen, eine Ausstrichreihe vom 8.—28. Tag in zweitägigen Abständen anzufertigen. Die Kontrolle der Basaltemperaturkurve vervollständigt die Untersuchung.

Anovulatorische Cyclen laufen vor allem zu Beginn und am Ende der ovariellen Tätigkeit ab (Pubertät und Klimakterium). Aber auch in der Geschlechtsreife ist das Vorkommnis nicht so selten, wie bisher vermutet worden ist. Insbesondere muß man bei cycluslabilen Frauen damit rechnen, daß zwischen normalen biphasischen Cyclen immer wieder einmal monophasische Cyclen auftreten, die erst bei einer genauen Analyse des Ablaufs entdeckt werden.

b) Protrahierte Hyperfollikulinie (langfristige Follikelpersistenz). Die Persistenz des Follikelapparates ohne Ovulation und ohne Corpus luteum-Bildung bewirkt eine anhaltende oestrogene Stimulation, die durch den Vaginalausstrich nachweisbar wird. Hierbei kann der Oestrogenspiegel erhöht sein (hyperfollikuliner (Ausstrich) oder schwankende Wirkung zeigen. Eine Regression des Zellbildes lutealer Ausstrich) wird selten beobachtet und ist dann meist von einer bald einsetzenden Blutung gefolgt.

Das Krankheitsbild ist gekennzeichnet durch eine mehr als 28 Tage anhaltende Amenorrhoe mit nachfolgender Dauerblutung. Während der Amenorrhoe kommt es zu einer Hyperproliferation der Uterusschleimhaut (glanduläre Hyperplasie und glandulär-cystische Hyperplasie).

Die einsetzende Blutung aus der Uterusschleimhaut hat die folgenden Ursachen:

α) Bei gleichbleibender Follikelhormonausschüttung mit erheblicher Hyperplasie der Schleimhaut kommt es im Uteruscavum zu Raumeinengung und zu umschriebenen Drucknekrosen in der Schleimhaut, es beginnt eine meist nur leichte Schmierblutung *(Nekroseblutung von der Oberfläche).* In diesen Fällen ist der Ausstrichtyp hoch oestrogen, das Abradat liefert das für die Hyperplasie der Uterusschleimhaut typische Bild.

β) Bei gleichbleibender Follikelhormonausscheidung reicht die wirksame Oestrogenmenge nicht aus, die hyperproliferierte Schleimhaut wird nicht mehr genügend durchblutet, und es bilden sich tiefe Schleimhautnekrosen aus, die hauptsächlich um die zuführenden Gefäßstämme angeordnet sind. Nach OBER (1952) überschreitet in diesem Falle bei relativ gleichbleibendem Hormonstrom die Ausbildung der Schleimhautmassen die Leistungsfähigkeit des Gefäßsystems *(Nekroseblutung aus der Tiefe der Schleimhaut).*

In diesen Fällen ist der Ausstrichtyp ebenfalls hoch oestrogen, das Abradat zeigt eine Schleimhauthyperplasie mit mehr oder weniger tiefgreifenden Nekrosen um einzelne Gefäßabschnitte. Die Blutung ist stärker und anhaltend. Wird die Abrasio zu einem späteren Zeitpunkt vorgenommen, so findet man eventuell nur noch Reste der hyperplastischen Schleimhaut.

γ) Nach einer längeren Follikelpersistenz kommt es zur Atrophie der Follikel und zum mehr oder weniger raschen Abfall der Oestrogenwirkung. Das ungenügend durchblutete hyperplastische Endometrium stößt sich in großen Bezirken ab, die Blutung setzt fast immer stark ein und wird im weiteren Verlauf schwächer.

Im Vaginalsekret, das auf die oestrogene Stimulation rascher antwortet als das Endometrium, bewirkt der Abfall der Oestrogene einen Rückgang in der Proliferationshöhe. Man findet einen unterschwelligen Oestrogeneffekt mit den Zellen der tieferen Schicht bis zur Parabasalzone. Eine Abrasio ergibt bei frühzeitiger Vornahme noch eine hyperplastische Schleimhaut, während zu einem späteren Zeitpunkt das histologische Bild vorherrscht, das SCHRÖDER (1926) als „ausgebrannte Hyperplasie" bezeichnet hat: Wenig Schleimhautmaterial aus der Basalis läßt keine funktionellen Rückschlüsse mehr zu.

δ) Nach einer längeren Follikelpersistenz kommt es im Ovar durch endokrine Regelung doch wieder zur Progesteronbildung, eventuell nach Ovulation und Ausbildung eines Corpus luteum. Die nachfolgende Blutung ist meist protrahiert, da sich fast immer nicht alle Bezirke der hyperplastischen Schleimhaut voll sekretorisch umwandeln, sondern hyperplastische Bezirke im proliferativen Stadium verharren (Endometrium mixte).

Im Vaginalausstrich sind dann die typischen Zeichen der Lutealwirkung mit Regression des Zellbildes, Haufenbildung und Auffaltung sowie Leukocytose erkennbar.

Das Krankheitsbild ist vorherrschend in der Pubertät, zur Zeit der sich einspielenden Ovarialtätigkeit und im Klimakterium, wenn am Ende der Geschlechtsreife die rhythmische hormonale Tätigkeit des Ovars aufhört. Es kann jedoch auch in der Geschlechtsreife vorkommen, insbesondere ausgelöst durch Stresssituationen und psychische Belastungen. Schließlich laufen nicht selten nach Geburten und Aborten Follikelpersistenzen ab, die den Blutungsbeginn nach Abschluß der Gestation und Stillzeit hinauszögern. VELTEN (persönliche Mitteilung) hat die dabei im Endometrium auftretende Hyperproliferation als „Umstellungshyperplasie" bezeichnet. Jedenfalls ist eine umfassende Auskunft über den Ablauf des hormonalen Geschehens für den Einsatz der Therapie von großer Wichtigkeit, muß man sich doch insbesondere bei klimakterischen Frauen entscheiden, ob man noch eine Hormonbehandlung durchführen will oder auf diese verzichten oder schließlich durch Exstirpation des Uterus die Blutungsquelle beseitigen bzw. durch Kastration die entgleiste ovarielle Stimulation ganz ausschalten soll.

Besondere Bedeutung gewinnt die cytologische Untersuchung für die Erkennung eines Rezidivs und tritt hier wieder in Konkurrenz zur Basaltemperaturmessung.

Im allgemeinen entschließt man sich bei Verdacht auf eine Schleimhauthyperplasie und bestehender Blutung zur Abrasio, insbesondere bei klimakterischen Frauen, da hier differentialdiagnostisch ein Korpuscarcinom vorliegen könnte. Bei jungen Mädchen wird man eher geneigt sein, die Blutungsirregularität durch eine Hormonbehandlung zu normalisieren. Hierzu eignen sich die Kombinationspräparate von Oestrogen mit Progesteron, unter deren Anwendung es bei einer Hyperfollikulinie mit Blutung zum Blutungsstopp und nach einer Latenzzeit von 10—12 Tagen zur Abbruchblutung kommt (hormonale Curettage).

Die oben geschilderten Blutungsursachen sind in ihrer vielfältigen Ursache allein cytologisch nicht ganz sicher zu erfassen. Man muß vor allem berücksichtigen, daß das Vaginalepithel auf Hormonschwankungen etwa zehnmal rascher antwortet als das Endometruim und daß die Schwankungshöhe eine entscheidende Bedeutung für die an der Vagina und am Endometrium sich abspielenden morphologischen Umbauvorgänge besitzt. Dies ist der Grund dafür, daß man bei dem Schleimhautbild der glandulär-cystischen Hyperplasie auch bei zutreffender klinischer Blutungsanamnese nicht selten unterschiedliche Hormoneffekte im Ausstrich und im histologischen Präparat der Uterusschleimhaut vorfindet. Diese Unterschiede sind von STOLL und LEDERMAIR (1958) an 254 Fällen mit typischer Anamnese aufgezeigt worden. In 40 dieser Fälle wurde eine hohe oestrogene Proliferation im Vaginalausstrich vermißt. Stellt man die erhobenen histologischen und cytologischen Befunde gegenüber, so ergibt sich die folgende Tabelle:

Tabelle 5. *Histologie und Cytologie bei ovarieller Dysfunktion.*
(Aus STOLL und LEDERMAIR, 1958)

Histologischer Befund	Cytologischer Befund			
	Hohe Proliferation Oestrogen-wirkung	Regression Corpus luteum-Wirkung	Ohne Proliferation funktions-los	Nicht beurteilbar
Hyperplasie	81,5% (207 Fälle)	72,0% (183 Fälle)	7,5% (19 Fälle)	2,0% (5 Fälle)	
Hyperplasie mit teilweise sekretorischer Umwandlung	6,7% (17 Fälle)	2,8% (7 Fälle)	3,9% (10 Fälle)	—	
Abgeblutete Schleimhaut	9,8% (25 Fälle)	7,4% (19 Fälle)	1,2% (3 Fälle)	1,2% (3 Fälle)	
Nicht beurteilbar	2,0% (5 Fälle)				2,0% (5 Fälle)
Fallzahl	100% (254 Fälle)	82,2% (209 Fälle)	12,6% (32 Fälle)	3,2% (8 Fälle)	2,0% (5 Fälle)

Die gleichzeitige Auswertung der histologischen und cytologischen Befunde ermöglicht eine feinere Beurteilung des herrschenden Funktionszustandes.

Wenn in acht Fällen der cytologische Abstrich als *funktionslos* bezeichnet wurde, so muß angenommen werden, daß der Follikelhormonstrom bereits so weit abgesunken war, daß eine höhere Proliferation des Vaginalepithels nicht mehr zustande kam. In drei Fällen entsprach das histologische Bild einer abgebluteten Schleimhaut dieser Vorstellung. Bei der raschen Ansprechbarkeit des Vaginalepithels auf oestrogene Schwankungen darf hier weiter geschlossen werden, daß der Hormonspiegel jedenfalls schon so lange und so weit abgesunken war, daß weder die hyperplastische Uterusschleimhaut erhalten werden konnte noch das oestrogene cytologische Bild (vollständige Follikelatresie).

In fünf Fällen dagegen stand dem funktionslosen Ausstrich eine hyperplastische Uterusschleimhaut gegenüber. Es muß angenommen werden, daß der Follikelapparat hier sehr rasch atretisch wurde und die Entnahme zu einem Zeitpunkt erfolgte, in dem eine entsprechende Reaktion zwar schon am Vaginalepithel, aber noch nicht in gleicher vollkommener Weise an der Uterusschleimhaut nachzuweisen war.

32mal wurde der Ausstrich der *Lutealphase* gefunden. In 19 dieser Fälle ergab die Abrasio eine hyperplastische Uterusschleimhaut ohne Zeichen einer Luteinwirkung. Es muß daraus geschlossen werden, daß die Progesteronbildung zwar ausreichend war, im Vaginalsekret die typischen Veränderungen hervorzurufen, dagegen zur sekretorischen Umwandlung der Schleimhaut nicht genügte. In diesen Fällen kann man sich von einer Substitution einen Erfolg versprechen.

In zehn Fällen wurde jedoch auch im Endometrium eine herdförmige sekretorische Umwandlung in hyperplastischer Schleimhaut gefunden (Endometrium mixte). Der cytologische und histologische Befund stimmte somit überein, allerdings hatte die Luteinproduktion nicht zur völligen sekretorischen Umwandlung ausgereicht. Auch hier sollte eine Substitutionstherapie versucht werden.

In drei Fällen war die Uterusschleimhaut abgeblutet, so daß eine Funktionsdiagnose nicht mehr zu stellen war. Ob in diesen Fällen die Ausstoßung einer hyperplastischen oder einer sekretorisch umgewandelten Schleimhaut vorausging, ist nicht klar.

Ein *hochoestrogenes* Ausstrichbild bestand in 209 Fällen. 183mal entsprach das hyperplastische Endometrium dem cytologischen Befund voll. Es hatte sich hier wohl um eine typische Hyperfollikulinie gehandelt, bei der die Blutung durch den gleichbleibenden oder nur gering absinkenden Oestrogenspiegel ausgelöst wurde, weil die hyperproliferierte Uterusschleimhaut nicht mehr genügend durchblutet war, während das oestrogene Ausstrichbild erhalten blieb.

Siebenmal wurde im Endometrium ein sekretorischer Effekt festgestellt, der im Vaginalausstrich nicht zu finden war. Ob man einen vorübergehenden Corpus luteum-Effekt hier vermuten soll, könnte diskutiert werden.

Schließlich war 19mal die Schleimhaut ganz abgeblutet, der Vaginalausstrich oestrogen. Man wird hier eine langsam fortschreitende Follikelrückbildung vermuten können, bei der das empfindliche Vaginalepithel noch reagiert, während die Hormonbildung für die Erhaltung der hochproliferierten Uterusschleimhaut nicht mehr ausreicht.

Eine zusammenfassende Betrachtung der Befunde würde die folgenden Unterscheidungen ermöglichen:

Histologie	Cytologie	Funktionszustand im Ovar	Blutungsursache und Therapie
Sehr reichlich hyperplastische Schleimhaut	Hohe oestrogene Aktivität	Follikelpersistenz mit Hyperfollikulinie	Oberfl.-Nekrose-Blutung. Kombinationspräparate: Oestrogen-Progesteron
Kaum Schleimhaut, funktionslos	Hohe oestrogene Aktivität	Follikelpersistenz mit langsam absinkendem Follikel-Hormonspiegel	Protrahierte tiefe Nekroseblutung, Oestrogen, später Progesteron
Reichlich hyperplastische Schleimhaut	Funktionslos	Follikelatresie, rasch abgesunkener Follikelhormonspiegel	Akute Follikelabbruchblutung durch tiefe Nekrosen, Oestrogen, später Progesteron
Reichlich hyperplastische Schleimhaut	Regression (Luteal-Effekt)	Nachfolgende ungenügende Luteinbildung	Protrahierte Abbruchblutung, Progesteron
Mischbild: Hyperplasie mit umschriebener sekretorischer Umwandlung	Regression (Luteal-Effekt)	Nachfolgende regelrechte Luteinbildung	Unregelmäßige menstruelle Abstoßung, Cyclus reguliert sich ein, keine Hormontherapie

Auch ZINSER (1951) hat betont, daß der hochoestrogene Ausstrichtyp bei der im Endometrium bestehenden Hyperplasie nicht immer festzustellen ist. Der Abfall des Follikelhormonspiegels hat sich zur Zeit der eingetretenen Blutung bereits am Vaginalepithel ausgewirkt, zu desquamativen Veränderungen und damit zu einer Verminderung der Epithelschichtung geführt. Auch ZINSER weist darauf hin, daß der Vaginalüberzug auf die Hormonschwankung rascher reagiert als die Uterusmucosa, in der es erst verzögert und bei stärkerem

Hormonabfall zur Abbruch- und Nekroseblutung kommt. Er möchte zwei Zustände am Vaginalepithel unterscheiden: Hochproliferiertes Epithel während des blutungsfreien Intervalls und die beträchtlich reduzierte Epithelschichtung während der Blutung oder kurz vor ihrem Einsetzen. Die Deutung des cytologischen Bildes wird im übrigen dadurch noch erschwert, daß bei länger bestehender Hyperfollikulinie eine Auffaltung der Einzelzellen im hochproliferierten Ausstrich auftritt, der demnach nicht als typische Eigenart der lutealen Regression aufgefaßt werden kann, sondern durch eine abnehmende Toleranz des Vaginalepithels gegenüber dem Hormonstrom aufzufassen ist (ZINSER, 1951; WIED, 1953; WIED et al., 1958). Wir sind der Auffassung, daß man die typische luteale Umwandlung von diesen Auffaltungserscheinungen abgrenzen kann, da insbesondere die Haufenbildung, aber auch die Blaufärbung der Zellen im ersten Fall bedeutend ausgeprägter ist. PUNDEL (1950, 1952) hat zwei Formen bei der anlaufenden Hyperfollikulinie unterschieden, die er mittels des Pyknoseindex abgrenzen konnte: die sehr rasch und exzessiv einsetzende Hyperfollikulinie und die nur langsam anlaufende sich allmählich verstärkende Wirkung.

Gemäß den oben gegebenen Einteilungen sind bei bereits bestehender Blutung im Vaginalsekret unterschiedliche Proliferationshöhen zu finden. Bei noch anhaltender Hyperfollikulinie ist eine Unterscheidung gegenüber dem Zellbild bei der Menstruation durchaus möglich, dagegen bei einem vorhandenen Lutealeffekt nicht. Ebenso läßt der funktionslose Ausstrich nur im Zusammenhang mit der Blutungsanamnese den Rückschluß auf eine ablaufende Hyperfollikulinie zu.

Der hochoestrogene Ausstrich als Ausdruck eines Hyperoestrinismus wird von manchen Autoren mit bestimmten pathologischen Vorgängen in Zusammenhang gebracht, die nicht allein durch die glandulär-cystische Hyperplasie des Endometriums erschöpft sind: mit dem Bestehen von Myomen in der Uteruswand (HECHT, 1951), mit Korpuscarcinomen (LIMBURG, 1949; HUBER und BESSERER, 1952; WACHTEL, 1958), mit Carcinomrezidiven der verschiedenen Lokalisation (WACHTEL) und natürlich mit hormonbildenden Ovarialtumoren. HECHT möchte generell das Vorliegen eines hochoestrogenen Ausstrichs, der über die präovulatorische Proliferationshöhe hinausgeht, als Ausdruck einer pathologischen Gesamtsituation ansehen. Hierauf wird in der Besprechung der Ausstrichtypen in den einzelnen Lebensabschnitten noch zurückzukommen sein. Es soll nur darauf hingewiesen werden, daß der Bedeutung der Leberfunktion im Abbau körpereigener Oestrogene in den bisherigen Arbeiten zu wenig Beachtung geschenkt worden ist.

c) Hypofollikulinie. Der hypofolliculine Ausstrichtyp ist dadurch gekennzeichnet, daß das Vaginalepithel nicht seine volle Proliferationshöhe erreicht. Geht man lediglich von der Proliferationshöhe aus, so erscheint die Unterteilung von RAKOFF (1950, 1959, 1960) in erheblichen, mäßigen und geringen Oestrogenmangel sowie geringen, mäßigen und erheblichen Oestrogeneffekt berechtigt, zumal derartige Unterschiede streng morphologisch und durch den Karyopyknoseindex eindeutig definiert werden können. Für den klinischen Gebrauch ist jedoch die Abgrenzung gegenüber dem Luteinausstrich (mittlere Proliferation mit Haufenbildung und Auffaltung) und dem androgenen Ausstrich (mittlere Proliferation) wünschenswert. Beide Ausstrichtypen sind an anderer Stelle besprochen. Ebenso ist der atrophische Ausstrich als Aussage über einen völligen Hormonmangel vom hypofolliculinen Ausstrichtyp zu trennen und weiter oben beschrieben worden.

Man sollte daher von einer Hypofollikulinie im engeren Sinne nur dann sprechen, wenn man sicher ist, daß das betreffende Zellbild durch alleinige geringe

Oestrogenwirkung erzielt wurde und nicht durch das Zusammenspiel mit anderen Hormonen, etwa mit androgenen Hormonen.

Der Ausstrich ist dadurch gekennzeichnet, daß das Zellbild im ganzen dürftig ist. Die Superfizialzellen mit pyknotischem Kern sind auffallend klein. Daneben treten immer auch Zellen der Intermediärzone auf, sogar solche aus der Parabasalzone. Die Leukocytenzahl ist gering.

Ist ein regelmäßiger Cyclus vorhanden, so wird die präovulatorische Ausbildung einer normalen Oestrogenwirkung nicht deutlich. Regressionserscheinungen setzen nach Bildung des Corpus luteum zum richtigen Zeitpunkt ein.

Meistens handelt es sich jedoch klinisch um Störungen des normalen Blutungsablaufes, die Menstruationen sind zu selten und treten nur schwach auf (Oligohypomenorrhoe). Schließlich kann die gebildete Oestrogenmenge zwar ausreichend sein, um eine oestrogene Reaktion in schwacher Form am Vaginalepithel auszulösen, das Endometrium proliferiert aber nicht ausreichend oder bleibt funktionslos (unterschwelliger Cyclus), so daß die Menstruation ganz ausbleibt (cyclische Amenorrhoe). Bei dieser Form sind im Ausstrich vorübergehend Regressionserscheinungen als Ausdruck einer luteinen Einwirkung erkennbar und lassen den Schluß auf eine unterschwellige biphasische Ovarialtätigkeit zu. Eine hormonale Substitutionstherapie wie eine allgemeine roborierende Behandlung (eiweißreiche Ernährung, Vermeidung von körperlichen Belastungen) sind erfolgversprechend. Sind derartige cyclische Schwankungen nicht erkennbar, so handelt es sich um einen hormonalen, acyclischen Verlauf (acyclische Amenorrhoe). Eine graduelle Abstufung der hypofollikulinen Ausstriche kann nach den Untersuchungen von VARANGOT und LABATUT (1942) durch ein fortlaufend geführtes Zelldiagramm versucht werden. Ausstriche mit weniger als 30% Oberflächenzellen sprechen für einen Oestrogenmangel, solche mit über 70% für eine Normofollikulinie.

SMOLKA und SOOST (1965) unterscheiden, ebenso wie RAKOFF, einen leichten, mittleren und schweren Follikelhormonmangel. Untersuchungen zu dieser Frage sind von SALMON und FRANK (1936) DE ALLENDE und ORIAS (1956), sowie ROTH (1952) veröffentlicht worden. Die von diesen Untersuchern angegebenen Unterteilungen lassen sich, soweit cyclische Schwankungen noch erkennbar sind, am besten zur jeweiligen Phase eines nicht gestörten Cyclus in Verbindung setzen. In dieser Hinsicht erscheint das Verfahren von PUNDEL (1950) angebracht, die cytologische Aussage auf die Feststellung zu beschränken, daß der vorliegende Ausstrich vom 14. Cyclustag für den Zeitpunkt der Ovulation einen ungenügenden Oestrogeneffekt aufweist.

d) Störung der Corpus luteum-Funktion. Das Einsetzen der lutealen Wirkung ist am Vaginalabstrich durch das Auftreten regressiver Erscheinungen mit Auffaltung der Zellen, Haufenbildung, Abnahme der Eosinophilie zugunsten der Cyanophilie und Auftreten intermediärer Zellen gekennzeichnet. Eine absolute *Corpus luteum-Insuffizienz* ist der Diagnose zugänglich, wenn eine ausreichende oestrogene Stimulation mit Ausprägung des oestrogenen Zellbildes vorausgegangen ist. Dies ist der Fall beim normofollikulinen monophasischen Cyclus und bei der protrahierten Hyperfollikulinie. Allerdings kann bei anhaltender oder gleichbleibender Oestrogenproduktion ohne Luteinwirkung ebenfalls eine Auffaltung der Superfizialzellen und ein geringes Absinken der Proliferationshöhe beobachtet werden (WIED, 1953), die eventuell zu Verwechslungen Anlaß gibt.

Ist dagegen auch die Follikelhormonproduktion des Intervalls ungenügend und bleibt eine entsprechende hohe Stimulation des Vaginalepithels aus (hypofollikuliner Cyclus), so sind die regressiven Veränderungen unter Progesteronwirkung nur schwach ausgeprägt, und die Beurteilung eines Luteineffektes kann auf Schwierigkeiten stoßen. Neben der absoluten Gelbkörperinsuffizienz wird auch eine partielle Insuffizienz angenommen, bei der die Progesteronbildung ungenügend bleibt und im Endometrium die sekretorische Transformation mit Ausbildung der Decidua menstruationis mangelhaft ist. Dieser Zustand soll durch eine nur mangelhafte Regression des vorher gut proliferierten Zellbildes cytologisch gekennzeichnet sein. Die Beurteilung erfordert eine Abstrichserie und ist nur bei großer Erfahrung möglich.

PUNDEL (1954) hat unterschieden:

1. Das termingerechte Einsetzen einer unterschwelligen Progesteronwirkung: Auf eine normale Proliferation kommt die luteale Regression nur gering in Gang und entfaltet sich auch im weiteren Verlauf bis zum Blutungsbeginn nicht zur vollen Höhe. Die Kernpyknose bleibt teilweise erhalten, neben Gruppenbildung sind immer noch einzeln liegende Zellen erkennbar, die Acidophilie nimmt ab.

2. Die Luteinisierung verzögert sich, die ersten Zeichen einer Regression lassen sich erst um den 20. Tag herum nachweisen und kommen auch prämenstruell nur schwach zur Ausbildung. Es handelt sich um eine verkürzte und schwach ausgeprägte Luteinphase.

Daß bei hyperfollikulinen Zuständen (glandulär-cystische Hyperplasie des Endometriums) schließlich eine Corpus luteum-Bildung doch noch durch regulative Vorgänge zustande kommt, wurde bereits erwähnt. OBER (1952) schätzt diesen Anteil an der Gesamtzahl der Hyperplasien auf 5%, nach eigenen Untersuchungen beläuft er sich auf 6,7%. Dabei kann die Transformation im hyperplastischen Endometrium fleckförmig auftreten oder die gesamte Schleimhaut betreffen. Es wurde bereits erwähnt, daß die Luteinwirkung am Vaginalsekret nachweisbar wird. Rückschlüsse auf den Grad der Transformation im Endometrium (volle sekretorische Umwandlung oder fleckförmige Umwandlung im Sinne des Endometrium mixte) erscheinen jedoch infolge der unterschiedlichen Ansprechbarkeit der Erfolgsorgane Vagina bzw. Uterus nicht möglich. Man kann cytologisch lediglich aussagen, daß eine Luteinwirkung anzunehmen ist.

Eine *gesteigerte Progesteronwirkung,* die auch über die normale Zeit von 14 Tagen anhält, ist häufig diskutiert worden. Im Endometrium kommt es zur erheblichen Ausbildung der sekretorischen Transformation (funktionelle Hyperplasie oder ultramensuelle Hypertrophie nach ROBERT MEYER). Die Schleimhaut nimmt dann den Charakter der Graviditätsschleimhaut an, die sich von der prämenstruellen Decidua nur durch den Grad ihrer Ausprägung unterscheidet. Cytologisch ist ein Bild zu erwarten, das dem der frühen Gravidität gleicht. Ob überhaupt eine derartige funktionelle Hypertrophie als funktionelles Krankheitsbild an sich besteht, ist insbesondere zweifelhaft, nachdem wir über die so häufige Möglichkeit eines extrem frühen Unterganges eines frühen Schwangerschaftsproduktes Klarheit gewonnen haben. Das Ereignis, das sich symptomatisch lediglich in einer zum erwarteten Zeitpunkt oder nur wenig später einsetzenden „Menstruationsblutung" äußert, wird als Frühabort verkannt. Es betrifft nach HERTIG und ROCK (1949) etwa 15% aller Empfängnisprodukte. OBER (1952) beurteilt die

10*

echte Corpus luteum-Persistenz als sehr problematisch und möchte sie nur dann annehmen, wenn sie bei einer Frau nachgewiesen werden kann, die mit Sicherheit keine Kohabitation hatte. Wir haben innerhalb von 5 Jahren die Diagnose der funktionellen Hypertrophie viermal gestellt und möchten damit diese funktionelle Störung als extrem selten ansehen. Eine klinische Bedeutung kommt ihr nach unserer Erfahrung nicht zu, weil sich der Cyclus ohne weitere Behandlung von selbst reguliert.

Zusammenfassend kann gesagt werden, daß die cytologische Beurteilung der funktionellen Störung in der Luteinphase umstritten bleiben muß, weil die cytologischen Veränderungen nicht so eindeutig sind wie unter Oestrogenstimulation.

5. Schwangerschaft und ihre Störungen

Bei Eintritt einer Schwangerschaft sistieren cyclische Veränderungen am Vaginalepithel, das im ganzen aufgelockerter, glykogenreicher und durchsafteter wird. Die Intermediärzone erscheint verbreitert, eine Superfizialschicht ist nicht sehr ausgeprägt. Wir haben daher im Ausstrich bevorzugt Intermediärzellen zu erwarten. Der Glykogenreichtum dieser Zellen bietet für Milchsäurestäbchen sehr günstige Lebensbedingungen, daher ist eine reiche Döderlein-Flora in der Regel vorhanden. Sie stellt sich bei Mischinfektionen auch rasch wieder her.

Da die Intermediärzellen in der Schwangerschaft häufig Schiffchenform annehmen, wurde dieser Zelltyp von PAPANICOLAOU „Navicularzelle" genannt. Die Zellen sind an den Rändern aufgefaltet, ihr Rand selbst ist oft etwas verdickt. Mehrere kleine oder eine große Vacuole sind im Cytoplasma nicht selten vorhanden und können den Kern an den Rand drängen (PAPANICOLAOU, 1925; PUNDEL, 1959). Die Zellmembran ist deutlich, der Kern bläschenförmig. Die Zellen ordnen sich in Haufen (Clusters) an *(Navicularzelltyp)* (Abb. 55 c).

Die Einwirkung der Döderlein-Keime auf die Intermediärzellen im Sekret kann so stark sein, daß das Cytoplasma weitgehend aufgelöst wird und nur noch bläschenförmige nackte Kerne des mittleren Reifegrades vorhanden sind *(Cytolysetyp)*. Der Schwangerschaftsfluor wird durch diese Vorgänge gefördert, man findet den Reinheitsgrad I.

Innerhalb der ersten 3 Monate werden in der Proliferationshöhe Schwankungen beobachtet, die nach RAUSCHER (1967) rhythmisch in 14—28tägigen Intervallen auftreten, in ihrer Dauer auf maximal 4 Tage beschränkt und durchaus physiologisch sind.

Neben dem genannten typischen Navicularzelltyp bzw. Cytolysetyp, die den sicheren Hinweis auf das Vorliegen einer Schwangerschaft gestatten, treten jedoch auch Ausstriche auf, die eine erhöhte oestrogene Stimulation andeuten. Sind vorwiegend basophile Superfizialzellen vorhanden, so sprechen KOLLER und ARTNER (1953) von „*Präkornifikationstyp*", WIED (1954) von „*oestrogenem Proliferationstyp*". Bei Vorwiegen von acidophilen Superfizialzellen wird der Ausstrich als „*Kornifikationstyp*" bzw. als „*deutlich oestrogener Ausstrichtyp*" bezeichnet. Auch das Fortbestehen dieses Befundes läßt keine Rückschlüsse auf eine Störung der Schwangerschaft zu. Diese Ausstrichtypen verteilen sich bei einzelnen Autoren mit folgender Häufigkeit:

Tabelle 6. *Ausstrichtypen in der Schwangerschaft*

KOLLER und ARTNER (1953)			WIED (1954)			STOLL (1954)		JAEGER (1963)		
Ausstrich-Zahl	725	100%	Ausstrich-Zahl	850	100%	499	100%	Ausstrich-Zahl	570	100%
Navicular-typ	460	63,4%	Navicular-typ	552	65%	349	70%	Inter-mediär-zellentyp	402	70,5%
Cytolyse-typ	113	15,6%	Cytolyse-typ	128	15%	75	15%	Cyto-lysetyp	91	16%
Entzünd-licher Typ	36	5%	Entzünd-licher Typ	64	7,5%	35	7%	Entzünd-licher Typ	43	7,5%
Präkorni-fikationstyp	95	13,1%	Oestr. Prolifer.	85	10%	30	6%	Hoch-prolifera-tiver Typ	34	6%
Kornifika-tionstyp	21	2,9%	Deutlich oestr. Prol.	21	2,5%	10	2%			

Der Navicularzelltyp kann mit dem Cytolysetyp im Verlauf der Schwangerschaft mehrmals wechseln, ohne daß dabei die quantitativen Hormonteste, die Acidometrie oder Fermentaktivitätsbestimmungen eine Veränderung erkennen lassen (WIED, 1954). In Bakterienkulturen und im Direktausstrich findet man gelegentlich lange Wuchsformen der Döderlein-Keime. Es kann als erwiesen angesehen werden, daß Navicularzelltyp und Cytolysetyp die charakteristischen Schwangerschaftsausstriche darstellen. Entzündliche Veränderungen im Vaginal-bereich, hervorgerufen am häufigsten durch Mischflora, Soor und Trichomonaden, beeinflussen das Zellbild, jedoch stellt sich der typische Ausstrich nach Be-handlung oder spontanem Abklingen der Entzündung wieder her.

Warum über längere Zeit in der frühen Schwangerschaft höher proliferierte Ausstrichtypen (oestrogen und deutlich oestrogen) mit einer Frequenz von etwa 10% beobachtet werden, ist noch nicht hinreichend geklärt. Es scheint zumindest zuzutreffen, daß der Verlauf der Schwangerschaft auch bei diesen Ausstrichtypen ungestört sein kann. Lediglich das fortlaufende Zunehmen der Proliferationshöhe, am besten gemessen an der Zunahme des Karyopyknose- und Eosinophilieindex, ist ein recht sicherer Hinweis auf eine Bedrohung der Schwangerschaft (RAU-SCHER, 1967). Ob es sich hierbei um ein Progesterondefizit handelt, also die Progesteronzufuhr therapeutisch indiziert ist, oder eine vermehrte Oestrogen-produktion vorliegt, läßt sich noch nicht sicher entscheiden (HUGHES et al., 1964). Offenbar gibt es Unterschiede in den hormonalen Störungen bei Frühschwanger-schaft, die sich am Erfolgsorgan Vagina nicht eindeutig manifestieren. Eine Klä-rung ist durch vergleichende Untersuchungen mit Hormonausscheidungsbestim-mungen zu erwarten. Es muß dabei aber immer bedacht werden, daß ein hor-monales Defizit gleich welcher Art nur *eine* der möglichen Ursachen für eine frühzeitige Beendigung der Schwangerschaft ist, die an Häufigkeit hinter den zahlreichen anderen Ursachen (Mißbildungen und Fehlbildungen des Tropho-blasten und Embryoblasten, Abortivei) zurücksteht.

Da das Reaktionsvermögen der Vagina auf Hormongaben in der Schwanger-schaft sich von der Reaktion außerhalb der Schwangerschaft unterscheidet, wird

durch Oestrogenzufuhr keine zunehmende Kernpyknose und keine Erhöhung des
Eosinophilieindex erreicht, solange die Schwangerschaft intakt ist (PUNDEL und
v. MEENSEL, 1951, 1966; RAUSCHER, 1967).

Hierauf beruht ein prognostischer Test, bei dem über mehrere Tage Oestrogen
zugeführt wird. Findet sich ein deutlicher Anstieg der Proliferationshöhe, so
muß die Schwangerschaft als verloren angesehen werden (RAUSCHER, 1954; KAM-
NITZER, 1959).

Das Vorherrschen des Navicularzelltyps in der Schwangerschaft trotz der er-
wiesenen hohen Oestrogenbildung erklären KOLLER und ARTNER (1953) durch die
antagonistische Wirkung des Progesterons, welches die Desquamation verstärkt
und die Kornifikation hemmt. Die Autoren haben neben der cytologischen Untersuchung das pH bestimmt und den Glykogengehalt der Zellen untersucht. Sie
fanden:

	Glykogen	Döderlein	pH-Mittel	Schleim	FH-Effekt	Progesteron-Effekt
Kornifikations-typ	spärlich	vereinzelt	5,68			
Präkornifika-tionstyp	mäßig	wenig	5,66			
Naviculartyp	reichlich	mäßig, reichlich	5,49	zunehmend	zunehmend	zunehmend
Cytolysetyp	sehr reichlich	massenhaft	5,35			
Entzündlicher Typ	—	—	6,25			

KOLLER und ARTNER (1953) betonen aber ebenfalls, daß es fließende Übergänge gibt, daß die beschriebenen Abstrichbilder nicht an eine bestimmte Schwan-
gerschaftsdauer gebunden sind, daß die Abstrichtypen nicht die absoluten quantitativen Verhältnisse wiedergeben und daß ein Übergang in einen anderen Typ
nicht unbedingt auf eine Störung der Schwangerschaft hinzudeuten braucht.

PUNDEL und VAN MEENSEL (1966) machen wiederholt darauf aufmerksam, daß die
Abstriche in der Schwangerschaft besonders sorgfältig entnommen werden müssen, um
Irrtümer zu vermeiden. Sie ziehen die Entnahme mit einem Holzspatel aus dem hinteren
Vaginaldrittel vor. Bei Vergleichsausstrichen am Ende der Gravidität ist die Entnahme
von der gleichen Stelle von großer Wichtigkeit.

Diagnose der Schwangerschaft und ihrer Störungen

Hat bei Ausbleiben der Menstruation der Vaginalausstrich das typische Bild
der gesteigerten Luteinphase mit Navicularzellen und Döderlein-Flora, so kann
mit großer Sicherheit auf das Vorhandensein einer jungen Schwangerschaft geschlossen werden. Gegen diesen Befund ist der hochoestrogene Ausstrichtyp der
Follikelpersistenz einwandfrei abzugrenzen. MEISELS und DUBREUIL-CHARROIS
(1966) halten allerdings eine sichere Schwangerschaftsdiagnose vor der 12. Woche
nicht für möglich; erst von der 13. Woche an sahen sie regelmäßig Navicular-
oder Cytolysezellen.

Anstelle von Vaginalsekret kann auch das Urinsediment für die cytologische Untersuchung verwandt werden, das sich für die Beurteilung des Hormonstatus in der Gravidität sogar besonders eignet (DI PAOLA und UAIBIAGA, 1958) (sog. Urocytogramm). Der Prozentsatz der eosinophilen Superfizialzellen beträgt im allgemeinen nicht mehr als 50%, um in den späten Graviditätsmonaten noch weiter abzufallen. Eine Erhöhung des Index zeigt eine Störung des hormonalen Gleichgewichts an und kann, muß aber nicht von klinischen Zeichen der drohenden Fehlgeburt begleitet sein. Dagegen nehmen die Superfizialzellen gegen Ende der Gravidität zu, sicher dann, wenn der Geburtstermin erreicht ist.

Eine *Störung der Schwangerschaft* wird durch die Veränderung des Navicularzelltyps erkennbar. Nach AEPPLI und HERMANN (1954) äußert sie sich neben der klinischen Manifestation durch Rückgang der Intermediärzellen. In diesem Falle sollte eine prophylaktische Behandlung beginnen. Gelingt es, durch die Behandlung mit Progesteron im Ausstrich typische Schwangerschaftsveränderungen zu erzielen, so ist die Therapie erfolgversprechend. Sie darf abgesetzt werden, wenn das Zellbild sich normalisiert hat. Die Gravidität läßt sich jedoch nicht erhalten, wenn unter der Therapie, insbesondere bei einer Kombination von Oestrogen und Progesteron, die Eosinophilie im Vaginalausstrich nicht zurückgeht. Für eine zureichende Beurteilung ist also in jedem Falle eine Serie von Abstrichen notwendig (FLETCHER, 1940; SCHUMAN, 1944; BENSON und TRAUT, 1950; ROTH, 1951; STOLL und MUTH, 1952; KOLLER und ARTNER, 1953).

Bei *Abortus incompletus* können gelegentlich im Vaginalsekret Trophoblastzellen nachgewiesen werden (SMOLKA und SOOST, 1965), und zwar sowohl Langhans-Zellen als auch syncytiale Zellverbände. Die Abstriche sind im übrigen uncharakteristisch und meistens infolge der reichlichen Blutbeimengung auch nicht für die Diagnose verwendbar.

Der *intrauterine Fruchttod* führt zu einem erheblichen Rückgang der Proliferationshöhe und nähert sich für einige Zeit dem sog. „post partum"-Typ (s. unten). Bei Zweifel, ob die bestehende Gravidität noch intakt ist oder nicht, kann man daher die Cytologie heranziehen. Allerdings sind SMOLKA und SOOST (1965) der Meinung, daß das Abstrichbild schon bald wieder einen höheren Reifegrad annimmt und damit eine entscheidende Mithilfe in der Diagnostik des intrauterinen Fruchttodes durch die cytologische Untersuchung nur für die wenigen Tage gegeben ist, in denen das „post partum"-Bild ausgeprägt ist. Für die Voraussage der Prognose eines drohenden Abortes erscheint die cytologische Untersuchung weniger zuverlässig als die Untersuchung der Pregnandiolausscheidung (WEINGOLD et al., 1966).

Cytologische Befunde bei der *Extrauteringravidität* sind von PAPANICOLAOU et al. (1948) sowie PUNDEL und VAN MEENSEL (1951) erhoben worden. Danach soll ein hypofollikuliner Abstrichtyp vorherrschen. SMOLKA und SOOST (1965) vertreten die Ansicht, daß die cytodiagnostische Bedeutung derartiger Befunde gering sein dürfte, besonders da es sich meist um junge Schwangerschaften mit noch kaum ausgeprägtem Zellbild handelt. STOLL und MUTH (1952) sind dagegen der Meinung, daß die differenzierte Cytodiagnostik einen wesentlichen Beitrag zur Differentialdiagnose der klinisch gelegentlich schwer unterscheidbaren Krankheitsbilder: Extrauteringravidität — ascendierende Infektion — Appendicitis — Ureterstein geben kann. Zu diesem Zweck beachten sie neben den Symptomen und der Blutungsanamnese den Lokalbefund, entnehmen dann drei Ausstriche: aus der Vagina, von der Portio und — nach sorgfältiger Reinigung des Muttermundes — aus der Mitte des Cervicalkanals. Ein Reinheitsgrad I mit Navicularzellen spricht eher für Gravidität bzw. Extrauteringravidität als für eine extragenitale Erkrankung. Ein Reinheitsgrad III mit Mischflora und erheblicher leukocytärer und bakterieller Durchsetzung des Cervicalschleims spricht dagegen am ehesten für eine ascendierende Infektion des Genitale. Sie untersuchen dazu das Urinsediment auf Leukocyten, Erythrocyten und bestimmen auch hier den Funktionszustand. Das ganze Vorgehen läßt sich mit dem Phasenkontrastmikroskop innerhalb weniger Minuten durchführen.

Berücksichtigt man die Überlebensdauer noch funktionierender Chorionzotten nach dem mutmaßlichen Einsetzen der ersten Störung einer Tubargravidität (ARRONET und STOLL, 1950), so wird klar, daß ebenso wie das histologische Bild des Endometriums auch der Vaginalausstrich weitgehend von dem Grad der Störung und dem Zeitfaktor abhängt. Morphologisch gut erhaltene Zotten, bei denen eine Hormonproduktion noch anzunehmen war, ließen sich im Operationspräparat noch nachweisen: 1 Woche nach Beginn der ersten Störung: 17mal, 2. Woche: 15mal, 3. Woche: 6mal, 4. Woche: 12mal, mehr als 4 Wochen: 2mal (bei 50 von insgesamt 61 Tubaraborten). In diesen Fällen kann auch die Schwangerschaftsreaktion noch positiv ausfallen und der Vaginalausstrich das Bild der ungestörten Gravidität zeigen.

Schließlich liegen auch Untersuchungen vor, die cytologische Besonderheiten bei *Schwangerschaftsgestosen* erfaßt haben. Nach SCHUMAN (1944) soll das Zellbild ein oestrogenes Defizit aufweisen. Im Urinsediment werden intermediäre und parabasale Zellen gefunden, die parallel mit der Schwere der Erkrankung in geringer oder größerer Zahl das Zellbild beherrschen.

Geburtstermin

Am Ende der Gravidität gibt uns die Cytologie für die Beurteilung des Geburtstermins und einer etwa bestehenden Übertragung sehr wesentliche Anhalte als Unterstützung der klinischen Befunde. PUNDEL (1959) hat sich mit diesem Problem eingehend beschäftigt: Der Vaginalausstrich am Ende der Zeit zeigt einige Veränderungen, welche durch die absinkende Hormonaktivität der Placenta bewirkt sind.

Im Ausstrich „*Schwangerschaft vor der Zeit*" findet man das typische Schwangerschaftsbild mit Haufen von Navicularzellen. Unmittelbar vor dem Geburtstermin verschwinden diese Haufen mehr oder weniger, und die Navicularzellen werden durch die Superfizialzellen ersetzt. Das Bild geht über in den „*Ausstrich am Termin*", der durch Superfizialzellen und gelegentlich auftretende Navicularzellen gekennzeichnet ist. In manchen Fällen geht dieser Typ über in den sog. „*post partum-Typ*", d.h. es verschwinden die Superfizialzellen, und es treten vorwiegend Parabasalzellen auf. Ein derartiger Ausstrich kennzeichnet eine erhebliche Gefahr für das Kind, mit Überreife des Kindes und Rückbildungsvorgängen in der Placenta.

Nach den Untersuchungen PUNDELs (1959) erlaubt der Vaginalausstrich mit einer 90%igen Sicherheit die Bestimmung der Frage, ob der Geburtstermin erreicht ist oder nicht. Beim Ausstrichtyp „vor der Zeit" ist klinisch Abwarten am Platze. Ist der Ausstrichtyp „am Termin" vorhanden, so führt ein Einleitungsversuch in 95% der Fälle zum Erfolg, jedoch ist in den meisten Fällen der Beginn der Spontangeburt innerhalb der nächsten 5 Tage zu erwarten. Beim post partum-Typ sollte die Beendigung der Schwangerschaft unmittelbar herbeigeführt werden.

WIED (1951) hat darauf aufmerksam gemacht, daß sich Urinsediment für die cytologische Untersuchung am Ende der Schwangerschaft besonders eignet. Er hat in den letzten 8 Tagen vor der zu erwartenden Entbindung bei 50% der untersuchten Mütter im Katheterurin mehrkernige Riesenzellen beobachtet und diese als „ante partum-Zellen" bezeichnet. Ihre diagnostische Verwertung ist jedoch zu unsicher (WIED, 1951; STOLL und RIEHM, 1953), um klinisch brauchbar zu sein. STOLL und RIEHM (1953) haben derartige Zellen im Vaginalsekret und im Urinsediment auch in früheren Schwangerschaftsmonaten beobachtet. Da es sich nicht um Trophoblastzellen handeln kann, liegt es nahe, für die Bildung solcher mehrkerniger Zellen die hormonale Gesamtsituation in der Schwangerschaft verantwortlich zu machen, die eine Kernteilung auch in ausdifferenzierenden Zellen in Gang setzt.

Diese Zellformen sind auch von McCALLIN et al. (1950) im Urinsediment gefunden und folgendermaßen beschrieben worden: unterschiedliche Größe und Gestalt, zwei bis drei vesiculäre Kerne enthaltend, Cytoplasma dunkelrosa bis orange, manchmal auch blau gefärbt. APPEL und WASCHKE (1953) fanden sie bis zu 33 Tagen vor der Entbindung und kommen ebenfalls zu dem Schluß, daß ihr Auftreten nicht auf den bald erfolgenden Geburtsvorgang schließen lasse.

STOLL (1954) hat festgestellt, daß bei der regelmäßigen Kontrolle des Urinsediments mit Beginn der Übertragung eine allgemeine Schrumpfung des Zellbildes auftritt, die von Tag zu Tag zunimmt und schließlich dem postpartalen Zellbild entspricht. Zellverfall, Verschwinden der Navicularzellen, Turgorverlust der Einzelzelle und relative Dürftigkeit des Gesamtzellbildes sind die entsprechenden Eigenarten, die PUNDEL (1959) im Vaginalsekret in gleicher Weise beschrieben hat und die den Kliniker veranlassen sollten, die Geburt einzuleiten.

Für die klinische Verwendung des cytologischen Befundes hat PUNDEL genaue Richtlinien angegeben:

1. Von allen Schwangeren wird in den letzten 8 Schwangerschaftswochen alle 8 Tage ein Ausstrich angefertigt.

2. Liegt die Vermutung einer Übertragung vor, während der Ausstrichtyp demjenigen „vor der Zeit" entspricht, so soll die Geburt nicht eingeleitet werden, solange dieser Ausstrichtyp besteht.

3. Die Geburt soll eingeleitet werden, wenn der Ausstrichtyp demjenigen „zum Termin" entspricht, falls nicht eine ernste klinische Indikation gegen dieses Vorgehen spricht.

4. Bei dem Ausstrichtyp „post partum" bei lebendem Kind soll die Geburt unmittelbar eingeleitet werden. Zeigt der Ausstrich eine typische Oestrogenreaktion, so wird die Geburt erfolgen, das Kind hat dann durchweg seine Reife erreicht. Wandelt sich der Ausstrichtyp dagegen unter der Oestrogenbehandlung in den Typ „vor der Zeit" um, so hat es sich lediglich um eine drohende Frühgeburt gehandelt, die Geburt wird dann nicht vor Ablauf von 2 Wochen erfolgen.

Eine derartige weitgehende Berücksichtigung eines cytologischen Befundes im klinischen Gebrauch erfordert in der Anfertigung der Ausstriche besondere Sorgfalt. Der Ausstrich soll nach Einführung eines trockenen Speculums aus dem hinteren seitlichen Vaginalgewölbe entnommen werden und darf nicht mit Cervicalschleim vermischt sein. Bei Infektionen der Vagina oder bei Cytolyse muß zunächst durch Lokalbehandlung (Antibioticaeinlage an zwei aufeinanderfolgenden Tagen) ein reiner Ausstrich herbeigeführt werden.

Eine genaue zeitliche Unterteilung der einzelnen Typen hat LICHTFUS (1959) in der folgenden Tabelle angegeben:

Ausstrichtyp	Vor Termin	Am Termin	Nach dem Termin (Übertragung)
Navicularzellhaufen	sehr reichlich	wenig	keine
Einzelzellen	wenig	reichlich	sehr reichlich
Superfizialzellen einzeln	keine	einige	reichlich
Intermediärzellen einzeln	wenige	zahlreiche	wenige
Parabasalzellen	keine	keine	reichlich
Eosinophilieindex	bis 1%	bis 15%	bis 20%
Karyopyknoseindex	bis 10%	über 10%	über 10%
Leukocyten	kaum	kaum	reichlich
Erythrocyten	keine	keine	gelegentlich

MIKLAW (1961) konnte einen Regressionstyp, aus dem auf eine echte Übertragung geschlossen werden soll, nicht finden, möchte aber eine Übertragung ausschließen, wenn der typische Ausstrich der Spätschwangerschaft unter fortlaufender Beobachtung erhalten bleibt. Auch LEY et al. (1961) stellen fest, daß der cytologische Befund „fortgeschrittene Schwangerschaft" eine Übertragungsschädigung des Kindes ausschließt. Zwar beweisen die Befunde „nahe am Termin" oder „am Termin" die Reife des Kindes und das biologische Ende der Schwangerschaft, geben aber keinen Hinweis auf eine etwa zu erwartende Schädigung des Kindes. Erst wenn diese Befunde über den Zeitraum von etwa 10 Tagen fortbestehen, muß die Geburt erfolgen, wenn das Kind nicht geschädigt werden soll.

6. Ausstrich post partum, während Wochenbett und Lactation

Nach Beendigung der Schwangerschaft, sei es durch Geburt oder Fehlgeburt, bilden sich die typischen Schwangerschaftsveränderungen im Vaginalausstrich und im Urinsediment rasch zurück. Während der ersten Wochenbettstage sind neben Blut und Leukocyten noch Intermediärzellen vorhanden. Sie liegen gern in Gruppen zusammen und weisen einen ausgesprochenen Turgorverlust auf. Im Plasma treten Vacuolen auf; der Kern ist an den Rand gedrängt. Daneben sieht man in zunehmender Zahl Parabasalzellen mit verdickten Cytoplasmarändern und kleinen, exzentrisch gelegenen Kernen. Mit der Papanicolaou-Färbung nimmt das Cytoplasma einen rötlichen oder violetten Farbton an. Im Gegensatz zu den üblichen Parabasalzellen enthalten diese Zellen Glykogen. Das Zellbild ist im ganzen vielgestaltig und von Histiocyten, Leukocyten und Erythrocyten sowie Zelldetritus überlagert. PAPANICOLAOU et al. (1948) haben jedoch insbesondere das Auftreten der oben beschriebenen Parabasalzellen als typisch angesehen und diesen Zellen den Namen „post partum-Zellen" gegeben.

Im weiteren Verlauf des Wochenbettes bildet sich während der Stillzeit der „Lactationsausstrich" aus, der vorwiegend von Parabasalzellen und einigen Intermediärzellen beherrscht wird. Der Ausstrich ist funktionslos, die Einzelzellen

wirken dürftig, enthalten aber Glykogen. Erst langsam nimmt die Proliferationshöhe des Epithels wieder zu, Leukocyten und Erythrocyten verschwinden.

Kommt die ovarielle Funktion wieder in Gang, so findet man nicht selten
im Ausstrich zunächst eine erhöhte oestrogene Aktivität, wie man sie bei einer
Hyperfollikulinie zu sehen gewohnt ist. Es kommt anscheinend zunächst, ehe
sich ein geregelter Cyclus ausgebildet hat, zu einer vorübergehenden Persistenz
des Follikelapparates und damit zu einer protrahierten Oestrogenausschüttung.
Andererseits kann aber der postpartale Abstrich bei nichtstillenden Frauen über
eine hypofollikuline Phase oder unterschwellige biphasische Cyclen in den Normal-
ausstrich übergehen.

PUNDEL und VAN MEENSEL (1951) haben die Verhältnisse post partum genauer
untersucht. Sie finden die Rückbildungsvorgänge des typischen Schwangerschaftsausstrichs bis zum funktionslosen Ausstrich etwa am 7. Tage abgeschlossen. Einige
Tage später beginnt die erneute Proliferation, die bei den nichtstillenden Müttern
bis zur Oberflächenschicht ansteigt. Cyclische Veränderungen werden dann wieder
etwa von der 7.—8. Woche an beobachtet. Bei den stillenden Müttern ist zu
diesem Zeitpunkt noch der beschriebene Lactationsausstrich vorhanden.

Nach VOKAER (1959) stellt sich ein oestrogener Ausstrich bis zum 45. Tage
post partum wieder her, während DE REZENDE und KAMNITZER (1956) dies bei
nichtstillenden Müttern erst nach etwa 60 Tagen, bei stillenden Müttern erst
nach 75 Tagen beobachteten; in Einzelfällen bleibt der Ausstrich atrophisch oder
subatrophisch über mehrere Monate Dauer.

Danach können folgende Abschnitte unterschieden werden (KAMNITZER, 1959;
LANG, 1959; PUNDEL, 1959; VOKAER, 1959):

1. Unmittelbare postpartale Periode (bis 10. Tag): Leukocyten, Erythrocyten
und Histiocyten beherrschen das Bild, die Navicularzellen verschwinden langsam.
Post partum-Zellen treten auf. Eine Unterscheidung zwischen stillenden und
nichtstillenden Müttern fehlt. Keine Ansprechbarkeit auf Oestrogenzufuhr.

2. Frühe postpartale Periode (11.—45. Tag post partum):

Nicht stillend: Über einen atrophischen Typ langsamer Übergang zu höherer
Proliferation, die ab dem 30. Tag deutlich ist.

Stillend: Bis etwa zum 25. Tag bleibt der atrophische Ausstrich erhalten und
geht dann mit dem Auftreten von Superfizialzellen in einen Oestrogentyp über,
der am 40. Tag etwa dem Aussehen eines Ausstrichs, am 8. Tag eines regelrechten Cyclus entspricht. Schließlich ist am 45. Tag eine sehr hohe oestrogene
Proliferationsstufe erreicht.

3. Späte postpartale Periode (ab 46. Tag post partum):

Nicht stillend: Wiederauftreten der cyclischen Veränderungen, eventuell zunächst noch ohne das Zustandekommen von Menstruationsblutungen (PUNDEL,
1959; VOKAER, 1959), aber auch über mehrere anovulatorische Abläufe mit ausgeprägt hochoestrogenem Ausstrich (STOLL, 1954).

Stillend: Lactationsausstrich nach PUNDEL (1959): viele intermediäre oder
basale Zellen, cyanophil oder eosinophil, meist groß und rund; glykogenreiches
Cytoplasma, hypochromatische Kerne.

PETERS (1958) hat darauf hingewiesen, daß in der Lactationsperiode der
Ausstrich von der Vaginalwand meist eine höhere Proliferation aufweist als der

direkt von der Ektocervix entnommene Ausstrich. Die Frage der unterschiedlichen hormonalen Ansprechbarkeit dieser beiden Abschnitte wird damit betont.
Das gleiche gilt auch für die hormonalen Wirkungen am Endometrium, die mit
den Veränderungen am Vaginalepithel in der postpartalen Periode nicht kongruent
sind. Bereits am 20. Tag ist das Endometrium wieder gut proliferiert, soll aber
nach PUNDEL (1959) bei lactierenden Frauen zu einem späteren Zeitpunkt mehr
oder weniger zur Atrophie neigen (hormonaler Einfluß der Nebennierenrinde).

Über das Auftreten von atypischen Zellen im postpartalen Ausstrich berichten
LANG (1959) und SONG (1959) in etwa 1% der untersuchten Fälle.

7. Cytologie des Fruchtwassers; Blasensprungdiagnostik

Das Fruchtwasser ist reich an Zellen, die von der Hautoberfläche des Kindes,
aber auch von den Schleimhäuten stammen, die mit nicht verhornendem Plattenepithel bekleidet sind (Mundhöhle, Vagina, Harntrakt). Durch die fetalen Bewegungen werden diese Zellen in Suspension gehalten; sie gelangen beim Trinkakt
in den fetalen Darmtrakt und bilden den größten Teil des Meconiums.

Die *Epidermisschuppen* sind kernlos und mehr oder weniger stark verhornt.
Es werden nach Methylenblaufärbung blaue, weiße und gelbe Schuppenzellen
unterschieden, wobei die völlig verhornten gelb erscheinen, während die nur
teilweise verhornten noch Methylenblau annehmen. Das *Mundepithel* schilfert
nicht verhornte Plattenepithelien ab, die vesiculäre Kerne aufweisen und sich
von den aus der Vagina stammenden Epithelzellen nicht unterscheiden lassen.
Übergangsepithelien aus der Blase haben ebenfalls die Form von Navicularzellen.
Ihre Form ist rund, scharf begrenzt, ihre Kerne klein, rund, zentral gelegen.
Die Zellen sind glykogenhaltig.

Neben diesen, von der Oberfläche des kindlichen Organismus stammenden
Zellen lassen sich gelegentlich *Amnionzellen* nachweisen, die sich durch eine
kubische bis runde Form mit großem zentralem Kern auszeichnen und fast immer
in Gruppen zusammenliegen.

Die *Punktion der Fruchthöhle* mit dem Ziel, durch Gewinnung cellulärer Elemente zu einer frühzeitigen Geschlechtsdiagnose zu kommen, ist zwar mittels
der Barrschen Kernmerkmale möglich (SERR et al., 1955; JAMES, 1960; MA
KOWSKI et al., 1956), jedoch wird man aus begreiflichen Gründen sich nur schwer
entschließen können, die Fruchthöhle zu diesem Zweck zu punktieren. Über die
Technik der zellkernmorphologischen Geschlechtsbestimmung hat im deutschen
Schrifttum zuletzt HIENZ (1957, 1959) eingehend berichtet (weitere Literatur
s. dort).

Dagegen hat die Diagnose eines etwa erfolgten *Blasensprungs* aus den im
Vaginalsekret auftretenden cellulären Bestandteilen des Fruchtwassers eine erhebliche klinische Bedeutung. Nach den ersten Bemühungen von BOURGEOIS
(1942) und später von HOPMAN (1952, 1959) hat LANGREDER (1952) einen „differenzierten Schuppentest" angegeben. Das aus dem unteren Anteil der Vagina
im Bereich der hinteren Commissur mit einer Platinöse entnommene Zellmaterial
wird mit 1⁰/₀₀iger Sublimatlösung versetzt und nach Lufttrocknung mit Methylenblau gefärbt. Man erkennt drei Zelltypen, die von der fetalen Epidermis abgeschilfert sind, sich von den kernhaltigen Zellen der mütterlichen Vaginal-

wand als kernlose Hornschuppen unterscheiden und blau, weiß und gelb erscheinen. Alle drei Zelltypen kommen bei Blasensprung nebeneinander vor. Nur
gelbe Schuppen allein könnten bei der Entnahme des Ausstrichs aus dem Bereich
der mütterlichen Vulva zu Fehldeutungen Anlaß geben. Das Auftreten dieser
kernlosen Schuppen ist für den erfolgten Blasensprung beweisend und erscheint
einfacher als das Suchen nach Lanugohärchen oder die Lackmusprobe. Diese
Methode ist daher für die Routinediagnostik des Blasensprungs durchaus geeignet und gibt dem Geburtshelfer wertvolle Anhaltspunkte (WALCH und EISELE,
1954; ZIMMERER und VOLK, 1954). Daneben hat sich die Untersuchung des
Sekrettropfens unter Zusatz eines Tropfens 0,1%iger wäßriger Lösung von Nil-
blausulfat bewährt. Das Präparat wird sofort mit einem Deckgläschen versehen
und nach 3 min unter dem Mikroskop betrachtet. Die abgeschilferten fetalen
Zellen sind kernlos und orangefarben; Vaginalepithelien sind meist kernhaltig
und färben sich blau (KITTRICH, 1963; BROSENS, 1966). Die Beurteilung des
Sekrettropfens kann auch ohne Färbung mit Hilfe des Phasenkontrastmikroskops
erfolgen.

HOPMAN (1952, 1959) möchte besonderen Wert auf den Nachweis der Vernix
caseosa-Zellen legen, wobei er die Papanicolaou-Färbung benutzt. Er beschreibt
die Zellen als polygonal, durchsichtig und kernlos. Diese nehmen eine grauweiße
oder leicht gelbe, gelegentlich auch rötliche Farbe an und enthalten feine Granula.
Zur Abgrenzung gegen kernlose Vaginalepithelien gibt er folgende Charakteristika:

	Vernix caseosa-Zellen	Hornschuppen der Vagina
Papanicolaou-Färbung	grau-weiß, hellgelb	dunkelgelb
Erscheinung	durchsichtig	opaque
Lagerung	zusammen oder in Haufen	meistens einzeln
Cytoplasma	zarte Granula	grobe Granula
Kernschatten	fehlen	vorhanden mit perinucleären Höfen

HOPMAN entnimmt den Ausstrich aus der Gegend des Muttermundes, so daß
eine Einstellung der Portio unter sterilen Kautelen oder eine vorsichtige Entnahme mit einer sterilen Pipette erforderlich ist. Unter diesen Umständen ist
eine Vermischung mit kernlosen Hornschuppen aus dem Vulvabereich eher zu
vermeiden als bei der Entnahme von der hinteren Commissur. Vorteilhaft ist
eine Entnahme aus dem Muttermund und eine aus dem oberen Vaginalbereich,
wobei beide zum Vergleich auf demselben Objektträger ausgestrichen werden.
Ein hoher Blasensprung, der klinisch nicht erkannt wird, kann durch den
positiven Befund von Vernixzellen zu einer vermeintlichen fehlerhaften Beurteilung führen.

PUNDEL (1959) bevorzugt die Färbung nach SHORR, bei der die Vernixzellen wie aus-
gewaschen, die Hornschuppen aus dem Vulvabereich dagegen kräftig angefärbt sind. Auch
PUNDEL hält eine Unterscheidung durchaus für möglich.

Zur cytologischen Blasensprungdiagnostik dient auch der Nachweis von Fett-
tröpfchen oder fetalen Harnkristallen im Fruchtwasser (v. NUMERS, 1936) oder
von Lanugohärchen (PHILIPP, 1929) sowie die pH-Bestimmung (Nitrazintest nach
ABE). Schließlich kann der Kristallisationstest Hinweise geben (LANGREDER,
1952, 1958; NEUHAUS, 1956; NÖLDEKE, 1957), wobei man einen Tropfen Vaginal-

sekret auf einem Objektträger trocknen läßt und bei Vorhandensein von genügend Fruchtwasser eine feine Kristallisation findet, die sich von der gröberen Kristallbildung des Cervixschleims unterscheidet.

8. Pränatale Geschlechtsbestimmung aus dem Vaginalabstrich

NIEBURGS und GREENBLATT haben 1949 auf die Möglichkeit hingewiesen, daß an Hand des Vaginalausstrichs der Schwangeren Rückschlüsse auf das Geschlecht des ungeborenen Kindes gezogen werden könnten. Sie gaben die Treffsicherheit der Geschlechtsprognose mit 87% an. Es wurden drei „geschlechtsspezifische Ausstrichtypen" beschrieben.

a) Der Cytolysetyp mit Auflösung des Cytoplasmas durch eine reichliche Döderlein-Flora, dabei noch erhaltene Superfizialzellen mit pyknotischem Kern soll als rein oestrogener Ausstrich ein Mädchen erwarten lassen.

b) Der „mucoid cornified"-Typ mit ausschließlich superfizialen Zellen mit pyknotischem Kern, reichlichen Schleimbeimengungen und Fehlen von Leukocyten und Döderlein-Keimen soll einen Knaben erwarten lassen. Nach NIEBURGS und GREENBLATT (1949) verhindert die vom Feten gebildete Androgenmenge die sonst unter Progesteron verursachte raschere Zelldesquamation, so daß die völlige Ausreifung unter Oestrogeneffekt rein zur Darstellung kommt.

c) Der glykolytische Ausstrichtyp mit extracellulärem freiem Glykogen und intermediären Zellen, die nur wenig Glykogen enthalten. Auch hier wäre ein männliches Geschlecht beim Feten zu erwarten.

Bei der Annahme derartiger Unterschiede bei verschiedenem Geschlecht des Feten müßte davon ausgegangen werden, daß der Fet bereits in den frühen Entwicklungsphasen Geschlechtshormone produziere, die mengenmäßig ausreichen, um einen Einfluß auf das Vaginalepithel der Mutter auszuüben. Dies ist jedoch kaum der Fall. Nach den Untersuchungen von OESTING und WEBSTER (1938) beginnt die Ausscheidung androgener Hormone bei Knaben und Mädchen ohne erkennbaren Unterschied etwa ab dem 3. Lebensjahr, eine eben erkennbare Oestrogenausschüttung bei Mädchen um das 12. und bei Knaben um das 13. Lebensjahr. DINGEMANSE et al. (1937) fanden beim Mädchen schon vom 5. Lebensjahr an eine Oestrogenaktivität von 50 IE pro Liter Harn.

Schließlich ist gesichert, daß Androgene sowohl in der Nebenniere als auch im Ovar, aber auch in der Placenta gebildet werden, und zwar in Größenordnungen, die über die beim Feten etwa produzierten Mengen weit hinausgehen.

Die Beobachtung, daß nach der Abnabelung und dem Wegfall des mütterlichen und placentaren Hormonstroms das Vaginalepithel des Neugeborenen bald keinerlei Proliferation mehr aufweist, spricht ebenfalls dagegen, daß nennenswerte Hormonmengen im kindlichen Organismus selbst gebildet werden.

Von diesen Überlegungen ausgehend, erscheint die Nieburgsche Ansicht nicht fundiert. Seine Ergebnisse sind von ARTNER und KOLLER (1953) nicht bestätigt worden. Diese Autoren fanden die bereits oben angegebene Verteilung der Schwangerschaftsausstriche vom Geschlecht des Kindes und außerdem im Verlauf der Schwangerschaft in einer Reihe von Fällen Übergänge von einem Typ in den anderen. Den glykolytischen Ausstrichtyp nach NIEBURGS konnten die Autoren nicht finden.

Damit dürfte die Frage der pränatalen Geschlechtsbestimmung aus Vaginalabstrichen der Mutter negativ beantwortet sein.

9. Veränderungen des Vaginalzellbildes unter Hormonzufuhr

Die Wirkung künstlich zugeführter Hormondosen auf das Vaginalepithel ist im folgenden für Oestrogene, Androgene und Gestagene getrennt besprochen. Hierbei wird auf die Schwierigkeiten der Hormontestierung hingewiesen. Abschließend wird die Beeinflussung des Vaginalausstrichs durch Ovulationshemmer kurz dargestellt.

a) Oestrogene Hormone

Allgemeines

Als Bildungsstätte der beim Menschen isolierten natürlichen Oestrogene kommen in erster Linie Ovarien, Nebennierenrinde und Placenta sowie die Testes in Frage. Die drei im Organismus vorkommenden Oestrogene sind: Oestradiol, Oestron und Oestriol. Außerdem sind eine Reihe anderer Steroide bekannt, die als Stoffwechselprodukte angesehen werden. Die aktivste Verbindung ist das Oestradiol, das hauptsächlich im Follikel und im Corpus luteum des Ovars gebildet wird.

Außer diesen natürlichen Oestrogenen sind eine Reihe künstlicher Ersatzstoffe bekannt (Stilbene), die, obgleich sie eine ganz andere chemische Struktur besitzen, in ihrer oestrogenen Wirkung weitgehend dem natürlichen Hormon entsprechen.

Eine oestrogene Zufuhr von außen ist durch die Nahrungsaufnahme gegeben, da Oestrogene in fast allen tierischen und pflanzlichen Nahrungsmitteln vorkommen. Außerdem kann eine percutane Resorption von Oestrogenen aus Mineralölen, Moor- und Thermalbädern sowie aus Kosmetika erfolgen. Beim Abbau der Oestrogene spielt die Leber eine entscheidende Rolle. Die Ausscheidung von Oestrogenen mit der Galle und ihr enterohepatischer Kreislauf ist heute weitgehend gesichert.

An den Erfolgsorganen, insbesondere am Uterus, sind schon kleinste Oestrogenmengen wirksam (JENSEN, 1963): Unmittelbar nach der Injektion kommt es zu einer ausgeprägten Hyperämie des Uterusgewebes; nach 1—2 Std zur Einlagerung von Wasser und Glykogen in das Myometrium; nach 2 Std sind die Nucleotide, nach 12—16 Std die Ribonucleinsäuren und die Eiweißsynthese meßbar vermehrt. Das Uterusgewebe hat die Fähigkeit, Oestrogen in hoher Konzentration zu speichern. Die Wirkung erfolgt entweder durch Aktivierung von Wachstumsenzymen, vor allem der Transhydrogenasen (KARLSON, 1965; VILLEE, 1961; JENSEN, 1963), oder in Form einer direkten Genaktivierung mit Auslösung eines „Puffing"-Phänomens, das zu einer gesteigerten Synthese von Ribonucleinsäuren und Proteinen bzw. Enzymen führt. Durch Beeinflussung der Zellpermeabilität kann es weiterhin zu Änderungen des Ionen- und Gasaustausches kommen (UFER, 1960). Der Ort der Oestrogenbildung in der Zelle ist bis heute nicht genau lokalisiert.

Die Oestrogene entfalten ihre Wirkung als Wuchsstoffe nicht nur an den primären und sekundären Geschlechtsorganen, sondern haben darüber hinaus einen allgemeinen Einfluß auf Zellteilung, Wachstumsvorgänge, Durchblutung und Flüssigkeitsgehalt der Gewebe.

Für den zeitgerechten Ablauf des weiblichen Cyclus ist das funktionelle Gleichgewicht zwischen Keimdrüsenhormonen und Gonadotropinproduktion (Rückkoppelungseffekt) von entscheidender Bedeutung. An den engeren Zielorganen, Endometrium, Vagina und Brustdrüse, bereitet das Oestrogen die Gewebe für den gestagenen Effekt des Progesterons vor (optimales synergetisches Verhältnis wie 1:20—1:50). Eine Erhöhung des Oestrogenspiegels hemmt die Wirkung des Progesterons. Progesteron und Androgene hemmen ihrerseits die proliferative Wirksamkeit des Oestrogens, wenn entsprechende Dosierungen verwandt werden.

Die therapeutische Anwendung unterteilt UFER (1960) im engeren Bereich in:

a) Substitutionstherapie, meist als Dauerbehandlung,

b) Stimulationstherapie, meist als Stoßbehandlung,

c) Bremstherapie (Hemmung des endokrinen Zentrums),

d) Lokalbehandlung

und im weiteren Bereich in:

e) Anwendung bei extragenitalen Störungen (oft in relativ hohen Dosen, wobei eine vorübergehende Beeinträchtigung des Cyclusablaufs bei der geschlechtsreifen Frau in Kauf genommen werden muß).

Der therapeutisch gewünschte Effekt ist einerseits abhängig von der Dosierungsart (einmalige Stoßbehandlung oder Dauerbehandlung), andererseits von der Dosierungshöhe, aber auch von der unterschiedlichen Wirksamkeit der einzelnen Oestrogenfraktionen bzw. der künstlichen Oestrogene ohne Steroidcharakter (Stilbene), und zwar nicht nur hinsichtlich der Wirkungsstärke, sondern auch hinsichtlich des Wirkungszieles.

So haben PUCK et al. (1957) darauf hingewiesen, daß durch Oestradiol vor allem die Proliferation der Uterusschleimhaut bewirkt wird, während das aus ihm entstehende Oestriol — wenn es nicht sofort als solches gebildet wird — seine Wirkung vor allem an Cervix und Vagina entfaltet. Selbst die Gabe von kleinsten Oestriolmengen (50 γ) ist ausreichend, um an Cervix und Vagina Veränderungen hervorzurufen.

Aus diesen Bemerkungen erhellen die heute noch unüberwindlichen Schwierigkeiten, mit Hilfe der exfoliativen Vaginalcytologie zu einer quantitativen Bestimmung des Oestrogenwirkungsgrades auf die übrigen Erfolgsorgane zu kommen. Zwar ist die proliferative Wirkung auf das Vaginalepithel die Grundlage des *Allen-Doisy-Test*, bei dessen positivem Ausfall im Vaginalsekret von infantilen oder kastrierten Nagern das typische Schollenstadium beobachtet wird (0,1 γ Oestron), und auch beim Menschen sind die Mengen bekannt, die einen atrophischen Vaginalausstrich in einen hochproliferierten Ausstrich umwandeln (z.B. WIED, 1958: nach 10 mg Oestradiolbenzoat bis 65% Karyopyknose). Aber wir wissen seit langem (durch die klassischen Untersuchungen von KAUFMANN, 1939), daß für eine cyclusgerechte proliferative Wirkung auf das Endometrium höhere und auch protrahiert gegebene Dosen verlangt werden müssen (5 Injektionen von je 5 mg Oestradiolbenzoat; oder peroral z.B. 2 mg Äthinyloestradiol gleichmäßig über die Zeit vom 5.—25. Cyclustag verteilt).

Das Auftreten eines hochproliferierten Ausstrichtyps im Vaginalsekret unter Oestrogenbehandlung gestattet daher lediglich die Aussage, daß die zugeführte Dosis den Schwellenwert erreicht hat, der zur Differenzierung des Vaginalepithels erforderlich war (Tabelle 7). Ob damit die therapeutisch gewünschte Dosis an anderen Wirkungsorten erreicht ist, erscheint bei der raschen Ansprechbarkeit des Vaginalepithels unsicher.

Tabelle 7. *Cytologische Differenzierungsgrade des Vaginalepithels. Die Ausreifungsstufe wird in 6 Unterteilungen angegeben; Stufe 1 und Stufe 2 lassen auf eine eindeutige oestrogene Wirksamkeit schließen.* (Nach Stoll und Ledermair, 1960)

Cytologische Differenzierungsgrade

	Grade	basal + parabasal	intermediär	superfizial
1	Hoch	~0	~30	~70 und mehr
2	Mäßig hoch	bis 10	20—60	40—70
3	Mittel mit Neigung nach oben	bis 10	50—80	20—40
4	Mittel	bis 20	60—90	10—20
5	Mittel mit Neigung nach unten	bis 50	bis 60	unter 10
6	Fehlend	über 50	unter 50	unter 10

Wirkung zugeführter Oestrogene auf das Vaginalepithel

Die Verabreichung sowohl natürlicher als auch synthetischer Oestrogene bewirkt eine Proliferation des vorher atrophischen Vaginalepithels. Dabei ist die Höhe der Proliferation nicht proportional zum Oestrogengehalt des Körpers. Verdoppelung der Dosis führt nicht zur Verdoppelung der proliferierten Zellen.

Das Bild des voll ausgereiften Vaginalepithels ist somit weitgehend unabhängig von der Höhe der Dosierung. Die niedrigste Dosis, mit der Schmitt (1953) die volle oestrogene Wirkung erreichte, betrug 200—400 γ Oestradiolbenzoat. Das Bild ist aber abhängig von der Dauer der Hormongabe.

Eine Reihe anderer Faktoren beeinflussen die Hormonwirkung auf die Zellen, die im Vaginalabstrich gewonnen werden (Liu, 1965):

a) Abhängigkeit von anderen Hormonen des Körpers,

b) individuelle Unterschiede,

c) Ansprechbarkeit des Erfolgsorgans,

d) lokale Infektion.

Die Wirkung zugeführter Oestrogene beurteilt man nach dem Grade der Ausreifung und Differenzierung der Vaginalepithelien. Eine vollkommene Differenzierung mit Auftreten von Karyopyknose und Eosinophilie ist nur durch Oestrogene erreichbar und nicht durch andere Sexualhormone. Pundel (1958) weist darauf hin, daß das Auftreten eines hohen Karyopyknoseindex allein nicht ausreichend ist, um von einem maximalen Wirkungsgrad zu sprechen, er verlangt gleichzeitig auch die Berücksichtigung des Eosinophilieindex, also das klassische Bild der hohen oestrogenen Proliferationsstufe.

Von Pundel (1952) wurde der Eosinophilie-Pyknose-Index eingeführt (E/P-Index). Ein E/P-Index zwischen 0,03 und 0,24 spricht für einen schwachen, aber beständig anhaltenden Oestrogeneffekt. Ein E/P-Index zwischen 0,25 und 0,99 ist charakteristisch für einen starken Oestrogeneffekt, während ein E/P-Index über 1 für eine nicht hormonal bedingte Eosinophilie spricht, wie sie meist durch Trichomonaden verursacht ist.

Die Veränderungen im Vaginalabstrich sind unabhängig von der Form der Hormonzufuhr. Bei der Anwendung von Vaginaltabletten fand man aber, daß der Einfluß von Oestrogen auf die Vagina über Monate anhielt. Angeblich tritt dieser Effekt dadurch auf, daß das Hormon im Fettgewebe gespeichert und von hier aus langsam freigesetzt wird.

Bei der intravaginalen Anwendung oestrogenhaltiger Medikamente zur Anregung der Epithelproliferation bei Entzündungen kann die Dosierung somit niedrig gehalten werden. Dadurch ist bei gutem Lokaleffekt das Auftreten von Nebenwirkungen nicht zu befürchten (CRAMER und WILDNER, 1953; HOSEMANN, 1950; LEINZINGER, 1952). Es kommt zu einer „Aufhellung" des Ausstrichs unter Zurücktreten der Leukocyten, degenerativ veränderte Zellen verschwinden, und eine bessere Beurteilung des Ausstrichs wird möglich. Die cytologische Verdachtsdiagnose auf Malignität erweist sich als falsch, wenn unter Oestrogeneinlage die bestehende Zellatypie sich zurückbildet, sie wird bestätigt, wenn die atypische Morphologie auch nach Reinigung des Zellbildes erhalten bleibt und eine Ausreifung zu normalen Zellformen nicht erfolgt (RUNGE und STOLL, 1955).

Nach BOTELLA-LLUSIA et al. (1958) bewirken Oestrogene eine Verdickung des Vaginalepithels, insbesondere der glykogenhaltigen Epithelschichtung und außerdem eine Zunahme des Glykogengehaltes der Zellen.

Das Auftreten von Cytoplasmagranula nach Oestrogenapplikation ist von mehreren Untersuchern beobachtet worden (BOSCHANN, 1958; DE BRUX, 1958; FERIN, 1958; NIEBURCGS und ZUCKER, 1958), scheint aber für die Wirkungsstärke ohne Bedeutung zu sein.

Bei lang anhaltender Oestrogenzufuhr bleibt die Proliferationshöhe des Vaginalepithels gleich, solange physiologische Dosen nicht überschritten werden. Bei abnorm hohen Dosen beobachtet PUNDEL (1958), daß die Proliferationshöhe mit der Zeit zurückgeht (Regressionsphänomen), falls die Dosis nicht fortlaufend erhöht wird. Bei einer schweren Schädigung des Vaginalepithels (etwa nach Röntgen-Radiumtherapie) resultiert eine fehlende oder nur geringe Ansprechbarkeit auf Oestrogene, die über Jahre hin beobachtet werden kann (LUKSCH, 1958).

Über die Wirksamkeit verschiedener Oestrogene allein oder in Verbindung mit Androgenen und Gestagenen liegen zahlreiche Untersuchungen vor. So hat KORTE (1958) den Effekt von Oestriol und Oestradiol in der späten Menopause getestet und findet, daß 48 Std nach der Applikation von 1 mg Oestriol täglich der erste proliferative Effekt erreicht wird, der 9 Tage nach Beginn der Behandlung die höchste Stufe erreicht. Bei der Verwendung von Oestradiol sind in 9 Tagen mindestens 350 γ erforderlich, um den gleichen Effekt zu erzielen, so daß Oestradiol etwa 10—20mal so große biologische Wirksamkeit entfaltet wie Oestriol. Im übrigen sei auf die Untersuchungen von FERIN (1958) und insbesondere von TERZANO (1958) verwiesen sowie auf zahlreiche Tierexperimente, insbesondere an Affen (HISAW und HISAW, 1961). Über quantitative Untersuchungen der Oestrogenwirkung auf das Vaginal- und Cervicalsekret in Verbindung mit der Messung der Gonadotropinausscheidung bei Menopausenpatientinnen hat bereits 1942 BENNETT berichtet.

Im Beginn der *Menopause* ist der Oestrogengehalt des Organismus noch relativ hoch. 25 Jahre nach Einsatz der Menopause findet man bei mehr als 60% der Frauen noch einen meßbaren Oestrogeneffekt. Es zeigt sich, daß durch Oophorektomie die Häufigkeit der Vaginalatrophie nicht zunimmt. Wahrscheinlich stammt das Oestrogen in der Menopause aus der Nebennierenrinde. Die Rolle der Hypophyse ist in diesem Zusammenhang noch unklar (MEISELS, 1966). Die in der Menopause geklagten Ausfallserscheinungen stimmen häufig nicht mit dem cytologischen Ausstrichbild der Vagina überein.

In der *Schwangerschaft* wird im ersten Trimenon gelegentlich eine deutliche Reaktion auf die Applikation von Oestrogenen gesehen, wenn hoch dosiert wird (physiologische Insuffizienz der Placenta). Beobachtet man auch bei geringer Dosierung (25 mg Diäthylstilboestrol) bereits ein Ansteigen des Karyopyknose-index und Eosinophilieindex, so besteht der dringende Verdacht auf einen intra-uterinen Fruchttod (pathologische Insuffizienz der Placenta; BERTOLI und MEDURI, 1963). PUNDEL (1959) stellt eine schlechte Prognose für das Fortbestehen der Schwangerschaft, wenn die Proliferationshöhe nach einmaliger Applikation dieser Oestrogenmenge innerhalb von 8 Tagen nicht bis auf die des normalen Schwangerschaftsausstrichs abfällt, auch bei völligem Verschwinden klinischer Zeichen der gestörten Schwangerschaft. In 102 von 103 Fällen mit diesem Zeichen hat sich seine Voraussage erfüllt; es trat ein Abortus ein.

Vom 3. Monat an bis unmittelbar zum Geburtstermin reagiert das Vaginal-epithel auf Oestrogenzufuhr (auch in hoher Dosierung: 300 mg Diäthylstilboestrol täglich) nicht, solange das Hormon oral oder parenteral gegeben wird, während bei lokaler Applikation eine Proliferationssteigerung erzielt werden kann (PUN-DEL, 1959). Dies wird erklärt durch den Umbau der Oestrogene in gestagene Substanzen, möglicherweise in der Placenta. Beginnend etwa 2 Wochen vor dem Geburtstermin, insbesondere auch bei Übertragungen, reagiert das Vaginal-epithel jedoch wieder auf jede Oestrogenapplikation mit einer Steigerung der Proliferation. Hierfür wird die beginnende Insuffizienz der Placenta verant-wortlich gemacht und der Effekt für die Beurteilung der „Schwangerschaft am Termin oder über dem Termin" praktisch verwendet.

Auch nach Beendigung der Schwangerschaft besteht im Wochenbett eine Resistenz des Vaginalepithels gegen oestrogene Proliferation, von KAMNITZER (1959) als „genitale Krisis" bezeichnet, über einen Zeitraum von etwa 10 Tagen, gleichgültig, ob die Patientin stillt oder nicht stillt, auch bei Gaben hoher Oestro-gendosen.

b) Gestagene Hormone

Allgemeines

Das natürliche Lutealhormon Progesteron gehört zur großen Gruppe der C_{21}-Steroide. Die Bildung erfolgt in erster Linie im Corpus luteum, aber auch schon der reife Follikel bildet Progesteron vor seiner Umwandlung in das Corpus luteum (ZANDER, 1954). Außerdem entsteht es als Zwischenprodukt auch in der Nebennierenrinde. Der dritte Bildungsort ist die Placenta, wo die Hormonbildung schon im ersten Schwangerschaftsmonat beginnt. Die Hormonmenge, welche im Cyclus oder in der Schwangerschaft produziert wird, ist unbekannt.

In den letzten Jahren ist eine große Zahl von synthetischen Präparaten mit gestagener Wirkung entdeckt worden. Davon gelten als für die Therapie besonders geeigneten Stoffe (UFER, 1960) 17α-Hydroxyprogesteroncapronat, 17α-Äthinyl-19-nortestosteronacetat und 6-Chlor-6-dehydro-acetoxyprogesteron.

Die Erfolgsorgane des Progesterons sind die gleichen wie die des Oestrogens. Im allgemeinen bedarf Progesteron der vorbereitenden wachstumsfördernden

11*

Oestrogenwirkung, um seine eigene differenzierende Wirkung entfalten zu können;
die künstlich zugeführten Gestagene erfordern somit eine Oestrogenvorbehand-
lung.

Im Tierexperiment haben HOOKER und FORBES (1947) in dem nach ihnen
benannten Test die kleinste Progesterondosis festgestellt, die bei der kastrierten
Maus zu morphologisch faßbaren Veränderungen führte: Nach intrauteriner
Applikation von 0,0002 µg Progesteron kam es nach 2 Tagen, bei doppelter
Dosis nach 24 Std und bei vierfacher Dosis nach 6 Std in den endometrialen
Stromazellen zur deutlichen Kernvergrößerung und -aufhellung, d.h. zur Umkehr
des Kastrationseffektes. Diese Wirkung war spezifisch für Progesteron und durch
kein anderes Hormon zu erzielen.

Wirkung zugeführter Gestagene auf das Vaginalepithel

Durch alleinige Gabe von 100 mg Progesteron kann bei der kastrierten Frau
ein „Gestagen"-Bild erzeugt werden. Die Zeitdauer bis zum Eintreten dieses
Progesteroneffektes beträgt sowohl bei der oralen Gabe als auch bei der Injektion
24 Std (FÉRIN, 1962). Es handelt sich hierbei um den isolierten Effekt des Progesterons auf das atrophische Vaginalepithel.

Dabei verschwinden die atrophischen Zellen im Abstrich. An ihrer Stelle
kommt es zu einer mittelhohen Proliferation des Vaginalepithels. Meist findet
man kleine Intermediärzellen, die gefaltet sind, in Haufen zusammenliegen und
Glykogen enthalten. Auf Grund des dem Progesteron eigenen Wirkungsvermögens
ist es somit zu einer Differenzierung noch ungenügend proliferierter Zellen gekommen. Im allgemeinen ist Progesteron allein nicht in der Lage, eine Proliferation zu Superfizialzellen herbeizuführen. Wenn sie aber erscheinen, so sind sie
cyanophil (DEL SOL und ROHRBACH, 1962).

Gibt man zusätzlich zum Progesteron Oestrogen in physiologischer Kombination und Dosierung, so entwickelt sich das Bild der Lutealphase. Dieses
kann durch drei Charakteristika gekennzeichnet werden (v. HAAM, 1962):

I. Abklingen des Oestrogeneffekts, deutlich durch Abnahme des Eosinophilie-
Index und Karyopyknoseindex. Das bedeutet, daß Zellen eher auf der Höhe
der Intermediärzellen abschilfern als auf jener der Superfizialzellen.

II. Anstieg von Zellen mit gefalteten Rändern im Gegensatz zu den flach
ausgebreiteten Zellen der Follikelphase oder des Androgenausstrichs.

III. Neigung der abgeschilferten Zellen, sich zu Haufen zusammenzulegen.
Normalerweise machen die gefalteten Intermediärzellen 60—100% aus.

Als einzig sicheres Kriterium im Vaginalausstrich für eine erhöhte Lutein-
zufuhr wird die Zunahme der Intermediärzellen angesehen (BERLINGIERI und
SCHIATTI, 1962). Es ist interessant, daß die Luteinisierungszeichen im Ausstrich
manchmal früher zu sehen sind als der Anstieg der Basaltemperatur.

Das Vaginalepithel reagiert, ähnlich wie das Endometrium, unterschiedlich
auf die Anwendung synthetischer Gestagene gegenüber natürlichen (TÓTH, 1964).
Im normalen Menstruationscyclus wird der Karyopyknoseindex in den meisten
Fällen durch Gabe von synthetischen Progesteronen verringert. Manchmal werden
Parabasalzellen gefunden (FÉRIN, 1962). Gibt man in einem Fall von gestörter
Schwangerschaft reines Progesteron, so kehrt das Ausstrichbild zu dem einer

normalen Schwangerschaft zurück. Bei Gabe synthetischer Progesterone kann der gleiche Effekt am Vaginalepithel gefunden werden. Der Unterschied gegenüber dem natürlichen Progesteron tritt nur beim „missed abortion" auf, wo das Vaginalepithel auch nach noch so hohen Gaben von synthetischem Progesteron nicht reagieren soll. Einige der exogen zugeführten Gestagene verursachen in der Schwangerschaft eine starke Cytolyse der Epithelzellen (ULLERY et al., 1963).

c) Androgene Hormone

Allgemeines

Als physiologische Produktionsstätten androgener Hormone im weiblichen Organismus kommen einerseits die Nebennieren (HOUSSAY und HIGGINS, 1951; BOTELLA-LLUSIA, 1953; PLATE, 1954 u. a. m.), und zwar hauptsächlich die Zona reticularis, andererseits die Hiluszellen der Ovarien in Frage (BERGER, 1922, 1942). Außerdem wurde Androgenbildung in hyperplastischen Thecazellen nachgewiesen (PLATE, 1953; PONSE, 1955). Die ovariellen Bildungsstätten können durch das Choriongonadotropin beeinflußt werden. Schließlich treten Androgene als Zwischenstufen im intermediären Steroidhormonstoffwechsel auf.

Im weiblichen Organismus entfalten Androgene eine roborierende Wirkung. Es kommt zu Natrium- und Stickstoffretention, zur Anregung der Erythropoese und zur Senkung der Körpertemperatur. Dieser anabole Effekt tritt insbesondere bei kachektischen Personen auf. Eine Anregung der Psyche und Steigerung der Libido werden nicht selten bemerkt.

Zu den physiologischen Aufgaben androgener Hormone gehört weiterhin die Regulation überschießender Oestrogenbildung. In niedriger Dosierung bewirkt die Zufuhr von Androgen eine Aktivierung der Gonadotropinausschüttung im Hypophysenvorderlappen, während eine hohe Dosierung (über 200 mg pro Monat) eine Hemmung herbeiführt. Bei höherer Dosierung treten Vermännlichungserscheinungen auf. Der oestrogeninhibierende Effekt wird bei Dosierung zwischen 25:1—100:1 (Testosteron:Oestrogen) an den Erfolgsorganen Uterus und Vagina sichtbar.

Andererseits wurde die Umwandlung von Testosteron in Oestrogen bei Verwendung radioaktiver Isotope zweifelsfrei nachgewiesen; als Umwandlungsstätten kommen die Ovarien, die Nebennierenrinde und die Placenta in Frage (NATHANSON und TOWNE, 1939; MEYER, 1955; DORFMANN und SHIPLEY, 1956).

Wirkung zugeführter Androgene auf das Vaginalepithel

Da in der Geschlechtsreife während einer ungestörten Ovarialfunktion niemals ein Hormon allein zur Wirkung kommt, sondern immer mit der Wirkung eines quantitativ und qualitativ unterschiedlich zusammengesetzten Hormongemisches gerechnet werden muß, ist die Beurteilung einer „reinen Hormonwirkung" nur möglich, wenn jegliche spontane Hormonbildung im Organismus ausgeschlossen werden kann. Derartige Bedingungen liegen vor nach Oophorektomie, Adrenalektomie und Hypophysektomie bei Patientinnen mit fortgeschrittenem Mammacarcinom (FINKBEINER, 1957). Die Beobachtungen haben bisher zu keinem befriedigenden Resultat geführt, zumal bei diesen Patientinnen die notwendige Substitutionstherapie unklare Verhältnisse schafft.

Dagegen sind die Verhältnisse bei inaktiven Ovarien weitgehend geklärt. Nach chirurgischer Entfernung beider Ovarien während der Geschlechtsreife findet man durchaus nicht immer einen atrophischen Ausstrich, sondern in der Mehrzahl der Fälle eine mittlere Proliferationshöhe. Das Zellbild setzt sich zusammen aus Intermediärzellen mit einzelnen Superfizialzellen ohne Kernpyknose, die Zellen färben sich nach PAPANICOLAOU vorwiegend blau und zeigen eine leichte Auffaltung ihrer Ränder sowie Haufenbildung. Die Kerne sind relativ groß (7—12 μ) und hypochromatisch. Sie enthalten nur geringe Mengen von Desoxyribonuclein-

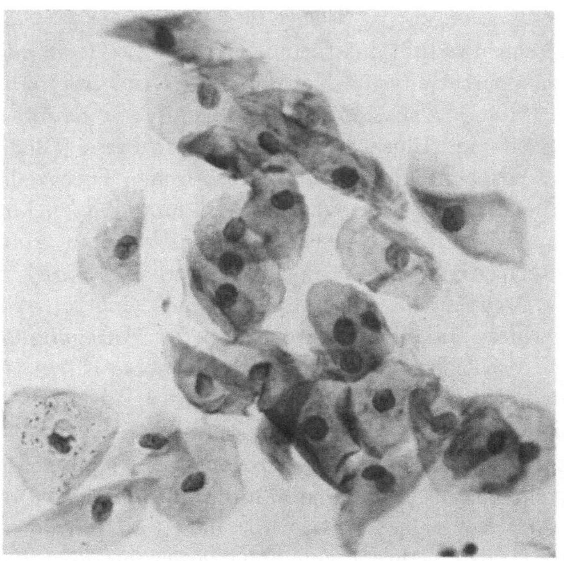

Abb. 56. Hohe androgene Proliferation des Vaginalepithels in der Menopause

säure. Gelegentlich wird ein Doppelkern gesehen. Das Cytoplasma enthält reichlich Glykogen, man findet nicht selten Cytoplasmavacuolen. Leukocyten treten im Ausstrich zurück (Abb. 56).

Dasselbe Bild wird beobachtet, wenn bei alten Frauen mit operativ entfernten Ovarien, die einen atrophischen Ausstrich aufweisen, androgene Hormone zugeführt werden.

WIED (1952, 1957; WIED et al., 1958) möchte daher diesen Ausstrich unter den entsprechenden Bedingungen als „*androgenen Proliferationstyp*" bezeichnen. Als Bildungsstätte der Androgene bei chirurgisch kastrierten jungen Frauen wird die Nebenniere (dritte Gonade nach BOTELLA-LLUSIA) angesehen. Es wird daher auch die Bezeichnung „*adrenaler Proliferationstyp*" diskutiert. BERGER (1957) hat bei alten Frauen mit einem atrophischen Ausgangszellbild unter der Zufuhr von androgenem Hormon zunächst eine erhöhte Abschilferung von Basalzellen und dann eine Proliferationssteigerung bis zum intermediären Typ beobachtet. Eine höhere Proliferation konnte nicht erzielt werden. BOSCHANN (1955, 1957) kommt zu denselben Ergebnissen. Er ventiliert die Frage, ob nicht ein Teil der zugeführten Androgene zu Oestrogenen umgewandelt werden kann, die dann ihrerseits eine proliferative Wirkung auf das Vaginalepithel entfalten, wobei die

Erreichung der vollen Proliferationshöhe jedoch durch die antagonistische Wirkung der restlichen Androgenkomponente verhindert wird. Das Auftreten einzelner oder mehrerer Superfizialzellen mit pyknotischem Kern würde dann für eine erhöhte Umwandlung in oestrogene Hormone sprechen. Bei der Zufuhr von Oestrogen-Androgen-Gemischen konnte er durch Vermehrung des Oestrogenanteils das Auftreten pyknotischer Superfizialzellen erzielen.

In ähnlicher Weise möchte auch FÉRIN (1951) die intermediäre Proliferation als eine gemischte Proliferation durch Oestrogen und Androgen betrachten.

Der charakteristische Effekt des androgenen Hormons besteht also in einer Wachstumszunahme im Bereich der Basalschicht mit Verdickung der Intermediärschicht und erheblicher Glykogenbildung in diesen Zellen. Karyopyknose und Eosinophilie werden nicht erreicht. Der Desquamationseffekt ist nach PUNDEL (1957) geringer als bei der Zufuhr von Oestrogen oder Progesteron.

Nach PUNDEL (1955, 1957) hat der *androgene Ausstrich* folgende Eigenschaften:
Es sind ausschließlich Intermediärzellen und Parabasalzellen vorhanden. Manche Zellen können noch größer werden und durch ihren Umfang Superfizialzellen ähneln. Diese Elemente erscheinen platt und leicht gefältelt, sehr oft isoliert, selten in wenig dichteren Zellhaufen.

Alle Zellen haben ein cyanophiles Cytoplasma. Ihr Kern ist gleichmäßig vergrößert, abgerundet oder oval. Er zeigt ein feines Chromatinnetz und färbt sich blaßblau oder blaßviolett an. Man findet keinerlei Pyknose. Ziemlich viele Zellen schließen einzelne Vacuolen ein.

Leukocyten sind im allgemeinen selten.

Die Zellen geben unter Behandlung mit Joddampf oder bei Carminfärbung nach BEST eine sehr starke Glykogenreaktion.

Der Döderlein-Bacillus ist oft der vorherrschende Keim im Ausstrich.

Bei einem *atrophischen Ausstrich in der Menopause* erfolgt die Proliferation bis zum androgenen Ausstrichtyp nach 50—100 mg Testoviron (Testosteronpropionat) innerhalb weniger Tage. Nach Wirkungseintritt siedeln sich Döderlein-Keime an oder lassen sich ansiedeln. Häufig wird die typische Döderlein-Cytolyse beobachtet. Die Kontrolle der proliferativen Wirkung kann auch am Blasenepithel im Urinsediment erfolgen (WIED, 1952) (Abb. 57).

Bei einem *nichtatrophischen Ausstrichtyp in der Menopause* („crowded menopausal type") nach PAPANICOLAOU führt die Zufuhr von Androgenen keine Veränderung herbei. Die Vorstellung, daß dieser Ausstrichtyp durch die Androgenbildung in der Nebennierenrinde verursacht ist, hat WIED dazu veranlaßt, von adrenaler Proliferation zu sprechen.

Die Zufuhr von *Androgenen in der Geschlechtsreife* wird aus mannigfachen klinischen Gründen verwandt (Verhinderung oder Verschiebung der Ovulation und Unterdrückung des cyclischen Geschehens durch Hemmung der gonadotropen Funktion des Hypophysenvorderlappens, Behandlung prämenstrueller Beschwerden, Dysmenorrhoe und Mastopathie, zur Unterdrückung der Menstruation). Der beobachtete Effekt auf das vaginale Zellbild ist abhängig vom Zeitpunkt der Applikation, von der Dosis und vom verwendeten Präparat (STOLL, 1957).

Nach RAKOFF (1957) führt die Injektion von 50 mg Testosteronpropionat dreimal wöchentlich (zur Unterdrückung der Menstruation *in der ersten Hälfte des Cyclus* gegeben) zu einer Verhinderung der vollen oestrogenen Proliferation, es tritt ein intermediäres Zellbild auf. Wird die Behandlung weitergeführt (300 bis 600 mg pro Monat), so sinkt die Proliferationshöhe weiter ab, und das Ausstrichbild wird von parabasalen Zellen beherrscht (atrophischer Ausstrichtyp), solange die Therapie fortgesetzt wird.

Gibt man Testosteronpropionat zur Aufhebung der Ovulation in einer Dosierung von 50 mg *in den letzten 3 Tagen der Follikelphase*, so gleicht das Zellbild der späteren Corpus luteum-Phase und bleibt so während des Cyclus bestehen,

Ansiedlung von Bacillus vaginalis	Bereich der p_H-Werte	Zell-faltung	Leuko-zyten	Zytologisches Ausstrichbild
Ø	basisch	Ø	+ + + (Degen. Form.)	Atrophie
+ −	basisch→ schw. sauer	+ +	+	Androgene Proliferat.
+	schwach sauer	+ + +	+ −	
+	sauer	+ + +	+ −	
+ +	sauer	+ +	Ø	
+ + +	sauer	+ +	Ø	
+ + +	sauer	+ +	Ø	
+ + +	sauer	+ +	+ −	
+ +	sauer	+ +	+ −	
+	sauer→ schw. sauer	+	+	
+ −	schw. sauer →basisch	+ −	+	dtl. ovarielle Insuffizienz
Ø	basisch	Ø	+ +	
Ø	basisch	Ø	+ +	Atrophie
Ø	basisch	Ø	+ + +	
Ø	basisch	Ø	+ + +	

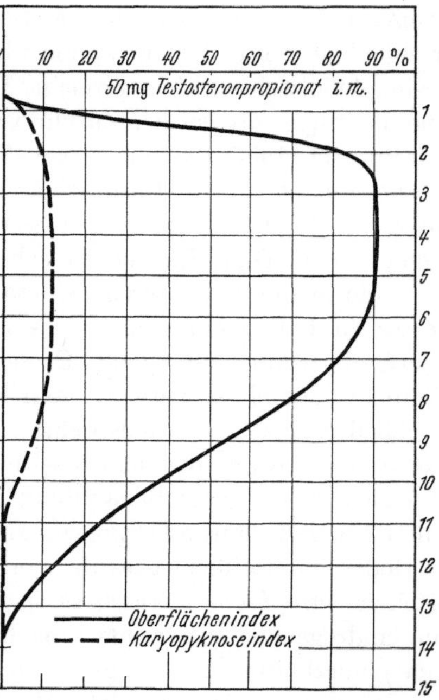

Abb. 57. Schematische Darstellung einer Proliferationswirkung von 50 mg Testosteronpropionat am Atrophietyp. (Aus WIED, 1952)

falls die Ovulation ganz unterdrückt wurde. Gelegentlich wird sie nur verzögert, und es treten in zunehmender Menge wieder Superfizialzellen auf.

Die Applikationen von Androgen *nach der Ovulation und ante menses* zur Behebung prämenstrueller Beschwerden bringt keine wesentliche Veränderung des Zellbildes mit sich.

Nach PUNDEL (1958) bewirkt die Zufuhr von Androgen in der Geschlechtsreife eine Herabminderung des im Vaginalsekret auftretenden Oestrogeneffektes (Neutralisationseffekt).

BOSCHANN (1955) hat sich in ausgedehnten Untersuchungen mit der *Wirkung verschiedener androgen wirksamer Substanzen* beschäftigt. Unter einer bestimmten Schwellendosis, die für die einzelnen Substanzen verschieden ist, wird lediglich eine erhöhte Exfoliation von Parabasalzellen erreicht. Hierbei verschwinden die vorher vorhandenen degenerativen Veränderungen in den Parabasalzellen, die Zellen sehen besser erhalten aus, die Cytoplasmamembran ist deutlicher ausgeprägt, die Kerne färben sich distinkter an, die Anisokaryose tritt zurück und die Leukocytenzahl vermindert sich. Erst wenn der für dieses Hormon charakteristische Schwellenwert überschritten wird, beginnt die Proliferation des Epithels und damit das Auftreten intermediärer Zellen (etwa 2 Tage nach der Applikation). Die höchste Proliferationsstufe, die überhaupt erreicht werden kann, ist nach 6 Tagen ausgeprägt. Dabei wird ein Karyopyknoseindex von 20% nicht überschritten. Lediglich das Methylandrostendiol leitet eine Epithelproliferation ein, bei der ein Karyopyknoseindex von 70% erreicht wird.

Die Bedeutung dieser Austestung androgener Substanzen ist darin zu sehen, daß für Behandlungszwecke jeweils einmal mehr der metabole Effekt ausgenutzt werden soll, wobei auf die proliferative Wirkung in der Genitalsphäre kein Wert gelegt wird (z.B. allgemein roborierende Therapie), während andererseits mehr der typische androgene (virilisierende) Effekt erwünscht ist (Behandlung von Blutungsstörungen). In der Auswahl der Präparate ergeben sich insbesondere bei der geschlechtlichen Hormonbehandlung (Mammacarcinom, Genitalcarcinom) wichtige Gesichtspunkte, die zur Zeit noch weitgehend dunkel sind.

Faßt man die beschriebenen Wirkungen zugeführter Androgene zusammen, so ist festzustellen:

1. Hochproliferiertes Vaginalepithel zeigt Rückgang der Proliferationshöhe bei Anwendung hoher Dosen von Androgen (300—600 mg pro Monat). Unter Beobachtung des Karyopyknoseindex, der Haufenbildung und der Auffaltung der Zellen kann die Wirkungsweise und Wirkungsdauer exakter bestimmt werden (Regressionstest nach WIED, 1952).

2. Nichtproliferiertes Vaginalepithel (atrophischer Ausstrich) zeigt in der Mehrzahl der Fälle eine mittlere Proliferation mit Auftreten von Intermediärzellen auch schon bei geringer Dosierung, wobei der Wirkungsgrad wie unter 1. genauer bestimmt werden kann (Proliferationstest nach WIED, 1952).

3. Eine mittlere Proliferation mit Intermediärzellen, wie man sie in der Kindheit und in der Menopause häufig findet, zeigt keine faßbare Veränderung.

Danach ist die Austestung der einzelnen androgenen Hormone in Dauer und Wirkungsgrad möglich, insbesondere kann bei Anwendung von Oestrogen-Androgen-Gemischen die Androgenmenge bestimmt werden, die am Vaginalepithel den Oestrogeneffekt eben zu unterdrücken vermag.

Die durch die Hormonapplikation im Vaginalsekret hervorgerufenen Veränderungen gehen allerdings mit dem klinisch zu beobachtenden Wirkungserfolg der zugeführten Androgene nicht parallel. So fand BOSCHANN (1955) bei der parenteralen Applikation eine länger anhaltende Wirksamkeit, als nach den Beobachtungen am Ausstrich zu erwarten war, während bei der intravaginalen Anwendung Ausstrichveränderungen auftraten, ohne daß ein klinischer Effekt verzeichnet werden konnte. PUNDEL (1955), der über 800 Patientinnen mit Androgen behandelte (Uterusmyom, metastasierendes Mammacarcinom, Postmenopausensyndrom) glaubt, daß eine objektive Besserung des Zustandes nur beobachtet werden kann, wenn die Dosierung eindeutig auch zur Ausbildung des typischen androgenen Ausstrichbildes geführt hat.

Von Bedeutung sind schließlich die *Beobachtungen bei Vermännlichungserscheinungen der Frau*. TERZANO (1955) möchte drei Gruppen unterscheiden:

1. Konstitutioneller Hirsutismus mit Hypertrichose: der Ausstrich zeigt normale cyclische Veränderungen.

2. Ovarielle Virilisierung infolge eines hormonbildenden Tumors, adrenale Virilisierung infolge einer Hyperplasie der Nebennierenrinde oder eines Nebennierentumors, adrenogenitales Syndrom: der Ausstrich zeigt keine cyclischen Veränderungen, er ist atrophisch oder bis zur Intermediärzone proliferiert (adrenaler Ausstrichtyp).

3. Pseudohermaphroditen und Fälle mit testiculärer Feminisierung: atrophischer oder hochproliferativer Ausstrichtyp.

Eine exakte Diagnose ist durch die Vaginalcytologie nicht möglich, die notwendige endokrinologische Untersuchung kann lediglich unterstützt werden. Hormonbildende Ovarialtumoren der Arrhenoblastomgruppe sind schließlich in der Lage, Oestrogene und Androgene von unterschiedlicher biologischer Wirksamkeit zu bilden.

DUBRAUSZKY und STOLL (1956) haben als Bildungsstätten dieser Hormone im Ovar die lipoidbeladenen Zellen des Interstitiums angesehen, die den Zwischenzellen des Hodens gleichzusetzen sind. Im Verlauf des Tumorwachstums kann die biologische Wirksamkeit wechseln oder die ursprünglich männliche Hormonproduktion unvollständig oder ganz in die weibliche Richtung umschlagen.

d) Wirkung von Ovulationshemmern auf das Vaginalepithel

Die sog. Ovulationshemmer enthalten Oestrogen-Gestagen-Gemische in verschiedener Zusammensetzung. Ihre Wirkung auf das Vaginalepithel ist einerseits von den unterschiedlichen Substanzen (Äthinyloestradiol, Äthinyloestradiolmethyläther, 19-Nortestosteron, Norethisteron, Ethinodioldiacetat, 17-Hydroxyprogesteron), andererseits von ihrem Mischungsverhältnis abhängig (MEHRING, 1965). Die Scheidenschleimhaut reagiert grundsätzlich schneller auf die Verabreichung von Ovulationshemmern als das Endometrium (OCLANDER, 1966). Außerdem wird die Beurteilung häufig dadurch erschwert, daß eine Diskrepanz zwischen Hormonzufuhr bzw. -ausscheidung einerseits und Hormonwirkung am Vaginalepithel andererseits besteht.

Allgemein kann man sagen, daß das vaginale Zellbild sich dem der frühen Schwangerschaft angleicht. Bei höherem Progesteronanteil (Anovlar, Lyndiol) ist der depressive Effekt auf die Proliferationshöhe deutlicher als bei geringerer Progesteronkomponente, ohne daß man aus diesen Beobachtungen die einzelnen Präparate cytologisch voneinander unterscheiden könnte. Über den ganzen Cyclus hinweg bleibt die entsprechende Proliferationshöhe gleichmäßig erhalten. Dies begünstigt das Wachstum der Döderlein-Keime, so daß die auch in der Frühschwangerschaft häufig beobachtete Döderlein-Cytolyse vorkommt. Unter diesen Verhältnissen sind die Ansiedlungsmöglichkeiten für Vaginalmykosen erhöht, und die neuerdings gefundene Vermehrung des Pilzbefalls der Vagina kann durch die verbreitete Anwendung von Ovulationshemmern erklärt werden. Ob eine weitere ungünstige Beeinflussung der Vaginalflora durch die veränderten Bedingungen wie z.B. die Vermehrung der cervicalen Sekretion zustande kommt, ist noch ungeklärt.

Das gelegentlich beschriebene Auftreten von Dyskaryosen, die nach Absetzen der Therapie wieder verschwinden, kann durch die veränderte Vaginalflora erklärt werden (ATTWOOD, 1966). Soweit diese Veränderungen als Vorläufer eines

Carcinoma in situ aufgefaßt worden sind, haben sie vorübergehend zur Warnung vor Ovulationshemmern Anlaß gegeben. Ausführliche Vergleichsuntersuchungen von WIED et al. (1966) haben diese Warnung zunächst entkräften können. Auf dem im ganzen noch recht neuen Gebiet werden erst sorgfältige Erfahrungen über einen längeren Zeitraum Rückschlüsse auf weitere Zusammenhänge ermöglichen.

10. Normales und gestörtes Funktionszellbild in den einzelnen Lebensabschnitten

Nach der Schilderung der typischen Funktionszellbilder wird nunmehr im Zusammenhang eine Darstellung gegeben, die in funktionelle Lebensabschnitte aufgegliedert ist.

a) Das Neugeborene

Während des intrauterinen Lebens wird der kindliche Organismus durch hormonale Wirkstoffe des mütterlichen Organismus (FRAENKEL und PAPANICOLAOU, 1938) und der Placenta (PHILIPP, 1938) überschwemmt. Die dadurch angeregten Wachstums- und Proliferationsvorgänge im Genitalbereich fallen nach Durchtrennung der Nabelschnur weg, das Genitale wird atrophisch. Klinischer Ausdruck dieser hormonalen Umstellung sind die Anschwellung der Brustdrüse in den ersten Lebenstagen, eventuell mit der Bildung eines Sekrets (Hexenmilch), die gelegentlich auftretende uterine Blutung infolge Abstoßung der hyperplastischen Uterusschleimhaut, die Rückbildung des vergrößerten Uterus und der Rückgang der Succulenz und Hypertrophie im Vulvabereich mit reichlicher Absonderung eines weißlichen Sekrets. Die Veränderungen im Vaginalepithel nach den ersten Lebenstagen, auch als „Vaginalkrise" bezeichnet, sind eingehend untersucht worden (ALEXIU und HERRNBERGER, 1938; PHILIPP, 1938; ZAHARESCU-KARAMAN et al., 1938; MONTALVO und SLOCKER, 1951). Unmittelbar nach der Geburt ist das Vaginalepithel gut geschichtet; im Ausstrich findet man die Zellen der hohen Proliferation, so daß das Bild nach PAPANICOLAOU (1933) etwa dem der präovulatorischen Phase der Geschlechtsreife entspricht.

Nach den Untersuchungen von SMOLKA und KOSCH (1954) kann geradezu im Vaginalabstrich von einem „status neonatorum" gesprochen werden. Der Ausstrich ist völlig frei von Leukocyten und Bakterien. In den ersten beiden Lebenstagen findet man vorwiegend Superfizialzellen mit bläschenförmigem Kern (unvollkommene Pyknose) und zarter blauer Anfärbung. Durch die große Zahl der Zellen ist eine Zusammenlagerung häufig. Die Zellform unterscheidet sich durch ihre abgerundeten Ecken von den Superfizialzellen in der Geschlechtsreife.

Nach 2—3 Tagen treten Bakterien auf, und vom 3. Tag an erscheinen zunehmend mehr Leukocyten. Gelegentlich werden einzelne verhornte und kernlose Schuppen oder Schollen angetroffen, die wahrscheinlich aus dem Vulvabereich stammen. Bei 20% der untersuchten Mädchen traten um den 6. Tag herum einzelne Erythrocyten auf, während die aus der Abbruchblutung stammenden Endometriumzellen von SMOLKA und KOSCH (1954) nicht beobachtet wurden.

Im Verlaufe der 2. Lebenswoche nimmt die Proliferationshöhe des Epithels ab, es treten zunächst mehr und mehr Intermediärzellen, dann Parabasalzellen auf, bis der Abstrich den atrophischen Charakter annimmt, den er bis zur Pubertät beibehält. In diesen Abstrichen werden Leukocyten in wechselnder Zahl gefunden. SMOLKA und KOSCH (1954) fanden in diesem Zeitabschnitt nur minimale Spuren von Vaginalinhalt. Eine stärkere schleimige Sekretion spricht am ehesten für das Vorhandensein einer angeborenen Ektopie (Fischelsches Ektropium).

b) Die Kindheit

Der etwa in der 3.—5. Lebenswoche atrophisch gewordene Ausstrich beherrscht das Bild bis etwa zum 10. Lebensjahr. Größere Untersuchungsreihen an gesunden Kindern sind nicht bekannt. Aus der eigenen Erfahrung kann geschlossen werden, daß zwischen dem 10. und 12. Lebensjahr die erneute Proliferation des Vaginalepithels beginnt. Sie ist zunächst oft unregelmäßig; Anisocytosen und Riesenzellen treten auf; cyclische Veränderungen deuten sich aber bereits an (SONEK, 1967). Ausnahmen davon kommen vor. So finden wir fast immer auch bei kleinen Kindern mit vaginalen Fremdkörpern oder einer Vaginitis, aber gelegentlich auch bei Kindern, die uns wegen eines unklaren Fluors vorgestellt werden, eine mittlere Proliferationshöhe, von der nicht sicher ist, ob sie als hormonaler Effekt oder als Reizwirkung auf das Vaginalepithel aufzufassen ist. Nach Ausschluß von Oxyuren suchen wir bei entzündlichen Veränderungen im Vulva- und Vaginalbereich die Bakterienflora zu differenzieren und führen eine Lokalbehandlung mit Sitzbädern und Einlagen eines Antibioticums durch. Daneben geben wir gern vorübergehend geringe Dosen Oestrogen, entweder lokal oder oral, um die Proliferationsstufe zeitweise zu erhöhen und das Vaginalepithel zur Abheilung zu bringen. Eine hartnäckige weißliche Absonderung wird besonders häufig bei nervösen Kindern und beim Krankheitsbild der exsudativen Diathese gesehen. Hier kommt eine roborierende Allgemeinbehandlung in Frage. Es erscheint wichtig, die ängstlichen Mütter nicht zu einer Überaktivität in lokalen Maßnahmen zu veranlassen.

LANG (1958) hat 110 kleine Mädchen mit Ausfluß untersucht. Dabei wurden nach Besichtigung des Vulvagebietes (Rötung, Schwellung, Kratzeffekte) die Vagina und die Portio mit einem Cystoskop besichtigt, ein Abstrich und eine Kultur vorgenommen und eine rectale Untersuchung durchgeführt. Er fand 15mal einen physiologischen Vaginalinhalt (Leukorrhoe der Neugeborenen und der Präpubertät), zweimal Fremdkörper und sonst vorwiegend Mischflora, insbesondere mit Darmkeimen.

c) Die Pubertät

Mit der Ausbildung der sekundären Geschlechtsmerkmale gehen proliferative Veränderungen im Vaginalepithel vor sich, die zunächst noch keinen regelrechten Cyclus erkennen lassen. Meist kommt es nach einer protrahierten Follikelhormonwirkung, die oben in ihrem cytologischen Bild charakterisiert worden ist, zur Blutung. Derartige anovulatorische Cyclen finden sich in gut 90% der Fälle; Diskrepanzen zwischen Karyopyknose- und Eosinophilieindex (Pyknosen in cyanophilen Zellen) treten dabei häufig auf (SONEK, 1967). Erst mit Beginn der generativen Ovarialtätigkeit, die nach einem kürzeren oder längeren Zeitraum dem Beginn der vegetativen Tätigkeit folgt, werden biphasische Cyclen beobachtet.

d) Die Geschlechtsreife

Nach dem vollen Einsetzen der vegetativen und generativen Ovarialtätigkeit ist der normale cyclische Ablauf durch regelmäßig einsetzende Menstruationsblutungen gekennzeichnet. Die *echte Menstruation* ist der Abort des unbefruchteten Eies und der Indicator für eine geregelte Sexualfunktion und genitale Gesundheit (RUNGE, 1949). Es muß also eine Ovulation stattgefunden haben (ovulatorischer Cyclus). Der biphasische Ablauf ist nachweisbar:

1. durch die histologische Untersuchung des Endometriums kurz vor oder bei Beginn der Blutung,

2. durch die Messung der Basaltemperaturkurve,

3. durch den cytologischen Nachweis der auf die Oestrogenwirkung folgenden Progesteronwirkung,

4. durch die Untersuchung des Cervixschleims (Kristallisationstest),

5. durch die Bestimmung der Hormonausscheidung.

Zeitliche Verschiebungen innerhalb des biphasischen Cyclus im Sinne einer Verkürzung (Polymenorrhoe) oder Verlängerung (Oligomenorrhoe) des blutungsfreien Intervalls kommen als biologische Varianten des cyclischen Geschehens mit individuell unterschiedlicher Häufigkeit vor. Die Ursache für derartige Ereignisse liegt vorwiegend in der zentralen Steuerung, die auch auf psychische Reize reagiert. Es ist zweckmäßig, eine Unterteilung in cyclusstabile und cycluslabile Patientinnen zu treffen. Von den angegebenen Untersuchungen eignen sich insbesondere die Verfolgung der Basaltemperatur und der cytologischen Veränderungen im Vaginalsekret für die genauere Analyse der zeitlichen Verschiebung und für die Bestimmung des Ovulationstermins. Dem Kliniker dienen diese Methoden für die Festlegung des Empfängnisoptimums in Fällen von Sterilität.

Die cytologischen Befunde beim biphasischen Cyclus und seinen zeitlichen Verschiebungen sind oben eingehend dargelegt.

Die *Pseudomenstruation* ist eine Follikelabbruchblutung, der vorausgegangene Cyclus war monophasisch, anovulatorisch. Trotz Ausbleiben des Follikelsprungs und Fehlen der nachfolgenden Luteinisierung kann die Blutung zum erwarteten Zeitpunkt einsetzen und klinisch einer echten oder nur leicht verstärkten Menstruationsblutung (Hypermenorrhoe) gleichen. Dieses Ereignis ist während des Einspielens und Ausspielens der Ovarialfunktion (Pubertät und Klimakterium) physiologisch, in der Geschlechtsreife aber als unfruchtbarer Cyclus an der Grenze des Physiologischen, da zu keiner Zeit des Intervalls eine Empfängnismöglichkeit gegeben ist. Es wird heute vermutet, daß derartige Ereignisse in der Geschlechtsreife nicht selten vorkommen, daß also biphasische Cyclen und monophasische Cyclen auch bei gesunden Frauen in wechselnder Häufigkeit ablaufen. DÖRING (1958) hat eine Patientin beobachtet, die während der Wintermonate einen biphasischen und während der Sommermonate vorwiegend einen monophasischen Cyclus aufwies.

Für das Ausbleiben der Ovulation können Situationsfaktoren verantwortlich gemacht werden, die über die zentrale Steuerung einwirken. Bekannt ist, daß allein die Klinikaufnahme ante ovulationem den Follikelsprung unterdrücken

Tabelle 8. *Bewertung der Testmethoden bei primärer Amenorrhoe.* (Nach WAGNER, 1952)

Art der primären Amenorrhoe	Basaltemperatur- kurve	Scheidenabstrich (Papanicolaou)	Histologie (Endometrium)	Oestrogen- test	Progesteron- test	Gonado- tropintest	Gonadotropin- ausscheidung
1. Uterine Amenor- rhoe (Fehlen des Endometriums)	normal (biphasisch)	normal (Oestrogen- und Luteinphase)	keine Schleimhaut	$\emptyset$	$\emptyset$	$\emptyset$	normal
2. Ovarielle Amenor- rohe (Fehlen des Ovars)	uncharakteristische Schwankungen	keine oestrogene Funktion	atrophisches Endo- metrium	+	$\emptyset$	$\emptyset$	vermehrt
Unterfunktion des Ovars (Ovarial- insuffizienz)	monophasisch	schwache oestrogene Funktion oder negativ	niedere Funktionalis	+	+	$\emptyset$	normal bis vermehrt
3. Hypophysäre Amenorrhoe	monophasisch	keine oder geringe oestrogene Funktion	niedere Funktionalis	+	$\emptyset$ (gelegent- lich +)	+	fehlt oder ver- mindert
4. Hypothalamische Amenorrhoe	monophasisch	keine oder geringe oestrogene Funktion	niedere Funktionalis	+	$\emptyset$ (gelegent- lich +)	+ oder $\emptyset$	normal

+ = Blutung, $\emptyset$ = keine Blutung.

kann, so daß man bei der in der zweiten Cyclushälfte vorgenommenen Operation kein Corpus luteum und keine sekretorischen Veränderungen vorfindet. In ähnlicher Weise kann die einseitige berufliche Tätigkeit der Frau wirken; wir haben den Eindruck, daß dies sogar eine entscheidende Rolle spielt und für zahlreiche „sterile Ehen" verantwortlich ist. Seit einiger Zeit gewinnt die Möglichkeit, die Ovulation durch Hormone zu unterdrücken und damit auf dem Wege über einen künstlichen unfruchtbaren Cyclus die Geburtenregelung zu betreiben, immer mehr an Bedeutung.

Die Diagnose wird am besten durch den gleichförmigen Verlauf der Basaltemperatur und durch wiederholte cytologische Untersuchungen gestellt (s. oben unter passagere Hyperfollikulinie). Die typischen Veränderungen der Luteinphase bleiben aus.

Die *Hypo-Oligomenorrhoe* kennzeichnet sich durch den hypofollikulinen Ausstrich (s. oben), wobei durch fortlaufende cytologische Untersuchungen geklärt werden sollte, ob cyclische Veränderungen auftreten oder ein acyclischer, anovulatorischer Ablauf besteht. Die Oestrogenproduktion bleibt unter dem Schwellenwert, der eine ausreichende Proliferation des Endometriums erzielt, während das Vaginalepithel noch mit einer Ausreifung antwortet. Nach HOFFMANN et al. (1953) soll es im Uterus lediglich zur Abstoßung der obersten Schleimhautschichten kommen, während die Endometriumreste sich zur Proliferationsschleimhaut zurückbilden. Dabei ist der Wiederaufbau der Schleimhaut verzögert, das Intervall infolgedessen verlängert. In extremen Fällen kann in einem biphasischen Cyclus die Abstoßung der Schleimhaut und damit die Menstruation ganz ausbleiben; die Rückbildung des Endometriums erfolgt allein durch Schrumpfung (PHILIPPE et al., 1966). OBER (1955) hält eine nicht näher faßbare unzulängliche Ansprechbarkeit der Uterusschleimhaut auf Ovarialhormone für möglich, die einer hormonalen Behandlung zugänglich ist.

Zur Abklärung des Krankheitsbildes wird man neben der Basaltemperaturmessung und der cytologischen Untersuchung auf die histologische Untersuchung des Endometriums (am besten am ersten Blutungstag abradiert) nicht verzichten können.

Die Amenorrhoe in der Geschlechtsreife. Eine physiologische Amenorrhoe während der Geschlechtsreife ist nur zur Zeit der Gestation und der Lactation gegeben. Alle anderen Amenorrhoeformen sind als pathologisch aufzufassen, seien sie primär oder sekundär vorhanden. Der Kliniker ist bestrebt, zwischen organbedingter und funktioneller Amenorrhoe zu unterscheiden, wobei die letzteren unterteilt werden in ovarielle und diencephale (hypophysär oder hypothalamisch). Da den quantitativ-chemischen Hormonbestimmungen noch insofern Mängel anhaften, als den gefundenen Ausscheidungswerten die biologische Aktivität nicht zu entsprechen braucht, sind funktionelle Amenorrhoeteste entwickelt worden, die Rückschlüsse auf den Sitz der Störung gestatten.

WAGNER (1952) hat die verschiedenen Testmethoden unter Einschluß der Cytologie miteinander verglichen (s. Tabelle 8).

Von Vaginalabstrichserien aus gesehen, würde die folgende Unterteilung möglich sein:

Tabelle 9. *Vergleich zwischen Vaginalausstrich und histologischem Befund bei den verschiedenen Formen der Amenorrhoe*

Art der Amenorrhoe	Vaginal-ausstrich (Funktions-zellbild)	Ovar	Endometrium
Vaginalcervicale Amenorrhoe (primäre oder sekundäre Atresie bzw. Verschluß z.B. post abrasionem)	normal (biphasisch)	normal	normal (sekundär verändert)
Uterine Amenorrhoe (Fehlen des Uterus oder Endometriums)	normal (biphasich)	normal	a) fehlt oder ist zerstört (z.B. Verödung des Cavum nach Abrasio) b) atrophisch (spricht auf Ovarialhormone nicht an) c) cyclusgerecht, aber keine menstruelle Abstoßung
Funktionelle Amenorrhoe	hyper-follikulin	Follikelpersistenz; Granulosazelltumor	hyperplastisch
	hyperluteal	Corpus luteum-Persistenz	sekretorisch hypertrophiert (meist unerkannte Gravidität)
		Corpus luteum graviditatis	Gravidität
	hypo-hormonal cyclisch	unterschwellige Ovarialfunktion biphasisch	unterwertige Sekretion
(Generative, psycho-genetische und hypo-thalamische Amenorrhoe)	hypo-hormonal acyclisch	Ovarialinsuffizienz (poly-cystische Ovarien, Stein-Leventhal-Syndrom)	ruhend
	androgen	Bremsung der gonado-tropen Funktion des HVL durch Androgene der Nebenniere oder eines Ovarialtumors (Arrheno-blastom, Hiluszelltumor)	a) ruhend b) Genitalhypoplasie (adreno-genitales Syndrom)
	atrophisch oder androgen	a) Agenesie und Dysgene-sie der Ovarien (Turner-Albright-Syndrom, fetale Kastration) b) postnatale Kastration c) hypophysäre Insuffi-zienz (Sheehan-Syndrom)	atrophisch bei schwerer genitaler Hypoplasie

Eine ähnliche Unterteilung hat kürzlich auch WACHTEL (1966) vorgenommen. Bei einer derartigen Einteilung ist erneut zu berücksichtigen, daß letztlich der Cytologe mit Sicherheit nur das Fehlen von hormonalen Impulsen überhaupt oder eine oestrogene Stimulation feststellen kann. Die Zwischenbilder, die durch das Zusammenwirken mehrerer Hormone zustande kommen, können gelegentlich zu erheblichen Fehldeutungen führen. Dies gilt insbesondere für die Abgrenzung des als androgen bezeichneten Ausstrichtyps gegen den hypohormonalen acyclischen.

Außerdem ist zu berücksichtigen, daß z.B. das Auftreten einer mittleren Proliferation entsprechend dem androgenen Ausstrichtyp eine Lokalisation der Androgenbildung nicht zuläßt. Beim Stein-Leventhal-Ovar fanden SMOLKA und SOOST (1965) vorwiegend diese mittlere Proliferation. Waren Vermännlichungserscheinungen vorhanden, so ergab die histologische Untersuchung der Ovarien häufig eine Thecahyperplasie und zahlreiche Hiluszellnester, denen die Funktion einer interstitiellen Drüse nach Art der Leydigschen Zwischenzellen zugeschrieben wird. Bei hochgradig unterentwickelten Eierstöcken (Ovarialagenesie bzw. -hypoplasie nach PHILIPP, 1952, 1956) wurden ebenfalls neben atrophischen Ausstrichbildern androgene Zelltypen gefunden (SMOLKA und SOOST, 1965), wobei an eine Androgeneinwirkung der Nebenniere zu denken ist.

Bei der Dysgenesie der Ovarien (frühembryonale Zerstörung der Keimdrüsenanlage vor der Differenzierung in Ovar oder Hoden: fetale Kastration) kann neben dem atrophischen auch ein androgener Ausstrich gefunden werden. Die Patientinnen, bei denen ein extrem hypoplastischer Uterus mit infantilen Tuben vorhanden und das äußere Genitale hochgradig unterentwickelt ist, zeigen weitere Anomalien. Das Wachstum ist retardiert, Habitus und Psyche sind infantil, Skeletanomalien, Augenmißbildungen und Gefäßstörungen können vorhanden sein, so daß die Diagnose durch das klinische Bild bestimmt ist (Turner-Albright-Syndrom).

Zu geringerem Maße findet man diese Veränderungen bei der postnatalen Zerstörung der Keimdrüsen durch Infektionen in der Kindheit (postnatale Kastration). Auch hier ist das Krankheitsbild durch die primäre Amenorrhoe, genitale Hyperplasie, Kleinwuchs und Fehlen der sekundären Geschlechtsmerkmale gekennzeichnet. Der Vaginalausstrich kann ein atrophisches oder androgenes Bild zeigen.

Die Nekrose des Hypophysenvorderlappens, die gelegentlich nach Geburten auftritt, bringt, wenn sie nicht unmittelbar zum Tode führt, eine sekundäre Involution anderer endokriner Drüsen mit sich (Nebennierenrinde, Schilddrüse und Ovar). In klassischen Fällen bildet sich das Sheehan-Syndrom aus: Auf eine Hypo- bzw. Agalaktie im Wochenbett mit Atrophie der Brüste folgen Rückbildungserscheinungen im Bereich des Genitales, verbunden mit Amenorrhoe und Frigidität, der Ausstrich ist atrophisch. Im klinischen Bild treten dann hinzu die Insuffizienzerscheinungen der Nebennierenrinde (Asthenie, Störung des Zuckerhaushalts, Depigmentation) und der Thyreoidea (trophische Störung, Obstipation, Antriebsschwäche, manchmal bis zur Ausbildung eines Myxödems).

Hypophysäre Insuffizienzerscheinungen mit Einschränkung der gonadotropen Funktion werden auch bei schweren Erkrankungen, Marasmus, Hunger beobachtet. Hier kommt es ebenfalls zur sekundären Amenorrhoe mit atrophischem Ausstrichbild.

Die diencephale Regulationsstörung auf Grund besonderer Notstände führt zur Situationsamenorrhoe oder Notstandsamenorrhoe. Bei einigen derartigen Fällen, die wir zu beobachten Gelegenheit hatten, war die Proliferationshöhe im Vaginalsekret durchaus uneinheitlich, wir fanden vorwiegend hypohormonale, teils cyclische, teils acyclische Verläufe.

In allen Fällen müssen zur Beurteilung von Proliferationsschwankungen Abstrichserien ausgewertet werden.

e) Das Klimakterium

Der Begriff des Klimakteriums ist in der Literatur nicht einheitlich verwendet, er wird daher hier zunächst wie folgt definiert:

Das Klimakterium ist der Wechsel aus der Geschlechtsreife in die Menopause und als solcher der Zeitraum, in dem das Ovar aus der vollen vegetativen und generativen Funktion langsam in die Ruhepause übergeht. Dieser Übergang erfolgt im allgemeinen nicht abrupt, so daß also auf die letzte echte Menstruation nicht unmittelbar die Menopause folgt, sondern es kommt zunächst zu gehäuften anovulatorischen Abläufen, die sich durch mehr oder weniger unregelmäßige Blutungsintervalle kennzeichnen, um schließlich in die amenorrhoische Phase der Menopause einzumünden. Diese Übergangszeit ist charakterisiert durch mannigfache subjektive Beschwerden (Wechseljahre), von denen Hitzewallungen, Schweißausbrüche, allgemeine Unruhe, gelegentlich auch leichte psychotische Erscheinungen neben den Blutungsstörungen am meisten auffallen. Diese klinische Einteilung entspricht den drei Phasen von ZONDEK (1953):

1. polyfollikuläre,

2. hypofollikuläre,

3. hypergonadotrope,

wobei das Auftreten erheblicher Beschwerden mit dem Beginn der dritten Phase zusammenfällt.

Der ungeordnete Ablauf der Ovarialfunktion führt zu den mannigfaltigsten cytologischen Befunden. Ein *hochoestrogener* Ausstrich ist der Hinweis darauf, daß eine Follikelpersistenz besteht. In diesen Fällen muß mit einer Abbruchblutung gerechnet werden; eine Therapie mit Gestagen erscheint sinnvoll. Schwankungen im Oestrogeneffekt lassen sich nicht selten nachweisen, so daß ein *hyperoestrogener* Ausstrich mit einem *hypooestrogenen* abwechseln kann.

Überwiegend ist der von WIED (1954) als *androgen* bezeichnete Ausstrichtyp vertreten. Dies gilt insbesondere bei erheblichen subjektiven Symptomen. WIED hat bei 300 derartigen Fällen 221mal den androgenen Typ beobachtet, 65mal war ein deutlicher, wenn auch schwacher Oestrogeneffekt erkennbar, wobei der Anteil der Superfizialzellen mit pyknotischem Kern niemals mehr als 30% ausmachte. Eine Atrophie ließ sich in keinem Fall nachweisen. Unter der Therapie mit Oestrogenen kam es zu der typischen Epithelreaktion mit Abflachung der Zellen, Kernpyknose, Acidophilie, Einzellagerung der Zellen und verminderter Leukocytenzahl. Eine Gewöhnung an Oestrogene wurde auch bei mehrfach wiederholter Dosis weder am Vaginalepithel noch subjektiv festgestellt. Nach Erhöhung der Dosis mit Androgenen wurde lediglich bei den selten vorhandenen atrophischen Ausstrichtypen eine Steigerung der Epithelproliferation gesehen, während das androgene Ausstrichbild sich — wie zu erwarten — nicht veränderte. Subjektive Beschwerdefreiheit wurde bei 70% der so Behandelten erreicht. Gelegentlich kam es jedoch auch zur Verstärkung der Beschwerden.

Der *atrophische* Ausstrichtyp, der also den bereits eingetretenen Übergang in die Ruhepause kennzeichnet, ist im Klimakterium nur selten vertreten. Nach WIED (1953) haben diese Patientinnen nicht unter Ausfallserscheinungen zu leiden. Unter der Behandlung mit Kombinationspräparaten von Oestrogen und Androgen finden wir selten eine bis zur oestrogenen Stufe aufsteigende Proliferation, dagegen kommt es zu einer Verminderung der Leukocytenzahl, der Ausstrich wird gleichmäßiger und reiner.

Nach diesen Bemerkungen ist der cytologische Befund im Klimakterium für den Entschluß und die Wahl einer hormonalen Therapie von Bedeutung. Bei geringfügigen Beschwerden mit atrophischem Ausstrich ist eine Hormonbehandlung nicht angezeigt, wenn notwendig, können Sedativa gegeben werden. Ist ein erhöhter Oestrogeneffekt nachweisbar (polyfollikuläre Phase mit Hyperfollikulinie), so kann die geordnete Ovarialfunktion gelegentlich durch die Verabreichung von Progesteron oder einer gestagenwirkenden Substanz vorübergehend hergestellt werden. Bei erheblichen Beschwerden und androgenem Ausstrich kommt ein Oestrogen-Androgen-Präparat in Frage. Hierbei soll der Follikelhormongehalt so niedrig sein, daß keine Proliferationserscheinungen am Endometrium auftreten, bzw. muß der Testosterongehalt hoch genug sein, um eine proliferative Wirkung des Follikelhormons auf das Endometrium zu unterdrücken. Dabei dürfen Virilisierungserscheinungen nicht auftreten. Die Kombination der beiden Hormone muß ausreichen, um die gonadotrope Funktion des Hypophysenvorderlappens so weit zu bremsen, daß die Ausscheidung von Gonadotropin im Bereich des Normalen liegt (GEESE und WIED, 1953).

f) Die Menopause

Der Begriff der *spontanen Menopause* wird hier verwandt für den Zeitraum, der sich an das Klimakterium anschließt (Postklimakterium mit Übergang in das Senium) und dadurch charakterisiert ist, daß funktionelle Blutungen ausgeschlossen sind. Damit kann eine Menopausenblutung immer als der Ausdruck einer pathologischen Veränderung aufgefaßt werden, die der sofortigen Abklärung bedarf. Um die klimakterische Übergangszeit, in der noch anovulatorische Cyclen mit unregelmäßigen Blutungen funktionellen Ursprungs auftreten können, mit Sicherheit aus der Betrachtung auszuschließen, kann die Menopausenblutung definiert werden als eine genitale Blutung beliebigen Charakters, die nach einem blutungsfreien Intervall von mindestens 2 Jahren nach Abschluß der letzten Blutung auftritt. In Anlehnung an diese Definition erscheint es zweckmäßig, von Menopause erst dann zu sprechen, wenn seit der letzten Blutung am Ende der Geschlechtsreife bzw. des Klimakteriums mehr als 2 Jahre vergangen sind. Soweit sich die folgenden Ausführungen auf eigene Untersuchungen stützen, bedeutet „frühe Menopause" den Zeitraum von 2—10 Jahren nach der letzten Blutung, „späte Menopause" den Zeitraum von 11 bis mehr Jahren nach der letzten Blutung. Im Schrifttum stimmen zahlreiche Autoren mit dieser Einteilung nicht überein, ihre Ergebnisse sind daher nicht ohne weiteres vergleichbar.

Von der spontanen Menopause muß die *künstliche Menopause* unterschieden werden, bei der die Ovarien abrupt durch Operation oder Bestrahlung ausgeschaltet werden. Während es sich bei älteren Frauen hier um einen schnellen Abschluß der schon nachlassenden vegetativen Ovarialfunktion handelt, wird bei jüngeren Frauen die noch voll funktionierende vegetative und generative Tätigkeit der Ovarien vorzeitig beendet (Kastration). Die Auswirkungen auf das Endometrium sind unterschiedlich.

Schließlich müssen hier noch die Patientinnen erwähnt werden, bei denen lediglich der Uterus entfernt und damit die uterine Blutung ausgeschaltet wird, während eines oder beide Ovarien belassen werden. Dabei hat, wie tierexperimentell gezeigt werden konnte (DEANESLY und PERRY, 1965; DONOVAN, 1965, u. a. m.), die Ausschaltung des Erfolgsorgans Rückwirkungen auf die erhaltene Ovarialfunktion und auf die endokrine Gesamtlage, wenn auch in wesentlich geringerem Maße als bei der Kastration.

Bereits PAPANICOLAOU (1933) hat neben dem *atrophischen Menopausenausstrich* auch einen „*crowded menopausal type*" beschrieben, der einer mittleren Proliferation des Vaginalepithels entspricht. Da sich diese Proliferationshöhe aus einem atrophischen Ausstrich nach Zufuhr von androgenem Hormon aufbauen läßt, ist geschlossen worden, daß nach dem Erlöschen der Oestrogenbildung die im Ovar und in der Nebenniere produzierten Androgene zur Wirkung kommen. Daher wird dieser Ausstrichtyp auch als „androgener" oder „adrenogener" Ausstrich bezeichnet (WIED, 1954). Neben diesen beiden Ausstrichbildern kann man in der Menopause aber auch eine eindeutige *hohe oestrogene Proliferation* beobachten, so daß damit gerechnet werden muß, daß die Oestrogenbildung durchaus nicht mit dem Erlöschen einer cyclischen Ovarialfunktion oder nach einigen acyclischen Blutungen und dem Übergang in die postklimakterische Amenorrhoe beendet ist. Derartige oestrogene Effekte lassen sich bei einigen Patientinnen mit angedeuteten Schwankungen in der Proliferationshöhe gelegentlich bis weit in das Senium hinein nachweisen. Das besondere Problem einer derartigen oestrogenen Stimulation liegt in der Vorstellung, daß das weibliche Proliferationshormon Bildung und Wachstum von Neoplasien, insbesondere von Korpuscarcinom anregen könnte (DRUCKREY, 1951; HUBER und BESSERER, 1952; HUSSLEIN und SCHÜLLER, 1952; DALLENBACH-HELLWEG, 1964; weitere Literatur s. dort). Wenn diese Auffassung berechtigt ist, so würde die Beobachtung eines hochproliferierten Ausstrichs in der Menopause für den Untersucher ein wichtiger Hinweis sein (LIMBURG, 1949, 1950, 1951; CRAMER und WILDNER, 1953; KOFLER, 1954; HIRSCH-HOFFMANN, 1958). Insbesondere hat sich WACHTEL (1958) mit dieser Frage beschäftigt und angegeben, daß ein hoher Verhornungsindex mit dem Vorhandensein eines Genitalcarcinoms häufig zusammentreffe, daß die erneute Proliferation aus einem atrophischen Bild nach der Behandlung eines Carcinoms für ein auftretendes Rezidiv spreche und daran die Hypothese geknüpft, daß malignes Gewebe fähig sei, oestrogenwirksame Substanzen zu bilden.

Schließlich hat LIMBURG (1951) darauf hingewiesen, daß sich nicht selten der Menopausenausstrich durch ein Nebeneinander aller Zellformen auszeichnet. Das Auftreten von Parabasal-, Intermediär- und Superfizialzellen in wechselnder Zusammensetzung nennt er *Mischtyp*. Voraussetzung für die Diagnose eines Mischtyps ist, daß die beobachteten Parabasalzellen vaginalen Ursprungs und damit Ausdruck einer Funktionslage, aber nicht cervicale Parabasalzellen aus Reparationsprozessen sind. Eine Unterscheidung dieser Zellformen ist fast immer möglich, da die cervicalen Zellen einen größeren, meist hyperchromatischen Kern haben und im ganzen kleiner sind als die vaginalen mit reichlich Cytoplasma, kleinerem und weniger anfärbbarem Kern.

Gelegentlich wird das cytologische Bild in der Menopause beherrscht von kleinen polygonalen Zellen mit dichten kleinen Kernen, die sich auch rot anfärben können. Das Zellbild ist im allgemeinen dürftig. Es wird als *Mangeltyp* bezeichnet (STOLL und LEDERMAIR, 1960) und scheint Ausdruck einer Epidermisierung des atrophischen Epithels mit Anläufen zur Kornifikation zu sein, wie man dieses bei Descensus mit Pachydermie beobachtet.

Es lassen sich damit für die Menopause folgende Ausstrichtypen aufstellen:

a) Der *hochproliferierte (oestrogene) Ausstrich:* vorwiegend Superfizialzellen mit pyknotischem Kern.

b) Der *Ausstrich der mittleren Proliferation (,,crowded menopausal"* oder adrenogen oder androgen): vorwiegend Intermediärzellen.

c) Der *atrophische Ausstrich (keine hormonale Wirkung):* vorwiegend basale und parabasale Zellen.

d) Dere *Mischtyp*, in dem alle Zellformen vertreten sind, möglicherweise als Ausdruck einer lokal unterschiedlichen Proliferationshöhe im Bereich des Vaginalraumes.

e) Der *Mangeltyp* als Ausdruck einer zur Epidermisierung führenden Irritation des atrophischen Epithels (vor allem bei Descensus).

Über die Verteilung der einzelnen Ausstrichtypen liegen zahlreiche Untersuchungen vor, die im wesentlichen mit den eigenen Ergebnissen übereinstimmen:

Menopausendauer	Hohe Proliferation		Mittlere Proliferation		Atrophie		Gesamt
2—10 Jahre	124	(21%)	328	(55%)	147	(24%)	599
11 bis mehr Jahre	70	(14%)	254	(49%)	188	(37%)	512
	194		582		335		1111

Aus P. STOLL und O. LEDERMAIR (1960).

Hierbei ist der Mischtyp nach LIMBURG (1951) nach der vorherrschenden Zellart eingeordnet und der Mangeltyp nach STOLL und LEDERMAIR (1960) (unter 4% der Gesamtzahl) unberücksichtigt geblieben. Die zur Untersuchung herangezogenen Patientinnen befanden sich mindestens 2 Jahre in der spontanen Menopause, eine operative oder Röntgen-Radiumbehandlung war nicht vorausgegangen, eine Hormonbehandlung innerhalb der vorangehenden 6 Monate war durch exakte Erhebung der Anamnese auszuschließen, die klinische Untersuchung ergab keinen Anhalt für einen etwa vorhandenen Ovarialtumor.

Von den 1111 Patientinnen wurden im Anschluß an die Erstuntersuchung 100 mehrfach in den folgenden Jahren nachkontrolliert. Hierbei ergab sich eine Konstanz lediglich beim atrophischen Ausstrichtyp: In der Gruppe A behielten 84%, in der Gruppe B 75% diesen Ausstrichtyp bei, während in den übrigen Fällen Schwankungen der Proliferation erkennbar waren, die jedoch lediglich in Ausnahmefällen die oestrogene Proliferationshöhe erreichten. Wurde dagegen bei der Erstuntersuchung eine hohe Proliferation gefunden, so blieb diese in der Gruppe A lediglich bei 20%, in der Gruppe B bei 15% erhalten; in den übrigen Fällen ging die Proliferationshöhe in beiden Gruppen bei 40% auf eine mittlere Stufe, bei weiteren 40% auf die Atrophie zurück.

Daraus muß geschlossen werden, daß der Ausstrich mit zunehmendem Alter zwar die Tendenz hat, atrophisch zu werden und damit den ahormonalen Zustand des Seniums auszudrücken, daß aber Schwankungen bis ins hohe Alter hinein vorkommen. Bei den anhaltend hochproliferierten Ausstrichen, bei denen auf eine fortgesetzte oestrogene Wirksamkeit geschlossen werden mußte, wurde die Leberfunktion geprüft in der Vorstellung, daß bei einer herabgesetzten Leberleistung der Abbau der endogen gebildeten geringen Oestrogenmenge unvollständig bleibt, so daß diese Mengen periphere Wirksamkeit entfalten. Dafür sprechen unter anderem auch die Beobachtungen von SPEERT (1949) über das gehäufte Auftreten von Hyperoestrogenismus und Endometriumcarcinom bei Patientinnen mit Lebercirrhose. Die Frage, ob auch die sexuelle Aktivität in der Menopause die Proliferationshöhe beeinflussen kann, ließ sich noch nicht eindeutig beantworten.

Daß die Oestrogenproduktion in der Menopause nicht erlischt, ergeben auch die histologischen Untersuchungen am Endometrium. PARKS et al. (1958) fanden bei 335 Frauen, die sich bereits 2—35 Jahre in der Menopause befanden, dreimal ein hyperplastisches und einmal ein proliferiertes Endometrium. Von anderen Untersuchern werden bedeutend mehr oestrogenstimulierte Proliferationsvorgänge im Endometrium gefunden (RANDALL, 1957), wobei allerdings der Beurteilungsmaßstab nicht einheitlich ist. Unsere eigenen Untersuchungen (STOLL und LEDERMAIR, 1960) bei 196 Frauen über 65 Jahren (Obduktionsfälle) ergaben 10mal eine ausgeprägte und 36mal eine angedeutete Proliferation. Die letzte Blutung lag in allen Fällen mehr als 10 Jahre zurück.

Vergleicht man diese Ergebnisse mit den Befunden bei Menopausenpatientinnen, die erneut eine uterine Blutung aufwiesen, so ist der Anteil an oestrogenstimulierten Endometrien erheblich höher. Bei 421 Fällen fanden wir 20mal eine gute Proliferation und 44mal eine Hyperproliferation, 3mal sogar eine Sekretionsphase, letztere allerdings nur innerhalb der frühen Menopause (2—5 Jahre nach Erlöschen der Blutung).

Diese Befunde weisen darauf hin, daß Oestrogene in der Menopause noch eine weitreichende proliferative Gewebswirksamkeit entfalten, die sich am Endometrium und am Vaginalepithel leicht nachweisen läßt, wahrscheinlich aber auch für die Mamma und für andere epitheliale Bereiche vorhanden ist. Es ist daher nicht von der Hand zu weisen, daß die Noxe, die endogen wirksam das ganze Genitalsystem trifft und gut- und bösartige Proliferationen hervorruft, ein mit dem Follikelhormon identischer oder ihm in seiner biologischen Wirksamkeit nahe verwandter Stoff ist (HUBER, 1953). Der Einfluß der Oestrogene auf die Bildung von Systemcarcinomen in der Menopause ist demzufolge Gegenstand zahlreicher Untersuchungen gewesen (LIMBURG, 1951; HUBER und BESSERER, 1952; WIED, 1953; KOFLER, 1954). Ein abschließendes Ergebnis liegt zu dieser Frage noch nicht vor. HUBER und BESSERER (1952) fanden bei 129 Fällen (77 gutartige Proliferationen und 52 Systemcarcinome) in 84% eine hohe und deutliche Proliferation. Das Fehlen einer oestrogenen Funktion im Vaginalausstrich soll daher bei differentialdiagnostisch schwer abgrenzbaren Fällen gegen das Vorliegen eines Systemcarcinoms sprechen. Ein Vergleich mit den Abstrichbildern bei Gesunden zeigt jedoch, daß die Unterschiede wenig signifikant sind. Unterteilt man die oben angegebenen 1111 Fälle von STOLL und LEDERMAIR (1960) entsprechend, so ergibt sich:

Menopausendauer	Kein Proliferationsprozeß			Proliferationsprozeß					
				gutartig		bösartig Collum		bösartig Korpus	
2—10 Jahre	hohe Proliferation	46	15%	45	28%	18	25%	15	24%
	mittlere Proliferation	185	60%	80	51%	32	45%	31	50%
	Atrophie	77	25%	33	21%	21	30%	16	26%
11 bis mehr Jahre	hohe Proliferation	32	11%	15	17%	14	20%	9	15%
	mittlere Proliferation	155	53%	49	55%	30	42%	20	25%
	Atrophie	108	37%	25	28%	26	37%	29	50%

Die weitläufige Unterteilung läßt die Patientinnenzahl innerhalb der einzelnen Gruppen klein werden, erscheint jedoch im Hinblick auf die Menopausendauer gerechtfertigt. Tatsächlich liegt die hohe Proliferation des Vaginalepithels bei den Gesunden in allen Fällen niedriger als in der Vergleichsgruppe, dagegen ist der Anteil der atrophischen Ausstriche in allen Gruppen etwa gleich, zumindest bei den Patientinnen mit proliferativen Prozessen nicht zugunsten einer hohen Proliferation erniedrigt. Beim Korpuscarcinom im Senium wurden 50% atrophische Ausstriche gefunden.

STOLL und LEDERMAIR (1960) sind daher der Ansicht, daß für das Tumorwachstum eigene Gesetzmäßigkeiten gelten, die von der Follikelhormonwirkung anscheinend nur insofern beeinflußt werden, als die Manifestation des Tumors in der Menopause bei anhaltender Oestrogeneinwirkung vorverlegt wird.

Die cytologischen Befunde bei Gesunden sind von WIED (1954) u. a. bestätigt worden.

Beschränkt man sich in den Untersuchungen auf Patientinnen im Senium, die mindestens 18 Jahre in der Menopause sind, so fällt allerdings auf, daß bei den Frauen mit bösartigem Tumor oder gutartiger Gewebsproliferation die Differenzierungshöhe des Vaginalepithels gegenüber Gesunden statistisch größer ist (STOLL und PECORARI, 1961).

Ausgehend von den unterschiedlichen cytologischen Bildern bei gesunden Frauen in der Menopause gewinnt aber die Frage Bedeutung, ob wir von der Proliferationshöhe her Auskunft über die endokrine Gesamtlage, seine Anpassungsfähigkeit und Leistungsfähigkeit im Alter erwarten dürfen. Die Sexualhormone spielen im Aufbaustoffwechsel (Anabolismus) eine besondere Rolle und kontrollieren mindestens teilweise das Gleichgewicht im Auf- und Abbau der Eiweißkörper. Ihr Ausfall kann zu Stoffwechselstörungen mit negativer Stickstoffbilanz und Gewichtsverlust führen, wie sie gelegentlich den Altersprozeß begleiten. Vergleichende cytologische Untersuchungen beim „Matronentyp" und beim „virilen Typ" der Menopause liegen noch nicht vor.

Das Vorherrschen des Ausstrichs mit mittlerer Proliferationshöhe (adrenale Proliferationsstufe) weist darauf hin, daß nach Ausfall der Ovarien das Gleichgewicht der Sexualhormone zugunsten der Androgene verschoben ist, als deren Bildungsort vorwiegend die Nebennierenrinde anzusehen ist. Die Enthemmung der Gonadotropinbildung in der Hypophyse bei der fortschreitenden Atrophie der Ovarien führt zu einer gesteigerten Gonadotropinausschüttung, zu deren Regulierung die Nebennierenrinde mit androgenem Hormon eingreift.

Die Ausprägung des typischen androgenen Ausstrichs im Vaginalsekret erlaubt jedoch keine Rückschlüsse auf die Menge der gebildeten Androgene oder ihren Bildungsort. Berücksichtigen wir, daß neben der Biosynthese von Androgenen verschiedener Wirksamkeit in Nebennierenrinde und Ovar auch die Leber aus Corticoiden Androgene zu bilden vermag, daß schließlich die Umwandlung von Androgenen in Oestrogene möglich ist, so müssen wir mit einer sehr komplexen peripheren Wirkung rechnen, die eine sichere Aussage über die einzelnen Komponenten des Komplexes nicht zuläßt. Die moderne Vorstellung von der Biosynthese der Gestagene, Androgene und Oestrogene, wie sie von ZANDER (1957, 1959) dargestellt ist, unterstreicht die außerordentliche Regulationsfähigkeit des endokrinen Systems und läßt die peripheren Veränderungen als ein Problem des quantitativen Zusammenspiels erscheinen. Jedenfalls haben wir zur Zeit über die Bedeutung der unterschiedlichen Proliferationshöhe im Vaginalsekret bei Frauen in der Menopause keine sicheren Kenntnisse.

C. Lokalzellbild

Definition. Im Gegensatz zum *Funktionszellbild*, das einen Einblick in die hormonale Stimulation im Genitalbereich vermittelt, umfaßt das *Lokalzellbild* alle Zellen, die aus örtlichen proliferativen oder degenerativen Prozessen ausgeschwemmt werden. Beide Zellbilder überlagern sich zum *Gesamtzellbild*, und es ist der Erfahrung des Untersuchers überlassen, zwischen beiden scharf zu trennen.

Für die quantitative und qualitative Zusammensetzung des Ausstrichs ist die Entnahmetechnik von entscheidender Bedeutung: Wird unmittelbar von der Stelle der Läsion entnommen, so wird die lokale Diagnose durch den hohen Anteil gut erhaltener Zellen erleichtert, dagegen ist die Funktionsdiagnose schwieriger, weil weniger Plattenepithelien aus dem Gesamtbereich im Ausstrich enthalten sind. Wird dagegen für die Lokaldiagnose eines etwa vorhandenen Prozesses ein indirekter Abstrich aus dem Vaginalgewölbe verwandt, so ist der Erhaltungszustand der Zellen, insbesondere solcher mit niedriger Reife, nicht mehr optimal, und sekundäre Veränderungen erschweren eine klare Stellungnahme. Wir sind daher — wie an anderer Stelle ausführlich dargelegt — der Meinung, *daß zur gynäkologischen Carcinomsuche eine direkte Entnahme aus dem Cervicalkanal und vom äußeren Muttermund unbedingt verlangt werden muß.* Damit wird die Entnahme für diesen Zweck eine Angelegenheit des untersuchenden Arztes, der die Portio einstellen und besichtigen muß. Die von anderer Seite empfohlene Entnahme durch die Patientin selbst oder die Blindentnahme mit dem Saugrohr durch die Hilfskraft, ebenso wie die Tamponentnahme erscheint wesentlich ungünstiger. Die cytologische Entnahme wird daher neben der kolposkopischen Betrachtung der Portio und der Schillerprobe sowie der Palpation ein integrierender Bestandteil der ärztlichen Aufgabe. Es darf hier schon darauf hingewiesen werden, daß insbesondere bei zerfallenden Carcinomen durch die Nekrose und bakterielle Infektion eine so erhebliche Veränderung der Zellen eintritt, daß die Untersuchung von Zelldetritus, der bei der Blindentnahme oder bei der indirekten Entnahme gewonnen wird, nicht zum Ziele führt. Insofern kann die cytologische Diagnose bei manifesten Carcinomen nicht selten zweifelhaft oder eventuell auch negativ sein. *Besteht also schon klinisch der Verdacht auf ein Neoplasma, so sollte keine Zeit versäumt werden, die Diagnose definitiv durch Gewebsentnahme zu stellen.* Die cytologische Diagnose kann dann nebenher laufen, hat aber keine entscheidende Bedeutung. Leider ist diese Erkenntnis in zahlreichen Veröffentlichungen über die Sicherheit cytologischer Diagnosen nicht berücksichtigt worden.

Die Vorbemerkungen weisen darauf hin, *daß die lokale Cytologie die besten Erfolge hat, wenn die Entnahme am Ort der Läsion erfolgen kann.* Dies ist gegeben bei Veränderungen im Bereich der *Vagina* und der *Portio*, aber auch noch der *Endocervix.* Hier ist eine Direktentnahme ohne Schwierigkeiten möglich.

Die Entnahme aus dem Cavum uteri dagegen stößt auf technische Schwierigkeiten, die eine routinemäßige Anwendung nicht zulassen. Außerdem ist zu bemerken, daß Korpuscarcinome zu zwei Drittel in einem Lebensalter auftreten, in dem eine funktionelle Blutung nicht mehr zu erwarten ist (Menopause) und nur zu einem Drittel im Übergang aus der Geschlechtsreife (Klimakterium). Korpuscarcinome wachsen zunächst polypös in das Uteruscavum hinein, und es kommt schon früh zu Nekrosen innerhalb des Tumors mit daraus erfolgender Sickerblutung. So wird die Menopausenblutung ein wichtiges Zeichen für das Vorliegen eines Malignoms. Ebenso bedarf die klimakterische Blutung der Aufmerksamkeit des Arztes. Man wird stets versuchen, eine Abklärung durch Probecurettage herbeizuführen. Wer die Schwierigkeiten kennt, die sich bei der histologischen Diagnose des Adenocarcinoms ergeben können, und berücksichtigt, daß die Diagnose eher mit der Lupe auf Grund des allgemeinen architektonischen Aufbaus und der Drüsenatypie gestellt wird und erst in zweiter Linie aus dem cytologischen Charakter einzelner Epithelformationen, wird zustimmen, daß die cytologische Untersuchung auch bei direkter Entnahme aus dem Cavum ihre besonderen Unzulänglichkeiten aufweisen muß. Ist man aber auf die indirekte Entnahme aus dem Vaginalraum angewiesen, so sind die aus dem Endometrium abgeschwemmten Zellen auf ihrem Wege sekundären Veränderungen unterworfen, die sichere Aussagen nicht mehr zulassen. Geht auf diese Weise die atypische Morphologie der Tumorzelle verloren, so darf aus Begleiterscheinungen zumindest noch geschlossen werden, daß etwas Besonderes vorliegen könnte. Erythrocyten sollten außerhalb der Regelblutung und der Ovulation nicht angetroffen werden, ihre Anwesenheit spricht für Gefäßläsion. Ob aber in der Menopause die Anwesenheit von Erythrocyten im Vaginalabstrich durch eine bestehende hämorrhagische Vaginitis, eine Portioerosion oder etwa einen blutenden Prozeß im Cavum uteri verursacht ist, kann der Cytologe nicht sagen.

Einzelne Untersucher haben die Proliferationshöhe im Vaginalraum bei der Anwesenheit von Genitalcarcinomen allgemein (HIRSCH-HOFFMANN, 1958; WACHTEL, 1958) erhöht gefunden, andere fanden bei dem Bestehen eines Korpuscarcinoms eine hohe Proliferation (HUBER und BESSERER, 1952) oder sind der Meinung, daß die Proliferationshöhe beim Beginn eines Rezidivs ansteigt (HIRSCH-HOFFMANN, 1958; WACHTEL, 1958). Demgegenüber haben STOLL (1957) und WIED (1958) zeigen können, daß zwischen der Funktionshöhe im Vaginalsekret und dem Vorliegen eines Genitalcarcinoms keine ganz sicheren Beziehungen bestehen.

Schließlich machen sich Carcinome der *Tuben* und *Ovarien* im Vaginalabstrich nur dann bemerkbar, wenn sie anatomische Möglichkeiten haben, Zellen in den

Vaginalraum hinein abzugeben. Dies ist bei Tubencarcinomen (0,3% aller Genitalcarcinome) eher der Fall als bei Ovarialcarcinomen. Die letzteren müssen erst an
irgendeiner Stelle in den Genitaltrakt durchbrechen, um in ihn hinein Zellen zu
exfoliieren. Die Entdeckung eines so hochsitzenden Carcinoms aus dem Vaginalabstrich wird daher mehr oder weniger ein zufälliges Ereignis. Dagegen kommt
es gern zu einer intraperitonealen Aussaat, und es lassen sich dann in der Peri-
tonealflüssigkeit durch Punktion vom Douglasschen Raum her Tumorzellen nachweisen. Die direkte Entnahme von Untersuchungsmaterial aus dem Tumor selbst
durch die Punktion vom hinteren Vaginalgewölbe aus führt nicht immer zu
ausreichenden Ergebnissen. Bei soliden Tumoren ist mit einer feinen Kanüle
nicht genügend Material zu gewinnen, so daß ein Trokar vorzuziehen ist, der
auch Gewebsteile für die histologische Untersuchung aspirieren kann. Bei cystischen Tumoren ist nicht gesichert, daß der eventuell carcinomatös entartete Teil
auch richtig erreicht wird und nicht etwa die noch gutartige Partie des Tumors.
Bei Dermoiden werden Fett und gelegentlich Haare abgesaugt, was in diesen
Fällen zur richtigen Diagnose verhilft. Bei Malignomen besteht immer die Gefahr,
daß durch den Stichkanal einer Verschleppung des bisher vielleicht noch ab-
gekapselten Tumors Vorschub geleistet wird. Infolgedessen sind die Einsatz-
möglichkeiten einer direkten Punktion eines Ovarialtumors zur cytologischen
Diagnostik sehr begrenzt. Wir selbst nehmen eine Punktion nur vor, wenn wir
von dem Vorliegen einer Retentionscyste überzeugt sind (Follikelcyste, Corpus
luteum-Cyste), also aus primär therapeutischen Gründen, und schließen die cytologische Untersuchung der Punktionsflüssigkeit an. Im übrigen gilt der alte
Grundsatz, daß Ovarialtumoren operiert werden müssen, wenn sie eine bestimmte
Größe erreichen, seien sie nun gut- oder bösartig.

1. Vagina und Cervix

a) Portioveränderungen und ihre Abklärung

Für die Abklärung der Veränderungen an der Portio und für die Diagnose
des Collumcarcinoms (mit etwa 60% das häufigste Genitalcarcinom der Frau)
ergeben sich folgende Richtlinien (Abb. 58—61):

1. *Bei verdächtiger Anamnese* (Zwischen- und Kontaktblutungen) *und klinisch
erheblichem Verdacht* (Ulceration, Tumorbildung) ist die *Probeentnahme* die
Methode der Wahl. Die histologische Diagnose gibt die definitive Entscheidung.
Die Möglichkeit, daß bei der Probeentnahme (etwa mit dem scharfen Löffel)
die entscheidende Stelle verfehlt wird, ist bei klinisch manifesten Tumoren selten.
Immerhin sollte zur Kontrolle die Anfertigung eines direkten Abstrichs nicht
versäumt werden.

2. Ergibt die Untersuchung lediglich eine *Erythroplakie* um den äußeren
Muttermund, so kommen *Kolposkopie* und *Cytologie* zum Einsatz. Sollte unter
dem Kolposkop bereits eine umschriebene Stelle sehr verdächtig erscheinen, so
muß von dieser Stelle eine gezielte Probeentnahme gemacht werden. Hierbei ist
jedoch die Möglichkeit immer gegeben, daß die entscheidende Stelle, etwa eine
frühe Invasion, nicht sicher getroffen wird und histologisch ein negatives Ergebnis resultiert. In diesen Fällen kann die cytologische Diagnose für das weitere
Verhalten von großer Bedeutung sein.

3. Ergibt die Untersuchung bei unverdächtiger Portiooberfläche eine *Blutung* oder auch nur Blutspuren *aus dem Cervicalkanal* (außerhalb der normalen Regelzeit), so ist ein *intracervicaler Abstrich* notwendig, um das Vorliegen eines tiefen Cervixknotens auszuschließen.

4. Ist die *Anamnese und die Untersuchung im Hinblick auf Carcinomverdacht leer*, so soll die gynäkologische Untersuchung durch Entnahme eines *indirekten und eines cervicalen Abstrichs* ergänzt werden. Bei diesen unsuspekten Fällen

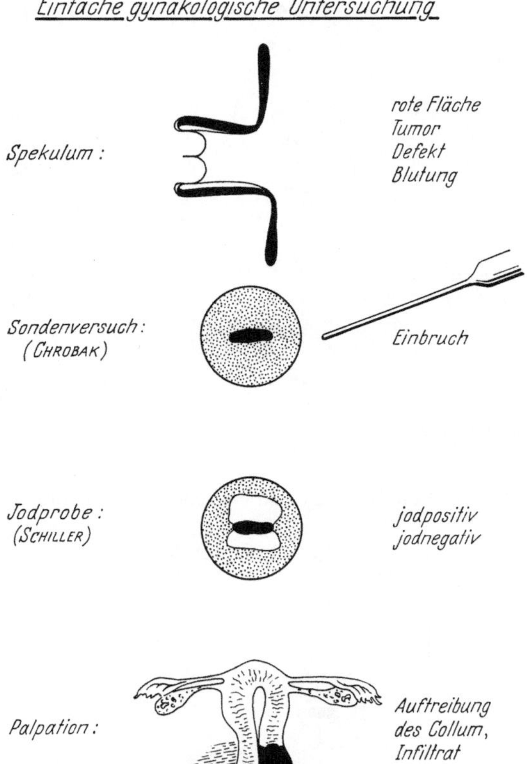

Abb. 58. Einfache gynäkologische Untersuchung

hat die Cytologie ihre Hauptbedeutung für Auffindung oder Ausschluß eines kleinen „präklinischen" Carcinoms, dessen endgültige Diagnose allerdings wieder der Histologie vorbehalten bleibt.

Wir möchten damit ausdrücklich betonen, daß die verantwortungsvolle Carcinomdiagnose sich *auch* auf die Cytologie stützt, daß diese aber nicht die alleinige diagnostische Maßnahme darstellen kann. *Cytologie und Kolposkopie ergänzen als „erweiterte gynäkologische Untersuchung" die bisher üblichen Methoden der Inspektion und Palpation.*

Die Epithelveränderung an der Portio, die bei der Inspektion als „roter Fleck" um den äußeren Muttermund in Erscheinung tritt und von NAVRATIL (1955) treffend als *Erythroplakie* bezeichnet worden ist, kann sowohl gutartig als auch bösartig sein. Die einfache gynäkologische Untersuchung ist nicht in der Lage,

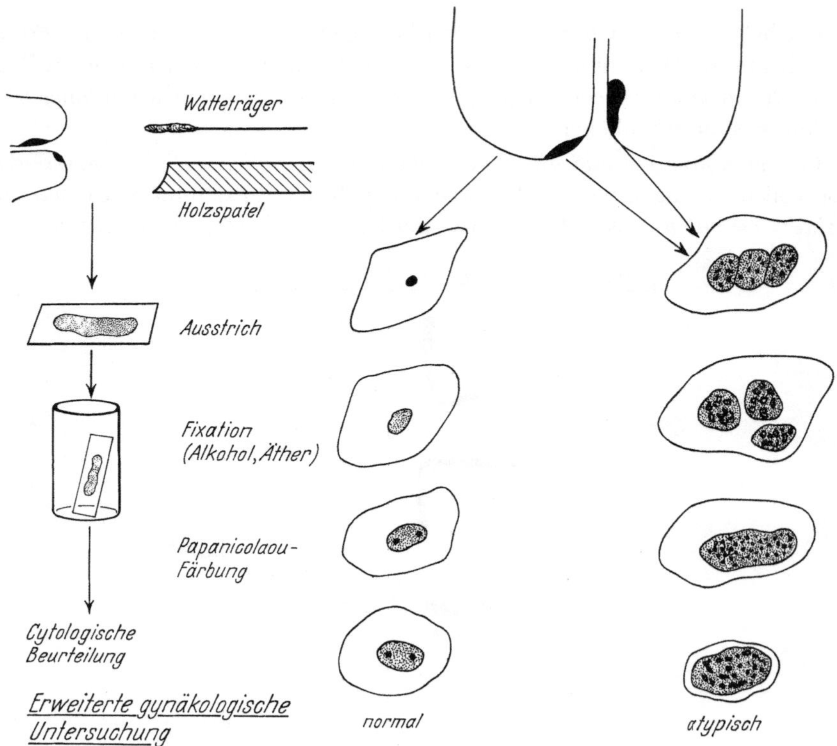

Abb. 59. Erweiterte gynäkologische Untersuchung

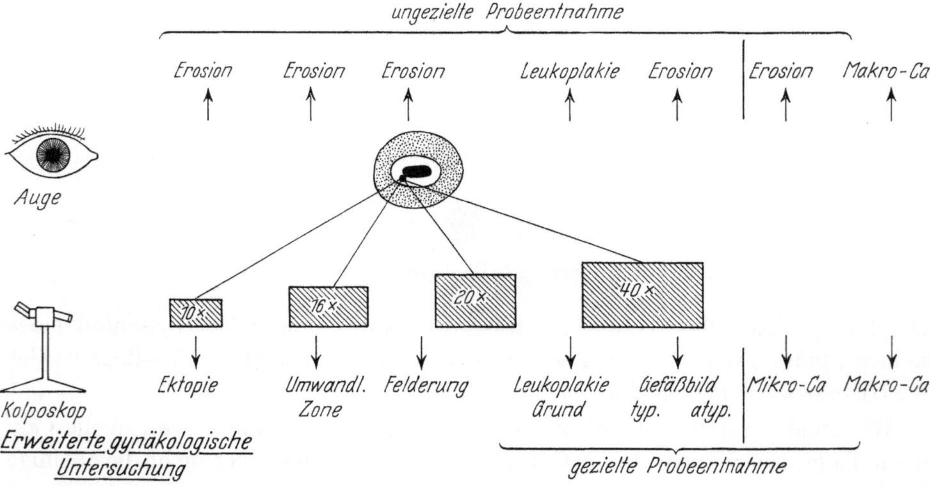

Abb. 60. Indikationen zur ungezielten und gezielten Probeentnahme und Aufschlüsselung
ihrer Ergebnisse

eine Entscheidung herbeizuführen. Lediglich bei Gewebsdefekten, Ulcerationen
oder exophytischer Tumorbildung wird sie den Verdacht auf ein Carcinom er-
heben. Liegen aber derartige, deutlich sichtbare Veränderungen nicht vor, so
können weder die Jodprobe, noch der Sondenversuch oder eine beim Berühren

auftretende Blutung Klarheit schaffen. Ein jodnegativer Bezirk kann den Übergang des normalen Epithels in ein Carcinom, aber auch in eine echte oder glanduläre Erosion bedeuten. Andererseits nehmen glykogenbildende Carcinome Jod an. Den Einbruch in das Gewebe und ebenso die Berührungsblutung beim Sondenversuch bzw. bei Betupfung der Veränderung findet man nicht selten auch bei sekundär entzündlichen Vorgängen im Bereich einer Erosion.

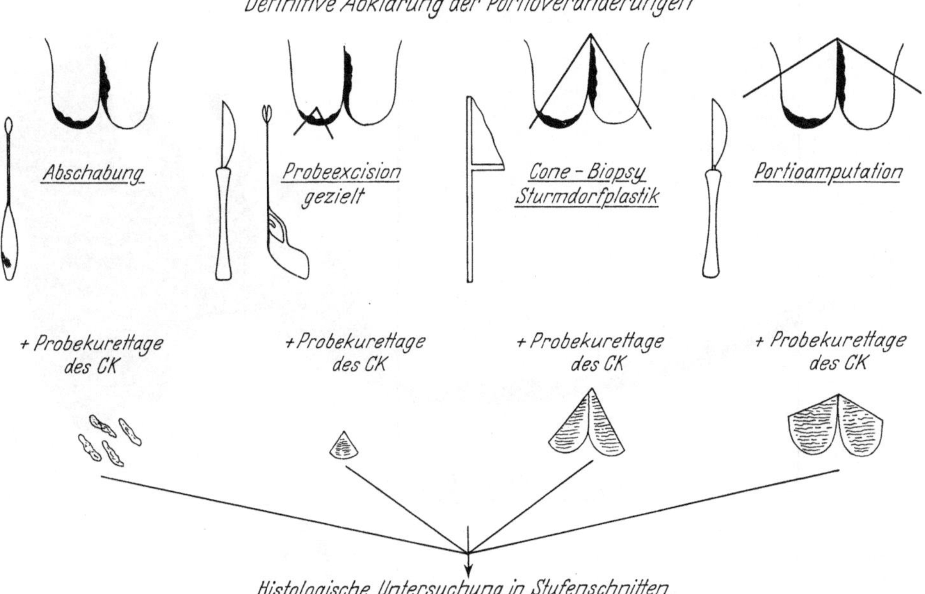

Abb. 61. Definitive Abklärung der Portioveränderungen

Die Erweiterung der einfachen gynäkologischen Untersuchung durch die Kolposkopie und Cytologie, die wir als „Suchmethoden" bezeichnen können, sowie die dann eventuell indizierte histologische Untersuchung einer Probeentnahme kann die Veränderung so weit abklären, daß unverdächtige Fälle von der weiteren Beobachtung ausgeschlossen bzw. maligne Prozesse nicht übersehen und verschleppt werden (Abb. 62).

Das *Fernziel einer Carcinomfrüherkennung* in der Frauenheilkunde ist die Vorsichtsuntersuchung aller Frauen über 35 Jahre in halbjährigem Intervall unter Einsatz der Suchmethoden. Von dieser Idealforderung sind wir weit entfernt, solange nicht genügend Untersucher zur Verfügung stehen, die ein derartiges umfangreiches Vorhaben unter Einsatz von Kolposkopie und Cytologie realisieren könnten. Auch der Weg über die Einrichtung von Beratungsstellen ist nicht gangbar, da die Kapazität dieser Stellen nicht ausreicht.

Als *Nahziel* muß angestrebt werden, aus den Sprechstunden der Allgemein- und Fachpraktiker die carcinomverdächtigen Patientinnen herauszusuchen, die einer erweiterten gynäkologischen Untersuchung zugeführt werden. Zu dieser Gruppe gehören alle Patientinnen, bei denen die Speculumuntersuchung bei Besichtigung mit dem bloßen Auge das Vorhandensein einer Erythroplakie um den äußeren Muttermund feststellt.

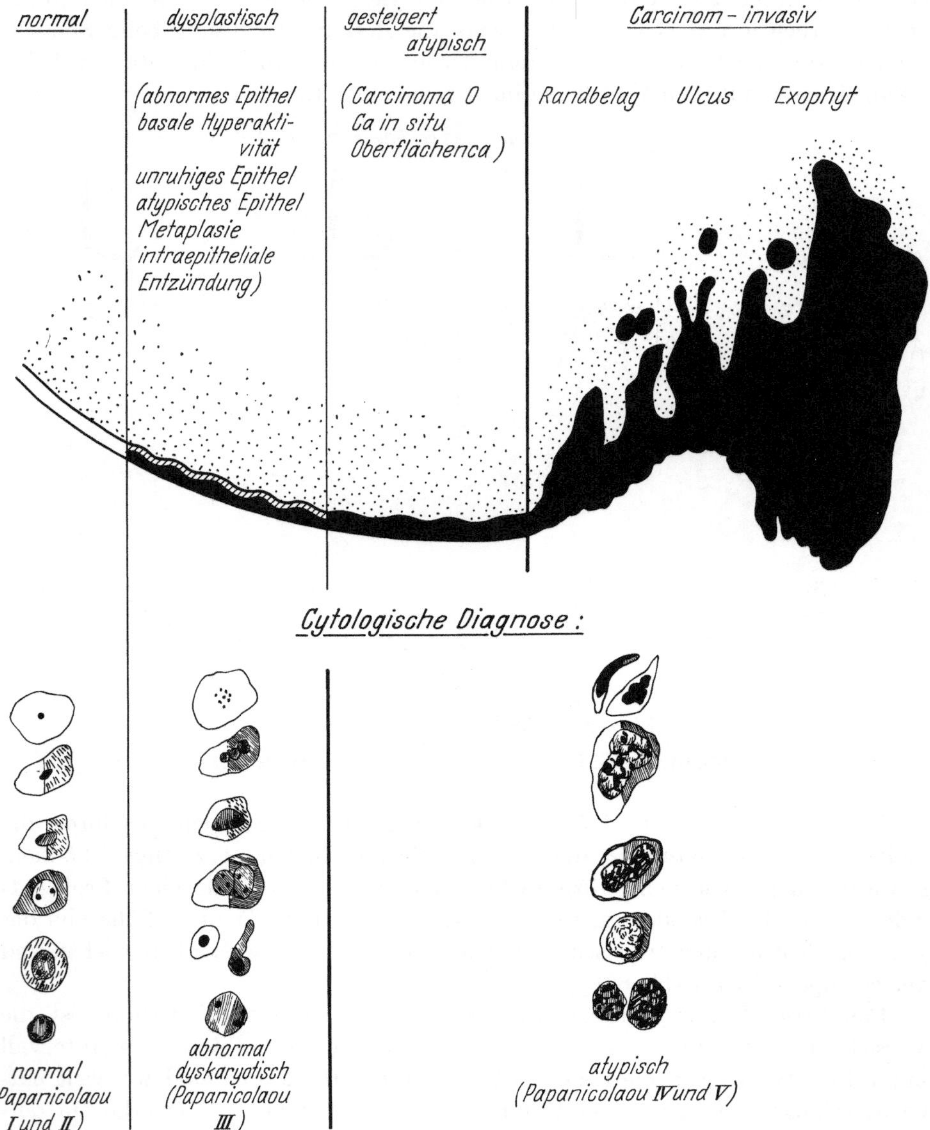

Abb. 62. Die cytologische Untersuchung kann regelrechte Befunde (Papanicolaou I und II) von auffälligen (Papanicolaou III) und sehr verdächtigen bzw. positiven (Papanicolaou IV und V) abgrenzen. Sie erfaßt jedoch nur die epithelialen Veränderungen an der Oberfläche und kann nichts aussagen über das Verhalten der Epithelveränderungen zur Unterlage. Eine Unterscheidung des gesteigert atypischen Epithels vom echten invasiven Carcinom ist also nicht möglich. Eine derartige Entscheidung gibt nur die histologische Untersuchung des an der richtigen Stelle entnommenen Gewebes, wobei sowohl das Epithel, als auch ein Stück der Unterlage miterfaßt werden muß. Im Hinblick auf die Carcinomdiagnose ist die Cytologie eine Suchmethode, die Histologie eine Methode zur definitiven Abklärung. Bei negativem histologischem Befund und fortlaufend positiver Cytologie ergibt sich der Hinweis, daß die Probeentnahme die richtige Stelle der schwersten Veränderungen verfehlt hat. Eine Wiederholung der Probeentnahme ist anzuraten. Sie soll so groß wie nötig und so klein wie möglich gehalten werden

Wir haben innerhalb von 4 Jahren 16749 Patientinnen der Poliklinik erstmalig untersucht. Durch die Inspektion allein wurden bereits 345 Collumcarcinome deutlich erkennbar. Bei 2954 Patientinnen fand sich eine Erythroplakie, hiervon hatten bei der Abklärung 56 Frauen ein kleines invasives Carcinom. Bei 13450 Patientinnen mit glatter Portio konnten schließlich unter Einsatz der Suchmethoden zehn weitere Carcinome entdeckt werden. Wir verstehen hier unter Carcinom ein echtes invasiv destruierend wachsendes Neoplasma; die sog. Oberflächencarcinome sind nicht eingeschlossen.

Daraus ist der Schluß zu ziehen, daß sich hinter jeder 53. zu Gesicht kommenden Erythroplakie ein Carcinom verbirgt. Bei unversehrter Portio konnte nur in jedem 1345. Fall ein Carcinom durch die Suchmethoden gefunden werden.

Die angegebenen Zahlen entsprechen etwa denen von MUTH (1956) (1 Carcinom auf 60 Erosionen) und denen von BRANDL und GRÜNBERGER (1954).

Frequenz des Collumcarcinoms	Untersucht	Carcinom	Mit Such-methoden entdeckt
Makroskopisch glatte Portio	13450	10	1:1345
Makroskopisch erodierte Portio	2954	56	1:53
Makroskopisch carcinomatöse Portio	345	345	—
	16749	411	

Man kann für die Untersuchung an der Portio folgende Stufen aufstellen:

Die **Vorsichtsuntersuchung** ist am Platze, wenn bei der Inspektion die Portio ganz unauffällig erscheint und auch sonst keinerlei Hinweise auf das Vorliegen eines Carcinoms gegeben sind. In diesen Fällen ist das Vorkommen eines Carcinoms selten, nach unseren Ergebnissen etwa 1:1300. Es handelt sich hier um echte präklinische Carcinome, d.h. um solche, bei denen klinische Symptome fehlen und die übliche klinische Untersuchung versagt. Die Entdeckung ist den Suchmethoden allein zu verdanken (echte Treffer).

Die **Abklärungsuntersuchung** erfaßt alle Patientinnen, die klinische Symptome in Form von Fluor, blutigem Fluor, Zwischenblutungen und bei der Inspektion eine Läsion der Portio aufweisen, die dem Auge als roter Fleck imponiert. Je nach der Erfahrung des Untersuchers wird die Veränderung als mehr oder weniger suspekt angesehen. Sie muß abgeklärt werden, da nach den obigen Angaben in jedem 53. Fall ein echtes Carcinom vorliegt. Mit den Suchmethoden sollen gutartige Veränderungen herausgenommen und einer konservativen Therapie (Verschorfung, Elektrocoagulation) zugeführt werden. Bei verdächtigem oder positivem Befund folgt die Probeentnahme für die histologische Beurteilung, wobei größere Entnahmen (Epithelabschälung, Konisation, Sturmdorf-Plastik, Portioamputation) den kleinen Entnahmen (Knipsbiopsie) vorzuziehen sind, falls dem nicht allgemeine klinische Erwägungen entgegenstehen.

Bei negativen Ergebnissen der Suchmethoden wird man sich dann ebenfalls zur Konisation oder einer ähnlichen Maßnahme entschließen müssen, wenn die Veränderung durch ihre Symptomatik die Patientin belästigt (Fluor). Diese Maßnahme wurde von RUNGE (1953) als Kosmetik der Portio bezeichnet und hat Bedeutung als prophylaktische Entfernung einer potentiellen Präcancerose.

Die **Verdachtsuntersuchung** bei Patientinnen mit Symptomen und makroskopisch erheblichem Carcinomverdacht (Tumor, Ulceration) erfordert die unmittelbare Probeentnahme, die gegebenenfalls unter Leitung des Kolposkops vorgenommen und möglichst klein gehalten werden sollte, damit nicht durch Ver-

Kolposkopie	Cytologie	Histologie
Inspektion: Erythroplakie		
Erosio vera		
a) Bindegewebe mit freiliegenden Capillaren, regelmäßig	a) mesenchymale Spindelzellen, Basalzellen (vom Rand her)	a) entzündliche Erosion (Epitheldefekt mit Randheilung)
b) Capillaratypie	b) atypische Zellen	b) Mikrocarcinom (kleines erodiertes Carcinom)
Ulcus	a) mesenchymale Spindelzellen, Leukocyten, Histiocyten	a) Ulcus (tiefgreifender Defekt mit entzündlicher Reaktion)
	b) atypische Zellen	b) Mikrocarcinom (kleines ulceriertes Carcinom)
Ektopie	Zylinderepithelzellen	sog. glanduläre Erosion; Ectropium
Polypöse Ektopie; Cervixpolyp	Zylinderepithelzellen	sog. glandulär-papilläre Erosion; polypöse Ektopie; Polyp der Cervixschleimhaut
Umwandlungszone	a) Basal- und Parabasalzellen, metaplastische Zellen	a) gutartige Plattenepithelmetaplasie
	b) Dyskaryosen; atypische Zellen	b) Ca. in situ oder Carcinom
Atypische Umwandlungszone	Dyskaryosen, atypische Zellen	Dysplasie, Ca. in situ oder Carcinom
Leukoplakiegrund	a) Basalzellen	a) Epitheldefekt
	b) atypische Zellen	b) Ca. in situ oder Carcinom
Leukoplakiefelderung	a) Zellen aller Reifegrade	a) gutartige Plattenepithelmetaplasie
	b) atypische Zellen	b) Ca. in situ oder Carcinom
Carcinomverdacht glasig-speckiges Areal; adaptive und destruktive Gefäßhypertrophie	atypische Zellen; bei Zerfall: Zelldetritus, Entzündungszellen	Carcinom
Inspektion: Leukoplakie		
Schollige Leukoplakie	a) kernlose Schuppenzellen	a) Hyperkeratose, Leukoplakie
	b) Dyskaryosen; atypische Zellen (reif)	b) Carcinom (reif)
Inspektion: Carcinom		
Carcinomverdacht glasig-speckiges Areal; adaptive und destruktive Gefäßhypertrophie	atypische Zellen; bei Zerfall: Zelldetritus, Entzündungszellen	Carcinom

letzung im Neoplasmabereich eine Propagation ausgelöst wird. Die histologische Untersuchung klärt definitiv die Veränderung ab. Die cytologische Untersuchung kann nebenher laufen. Eine Diskrepanz zwischen histologischem und cytologischem Befund ist möglich, wenn die Histologie den Schwerpunkt der Läsion verfehlt hat und damit ein negatives Ergebnis ausspricht (Cytologie positiv) oder wenn infolge nekrotischen Zerfalls die cytologische Diagnose negativ ausfällt (Histologie positiv).

Bei den abzuklärenden Veränderungen an der Portio handelt es sich um die *echte Erosion* (Epitheldefekt oberflächlich) oder ein *Ulcus* (Epitheldefekt tiefgreifend), die *glanduläre Erosion* oder besser das *Ektropium* oder die *Ektopie*, die *polypöse Ektopie* und den *Cervixpolypen* teils mit Plattenepithel-, teils mit Zylinderepithelbesatz, die *Leukoplakie*, das *Carcinoma in situ* (einfach und gesteigert atypisches Epithel) und das *invasive Carcinom*.

Von diesen Veränderungen kann das unbewaffnete Auge lediglich die Erythroplakie und die Leukoplakie, polypöse Bildungen und das klinisch manifeste Carcinom (Ulcus oder Exophytie) von der originären Portio unterscheiden und muß, da sich auch hinter den erstgenannten Veränderungen ein Carcinom verbergen kann, eine Abklärung anstreben.

Die *Kolposkopie* erweitert den Inspektionsbefund vor allem dadurch, daß sie gutartige Abweichungen, insbesondere die Ektopie, mit genügender Sicherheit abklären kann und damit von weiteren diagnostischen Maßnahmen ausschließt. Andererseits fallen atypische Befunde auf und geben zur Probeentnahme Veranlassung.

Faßt man die Befunde der einzelnen Methoden zusammen, so ergibt sich die nebenstehende Übersicht (S. 192).

Die vorwiegend kolposkopisch eingestellten Untersucher empfehlen, nur die kolposkopisch als ,,Matrixbezirke'' bezeichneten Veränderungen (auffällige Umwandlung, Leukoplakie, Grund und Felderung) der cytologischen Untersuchung zu unterwerfen, um unnötige Belastung des Laboratoriums zu vermeiden (ZINSER, 1958). Dabei wird jedoch darauf hingewiesen, daß insbesondere intracervical gelegene Läsionen der Kolposkopie entgehen können, während sie für die cytologische Untersuchung (Cervicalabstrich) zugänglich sind. Der Einsatz beider Methoden wird daher zu optimalen Ergebnissen führen. ZINSER hat betont, daß ,,in der Carcinomdiagnose der Schwerpunkt bei dem cytodiagnostischen Ergebnis liegt, das in die Frage der histologischen Abklärung entscheidend eingreift''.

b) Erosio vera; Ulcus; Ektopie und Umwandlungszone; Polyp; Leukoplakie

α) *Das cytologische Bild bei der Erosio vera.* Hier handelt es sich um einen oberflächlichen Defekt im Bereich des Plattenepithels oder des auf die Portiooberfläche evertierten cervicalen Zylinderepithels, in dem gelegentlich noch Epithelreste stehengeblieben sind, insbesondere Inseln der Cambiumschicht.

Bei frischen Erosionen, die mechanisch entstanden sind, findet man im Ausstrich neben dem Funktionszellbild Erythrocyten und fast immer einzelne Basalzellen. Nur bei direktem Abstrich unter Anwendung von etwas Druck lassen sich mesenchymale Zellen erwarten.

Bei länger bestehender Erosion kommt es zum Austritt von Leukocyten, und die Erosionsränder schilfern durch stärkere epitheliale Proliferation in größerer Menge Basal- und Parabasalzellen ab.

Die erneute Epidermisierung erfolgt vom Rande her. Das Reparationsepithel zeichnet sich zunächst durch eine stärkere basale Hyperaktivität aus, bis eine Restitutio ad integrum erfolgt.

Atypische Zellen oder dyskaryotische Zellen treten nicht auf. Sind sie vorhanden, so handelt es sich um intraepitheliale Entzündungsvorgänge im Randepithel oder ein kleines erodiertes Carcinom.

Diagnostische Schwierigkeiten machen Erosionsprozesse, die sich multipel im Rahmen einer erheblichen Kolpitis abspielen. Dies gilt insbesondere für Mykosen und Trichomonadenbefall. Das Zellbild wird von Leukocyten überlagert. Dazwischen findet man vorzugsweise Parabasal- und Basalzellen, die durch Quellung der Kerne ein atypisches Aussehen annehmen. Eine sichere Beurteilung ist erst nach Abklingen der Entzündung unter entsprechender Behandlung möglich. In diesen Fällen bewährt sich die Einlage von Antibiotica, bei alten Frauen verbunden mit der lokalen Applikation von Follikelhormon.

Multiple Erosionen findet man nicht selten im Senium bei einem atrophischen Ausstrich. Die Basalzellen aus dem Erosionsbereich lassen sich durch ihre dunkle Anfärbung und den schmalen Cytoplasmasaum gegen die von der Gesamtoberfläche abgeschilferten, den Funktionszustand kennzeichnenden Parabasalzellen mit kleinerem hellerem Kern und breiterem Cytoplasmasaum abgrenzen. Der Verdacht auf das Vorliegen eines basalzelligen Plattenepithelcarcinoms wird nicht selten ausgesprochen. Auch hier gilt es, zunächst die Entzündung zu beseitigen und eine Proliferation des Epithels anzuregen, um zu einer endgültigen Beurteilung kommen zu können.

β) Das cytologische Bild beim Ulcus. Das Ulcus ist ein tiefgreifender Defekt mit Verlust des Epithels und der oberflächlichen Stromaschicht sowie einer entzündlichen Reaktion des umgebenden Bindegewebes.

Im cytologischen Abstrich sind Leukocyten vorherrschend, daneben werden mesenchymale Spindelzellen gesehen. Reste der epithelialen Zellen aus dem Bereich sind meist durch entzündliche Quellungen erheblich verändert. Vom Rande des Ulcus werden Basal- und Parabasalzellen frei. Nur bei eindeutig gut erhaltenen atypischen Zellen kann der Verdacht auf ein Erosionscarcinom ausgesprochen werden. Beim tuberkulösen Ulcus der Portio lassen sich Epitheloidzellen nachweisen und damit der Verdacht auf einen spezifischen Prozeß aussprechen.

Für die cytologische Diagnostik machen bei Ulcerationen die zahlreich auftretenden Histiocyten gelegentlich Schwierigkeiten, insbesondere dann, wenn sie mehrkernig sind. Sie geben dann zur Verdachtsdiagnose Carcinom Veranlassung.

Wegen der Schwierigkeiten, innerhalb des entzündlich veränderten Zellmaterials zu einer sicheren Diagnose zu kommen, sollte dazu übergegangen werden, den Ulcusgrund mit einem scharfen Löffel abzuschaben, um eine histologische Abklärung herbeizuführen. Dies gilt insbesondere für länger bestehende Ulcerationen oder solche, die unter der Behandlung nicht abheilen, auch dann, wenn der cytologische Befund nicht eindeutig atypische Zellen aufweist.

Bei Ringträgerinnen, bei denen ein Decubitalulcus mit frischen Granulationen vorliegt, oder bei postoperativen Zuständen (Entfernung des Uterus vaginal oder abdominal) mit Granulationsgewebe am Vaginalstumpf ist die cytologische Untersuchung zum Ausschluß eines Carcinoms wertvoll. Aber auch hier wird man schon aus therapeutischen Gründen gern eine Abschabung des Granulationsgewebes mit dem scharfen Löffel und nachfolgender Histologie vornehmen, ehe man sich zur Verschorfung entschließt.

γ) Das cytologische Bild bei einer Ektopie (Ektropium, sog. glanduläre Erosion) und Umwandlungszone. Bei der *Ektopie* handelt es sich um eine Ausstülpung von Zylinderepithel auf die Außenfläche der Portio (Prolaps der Cervixschleimhaut zur Zeit der Geschlechtsreife), die nicht, wie unter physiologischen Verhältnissen üblich, sekundär durch geschichtetes Plattenepithel überhäutet wurde. Das Problem der beweglichen Plattenepithel-Zylinderepithelgrenze ist von OBER (1958), OBER et al. (1958), SCHNEPPENHEIM et al. (1958), HAMPERL und KAUFMANN (1959), HAMPERL (1961) eingehend behandelt worden.

Wird das schleimbildende Zylinderepithel, das innerhalb des Cervicalkanals ein alkalisches Milieu von pH 8 aufrechthält, in den Vaginalraum exponiert, so kommt es durch Einwirkung des sauren Vaginalinhalts zunächst zu einer reaktiven Vermehrung der Schleimbildung. Daneben treten aber auch Macerationen des zarten Schleimepithels auf mit entsprechender entzündlicher Irritation. Diese führt zu einer gesteigerten Abschilferung von Zylinderepithelzellen in den Vaginalraum, die infolge ihrer leichten Verletzlichkeit ihr Cytoplasma verlieren, so daß gelegentlich nur noch die Kerne des Zylinderepithels erkennbar sind und nur auf Grund ihrer zarten Kernstruktur und ihrer meist noch vorhandenen palisadenförmigen Anordnung als endocervicale Zellreste angesprochen werden können. Entzündliche Quellung der Kerne führt zu weiteren Veränderungen, wie Verlust der Färbbarkeit, Aufblähung der Kerne und Konturverlust, so daß der Ausstrich gelegentlich als verdächtig angesprochen wird, wenn nicht eindeutig gut erhaltene Zylinderzellen einen Rückschluß auf die Herkunft auch der weniger gut erhaltenen Zell- und Kernformen zulassen. Die Kernpolymorphie ist meist nicht mehr ausgesprochen, jedoch vorhanden. Gelegentlich nehmen die hypertrophischen Zylinderepithelien Spindelform an und lassen sich gegen spindelförmige auffällige Plattenepithelien nicht abgrenzen. Sind, wie bei entzündlichen Veränderungen immer, Histiocyten und Endocervicalzellen gemischt, so wird das Zellbild polymorph, und es besteht weitere Veranlassung zur Diagnose: verdächtig. Die Unterscheidung von Histiocyten und schlecht erhaltenen Endocervicalzellen kann unmöglich sein. Die Deutung der indirekten Abstriche, in denen die sekundären Veränderungen der normalen Zellen größer sind, ist erheblich schwieriger als diejenige eines direkten Abstrichs, in dem immer noch gut erhaltene Endocervicalzellen auf die Gutartigkeit des Prozesses hinweisen.

Innerhalb der macerierten Ektopieareale kann es zur Ausbildung echter Erosionen kommen. Die Abheilung derartiger Prozesse ist weitgehend von der sekundären Infektion und damit von der im Vaginalraum vorhandenen Bakterienflora abhängig. Außerdem spielt die Schleimsekretion aus dem Os externum uteri eine entscheidende Rolle. Ist sie stark und bildet der cervicale Schleimfluß einen Schutzfilm über der Ektopie, so stellt sich in diesem Bereich Zylinderepithel

13*

wieder her. Die Neutralisierung im oberen Vaginaldrittel verhindert eine Überwachsung mit Plattenepithel.

Die kolposkopisch sog. *Umwandlungszone* zeigt das Bestreben, die Portio zumindest in ihrem vaginalen Abschnitt wieder mit Plattenepithel zu überziehen. Der sog. Grenzkampf der beiden Epithelarten (ROBERT MEYER, 1910) ist von der Säuerung im Kampfgebiet abhängig. Es kann heute — insbesondere nach

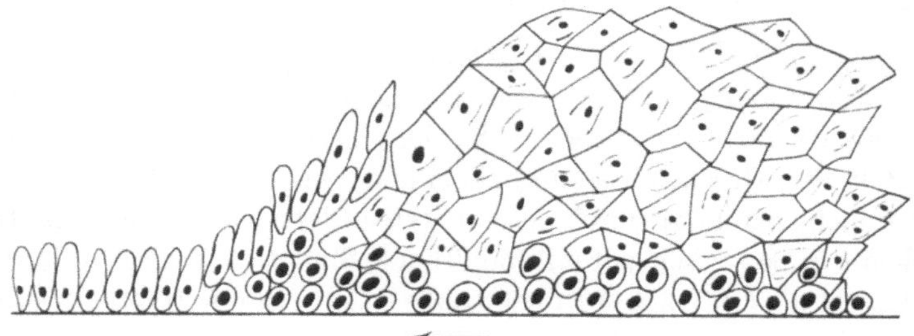

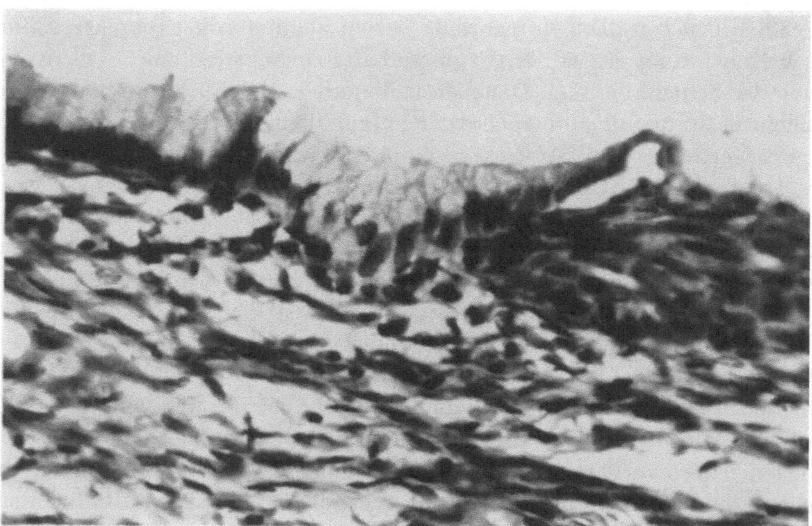

Abb. 63. Vorwachsen des metaplastischen Plattenepithels gegen das Zylinderepithel vom Rande her

den Untersuchungen von KAUFMANN, OBER und HAMPERL (s. oben) — angenommen werden, daß nur dem Plattenepithel die Fähigkeit zukommt, erodierte oder mit Zylinderepithel besetzte Partien erneut zu überwandern. Außerdem hat jedoch auch das Zylinderepithel durch seine basalen Reservezellen — als ein ontogenetisch aus dem Müllerschen Gang entstandenes Epithel — die Fähigkeit, sich zu einem Plattenepithel umzudifferenzieren.

Die *Bildung eines Plattenepithelbelages im Bereich eines Ektropiums* ist somit auf zwei Arten möglich:

1. Das Plattenepithel wächst vom Rande her in das ektopische Gebiet ein (Abb. 63). Dabei wird ein erodierter Bezirk überwandert oder das noch erhaltene Zylinderepithel pflugscharförmig abgehoben, abgestoßen und durch jugendliches

Plattenepithel ersetzt. Das Plattenepithel wächst in Drüsenmündungen ein, kann die Drüse bis zu ihrem Grunde ausfüllen und dort so weit ausreifen, daß es morphologisch wie ein originäres Plattenepithel aussieht. Es kann auch auf einer niedrigeren Reifestufe stehenbleiben, so daß die Drüse ganz oder teilweise mit einem vorwiegend aus Basal- und Parabasalzellen bestehenden Plattenepithel ausgekleidet ist. Bleibt die Drüse im unteren Abschnitt in Funktion und wird nur ihre Öffnung durch Plattenepithel abgedeckt, so entstehen die Retentionscysten der Cervixschleimhaut (Ovula Nabothii).

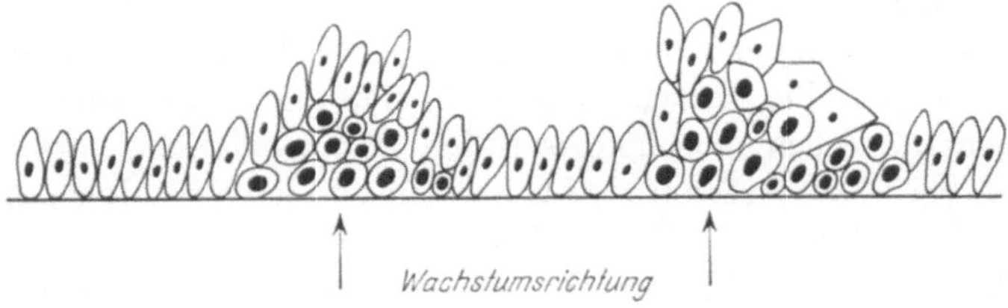

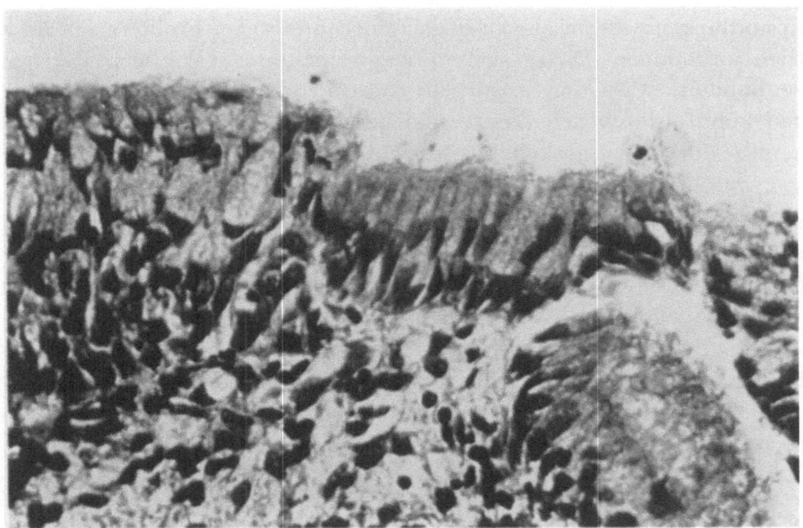
Abb. 64. Abhebung des Zylinderepithels durch den Wachstumsdruck der basalen Reservezellen

2. Im Bereich des ektropionierten Zylinderepithels entstehen aus dem Wachstum der basalen Reservezellen in den tieferen Bereichen (Cambiumschicht) undifferenzierte Epithellagen, die das darüberliegende, gelegentlich mehrschichtige Zylinderepithel nach oben abheben, bis es sich abstößt (Abb. 64). Bei dieser Differenzierungsänderung liegt dann zur Abschilferung ein Epithel frei, das als indifferent zu bezeichnen ist, und von dem im Augenblick der Entnahme nicht sicher gesagt werden kann, ob es sich in der Richtung zum Plattenepithel oder zum echten Zylinderepithel entwickeln wird.

Während im ersten Fall das Einwachsen von Plattenepithelzungen in den ektopischen Bereich kolposkopisch erkannt werden kann, bietet das Auftreten indifferenter Epithelinseln im Bereich der Ektopie diagnostische Schwierigkeiten.

Cytologisch lassen die Plattenepithelüberwachsungen von der Wachstumsfront Zellen der Cambiumschicht frei werden, so daß basale und parabasale Zellen auftreten.

Bei einer *Metaplasie* innerhalb ektopischer Bezirke werden metaplastische Zellen verschiedener Ausreifung frei. Wegen ihrer Abstammung aus den basalen Reservezellen des Zylinderepithels werden diese Zellen als aktive, hyperplastische oder proliferierende Endocervicalzellen bezeichnet. Sie haben den großen runden Kern des proliferierenden Zylinderepithels mit mehreren Nucleoli. Der Cytoplasmahof ist mehr oder weniger breit und unscharf begrenzt. Eine mäßige Kernpolymorphie ist vorhanden. Die Abgrenzung gegen Histiocyten kann schwierig oder unmöglich sein. Bei fortschreitender Ausreifung in Richtung auf Plattenepithel ähneln die Zellen morphologisch den Parabasalzellen, enthalten jedoch cytochemisch bei PAS-Reaktion reichlich diastaseresistentes Mucopolysaccharid. Wegen ihrer Ähnlichkeit mit Basalzellen wurden sie auch als hypertrophische, cervicale oder glykogenhaltige Parabasalzellen bezeichnet. Es handelt sich um mehr oder weniger ausgereifte Metaplasiezellen, die bei einer Endocervicitis und bei Umwandlungsprozessen als Ausdruck einer gutartigen Proliferation im Zylinderepithel vorkommen. Da es sich hierbei stets um cytologische Reparationsprozesse handelt, wäre der Ausdruck Reparationszellen empfehlenswert. Der Reifegrad könnte durch den Zusatz undifferenziert, zylinderepithelähnlich oder plattenepithelähnlich zusätzlich ausgedrückt werden.

Die *auffällige Umwandlungszone* (atypische Umwandlungszone) mit atypischen Gefäßen ist ein auf Carcinom verdächtiger kolposkopischer Befund. Die hierfür zugrunde liegenden histologischen Veränderungen können sich als gutartige entzündliche intraepitheliale Veränderungen oder als atypische Epithelveränderungen verschiedener Ausprägung bis zum beginnenden Carcinom mit histologisch nachweisbarem Einbruch in die Unterlage erweisen. Die dabei im Vaginalausstrich auftretenden Zellen gehören zu den dyskaryotischen Formen (abnorme Zellen: Papanicolaou Gruppe III) oder zu den atypischen Zellen (Gruppe IV oder V) und unterstreichen damit die Notwendigkeit einer weiteren Abklärung.

δ) Das cytologische Bild beim Polypen der Cervixschleimhaut. Beim Cervixpolypen handelt es sich um eine lokal entstandene Schleimhauthyperplasie, die im Laufe der Entwicklung gestielt in das Lumen des Cervicalkanals hineinreicht und im Muttermund erscheint. Die Veränderung ist von Zylinderepithel, gelegentlich auch teilweise von metaplastischem Plattenepithel überzogen.

Der vom Zylinderepithel ausgehende häufigste Polyp im Bereich der Cervix *(Cervicalpolyp)* ist papillär und adenomatös gebaut und wird von einem meist faserreichen und mit zahlreichen Blutgefäßen versehenen Stroma gestützt. Das gut ausgebildete Bindegewebsgerüst, das nur an der Oberfläche gelegentlich durch entzündliche Veränderungen alteriert ist, und die gute Abgrenzung des Epithels gegen das Bindegewebe lassen die Diagnose der Gutartigkeit nicht bezweifeln, auch wenn die einzelnen Drüsenformationen unregelmäßig geformt sind. Cytologisch findet man bei reinem Zylinderepithelbesatz lediglich Zylinderzellen mit Flimmerepithel oder Schleimbildung im Ausstrich. Geht das hinfällige Cytoplasma verloren, wie dies beim indirekten Ausstrich, aber auch bei entzündlichen Veränderungen vorkommt, so wird die cytologische Diagnose schwieriger, weil man lediglich nackte Kerne des Cervicalepithels mit einer angedeuteten Kernpolymorphie oder mit Kernquellung findet. Man kann nur aus der zarten Struktur des Kernplasmas, der typischen, palisadenförmigen Anordnung der Kerne und aus dem Vorhandensein noch gut erhaltener Zylinderzellen darauf schließen, daß man eine gutartige Veränderung vor sich hat.

Da der Polyp, wenn er gestielt aus dem Cervicalkanal heraushängt, einem dem Schleimepithel inadäquaten Milieu ausgesetzt wird und außerdem seine Oberfläche durch die Vaginalflora besiedelt und maceriert wird, findet man fast immer stellenweise einen Epithelwechsel in Richtung einer Plattenepithelbildung. Wie bei den Abheilungsvorgängen innerhalb der Ektopie kann das Plattenepithel entweder vom Rande her auf die Polypoberfläche hinauswachsen oder sich an Ort und Stelle aus basalen Reservezellen bilden. Es kommt dabei zum taktischen Eindringen in die Drüsenfalten (glandular involvement) wie bei der Ektopie oder zur Bildung eines undifferenzierten Epithels im Bereich der Drüsen, welches das Zylinderepithel abhebt. Die proliferativen Vorgänge des Epithels in Richtung der Plattenepithelbildung führen zur Abschilferung undifferenzierter Zellen, die mit den Zellen eines basalzelligen Plattenepithelcarcinoms verwechselt werden können. Die vorhandene intraepitheliale Entzündung erschwert weiterhin die Entscheidung.

Besondere Schwierigkeiten kann das polypös wachsende Carcinoma adenomatosum mit Schleimbildung sowohl histologisch als auch cytologisch bieten. Die exzessive Schleimbildung bei im Schnitt regelmäßigem drüsigem Epithel läßt bei einer Probeentnahme den Rückschluß auf Malignität gelegentlich nicht zu. Cytologisch wird der Verdacht auf ein Carcinom dann erhoben, wenn die einzelnen Zylinderzellen durch ihre Kernpolymorphie auffallen und die Bildung von Schleimvacuolen innerhalb des Cytoplasmas erheblich ist.

Die mit Plattenepithel überschichteten Bezirke der Ektocervix bilden gelegentlich polypöse Gebilde, die ebenfalls von Plattenepithel überzogen sind. Dieses unterscheidet sich weder histologisch noch cytologisch von dem regelrechten Epithelbelag der originären Portio. Es handelt sich um *sog. Portiopolypen*. Nur selten haben diese Polypen der Ektocervix die Anordnung eines Papilloms. In solchen Fällen ist die Epithelschichtung weniger geordnet, die Cambiumschicht verbreitert und die Oberfläche im Sinne einer Hyper- und Parakeratose ebenfalls verdickt. Innerhalb des Epithels treten Mitosen auf, Kernatypien sind vorhanden. Das gefäßführende Bindegewebsgerüst ist kaum entwickelt, daher treten innerhalb der Papillen nekrobiotische Vorgänge ein, die zu einer kleinzelligen Infiltration der Epithelschichten führen und die Polymorphie des Zellbildes vermehren. Werden die Papillen im Schnitt quer getroffen, so ist eine Verwechslung mit einem ausreifenden papillär gebauten Plattenepithelkrebs durchaus möglich, während die Excision der Veränderung in der Gesamtheit keinen Einbruch in das Bindegewebe erkennen läßt. In diesen seltenen Fällen ist das Zellbild durchaus atypisch, und zwar treten neben verhornten Zellen und Spindelzellen fast immer atypische Zellen niedrigerer Reifegrade auf, die cytologisch zur Diagnose „positiv" veranlassen.

ε) *Das cytologische Bild bei einer Leukoplakie.* Bei der „weißen Stelle" an der Portio handelt es sich um eine Verdickung der oberflächlichen Epithelschichtung, die sich histologisch als Hyper- und Parakeratose erweist. Eine umschriebene

Leukoplakie läßt sowohl kolposkopisch als auch cytologisch keinen Rückschluß darauf zu, was sich an der Epithel-Bindegewebsgrenze abspielt. Es kann sich ebensogut um ein in die Tiefe wachsendes, an der Oberfläche verhornendes Plattenepithelcarcinom handeln.

Cytologisch findet man kernlose Hornschuppen, die entweder wie große ziegelförmige dünne Zellamellen auftreten oder schmale, spindelförmig ausgezogene Form annehmen, in denen man fast immer noch Kernschatten oder zerfallende Kernsubstanz nachweisen kann. Sind dabei lang ausgezogene dunkle und große Kerne vorhanden, so wird der Verdacht geweckt, daß es sich um einen malignen Prozeß handeln könnte (epitheliale Spindelzellen, maligne). Bei sorgfältiger Durchsicht des Ausstrichs findet man dann fast immer auch atypische Zellen niedrigerer Reifegrade, so daß der Verdacht auf Malignität gewiß werden kann.

Als lokale Veränderung an der Portio ist die Leukoplakie meist nicht reversibel, jedoch können ihre Erscheinungsformen gelegentlich wechseln. Das gilt vor allem für die schollige Leukoplakie, die nach Abschilferung ihrer kernlosen Hornlamellen einen Leukoplakie-*Grund* freilegt. Hier imponieren dann, da mit dem bloßen Auge kaum jemals sichtbar, bei der erweiterten Kolposkopie (also nach Fällung des Schleims mit einer 3%igen Essigsäurelösung) kleinste rote Tüpfelungen, die Capillarschlingen des Epithels, in dem meist scharf begrenzten Leukoplakiebezirk. Die Verhornung des absolut niveauebenen Restepithels ist jedoch so stark, daß wenig später erneut schollige Bezirke nachweisbar sein können. Im cytologischen Abstrich findet man zur Zeit des Leukoplakiegrundes ein ähnliches Bild wie bei der *Felderung*. Kolposkopisch imponieren hier kleine, weißliche, polygonale Felder in einem ebenfalls meist scharfrandig begrenzten Bezirk, oft am Rande einer Umwandlungszone. Diese Felder stellen Epithelblöcke dar, die durch starke Proliferation der darunterliegenden Epithelzellen mit der sie charakterisierenden Verhornungstendenz entstehen. Die schmalen gefäßführenden Bindegewebssepten begrenzen die kleinen polygonalen Felder, weil sie zwischen den Epithelblöckchen von der Basalis bis zur Oberfläche hochziehen und hier kolposkopisch als feine rote Linien imponieren.

Neben mehr oder weniger reichlich vorhandenen Epithelschollen, die teilweise kernlos sind, findet man regelmäßig auch Basalzellen, weil nach Abschilferung der oberflächlichen Zellen die tieferen Lagen frei werden. In der Keimzellschicht kann es bei der relativ großen Proliferationstendenz zu Abweichungen von der Zellnorm kommen; man findet abnorme und atypische Basalzellen. Es ist cytologisch dann kaum jemals zu entscheiden, wie weit die Wachstumstendenz geht und ob nicht vielleicht schon ein kleines Carcinom irgendwo verborgen ist. Wenn wir die Erscheinungsformen der Leukoplakie auch heute nicht mehr als Matrixbezirke im Sinne von HINSELMANN (1933) auffassen, so muß doch beim Nachweis atypischer Basalzellen eine histologische Abklärung vorgenommen werden.

Bei Descensus der Vaginalwände, insbesondere bei alten Frauen, nimmt das Vaginalepithel der in den Vulvabereich exponierten Partien den Charakter der äußeren Haut an (sog. Epidermisierung). Das verdickte und oberflächlich verhornte Epithel schilfert reichlich Zellen ab, die entweder den Charakter der kernlosen Hornschuppen haben oder aber als sehr kleine, eosinophile Zellen mit kleinem Kern ein charakteristisches Bild ergeben, wenn aus diesem Bereich abgestrichen wird.

c) Carcinoma in situ

Diese oberflächliche, in situ oder intraepithelial liegende Epithelveränderung an der Portio weist cytologisch alle Zeichen der Malignität auf, es fehlen ihr jedoch histologisch die wesentlichen Merkmale des malignen Wachstums: die Infiltration und Destruktion der Unterlage und die Metastasierung. Damit bedroht der Prozeß, solange er sich in situ befindet, nicht das Leben der Patientin. Die lokale Entfernung reicht als definitive Behandlung aus, eine radikale Carcinombehandlung ist nicht erforderlich.

Unter der Vorstellung, daß ein Teil der Veränderungen invasiv werden kann, also als potentieller Vorläufer eines echten Krebses angesehen werden muß, ist die lokale Entfernung eine echte prophylaktische Maßnahme, die geeignet erscheint, die mögliche Entwicklung zu einem echten Krebs zu beenden.

Dieses oberflächlich liegende, gesteigert atypische Epithel (Carcinoma in situ) läßt sich cytologisch in idealer Weise erfassen. Einerseits ist die Abschilferungsrate der atypischen Zellen gesteigert, andererseits fehlen die entzündlichen Begleiterscheinungen des Tumorzerfalls, die beim invasiven Carcinom durch Überlagerung des Zellbildes die Diagnose erschweren. Der Effekt der Krebsprophylaxe durch die cytologische Krebssuche liegt in der Entdeckung der beschriebenen Veränderung.

Legt man die oben gegebene, allgemein anerkannte Definition (cytomorphologisch wie Carcinom, aber ohne Invasion) zugrunde, so erscheint es ausgeschlossen, zwischen dem Carcinoma in situ und dem invasiven Carcinom allein durch den cytologischen Abstrich zu unterscheiden. Zu dieser Ansicht kamen unter anderem auch TIMONEN und KAURANIEMI (1967) auf Grund cervicaler Cytogramme. Denn die Cytologie erfaßt nur die Oberfläche einer Veränderung, der Abstrich bringt die von der Oberfläche abgeschilferten bzw. abgestrichenen Zellen auf den Objektträger, wobei die DNS-Stammlinien beim präinvasiven und invasiven Carcinom identisch sind (SANDRITTER, 1964). Über das Verhalten zur Unterlage ist eine Aussage nicht möglich.

Dieser strenge Standpunkt wird nicht von allen Cytologen vertreten. ZINSER (1957) hält eine Unterscheidung von nicht invasiv und invasiv auf Grund des cytologischen Abstrichs für möglich, und KERN (1964) hat diesen Standpunkt in einer Monographie ausführlich dargelegt. Hiernach spricht für

ein Carcinoma in situ, wenn Dyskaryosen aller Zellschichten allein oder in Verbindung mit unimorph atypischen Zellen vorkommen;

für *ein invasives Carcinom*, wenn neben Dyskaryosen und unimorph atypischen Zellen auch polymorph atypische Zellen oder die letzteren allein vorkommen;

für *die Unmöglichkeit einer Voraussage* aus dem Abstrich, wenn nur tiefe Dyskaryosen und unimorph atypische Zellen oder die letzteren allein zu finden sind.

Die Treffsicherheit der cytologischen Aussage, geprüft an 300 genau untersuchten Fällen, betrug bei KERN 87,3%. Wegen der näheren Einzelheiten und der von KERN verwendeten Nomenklatur wird auf die Monographie verwiesen.

Die Auffassung von KERN wird insbesondere von *den* Cytologen nicht geteilt, welche die Zelldiagnostik als eine Suchmethode auffassen, die aus einer großen Zahl Unverdächtiger eine kleine Zahl Verdächtiger heraussuchen soll, um sie der

Gewebsentnahme zuzuführen. Das Risiko der prospektiven cytologischen Aussage über die bereits vorhandene oder erst in Zukunft etwa auftretende, fakultative Malignität der bestehenden Veränderung erscheint zu groß, ein abwartendes Verhalten nicht angezeigt, auch wenn es sich nur um eine Fehlerbreite von 13% (nach KERN) handeln sollte.

Dabei kann nicht bestritten werden, daß eine prospektive Aussage an Hand des cytologischen Ausstrichs begrenzt möglich ist, auch wenn man die strenge

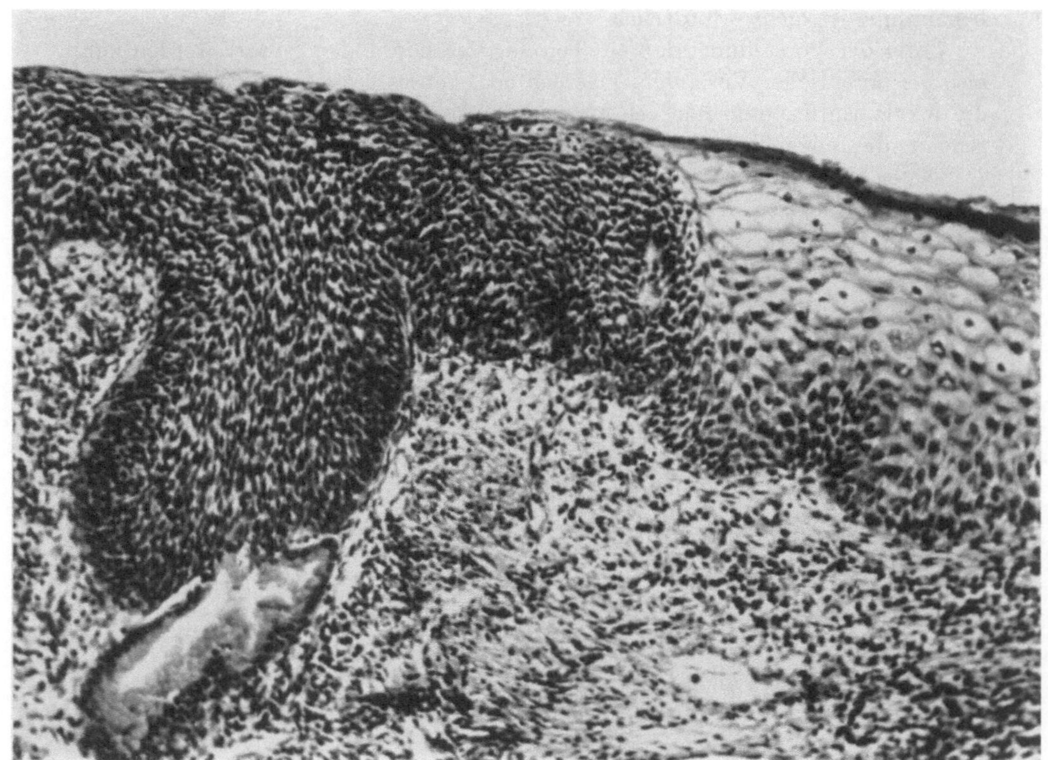

Abb. 65. Carcinoma in situ der Portio, vom normalen Plattenepithel scharf abgegrenzt

Definition des Carcinoma in situ beibehält. Diese Tatsache ist bedingt durch den *Charakterwechsel der Carcinomzellen bei beginnender Invasion*, da von dort an in etwa 80% der Plattenepithelcarcinome eine cytologische Ausreifung mehr oder weniger starker Ausprägung stattfindet. Der noch in situ befindliche Prozeß zeichnet sich dagegen vor allem durch seine cytologische Unreife aus, welche den gesamten Epithelbelag einnimmt (HAMPERL et al., 1954; RUNGE und STOLL, 1955; HAMPERL und KAUFMANN, 1956 u.a.m.) (Abb. 65). Die Kern-Plasmarelation ist maximal zugunsten des Kerns verschoben (HILLEMANNS und RHA, 1961), die Zellgrenzen sind unscharf oder fehlen, Intercellularbrücken werden nicht ausgebildet, atypische Mitosen, insbesondere Dreigruppen- Metaphasen (PARMENTIER und DUSTIN, 1951) und Metaphasen mit abgesprengten Chromosomen sind zahlreich (HAMPERL, 1954). Glykogen- oder Schleimbildung als Zeichen funktioneller Leistung kommen nicht vor. Auf dieser ausgeprägten Stufe der cellulären Unreife bleiben nur etwa 20% der invasiven Carcinome stehen, woraus sich die bei etwa 80% der invasiven Carcinome liegende cytologische Unterscheidungsmöglichkeit vom Carcinoma in situ ergibt. HILLEMANNS und RHA (1961) fanden im histologischen Präparat cytophotometrisch neben der verschobenen Kern-Plasmarelation eine maximale Zelldichte pro Flächeneinheit beim Carcinoma in situ; beide Werte nahmen beim Übergang zum invasiven Carcinom wieder ab. Die Verschiebung der Kern-Plasmarelation ist cytologisch erfaßbar. REAGAN (1952) fand beim Carcinoma in situ 55% des Zellraums durch den Kern eingenommen, beim abnormen Plattenepithel nur etwa 25%; jedoch sind auch diese Messungen mit Vorbehalt zu deuten, da sie durch unterschiedliche Quellung der Zellen ungenau sein können (JOHNSTON, 1952).

TSAKIRIS-COUTIFARIS (1967) schreibt dem Carcinoma in situ als spezifische Kriterien zu: 1. Dyskariosen aus der Parabasalschicht, 2. kleine runde Zellen mit schmalem basophilem Cytoplasmasaum, 3. einen oder mehrere große hyperchromatische Kerne ohne erkennbares Chromatinnetz, 4. verschobene Kern-Plasmarelation, 5. Fehlen einer Entzündung, 6. Dyskariosen in Gruppen, aber nicht in Klumpen, 7. Dyskariosen selten im Vaginalabstrich, aber sehr häufig im Endocervicalabstrich.

Betrachtet man das Problem histologisch, so ist zu bedenken, daß eine Aussage über den cytologischen Reifegrad nur abgegeben wird von dem im Schnitt oder in der Schnittserie erfaßten Epithelbereich. Von der Cytologie her gesehen werden aber auch Zellen aus Randgebieten erfaßt, in denen das Maximum der atypischen Veränderung nicht vorliegt. Dieses erschwert die Verständigung zwischen dem reinen Histologen und dem reinen Cytologen. Es ist jedoch zwingend notwendig, daß beide morphologische Aussagen zur Deckung gebracht werden.

Man kommt dann zu folgenden Richtlinien:

Das Auftreten einer Schichtung mit normalen Zellen an der Oberfläche (basale Hyperaktivität) oder dyskaryotischen Veränderungen an der Oberfläche (dysplastisches Epithel) schließt ein Carcinoma in situ aus. Im Ausstrich finden sich normale oder dyskaryotische Zellen.

Das Auftreten von dyskaryotischen Zellen in allen Epithelschichten ohne atypische Zellen vom Basaltyp (unimorph atypische Zellen) entspricht ebenfalls nicht dem gesteigert atypischen Epithel, sondern dem unruhigen Epithel. Der Ausstrich enthält Dyskaryosen aller Schichten (das reversible „Nearo"-Carcinom nach AYRE gehört in diese Gruppe (Abb. 66).

Das Auftreten unimorph atypischer Zellen in allen Epithelschichten mit oder ohne eine oberflächliche Dyskaryose kennzeichnet das Carcinoma in situ, aber auch das unreife invasive Carcinom (etwa 20% aller Plattenepithelcarcinome). Im Ausstrich erkennt man neben oberflächlichen Dyskaryosen atypische Zellen vom basalen Typ (unimorph atypisch) (Abb. 67).

Das Auftreten polymorph atypischer, zusammen mit unimorph atypischen Zellen kennzeichnet das invasive Carcinom. Mit zunehmender Ausreifung des Carcinoms nimmt die Polymorphie zu. Im Ausstrich findet sich ein buntes Bild atypischer Zellen aller Ausreifungsgrade (Abb. 68).

Eine Abgrenzung verschiedener Stadien des Carcinoma in situ (HAMPERL, 1959, 1965) ist auf Grund cytologischer Kriterien gar nicht möglich, da sich

diese Stadien lediglich durch das Verhalten der Veränderung zum Stroma voneinander unterscheiden. Dagegen wurden auf Grund wiederholter cytologischer
Untersuchungen zahlreiche Beobachtungen über cytologische Progressionen noch
unverdächtiger Epithelatypien zum ausgeprägten Carcinoma in situ (JORDAN

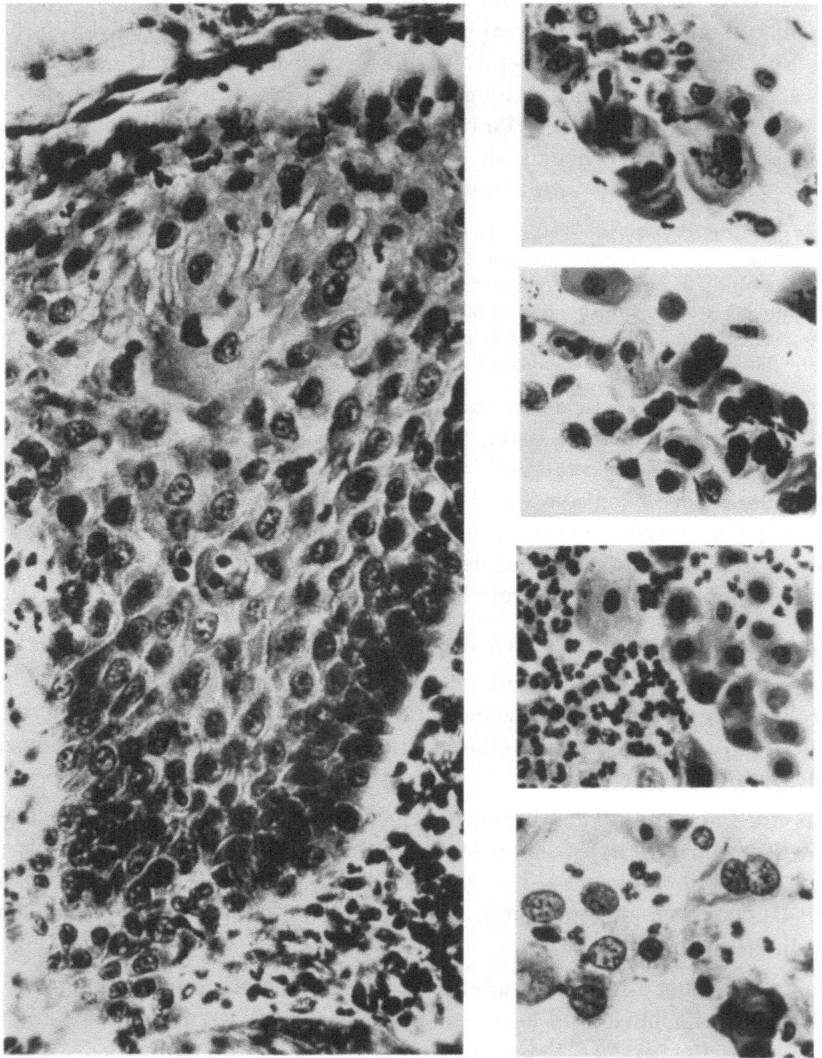

Abb. 66. Einfach atypisches Portioepithel links; rechts zum Vergleich die aus den einzelnen
Schichten stammenden Zelltypen

et al., 1956; Koss et al., 1960, 1961, 1963; AYRE, 1961; HALL, 1961; LERCH
et al., 1963; NIEBURGS et al., 1963) und vom Carcinoma in situ zum invasiven
Carcinom mitgeteilt (WAGNER und SCHLAICH, 1965). Dabei soll vor allem die
plötzliche Änderung des cytologischen Bildes von diagnostischer Bedeutung sein.
Auf Grund der obigen Ausführungen sind wir in der verallgemeinernden Deutung
dieser Beobachtungen etwas zurückhaltend.

Bei dem heutigen Stand unserer Kenntnisse der Carcinomentwicklung an der Portio müssen wir folgende Überlegungen anstellen:

1. Es ist erwiesen, daß die Entwicklung eines Teils der Portiocarcinome über verschiedene *intraepitheliale Vorstufen* abläuft, die als solche morphologisch nach

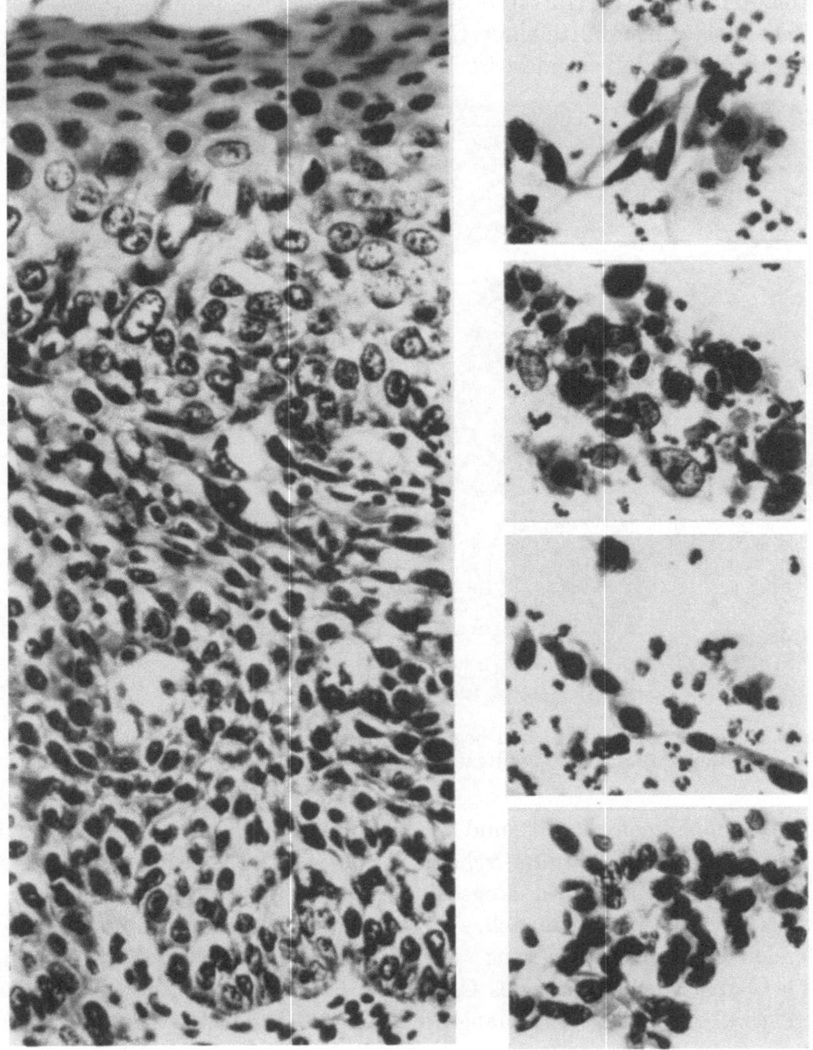

Abb. 67. Carcinomatöser Randbelag (links) und die aus den einzelnen Schichten abgestoßenen atypischen Zellen, die in ihrer Gesamtheit das Bild des cytologischen Ausstriches bestimmen (rechts)

dem Grad ihrer Ausprägung gut unterteilbar sind. Mit zunehmendem Schweregrad wird die Reversibilität dieser Vorstufen geringer. Das präinvasive Stadium, das Carcinoma in situ, ist irreversibel und schreitet, wenn es nicht entfernt wird, nach längerer oder kürzerer Zeit zum invasiven Carcinom fort. Sicher nachgewiesen ist dies bei 20% aller Carcinomata in situ, und zwar innerhalb eines

übersehbaren Zeitraumes. Ursache und Zeitpunkt sind uns im Einzelfall nicht
bekannt. Der Invasion unmittelbar vorausgehende morphologische Umwand-
lungen innerhalb des Carcinoma in situ sind greifbar (GRUNDMANN et al., 1961).

2. Es ist sicher, daß die Entstehung eines invasiven Carcinoms auch *in einem
Zuge* ablaufen kann. Hierfür sprechen morphologische Befunde, bei denen der
Oberflächenbelag in unmittelbarer Umgebung des invasiven Wachstums unver-
ändert oder nur wenig verändert ist.

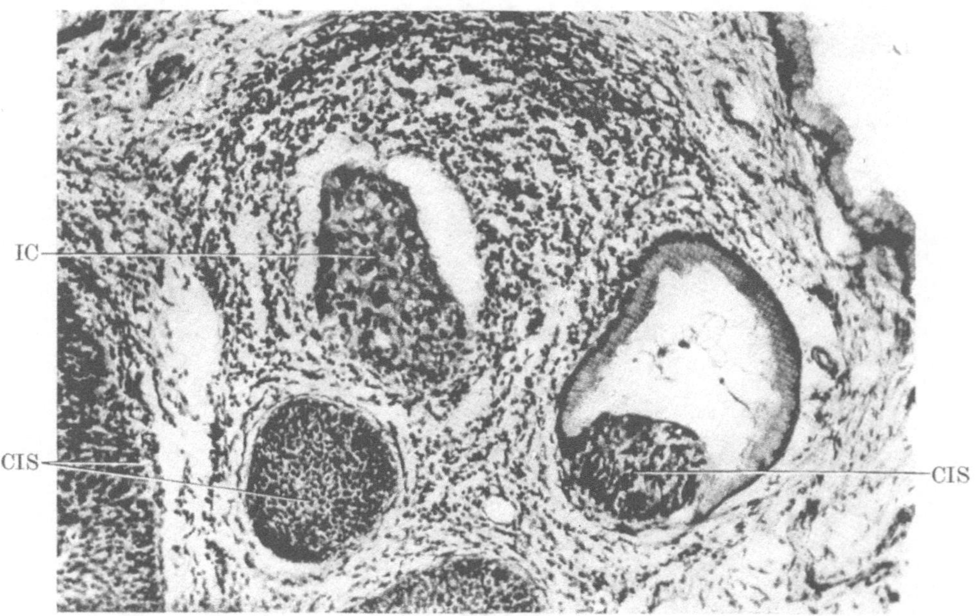

Abb. 68. Carcinoma in situ (CIS) und beginnend invasives Carcinom (IC), polymorphzellig,
von deutlicher lymphocytärer Reaktion umgeben, dicht nebeneinander liegend

Es ist anzunehmen, daß 1. und 2. Abläufe sind, die sich lediglich in ihrer
Entwicklungsgeschwindigkeit unterscheiden: Bei sehr rascher Entwicklung erfassen
wir die Vorstufen nicht. Bei langsamer Entwicklung werden sie faßbar. Das
Carcinoma in situ wäre demnach eine Phase der mehr oder weniger langsam
ablaufenden Carcinomentwicklung; je langsamer es fortschreitet, um so größer
wird die Chance, den Beginn des Carcinoms bereits intraepithelial zu erfassen.
Während es einerseits bei extrem langsamem Verlauf möglich ist, daß die Patientin
das irreversible Stadium der Epithelveränderung oder ihren Übergang in das
invasive Carcinom nicht mehr erlebt, wird andererseits bei extrem schnellem
Verlauf das Stadium des Carcinoma in situ scheinbar übersprungen, so daß als
Vorstufe, wenn überhaupt, vielleicht gerade noch eine Dysplasie erfaßt werden
kann.

**Die Bedeutung des Carcinoma in situ als einer Einheit verliert damit an Gewicht
für die prognostische Aussage gegenüber den anderen intraepithelialen Veränderungen, die fortschreiten, stationär bleiben oder sich zurückbilden können. Das
Carcinoma in situ unterscheidet sich von ihnen nur durch seine Irreversibilität,**

nicht aber durch Eigenschaften, die es als Vorläufer zum Carcinom an sich prädestinieren. Die Hauptaufgabe der Cytologie wäre demnach die Aufdeckung einer Epithelveränderung, gleichgültig welcher Schwerestufe, und ihre fortlaufende Verfolgung mit der Frage reversibel/irreversibel. Bei Irreversibilität ist die operative Ausschaltung der Veränderung angezeigt.

d) Invasives Carcinom

Das Carcinom kann sowohl in seinem architektonischen Aufbau als auch in seiner cytomorphologischen Zusammensetzung und in der Aufnahme bestimmter rudimentärer Funktionsleistungen an das Ausgangsgewebe erinnern und damit seine Abstammung von einer bestimmten Epithelart dokumentieren. Wieweit diese Zuordnung möglich ist, hängt vom Differenzierungsgrad der Geschwulst ab. Während der Histologe den Differenzierungsvorgang aus der allgemeinen Architektonik der Geschwulst, dem Verhalten von Geschwulstparenchym zu Geschwulststroma *und* aus den cytomorphologischen Eigenschaften des Geschwulstparenchyms erkennen kann, ist der Cytologe auf die cytologische Bestimmung der Differenzierung allein angewiesen. Seine Aussagemöglichkeit ist daher beschränkt.

Nur beim *Plattenepithelcarcinom* läßt der Differenzierungsvorgang durch seine engen Beziehungen zur Verhornung typische Zellformen entstehen, welche eine Einordnung der vorliegenden Geschwulst zulassen. Beim *Adenocarcinom* dagegen stößt die Aufstellung von cellulären Differenzierungsstufen auf unüberwindliche Schwierigkeiten. Weitgehend ausdifferenzierte Adenocarcinome zeigen cytologisch so völlige Übereinstimmung der Einzelzellen mit normalen Drüsenzellen, daß die Erkennung ihrer Bösartigkeit nur nach dem histologischen Bild möglich ist. Die Differenzierungsrichtung der Geschwulstzellen im Adenocarcinom kann auch wechseln, indem Teile der Geschwulst im Sinne einer Plattenepithelzellbildung aufgebaut werden, wodurch ebenfalls die rein cytologische Charakterisierung des Tumors fehlgeleitet wird. Schließlich kann die Differenzierungsstufe des Tumors über diejenige des Matrixgewebes hinausgehen, indem Hornbildung auftritt. Liegt ein cytologisch weitgehend *undifferenziertes Carcinom* vor, so kann die Architektur des Tumors im Schnittbild noch eine Einordnung zulassen, die auf Grund cytologischer Eigenschaften allein nicht mehr gelingt. Über die bei verschiedenen Differenzierungsstufen auftretenden Zellformen ist in einem anderen Kapitel ausführlich gesprochen worden, so daß darauf verwiesen werden kann.

Zusammenfassend läßt sich sagen, daß der Geschwulstcharakter aus cytologischen Eigenschaften allein nur bei ausreifenden Plattenepithelcarcinomen mit hinreichender Sicherheit bestimmt werden kann. Das Vorliegen eines Drüsenkrebses kann vermutet werden, wenn gut ausgebildete Zylinderzellformen mit atypischen Zellen zusammen vorkommen. Cytologisch undifferenzierte Carcinome können nur ohne Hinweis auf die Cytogenese diagnostiziert und auch nicht gegen ein Carcinoma in situ abgegrenzt werden, da dieses auf einer unreifen Entwicklungsstufe stehenbleibt.

Das *Collumcarcinom* ist mit etwa 60% die häufigste Lokalisation eines Genitalcarcinoms bei der Frau.

Morphologisch gesehen, setzt sich das Collumcarcinom nach der Statistik
unserer Klinik zusammen aus:

Plattenepithelcarcinom (reif, mittelreif, unreif) 85%
Klarzelliges Carcinom 8%
Adenocarcinom 6%
Sonderfälle 1%
Im gleichen Zeitraum sog. Oberflächencarcinome 6%

α) Plattenepithelcarcinom

Im normalen Plattenepithel weisen die Zellen der Cambiumschicht den niedrig-
sten Differenzierungsgrad auf. Sie werden als Basalzellen bezeichnet und treten
im Vaginalraum nur auf, wenn Reparationsprozesse eine erhebliche Proliferation
der Cambiumschicht veranlassen. Im Regelfall schieben sie über die Parabasalzone stetig Zellen nach, die an Kern und Plasma kongruente Reifungsvorgänge
aufweisen, wobei die Funktion der Zellteilung abgelöst wird durch die Funktion
der Glykogen- und Präkeratinbildung. Beim Krebs ist der Mechanismus des
Funktionswandels vom Wachstum zur spezifischen Funktion gestört. Die Differenzierung bleibt aus oder verläuft atypisch. Für die Einzelzelle heißt das, daß
sie entweder ihren Charakter beibehält oder daß nur Kernteilungen stattfinden
oder daß in Kern und Cytoplasma inkohärente Reifungsvorgänge ablaufen, die
der Zellmorphologie ihr atypisches Bild geben. Träger des invasiven Wachstums
an der Tumorperipherie sind immer mehr oder weniger undifferenzierte Zellen.
Sie sind daher in jedem Carcinomausstrich zu finden.

Die Unterscheidung von cytologischen Reifungsgraden, definiert durch den
prozentualen Anteil entdifferenzierter Zellen am Gesamttumor, ist nur unter
Vorbehalt möglich, da der Abschilferungsmodus je nach Wachstumsart und Oberfläche des Carcinoms wechselt.

Bei ausreifenden Carcinomen kann die Zahl der im Ausstrich vorhandenen
undifferenzierten Zellen sehr klein sein. Das Gesamtbild wird von atypisch differenzierten Tumorzellen geprägt. Bei unreifen Carcinomen ist die Abschilferung
undifferenzierter Zellen groß, weil diese infolge der Lockerung des intercellulären
Verbandes in gesteigertem Maße abschilfern und zum Zerfall neigen.

Nach eigenen Untersuchungen (STOLL, 1954) ist es möglich, zu unterscheiden
zwischen

cytologisch undifferenziertem Carcinom } unimorphe Atypie
basalzelligem Carcinom

Polymorphzellcarcinom als Ausdruck
   einer mittleren Differenzierung } polymorphe Atypie
verhornendem Carcinom

Die Einzelcharakteristika der entsprechenden Zellformen sind in dem Kapitel
über Einzelzellen ausführlich morphologisch und cytochemisch erörtert worden.

Sowohl im Schnitt als auch im Ausstrich ist für die auftretenden Zellformen
der Reifegrad des Plattenepithelcarcinoms maßgebend. Unreife Carcinome bestehen in der Masse aus Zellen mit großem Kern und kleinem Cytoplasmahof
in kompakter Lagerung und vermitteln ein einförmiges Bild (unimorphe Atypie).
Bei reifen Carcinomen wird nur die Peripherie aus undifferenzierten Zellen als

Träger des destruierenden Wachstums gebildet. In den übrigen Anteilen findet eine Ausreifung statt, die den Aufbau des normalen Epithels in bizarrer Form nachzuahmen versucht und bis zur Bildung von Hornzellen und Hornperlen gehen kann. Der Übergang von den unreifen zu den reiferen Partien zeichnet sich durch celluläre Polymorphie aus; in dieser Zwischenzone können auch Riesenzellformen auftreten (polymorphe Atypie). Für die Einteilung invasiver Plattenepithelcarcinome in verschiedene Reifegrade sind diese Kriterien verwendbar, und zwar sowohl histologisch als auch bei der cytologischen Untersuchung (STOLL, 1954; HILLEMANNS und RHA, 1961).

Das Gesamtzellbild im Ausstrich enthält beim *undifferenzierten Carcinom* fast ausschließlich nackte Kerne, die z.T. noch von einem zarten Cytoplasmaschleier umgeben sind. Im übrigen ist das Cytoplasma zerfallen. Der frei liegende Kern ist Objekt sekundärer Veränderungen, wenn er einige Zeit im Vaginalsekret liegt. Es kommt dann vor allem zu Kernquellungen, Verlust der Anfärbbarkeit und Veränderung der Kernform im Sinne von Auftreibung und Ausstülpung. Bei gut erhaltenen Präparaten ist die Kernform wenig polymorph, die Kerne sind einander ähnlich, meist rund oder oval, ihre Kernmembran ist scharf (Farbtafel 2g). Eine Verwechslung mit den Zellen endocervicaler Herkunft, die ebenfalls leicht ihr Cytoplasma verlieren, ist möglich. Die eigenartige Gruppenbildung bei den Carcinomzellen einerseits, die palisadenartige Anordnung bei den endocervicalen Zellen andererseits kann hier weiterhelfen.

Beim *basalzelligen Carcinom* entspricht die Krebszelle in Form und Größe den Zellen der Cambiumschicht, jedoch ist die Hyperchromasie sehr ausgeprägt und eine geringe Variabilität der Kerngröße vorhanden.

Während die Abgrenzung gegen Basal-Parabasalzellen des funktionslosen Ausstrichs durchaus möglich ist, stößt eine Differentialdiagnose bei Reparationsprozessen auf Schwierigkeiten, da auch hier sehr ähnliche Zellformen wie beim Carcinom abgeschilfert werden.

Das *Polymorphzellcarcinom* ist durch sein auffälliges, buntes cytologisches Bild unverwechselbar. Neben den eben genannten weniger differenzierten Zellen treten Zellen auf, die niemals bei gutartigen Prozessen bemerkt werden. Die Zellformen als solche sind äußerst variabel; das Cytoplasma, vorwiegend basophil gefärbt, nimmt die mannigfaltigsten Formen an. Die Zellen erreichen monströse Riesenformen. Innerhalb des Cytoplasmaraumes liegen ein oder mehrere, meist ausgesprochen mißgebildete Kerne mit hyperchromatischen, grobklumpigen Chromatinstrukturen (Farbtafel 1b und 2d, f).

Das verhornende *Plattenepithelcarcinom* ist ebenfalls unverwechselbar durch das Auftreten eosinophiler, häufig ausgezogener, spindelförmiger Zellen, in denen ein großer, dunkler, dichter Kern liegt (Farbtafel 2e).

Wie bereits bemerkt, nimmt die Zellatypie mit der Differenzierung zu und damit auch die Vielgestaltigkeit des Gesamtzellbildes und die diagnostische Sicherheit. Bei höher differenzierten Carcinomen findet man fast immer Zellen aller atypischen Differenzierungsstufen und damit einen Ausstrich, der bereits bei schwächerer Vergrößerung die Aufmerksamkeit erregt.

Es wurde bereits darauf hingewiesen, daß der *cytologische Differenzierungsgrad eines Carcinoms* zunächst innerhalb einzelner Abschnitte des Tumors wechselt, andererseits aber nur die eine Seite der Tumordifferenzierung beschreibt, während

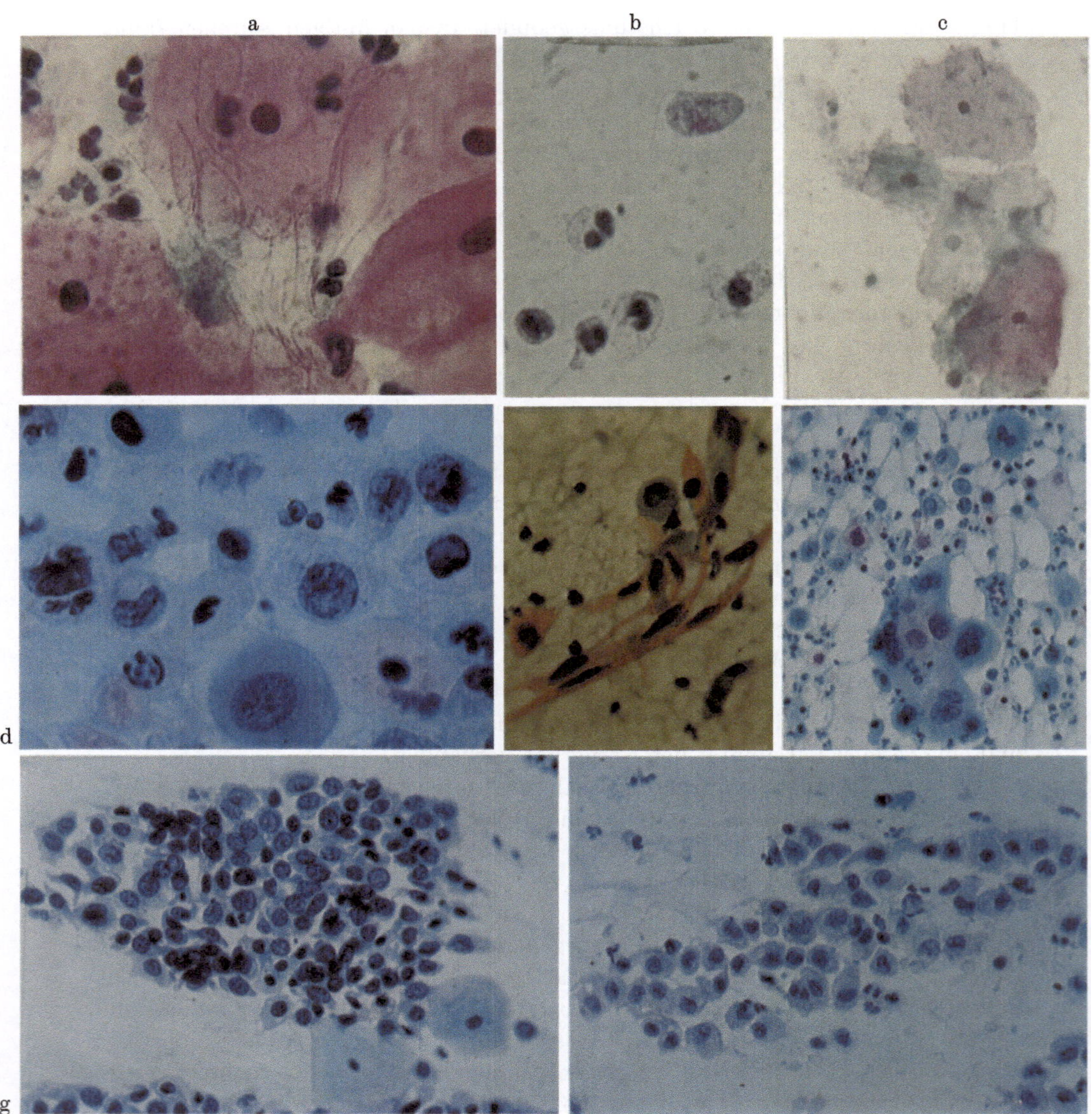

Farbtafel 2. a Soormykose, die Superfizialzellen werden von Pilzfäden überlagert. b Trichomonas vaginalis (Bild oben) und reichlich Leukocyten. c Haemophilus vaginalis, der auf den Superfizialzellen einen staubförmigen Belag bildet. d—f Reife, polymorphzellige Carcinome mit großen vielgestaltigen (d und f) und spindelförmigen („fiber cells“, e) Carcinomzellen. g Unreifes Carcinom. h Histiocyten, die differentialdiagnostisch von unreifen Carcinomzellen abgegrenzt werden müssen. a—h Färbung nach PAPANICOLAOU

die architektonische Differenzierung unberücksichtigt bleiben muß. Aus diesem Grunde ist es für praktische Zwecke ausreichend, zwischen undifferenzierten und atypisch differenzierten Tumorzellformen zu unterscheiden. Tatsächlich führt eine weitgehende Aufstellung der einzelnen Kriterien eines Malignocytogramms zu zahlreichen Überschneidungen der Merkmale. Ob ein derartiges Vorgehen im Hinblick auf die Frage der Prognose, der Wachstumsgeschwindigkeit und schließlich der Strahlenansprechbarkeit weiterführen wird, läßt sich zur Zeit noch nicht entscheiden. Der Kliniker hat den Eindruck, daß der cytologische Charakter eine untergeordnetere Rolle im Hinblick auf die Heilungsaussichten hat als die im Augenblick des Therapiebeginns bestehende Ausbreitung des Tumors.

Insofern haben auch die Untersuchungen von STOLL und FRANCKE (1952) über den Differenzierungsgrad und seine besonderen Merkmale zunächst keine praktische Bedeutung. Bei einem Vergleich der histologischen und cytologischen Reifemerkmale fanden die Autoren die dargestellte Verteilung. Hierbei sind an Hand von Phasenkontrastbeobachtungen die betreffenden Merkmale auf 100 Zellen ausgezählt, so daß sich die prozentuale Verteilung unmittelbar in der Tabelle ablesen läßt.

Tabelle 10. *Bestimmung des cytologischen Reifegrades nach Zell- und Kernmerkmalen (Phasenkontrastmikroskop).* (Aus STOLL und FRANCKE, 1952)

		Reif 10 Fälle	Mittel- reif 14 Fälle	Unreif 12 Fälle
A. Zelle				
Zellform	rund	1	1	10
	oval	8	21	45
	eckig	12	18	28
	gelappt	79	60	17
Zellgrenzen	erhalten	89	50	30
	unscharf	11	29	20
	aufgelöst	0	21	50
Mitochondrien	grobkörnig	73	22	22
	feinkörnig	27	78	78
	stäbchenförmig	15	5	3
	rund	85	95	97
B. Kern				
Kerngröße	klein	8	14	33
	mittel	35	65	55
	Riesenkerne	57	21	12
Kernform	polygonal	53	23	16
	bohnenförmig	9	10	1
	rund	12	27	48
	oval	26	40	35
Kerndichte	hell	94	80	46
	mittel	6	12	43
	dunkel	0	8	11
Kernstruktur	grobdispers	29	52	50
	feindispers	71	48	50
Kernmembran	scharf	100	93	98
	verschwommen	0	6	2
	aufgelöst	0	1	0
Nucleoli	groß	57	31	19
	mittel	31	35	18
	klein	12	34	63
	wenig (1—3)	90	61	59
	zahlreich (über 3)	10	39	41

Für die *Beurteilung des cellulären Differenzierungsgrades* ergibt sich folgendes:

Zellform. Die Zellform weist bei reifen und mittelreifen Formen keine signifikanten Unterschiede auf; sie ist mehr polymorph (eckig und gelappt: 91%). Bei unreifen Carcinomen ist sie wegen der Auflösung der Zellmembran nicht immer zu erkennen. Soweit vorhanden, sind aber regelmäßige Zellformen (rund und oval: 55%) überwiegend bzw. den anderen Reifeformen gegenüber nicht vermindert.

Zellgrenzen. Bei den mehr ausgereiften Carcinomen sind die Zellgrenzen durchweg erhalten, selten unscharf. Mit der Abnahme der Differenzierung nimmt die Unschärfe und Auflösung der Zellmembran zu, bis bei den unreifen Formen in der Hälfte der vorkommenden Zellen eine sichere Bestimmung ihrer Zellmembran nicht mehr möglich ist.

Kerngröße. Es herrschen bei den unreifen Formen die kleinen und mittelgroßen Kerne (88%) sicher vor, während Mehrkernigkeit und übergroße oder Riesenkerne bei den reifen Formen mit 57% die Hälfte der ausgeschwemmten Kerne ausmachen. Letztere Formen sind zwar auch bei den undifferenzierten Carcinomen vertreten, stehen aber mit 12% ganz im Hintergrund und sind bei den mittelreifen Formen mit 12% nur leicht vermehrt.

Kernform. Ebenfalls ist die Vielgestaltigkeit der Kernform mehr vorherrschend bei den reifen Carcinomen (polygonal und bohnenförmig: 62%) gegenüber den unreifen Carcinomen (17%). Bei diesen überwiegt mit 83% Einförmigkeit oder Gleichmäßigkeit der Kernform (rund oder oval).

Kerndichte. Diese Eigenschaft ist schwer zu bestimmen und nur an sicher in der Mittelebene getroffenen Kernen zu beurteilen. Es ergibt sich ein Vorherrschen heller Kerne bei den reifen Formen, während bei den mittelreifen und unreifen Carcinomen dunklere Kerne hervortreten.

Kernstruktur. Dabei ist die Kernstruktur bei den reifen Formen eher feindispers, während bei den unreifen sich grob- und feindispers die Waage halten.

Kernmembran. Durchweg ist die Kernmembran scharf dargestellt, so daß sich Unterschiede zwischen den einzelnen Reifegraden nicht ergeben.

Nucleoli. Die räumliche Anordnung der Nucleoli ist bei den einzelnen Zellformen uncharakteristisch und wurde daher nicht berücksichtigt. Deutliche Unterschiede ergeben sich hinsichtlich ihrer Zahl und ihrer Größe. Bei den reifen Formen sind in 90% wenige, aber große bis mittelgroße Nucleoli zu beobachten, während bei den unreifen Carcinomen 41% der Zellen zahlreiche, aber vorwiegend kleine Nucleoli enthalten.

Von den morphologischen Kriterien des Zellbildes erscheinen somit in erster Linie Zellformen und Zellgrenzen für die Beurteilung des Reifegrades des vorliegenden Neoplasmas von Bedeutung. Ein hoher Anteil aufgelöster Zellgrenzen und im übrigen Bild gleichmäßig runde bis ovale Zellformen sprechen für undifferenzierte, scharfe Darstellung der Zellgrenzen mit vielgestaltiger Zellform für differenzierte Carcinome.

Von den morphologischen Kriterien des Zellkerns erscheinen für die Bestimmung des Reifegrades in erster Linie Kerngröße und Kernform wichtig. Es können jedoch auch Größe und Anzahl der Nucleoli herangezogen werden. Polymorphie der Kerne und Auftreten großkerniger oder mehrkerniger Zellen mit wenigen, großen, oft monströsen Nucleoli sprechen mehr für reife; regelmäßige kleine bis mittelgroße Kerne, die häufig nur kleine, aber zahlreiche Nucleoli enthalten, mehr für unreife Carcinomformen.

In ähnlicher Weise hat CUSMANO (1949, 1958) karyologische Eigenschaften der Krebszelle aufgestellt, wobei sein „agressiver Kerntyp" mehr dem unreifen, sein „regressiver Kerntyp" mehr dem reifen Zellkerntyp zu entsprechen scheint.

Beschränkt man sich nach der Methode von CUSMANO auf die karyologische Beurteilung allein, so ergibt sich eine Einteilung in hyperchromatische und hypochromatische Kernformen. Bei den hyperchromatischen Kernen heben sich Granula als Ausdrucksform des Chromatins oder perlschnurartig aufgereihte Chromomeren ab. Ein oder mehrere Nucleolen von runder Form mit deutlicher Membran sind erkennbar. Diese Kernkörperchen sind teils stärker, teils schwächer angefärbt als die Granula; in ihrer Nähe beobachtet man häufig intensiv gefärbte Chromozentren. Die hypochromatischen Zellkerne sind durchweg größer als die hyperchromatischen. Ihre Membran ist verdickt. Die Hypochromasie ist nicht nur durch den Verlust an färbbaren Partikeln bedingt, sondern auch durch verringerte Chromatinmassen, die nicht ohne weiteres von bizarr geformten Nucleoli zu unterscheiden sind.

Nach STOLL und ECKERLE (1957) ist eine Einteilung der mannigfaltigen Formen nach folgendem Schema möglich:

A. Hyperchromatische Zwergzellkerne.

Auffällige Kleinheit des Kerns, der infolge starker Anfärbbarkeit eine Kernstruktur nur ungenügend erkennen läßt. Ausgesprochene Monomorphie.

B. Hyperchromatische Epithelzellkerne.

Gruppe 1. Kleine runde Kerne mit geringer Variation der Kernform, starke Anfärbbarkeit weist auf eine starke proliferative Tätigkeit hin. Viele Kerne in Teilungsbereitschaft, trotzdem nur selten Mitosen. Anscheinend kehren die Kerne nach der Teilung nicht in das zu erwartende Ruhestadium zurück, sie verbleiben in einem Stadium mit verklumpten Chromosomen oder groben Chromatinschollen.

Gruppe 2. Etwas größere Kerne, rund bis elliptisch, nur unwesentliche Variabilität. Das Karyoplasma ist aufgelockerter als in der Gruppe 1. Mitosen in nahezu normaler Verteilung. Das Bild wirkt, abgesehen von der größeren Zahl von Mitosen, nahezu regelrecht. Die zahlreich vorhandenen Ruheformen haben ein relativ gleichmäßig verteiltes Chromatin, ein deutliches, regelmäßiges, auch in der Mehrzahl vorkommendes Kernkörperchen und eine gleichmäßige und deutliche Kernmembran.

Gruppe 3. Erhebliche Anisonucleose. Die Grundform der Kerne ist rund bis elliptisch, jedoch kommen polymorphe Formen immer vor und unterscheiden diesen Typ von den vorhergehenden Gruppen. Die Kerne färben sich etwas schwächer an als die vorigen, da das Karyoplasma aufgelockert erscheint. Die Teilungsneigung ist gering. Die Struktur der zahlreichen Ruheformen zeichnet sich durch größere Granula aus. Die Nucleolen sind vergrößert, teilweise vermehrt, relativ gut darstellbar und gelegentlich deformiert. Einzelne Riesenkernformen kommen vor.

C. Hypochromatische Epithelzellkerne.

Gruppe 1. Die Kerne sind in ihrer Kontur kaum verändert, ihre Membran ist mäßig verdickt und nahezu regelmäßig. Das Chromatin ist immer noch gleichmäßig, jedoch in gröberen Schollen über den Kern verteilt. Der in Ein- oder Mehrzahl vorkommende Nucleolus ist vergrößert.

Gruppe 2. Die Kerne weisen Deformitäten auf, die Kernmembran ist verdickt und unregelmäßig, das Chromatin in groben Schollen verteilt, oft aber auch peripher gelegen. Die Nucleoli sind zahlreich und weisen Deformitäten auf.

Gruppe 3. Sehr erhebliche Kernpolymorphie, ganz bizarre Formen mit verklumptem, unregelmäßigem Chromatin. Nucleoli liegen, falls erkennbar, an der Kernperipherie.

D. Riesenkerne.

Viele proliferierte Riesenkerne unterscheiden sich nur durch ihre Größe von den hyperchromatischen Formen der Gruppe B 3. Sie sind meist rund oder elliptisch, haben eine regelmäßige Kernmembran und ein über den ganzen Kern gleichmäßig als Granula verteiltes Chromatin. Meist findet man mehrere Nucleoli, von denen einer oft stark vergrößert ist. Die Membran dieser Nucleoli ist fein und regelmäßig. Teilweise sind intensive Chromozentren zu beobachten.

Von den beschriebenen Kerntypen haben wir diejenigen der Gruppe A und B 1 sowie B 2 vorwiegend in unreifen Carcinomformen gefunden, die Gruppe B 3 und D vorwiegend in reifen Carcinomen, bei denen auch Riesenkerne auftreten.

Die mit der Methode von CUSMANO (1948) besonders schön zur Darstellung kommenden Mitosen scheinen in erster Linie in den hyperchromatischen Zonen vorzukommen. Anomalien und Amitosen wurden vorwiegend in Feldern mit kleinen Kernen gefunden. Man beobachtet dort viele mitoseähnliche Verklumpungen ohne jede Regelmäßigkeit, mit vorhandener Kernmembran, die keine Auflösungserscheinungen zeigt. Fortgeschrittene Teilungsstadien werden dort seltener beobachtet. Dagegen dominieren in Zonen, deren Kerne in Form, Größe und Chromatinverteilung den normalen Epithelzellkernen ähneln, typische Mitosen aller Phasen. STOLL und ECKERLE (1957) fanden, daß bestimmte Mitoseanomalien zwar nicht ausschließlich von der Tumorreife abhängig sind, gewisse Formen jedoch einen bestimmten Reifegrad bevorzugen. Verklumpte Formen, Abirrung eines oder mehrerer Chromosomen, unvollkommene Durchtrennung der Tochterchromosomen bei der Teilung herrschen bei unreifen Carcinomen vor. Dagegen ist bei reiferen Carcinomen polyploide und multipolare Teilung auffällig.

Nach den Ausführungen über die verschiedenen Differenzierungsstufen im Plattenepithelcarcinom muß es möglich sein, durch die Erfassung der Kernvolumina ebenfalls eine Aussage über die cytologische Differenzierung abzugeben.

Die karyometrische Kontrolle (HERTWIG, 1938; DEUTICKE, 1939) in Geweben mit verschiedenen funktionellen und pathologischen Zuständen hat zur Entdeckung interessanter Gesetzmäßigkeiten im Zellwachstum geführt (JACOBI, 1942), die für die cytologische Reifegradbeurteilung von Bedeutung sein kann (CRAMER, 1953, 1954).

Tatsächlich ergibt die Ausmessung der Kernfläche an Hand des Vitalausstriches Unterschiede im Hinblick auf den Differenzierungsgrad (STOLL und FRANCKE, 1952). Bei differenzierten Carcinomformen unterscheidet sich die Variationsbreite der Kernfläche nicht von derjenigen der Zellen der Cambiumschicht. Mit zunehmender Ausreifung nimmt die Variationsbreite zu, um mit dem Auftreten von Riesenkernen bei reifen Carcinomformen ihre höchste Ausprägung zu erhalten. Dies ist in den nachfolgenden Variationskurven zum Ausdruck gebracht.

Schließlich kann man noch die Kernkörperchen-Kernrelation als eines der signifikantesten Merkmale der Cancerisierung zur Reifegradbestimmung eines Zelltyps heranziehen (STOLL und FRANCKE, 1952). Auf Grund von Messungen im Gewebsverband wurden Werte für diese Relation von 0,10—0,24 für normale Zellen und von 0,20—0,60 für Carcinomzellen ermittelt (QUENSEL, 1928; KARP, 1932; STREICHER, 1953). Einige Untersuchungen an cytologischen Vitalpräparaten ergeben für die normalen Basalzellen eine Relation von 0,105—0,20 und für die Carcinomzellen des Plattenepithelcarcinoms 0,25—0,56. Bei den Carcinomzellen wurde die Summe der Nucleolenfläche gebildet, wobei in einzelnen Fällen bis zu neun Nucleoli in einer Zelle erfaßt wurden. Im Hinblick auf die Gesamtfläche ergab sich kein Unterschied bei reifen und unreifen Zelltypen. Anscheinend bedecken die zahlreichen Nucleoli unreiferer Zelltypen die gleiche Fläche wie die einzelnen oder wenigen Nucleoli reiferer Zellformen.

Es läßt sich also sagen, daß auch auf Grund genauerer Untersuchungen unter Berücksichtigung zahlreicher Kriterien eine cytologische Unterscheidung von

mehr oder weniger differenzierten Carcinomformen möglich ist. Mit der Differenzierung entstehen in erheblicher Zahl größere Zellen mit unförmigen Kernen,
hellem Kerngefüge und auffallend großem Nucleolus, solange nicht eine über
den Normalfall hinausgehende Differenzierung zur Verdichtung der Kernmasse
führt, die eine nähere Beurteilung der Kernstruktur nicht mehr zuläßt. Die
Anisonucleose kommt bei zunehmender Differenzierung in der Verbreiterung des
Kernspektrums zum Ausdruck, während die wenig differenzierte und die undifferenzierte Zelle mit ihrer Kernfläche die Maße der normalen Cambiumzelle,
von der sie abstammt, nicht überschreiten. Eine Unterscheidung ist in diesen
Fällen lediglich durch die Hyperchromasie und die Nucleolenmaße möglich (SAND-
RITTER et al., 1960, 1966).

β) Klarzelliges Carcinom

Wegen seiner besonderen Cytologie erscheint es angebracht, das Plattenepithelcarcinom mit „cellules claires" aus den anderen Differenzierungsformen
herauszunehmen. Der Begriff wurde von der Straßburger Schule (KELLER) in

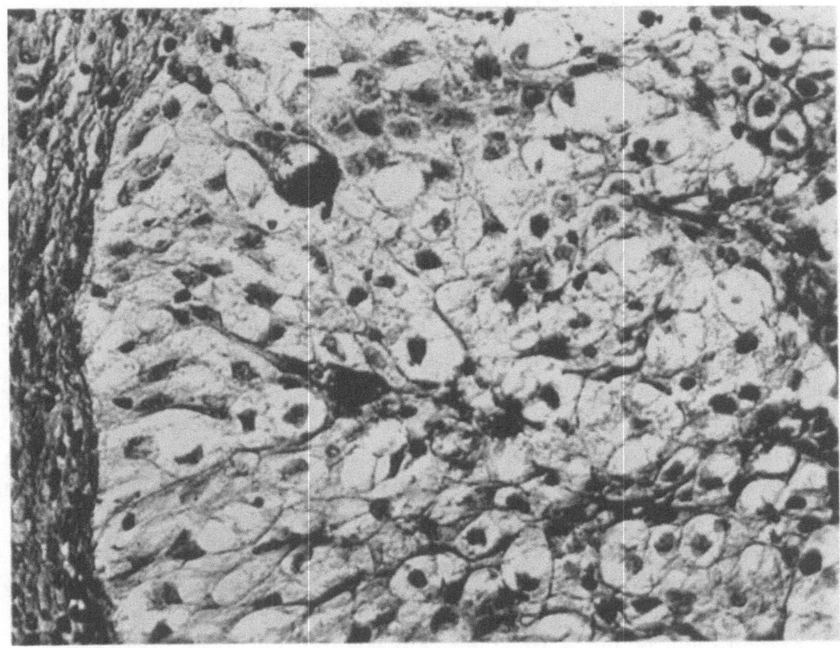

Abb. 69. Klarzelliges Carcinom der Portio. PAS-Färbung. Zwischen den hellen Zellen links
oben eine schleimhaltige Zelle. Vergrößerung: 400 ×

Analogie zu dem des „état claires" von GRYNFELLT (1938) eingeführt, um eine
besondere Gruppe von Carcinomen auszuzeichnen, deren Zellformationen sich
durch ein auffälliges, wasserklares Cytoplasma auszeichnen (Abb. 69). Nach
ANGEL und WITTIG (1953, 1954) ist das Hauptmerkmal dieser Carcinome ihre
hohe Wachstumspotenz, so daß die Zellveränderungen nicht als degenerativ aufzufassen sind. Vielmehr sollte es sich um eine Differenzierungsvariante handeln,
wobei die Wachstumsgeschwindigkeit eine vermehrte Wasseraufnahme in die
Zelle zur Folge hat. Die Carcinome sind stromaarm, die hellen und klaren, meist

großen Zellen des Tumorparenchyms liegen innerhalb anders ausdifferenzierter Carcinompartien wolkenartig angeordnet. Diese Form kann den ganzen Tumor, aber auch nur einzelne Abschnitte beherrschen. Das Cytoplasma ist fast ungefärbt, Zell- und Kernmembran sind gut erhalten, der Zellkern liegt zentral, Kernpolymorphie ist immer vorhanden. Mitosen sind außerordentlich häufig.

Wir fanden unter 1260 Plattenepithelcarcinomen des Collum uteri diese Variante 78mal, entsprechend 6,2%. Die Stadienverteilung (Ausbreitungsgruppe) unterschied sich nicht von der allgemeinen Carcinomgruppe. Unter Berücksichtigung gleicher Ausbreitungsgruppen war die absolute Heilung der klarzelligen Carcinome durchweg ungünstiger als die der übrigen Carcinome des Collums (32,1% gegenüber 48,2%). ANGEL und WITTIG (1953) sahen an Hand ihrer Fälle die Prognose als infaust an.

Diese Sondergruppe dokumentiert sich im Ausstrich mit großen, gut begrenzten Zellen mit blasser Anfärbung des Cytoplasmas und großem, meist rundem, chromatinreichem Kern. Die Kernpolymorphie ist ausgeprägt.

γ) Das Adenocarcinom des Collum uteri

Für das Adenocarcinom des Collum uteri sind Differenzierungsstufen ungleich schwieriger aufzustellen als für das Plattenepithelcarcinom.

Ausdifferenzierte Adenocarcinome schilfern Zellen ab, die mit den normalen endocervicalen Zellen große Ähnlichkeit haben. Allerdings ist die Kernpolymorphie und -hyperchromasie meist ausgeprägt, das Cytoplasma häufig durch eine oder mehrere Vacuolen gekennzeichnet, soweit es überhaupt erhalten ist.

Weniger differenzierte Adenocarcinomzellen lassen sich von undifferenzierten Plattenepithelcarcinomzellen nicht unterscheiden, wenn auch hier und da bei erhaltenem Cytoplasma Vacuolenbildung deutlicher ist. Bei der häufig anzutreffenden Auflösung des Cytoplasmas findet man alle Arten nackter Kerne, wie sie oben beim Plattenepithelcarcinom beschrieben sind.

Auch für das Adenocarcinom gilt das für das Plattenepithelcarcinom Gesagte: der celluläre Differenzierungsgrad kann sich von dem architektonischen unterscheiden. Einerseits sieht man gelegentlich undifferenzierte Einzelzellen mit den entsprechenden Kern- und Plasmaveränderungen bei verhältnismäßig geringer Drüsenatypie, auf der anderen Seite ist die cytologische Differenzierung hoch oder atypisch im Sinne der Bildung von Plattenepithelzellformen, während die drüsige Struktur eine erhebliche Atypie annimmt oder die Bildung drüsiger Anteile zugunsten solider Partien ganz zurücktritt.

Die Reifegradeinteilung wird von LIMBURG und THOMSEN (1949) bzw. BUTTENBERG und STOLL (1960) wie folgt angegeben (nach histologischen Gesichtspunkten):

	LIMBURG u. THOMSEN (1949)	BUTTENBERG u. STOLL (1960)
Reif bis mittelreif	34	25
Unreif	14	25
Spezielle Form (Carcinoma mikropapillare, gelatinosum, Adenoakanthom)	12	13

Nach dem cytologischen Befund erscheinen das Carcinoma mikropapillare und das unreife Adenocarcinom undifferenziert, während das Carcinoma gelatinosum eine hohe celluläre Ausreifung aufweist.

Klinisch gesehen, erscheint das Adenocarcinom des Collum ebenso wie das Plattenepithelcarcinom als eine Ulceration oder exophytische Neubildung im Bereich der Portio oder auch als tiefer Knoten, der im Bereich des Cervicalkanals zunächst dem Auge verborgen wächst, um schließlich zur Oberfläche durchzubrechen. Während der Ausbildung im Cervicalkanal kann sich der Tumor durch Blutspuren im Cervicalsekret bemerkbar machen. Später ergibt der Tastbefund eine klobige, aufgetriebene Portio. Die cytologische Untersuchung des Cervicalsekrets ist bei derartigem Wachstum von besonderem Wert für eine frühzeitige Erkennung. Eine therapeutisch wichtige Frage ist der Zusammenhang von Heilung und Tumortyp. Die meisten Autoren sind der Ansicht, daß die Radiosensibilität des Adenocarcinoms im allgemeinen geringer ist als die der anderen Carcinomformen (ADLER, 1916; LACASSAGNE, 1929; REGAUD, 1929; KLEINE, 1930, 1933; KAMNIKER, 1932; FELDWEG, 1935; HEPLER et al., 1952; RUNGE und ZEITZ, 1956; BRANDSTETTER und KRATOCHWIL, 1959), obwohl eine eigentliche Radioriestenz nicht besteht (EYMER, 1933; RIES, 1950; KOTTMEIER, 1959). Es wird daher die Radiumdosis gern um 25% der sonst ausreichenden Dosis erhöht. Andere Autoren möchten bei Adenocarcinomen die Operation vorziehen. Für eine elektive Therapie gewinnt die Differenzierung des Tumors in Zukunft noch größere Bedeutung. Sicher sind die erheblich ausgereiften Formen (gelatinöse Carcinome, aber auch Adenocancroide) auf Strahlen weniger ansprechbar. Im Hinblick auf die Prognose muß allerdings bedacht werden, daß eine frühzeitige Ausbreitung auf dem Lymphweg in den Bereich der Parametrien vorhanden ist, die palpatorisch nicht erfaßt werden kann, und damit zu einer Einordnung des Tumors in eine günstigere Ausbreitungsgruppe führt, welche der eigentlich vorhandenen Ausbreitung nicht entspricht. Auch dies mag der Grund sein dafür, daß die Heilungsergebnisse klinisch anscheinend gleich weit fortgeschrittener Carcinome bei den adenomatös gebauten Neoplasmen unter denjenigen der Plattenepithelcarcinome liegen.

Histologisch kann gelegentlich die Abgrenzung gegen eine erhebliche adenomatöse Hyperplasie der Cervixdrüsen schwierig werden. Solange das Drüsenepithel nur eine Zellage bildet, die Zellen einheitlich und regelrecht gelagert sind (picket-Typ nach NOVAK, 1953), das Verhalten zum Stroma ungestört erscheint, kann man Gutartigkeit sicher annehmen. Beim hochdifferenzierten, schleimbildenden Adenocarcinom findet man doch immer Zellatypien, das Stroma bildet nur noch schmale Septen, Hyalinisierung der Grundsubstanz ist vorhanden, und die Diagnose „Adenoma malignum" für diese Fälle erscheint unangebracht, weil das Rezidiv nach lokaler Entfernung und die Bildung von Metastasen das Neoplasma eindeutig als bösartig ausweisen.

δ) Sonderformen des Collumcarcinoms

Als besondere Form des Collumcarcinoms sind die von Residuen des *Gartnergangs ausgehenden Neoplasmen* anzusehen, zumal von einzelnen Autoren ihre klinische Malignität in Zweifel gestellt wurde. In der Weltliteratur sind bisher 37 Fälle mitgeteilt worden (s. bei BUTTENBERG und STOLL, 1960). Eine cytologische

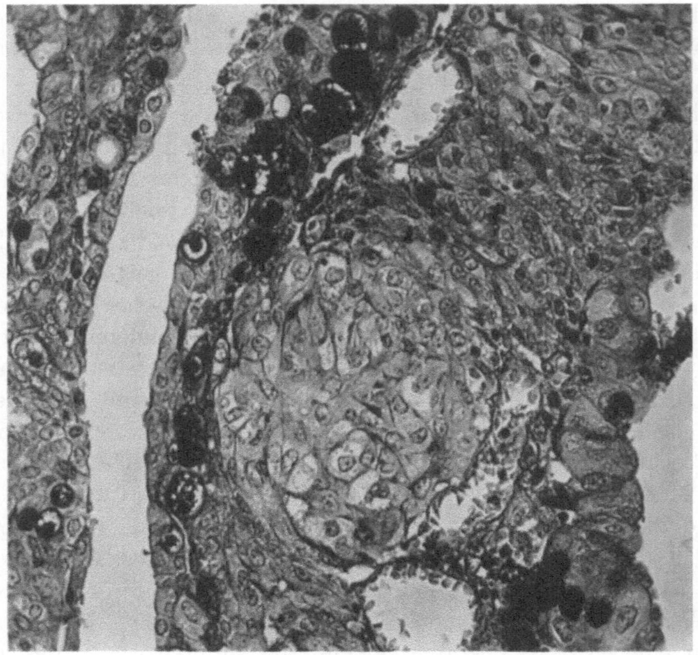

a

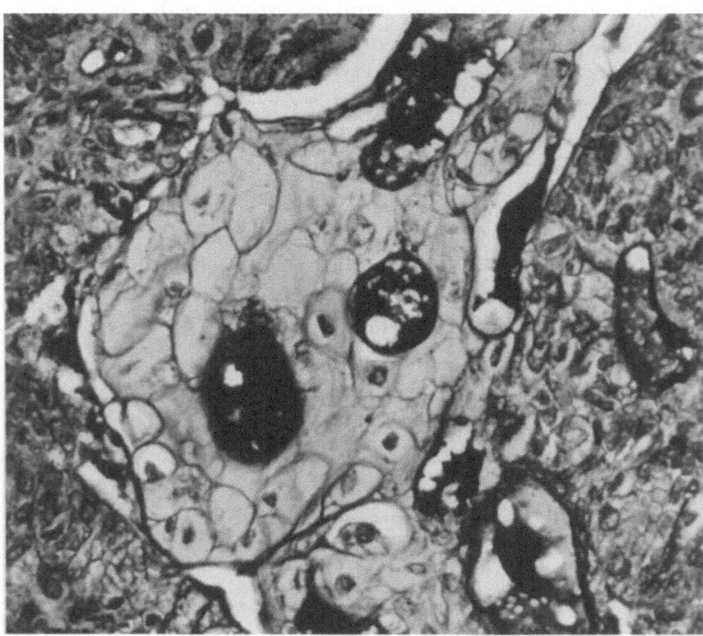

b

Abb. 70a u. b. Mucoepidermoides Carcinom der Portio. PAS-Färbung. Am Rande (a) und innerhalb eines Plattenepithelkörnchens (b) monocelluläre Verschleimungen und Bildung kleiner schleimhaltiger Cysten. Vergrößerung: a 300×, b 350×. b: aus HELLWEG, 1957

Differenzierung dieser Sonderform ist nicht möglich, wenn auch die Cytologie in ihrer Entdeckung eine Rolle spielt (FREESE, 1956; BUTTENBERG und STOLL, 1960; SMOLKA und SOOST, 1965). Es kann lediglich der Hinweis auf ein Carcinom durch das Auftreten atypischer Zellen gegeben werden; die weitere Abklärung und Einordnung als Adenom oder Carcinom ist Angelegenheit des Histologen. Wir glauben gezeigt zu haben, daß bei histologisch nachweisbaren Kriterien eines malignen Tumors auch das weitere Verhalten einem Carcinom entspricht (BUTTENBERG und STOLL, 1960).

Cytologische Besonderheiten des sehr seltenen *Melanocarcinoms* im Genitalbereich sind einmal von WIMHÖFER und STOLL (1954) beschrieben worden. Im Phasenkontrastpräparat fand man neben regelrechten Oberflächenzellen zahlreiche nackte Kerne in der Größenordnung der Basalzellkerne mit großen Nucleoli und geringer Kernpolymorphie. Zahlreiche Kerne waren von einem grobscholligen Material überlagert, so daß ihre Form unerkennbar blieb. Im gefärbten Präparat waren neben unregelmäßigen nackten Kernen ebenfalls zahllose Pigmentanhäufungen zu sehen, die teils frei im Präparat lagen und eine bräunliche Färbung angenommen hatten, teils in Form eines Hofes die basalzellförmigen Kerne umgaben.

Die *mucoepidermoiden Carcinome* der Portio (HELLWEG, 1957) sind nicht als Sonderform aufzufassen, weil sie lediglich eine besondere Differenzierungsrichtung im Sinne einer monocellulären Verschleimung innerhalb des Plattenepithelcarcinoms demonstrieren (Abb. 70).

2. Corpus uteri

a) Abklärung der Veränderungen im Cavum uteri

Für die Abklärung der Veränderungen im Cavum uteri und die Diagnose des Korpuscarcinoms (mit 27% das zweithäufigste Genitalcarcinom der Frau) gilt grundsätzlich:

Das Korpuscarcinom wächst zunächst polypös in das Uteruscavum hinein und infiltriert erst später die Muskelwand. Der Zerfall des polypösen Tumors führt zu Blutungen, die daher durchweg als ein Frühsymptom anzusprechen sind. Da das Carcinom vorwiegend in der Menopause (nach eigenem Material zu über zwei Drittel der Fälle) auftritt, fällt die erneute Blutung der Patientin auf *(Menopausenblutung)* und führt sie zum Arzt. Je später diese Blutung nach Eintritt in die Menopause auftritt, desto verdächtiger ist sie auf einen bösartigen Tumor. Etwa ein Drittel der Korpuscarcinome kommen am Ende der Geschlechtsreife vor und führen dann ebenfalls zu unregelmäßigen Blutungen (*klimakterische Blutung*, STOLL und BACH, 1955).

Zur Diagnose ist eine Vollabrasio am Platze, die auch die Tubenecken miterfaßt. Eine Strichcurettage kann den Tumor verfehlen. Kommt viel Material, so ist dies bereits makroskopisch verdächtig, und die Curettage muß sehr vorsichtig weitergeführt, eventuell abgebrochen werden, um Propagation des Tumors oder Perforation der Uteruswand zu vermeiden.

Der Versuch einer hormonalen Behandlung unter Verzicht auf die Probeabrasio (hormonale Curettage) ist bei der Menopausenblutung kontraindiziert, bei der klimakterischen Blutung nur erlaubt, wenn die genaueste Überwachung der Patientin gesichert ist. Bei Versagern muß abradiert werden; auch bei vorübergehendem Erfolg ist ein Korpuscarcinom nicht ausgeschlossen.

Die Indikation für eine intrauterine Direktentnahme zur cytologischen Untersuchung ist begrenzt. Eine Gewebsentnahme ist immer vorzuziehen, eventuell auch in Form der Strichcurettage, die als Eingriff der intrauterinen Aspiration entspricht.

Als Indikation für die intrauterine Direktentnahme gibt BOSCHANN (1958) an: einerseits acyclische Blutungen, andererseits Blutungen im Senium wenn:

α) Kontraindikationen die Curettage verbieten,

β) die Curettage seitens der Patientin verweigert wird,

γ) das mit der Curettage gewonnene Material für die histologische Untersuchung nicht ausreichend war.

Differentialdiagnostisch kommen neben dem Korpuscarcinom in Frage:

funktionelle Störungen (etwa Follikelpersistenz mit glandulär-cystischer Hyperplasie der Schleimhaut),

Schleimhautpolypen und Adenome,

Endometritis senilis,

Gefäßstörungen (Apoplexia uteri) bei Hochdruck.

Bei gutartigen Proliferationen bedeutet der diagnostische Eingriff der Abrasio gleichzeitig auch die — häufig definitive — Therapie.

Die cytologische Untersuchung des Vaginalsekrets sollte immer durchgeführt werden, wobei der Funktionszustand bestimmt und nach Tumorzellen gefahndet wird. Ein negativer Ausfall sagt nichts Entscheidendes und darf den Entschluß zur Curettage nicht beeinflussen.

Bleibt ein Vaginalabstrich mehrfach positiv und lassen sich im Bereich der Vagina, der Portio und der Cervix bei der histologischen Abklärung keine atypischen Epithelveränderungen nachweisen, so muß man an einen malignen Prozeß in höheren Genitalabschnitten denken, also etwa ein Korpuscarcinom oder ein Tubencarcinom.

Entgegen der Meinung mehrerer Autoren (HECHT, 1957; BOSCHANN, 1958; v. HAAM, 1958; IKLÉ, 1958) sind wir auch der Ansicht von SCHÜLLER (1958), daß „der Endometriumausstrich für den praktischen Gebrauch nicht genügt, daß die Technik nicht einfach ist, daß unter sterilen Kautelen entnommen werden muß und daß daher die Einführung der Curette in den Uterus mit Curettage und nachfolgender histologischer Diagnose bei weitem vorzuziehen ist".

b) Hyperplasie, Adenocarcinom und Adenocancroid des Endometriums

Bei der *Endometriumhyperplasie* erreichen die Zellen das Doppelte bis Dreifache der Größe normaler Zellen, die Kerne sind groß und vesiculär, jedoch besteht keine Veränderung der Kern-Plasmarelation, insbesondere fehlt gegenüber dem Carcinom die Hyperchromasie und die Verklumpung des Kernchromatins. Nach HECHT (1957) kann die glandulär-cystische Hyperplasie in 75% der Fälle aus dem Aspirationsausstrich diagnostiziert werden. Die atypische (adenomatöse) Hyperplasie bietet dagegen diagnostische Schwierigkeiten, da die aspirierten Zellen nicht vergrößert, aber wegen ihrer Kernunregelmäßigkeiten stark verdächtig auf maligne Zellen sind. Wer die Schwierigkeiten kennt, die in manchen Fällen die Gewebsdiagnose in dieser Hinsicht bietet, bei der doch immerhin die Architektur der Schleimhaut für die diagnostische Entscheidung mit verwandt werden kann, wird wohl zustimmen, wenn man auch hier die Cytologie für über-

fordert erklärt. Auch bei unregelmäßigem Schleimhautaufbau kann das gleichzeitige Vorkommen von Zellen aus den proliferierten und aus den sekretorisch
transformierten Schleimhautpartien ein multiformes Zellbild bieten, das zu Verwechslungen mit Carcinom Anlaß gibt.

Die Charakteristika einzelner maligner Zellen aus dem Corpus uteri sind
bereits oben besprochen worden. Treten im Vaginalabstrich derartige Zellen auf,
so liegen sie fast immer in dichten Zellhaufen. Die gegenseitige Überlagerung
und die stets vorhandene Beimengung von Blut und Leukocyten erschweren die
morphologische Beurteilung. Eine Abgrenzung gegen Zellhaufen aus gutartigen
Schleimhautprozessen (Polypen) oder entzündlichen Veränderungen im Endometrium kann unmöglich werden. Aus diesem Grunde sollte das Auftreten von
Endometriumzellen außerhalb der Menstruation, vor allem aber in der Menopause immer Indikation zu einer Abrasio sein, damit eine definitive Klärung
nicht verzögert wird.

Während bei Plattenepithelcarcinomen die Anläufe zur Ausreifung, gegebenenfalls mit Verhornung, ein sehr variables cytologisches Bild schaffen, ist diese Variabilität beim reinen *Adenocarcinom* nicht in gleicher Weise ausgeprägt. Auch die
histologische Diagnose des Adenocarcinoms wird mehr unter Berücksichtigung
der Architektur der Drüsenformationen — oft bereits mit Lupenvergrößerung —
gestellt und stützt sich weniger auf Besonderheiten der Einzelzelle. Das gilt auch
für die Unterteilung verschiedener Reifegrade. Auch unter günstigen Entnahmebedingungen kann daher die Cytologie des Adenocarcinoms nicht die gleiche
Sicherheit erreichen wie die Cytologie des Plattenepithelcarcinoms. Eine Ausnahme hiervon macht lediglich das *Adenocancroid*, da in ihm Plattenepithelformationen auftreten, und das äußerst seltene primäre Plattenepithelcarcinom
des Endometriums (BARNETT, 1965).

Die Sicherheit vaginaler und cervicaler Ausstriche in der Diagnose des Korpuscarcinoms liegt etwa bei 50%, sie kann lediglich durch die direkte Entnahme
korporaler Aspirationen gesteigert werden und erreicht dann etwa 90% (REAGAN
und SOMMERVILLE, 1954; HECHT, 1956; JORDAN et al., 1956; BOSCHANN, 1958;
RASCOE, 1963). Da die optimale Entnahme beim Verdacht auf Korpuscarcinom
ein Eingehen in das Uteruscavum verlangt, ist es zweckmäßiger, bei dieser
Gelegenheit Gewebsproben zu entnehmen als Einzelzellen.

Ausgehend von der Hypothese, daß Korpuscarcinome hormonal induziert werden, haben
manche Autoren (BERG und DURFEE, 1958; HIRSCH-HOFFMANN, 1958; WACHTEL, 1958;
KOSS und DURFEE, 1961) das Auftreten eines hochoestrogenen Ausstrichs in der Menopause
als signifikant für ein Carcinom erklärt, während andere dem widersprachen (BOSCHANN,
1958; WIED, 1958). BOTELLA-LLUSIA (1962) lehnt den Zusammenhang ab, während STOLL
und PECORARI (1961) einen hochdifferenzierten Vaginalausstrich bei gut- und bösartigen
Proliferationen in der Menopause zwar häufiger sahen als bei gesunden Frauen gleicher
Altersstufe, jedoch in etwa 50% ein atrophisches Ausstrichbild vorfanden. RITCHIE (1965)
fordert die Bestimmung des Reifeindex bei hochoestrogenem Ausstrich in der Menopause
und weitere diagnostische Maßnahmen, wenn dieser Ausstrich mehr als 30% Superfizialzellen aufweist.

c) Endometritis

Eine unspezifische bakterielle Endometritis sui generis ist außerordentlich
selten. Eine mehr oder weniger umschriebene Entzündung des Endometriums
wird eigentlich nur beobachtet nach Geburten, Fehlgeburten und intrauterinen
Eingriffen sowie im Anschluß an Menstruationen und bei Anwesenheit von

Polypen im Corpus uteri. In der Geschlechtsreife verhindert im allgemeinen die sich immer wiederholende Proliferation des Endometriums die Ausbreitung eines bakteriellen Prozesses. Eine derartige Schutzfunktion besteht nach Erlöschen der Ovarialtätigkeit nicht mehr, so daß eine Endometritis senilis als klinisches Krankheitsbild anerkannt werden muß. Das Vorkommen von lymphocytären Infiltrationen im Stroma, die im Schnittbild gelegentlich wie Lymphknötchen imponieren, ist physiologisch, ebenso das Vorkommen von endometrialen Körnchenzellen in der Sekretionsphase, die oft mit Leukocyten verwechselt werden, sowie das den Desquamationsprozeß einleitende Auftreten leukocytärer Infiltrate. Diese physiologischen Veränderungen in der Schleimhaut können rein cytologisch nicht von den pathologischen Veränderungen einer Endometritis abgegrenzt werden.

Bei der Endometritis treten vor allem degenerative Zellformen auf, die zu starker Variabilität des cytologischen Bildes führen (HECHT, 1957). Größe und Form der Zellkerne schwanken, Kernpyknosen mit intensiver Kernfärbung, Karyorrhexis und Chromatinzerfall sind häufig. Zwischen diesen degenerierten Zellformen liegen in Haufen die atrophischen Endometriumzellen mit runden oder elliptischen, gelegentlich auch pyknotischen Kernen und einem schmalen Cytoplasmasaum. Nur eine Abklärung durch Gewebsentnahme führt in diesen Fällen zu einer sicheren Diagnose.

Zellbilder bei *Endometritis bzw. Cervicitis tuberculosa* sind von CRAMER (1951) beschrieben worden. Sie imponieren als Zellen eines malignen Tumors, eventuell der mesenchymalen Reihe. Nackte, ovale Kerne mit Einbuchtungen, zum Teil auch ausgezogen und spindelig, mit gleichmäßiger Chromatinverteilung und Bildung kleiner Vacuolen beherrschen das Bild. Daneben sind Lymphocyten und Plasmazellen vorhanden. CRAMER spricht diesen Bildern keine positive Beweiskraft zu. In der Kontrolle der unter Behandlung stehenden Genitaltuberkulose können sie jedoch von Wert sein.

TERZANO (1958) fand in 15 Fällen von Endometritis tuberculosa fünfmal eine starke Desquamation von zum Teil degenerierten Endometriumzellen, dreimal Zellen mit Anisocytose und Anisokaryose und zweimal mehrkernige Riesenzellen. Er glaubt daher, daß eine Verdachtsdiagnose auf tuberkulöse Endometritis in derartigen Fällen gestellt werden kann.

THIERY (1959) konnte dagegen unter zehn Fällen von Genitaltuberkulose die Diagnose in keinem Fall stellen. Eine erhebliche Exfoliation von Endometriumzellen fehlt. Die Anwesenheit von Begleitzellen (Leukocyten, Histiocyten, Plasmazellen, Blut) wurde zwar in sechs Fällen bemerkt, ist aber zu uncharakteristisch, um daraus Schlüsse ziehen zu können. Mehrkernige Riesenzellen waren nur in zwei Fällen vorhanden.

D. Vorkommen nichtepithelialer Zellen im Gesamtzellbild

1. Gutartige mesenchymale Zellen

Auf das Vorkommen *mesenchymaler Zellen* im Abstrich wurde bereits hingewiesen. Bei Epithelverlust kann die bindegewebige Unterlage frei werden, und Bindegewebsmuskelzellen werden abgestoßen (Ulcus der Portio). Derselbe Vorgang spielt sich bei submukösen Myomen ab, bei denen der zarte Schleimhautüberzug der menstruellen Abstoßung unterliegt oder durch Drucknekrose zerfällt.

Das Auftreten von fixen Bindegewebszellen ist immer von entzündlichen Erscheinungen begleitet.

Histiocytäre Elemente treten im Ausstrich bei entzündlichen Veränderungen, nach Bestrahlung und bei Fremdkörperreaktionen auf.

2. Sarkome

Maligne Zellen mesenchymaler Abstammung findet man bei den im Genitalbereich seltenen Sarkomen. Sie sind der cytologischen Diagnose zugänglich, wenn der Prozeß in das Lumen des Genitaltraktes hinein desquamiert. Dies ist der Fall bei den Schleimhautsarkomen des Uterus; bei den in der Muskelwand des Genitaltraktes entstehenden Myosarkomen erst dann, wenn der Tumor gegen die Oberfläche durchgebrochen ist. Die Desquamation von Sarkomzellen ist infolge der Zerfallsneigung des Tumors erheblich, nach BURGHARDT (1957) eher stärker als beim Carcinom. Die Tumorzellen haben die allgemeinen Charakteristika der malignen Zellen wie Anisocytose, Hyperchromasie, Anisokaryose, plumpe Kernformen und Polymorphie. Je nach ihrer Ausdifferenzierung erinnert ihre Morphologie mehr oder weniger an ihre mesenchymale Herkunft.

Undifferenzierte Formen unterscheiden sich kaum von den Zellen undifferenzierter Carcinome. Nackte Kerne mit Zerfall des Cytoplasmas sind häufig. Die Kernatypie ist ausgeprägt, die Kerne sind dicht, hyperchromatisch, mit Chromatinverklumpung. Die Nucleoli sind, soweit erkennbar, in der Mehrzahl vorhanden und vergrößert. Soweit das Cytoplasma erhalten ist, erscheint es wabig und von Vacuolen durchsetzt. Mitosen kommen gelegentlich zur Beobachtung.

Differenzierte Formen haben eine erhaltene Spindelform des Cytoplasmas und des Kerns. Gegenüber der Spindelform normaler mesenchymaler Zellen wirken sowohl die Zellen als solche als auch der Kern auffällig plump. Das Cytoplasma kann weit ausgezogen sein, die Kerne hyperchromatisch und von grober Chromatinstruktur, variabel in Größe und Form (Abb. 71 und 72). Auch hier sieht man gelegentlich Mitosen.

Zellbefunde bei malignen *Melanoblastomen* im Genitalbereich sind selten erhoben worden. BURGHARDT (1957) schildert einen Fall der Universitäts-Frauenklinik Graz, bei dem im Ausstrich zahllose feinspindelige Zellen auftraten, deren ausgezogene Kerne hyperchromatisch waren. Neben diesen Zellen traten auch solche mit plumpen, bizarr geformten Riesenkernen auf. Pigment wurde im Papanicolaou-Präparat nicht nachgewiesen.

Der Fall eines malignen Melanoms der Portio von WIMHÖFER und STOLL (1954) wurde unter den Sonderformen der Collumcarcinome bereits erwähnt. Hier ließ sich sowohl im Vitalpräparat als auch im Papanicolaou-Ausstrich Melanin in großen Wolken nachweisen. Die Tumorzellen wirkten eher undifferenziert.

Einige Beobachtungen über *Carcinosarkome* liegen unter anderem von BURGHARDT (1957) vor. Der Autor ist der Auffassung, daß die beobachteten atypischen Zellen infolge der erhöhten Zerfallsneigung der sarkomatösen Komponente des Tumors eher aus dieser stammen als aus dem carcinomatösen Anteil. PARKER (1964) fand unter sechs malignen Mischtumoren des Uterus in einem Fall im Ausstrich durch Querstreifen im Cytoplasma gekennzeichnete Myosarkomzellen; zwei Fälle wiesen Adenocarcinomzellen auf; ein weiterer enthielt maligne Plattenepithelien neben Adenocarcinomzellen; zwei Fälle waren cytologisch negativ.

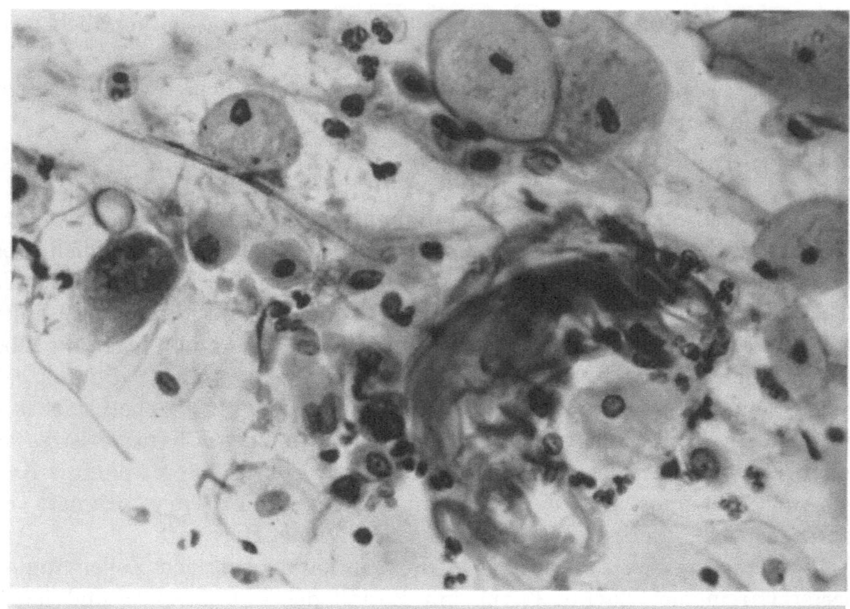

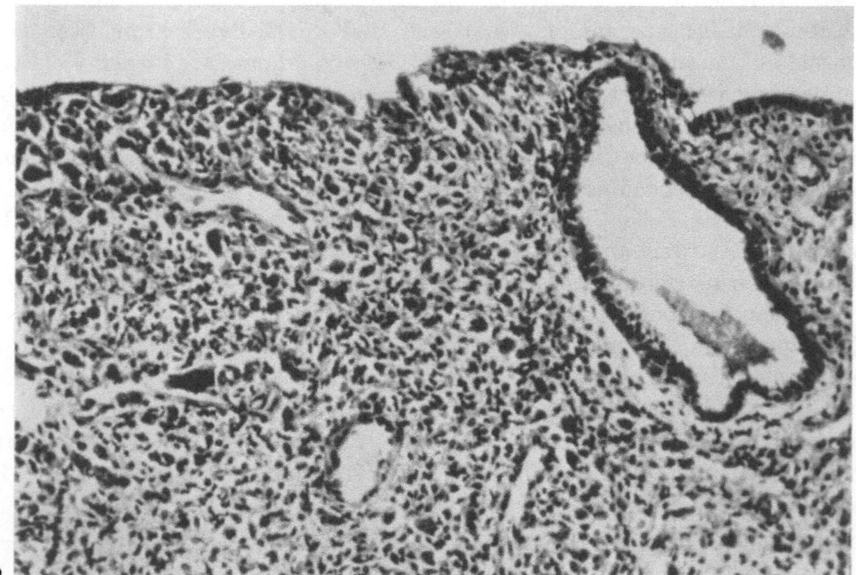

Abb. 71. a Vaginalausstrich (Papanicolaou-Präparat): Atrophie mit parabasalen Zellen,
einzelne kleine verdächtige Zellen und eine Tumorriesenzelle. b Abrasio (HE-Färbung):
polymorphzelliges Sarkom des Endometriums. 69jährige Patientin

Wir schließen uns der Meinung von Burghardt (1957) an, daß beim undifferenzierten Sarkom das Zellbild keinen sicheren Hinweis auf die mesenchymale
Abstammung der Tumorzellen gestattet, daß lediglich das Auftreten von Mitosen
einen Hinweis auf die Histogenese zulassen kann, da diese in Carcinomen nur
äußerst selten, in Sarkomen dagegen anscheinend häufiger beobachtet werden.
Bei differenzierten Formen kann die spindelzellige Struktur von Zelle und Kern
auf die Herkunft hinweisen.

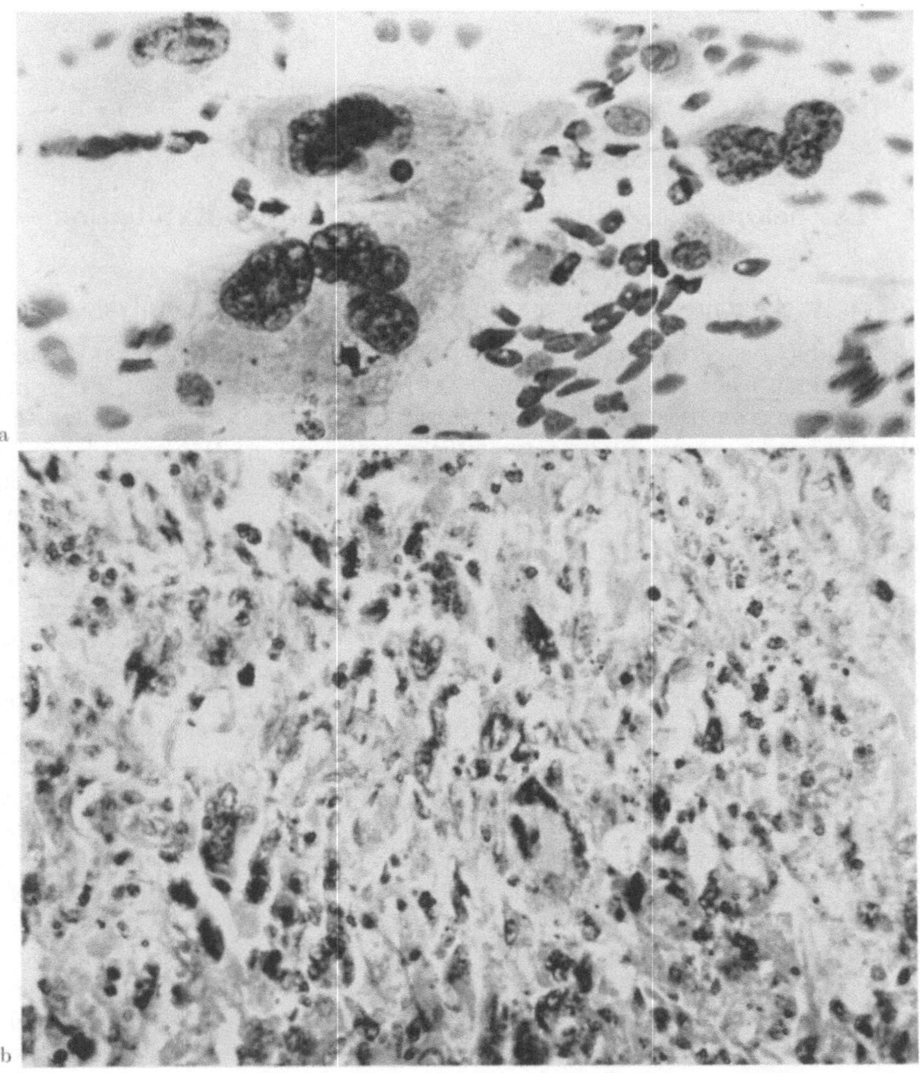

Abb. 72. a Atypische und bizarre Riesenzellen im Vaginalabstrich (Papanicolaou-Färbung).
b Polymorphzelliges Endometriumsarkom (HE-Färbung). 63jährige Patientin

Entscheidend für das Auftreten von malignen Zellen im Ausstrich ist neben
der anatomischen Lage der Geschwulst und ihrem Anschluß an den Genitaltrakt
die richtige unmittelbare Entnahme aus dem Geschwulstbereich. Die Hinfälligkeit
der Zellen ist nicht nur durch die Zerfallsneigung im Tumor selbst, sondern auch
nach der Abschilferung gegeben, so daß sekundäre Veränderungen mit Zerfall
des Cytoplasmas nur noch den Hinweis auf das Vorliegen eines auffälligen Zellbildes geben. Berücksichtigen muß man schließlich, daß auch in durchaus gutartigen Myomen in den Grenzbereichen zur Nekrose Zellatypien auftreten, die
sogar dem Histologen Schwierigkeiten machen können. Da auf der an den Genitaltrakt angrenzenden Oberfläche von Myomen derartige degenerative Zellveränderungen ebenfalls auftreten können, muß sogar bei nekrotischen Myomen mit der
Absonderung atypischer, degenerativer Zellformen gerechnet werden.

IX. Sekundäre Zellveränderungen nach der Exfoliation (Zelltod; Autolyse; Cytolyse)

A. Allgemeine Bemerkungen über Zelltod und Autolyse

Die im Vaginalausstrich zur Beobachtung gelangenden abgeschilferten Epithelzellen werden mehr oder weniger lange Zeit vor ihrer Entnahme und Fixierung aus ihrem physiologischen Zellverband gelöst und sind somit nur noch kurze Zeit lebensfähig oder waren bereits intraepithelial abgestorben. Man wird daher im Zellbild des Vaginalausstrichs neben noch lebenden bzw. lebend fixierten auch immer bereits vor der Fixierung abgestorbene und somit mehr oder weniger weit der Autolyse verfallene Zellen zu Gesicht bekommen. Die dabei zu erwartenden morphologischen Veränderungen der Zellstruktur, aus denen sich auf den Zeitpunkt des Zelltodes schließen läßt, sollen hier kurz geschildert werden.

Fragt man sich zunächst, wann es überhaupt zum physiologischen Zelltod der Vaginalepithelien kommt, so kann diese Frage sehr unterschiedlich beantwortet werden. Falls man von einer lebenden Zelle noch die Fähigkeit zur Teilung verlangt, so trifft dieses Kriterium nur auf die Basal- und Parabasalzellen des Vaginalepithels zu. In der Intermediär- und Superfizialzone fehlt diese Teilungsfähigkeit. Die Zellen dieser Schichten erfüllen jedoch durch ihre Glykogenbildung und durch die Bildung einer oberflächlichen Schutzschicht wesentliche biologische Aufgaben. Die Superfizialzellen sind außerdem durch ihre Exposition zum sauren Vaginalmilieu schon im Verband in ihrer Form erstarrt und sekundären Veränderungen gegenüber außerordentlich widerstandsfähig. Eine Auflösung der Superfizialzellen findet man daher nur bei bestimmten bakteriellen Infektionen. Die reguläre Döderlein-Flora ist nicht in der Lage, das Cytoplasma der Superfizialzellen zu zerstören. Die Intermediärzellen mit ihrem hohen Glykogengehalt werden dagegen auch von der Döderlein-Flora zerstört. Hier liegt kein primärer Zelltod, sondern eine sog. Döderlein-Cytolyse vor. Ob dagegen die Superfizialzellen noch als lebende Zellen aufzufassen sind, läßt sich schwer entscheiden; aufschlußreiche Untersuchungen liegen darüber noch nicht vor. In ihrer erstarrten Form erscheinen sie zumindest devitalisiert. Ausdruck der Devitalisierung ist auch der Widerstand gegen bestimmte ätzende Substanzen. So werden die Superfizialzellen und auch ein Teil der Intermediärzellen von Medikamenten nicht angegriffen, die sonst eine Zerstörung der Zellen herbeiführen, wie z. B. Albothyl (STOLL und POLLMANN, 1957) oder Wasserstoffsuperoxyd (GANSE, 1966). Man kann daher bestimmte Medikamente zur Behandlung gutartiger umschriebener Portioveränderungen verwenden, da durch ihre Applikation das regelrechte Epithel erhalten bleibt, während das Regenerationsepithel, das atypische Epithel und das ektropionierte Zylinderepithel zerstört werden.

Im Augenblick des sicher eingetretenen Zelltodes kommt es zur Aufhebung der geordneten Permeabilität der Zell- und Kernmembranen und durch das Aufhören oxydativer Vorgänge zur Acidose. Diese Veränderungen leiten die Autolyse der Zelle ein, die unmittelbar nach dem Zelltod einsetzt, wenn sie nicht durch Austrocknung (Mumifizierung) der Zelle verhindert wird. Bei der Autolyse werden die cellulären Substanzen durch die bis dahin ruhenden bzw. dem Zellorganismus sinnvoll unterstellten zelleigenen Enzyme aufgelöst, die durch Zerstörung der Lysosomen und durch Diffusion frei werden.

Die ersten morphologischen Anzeichen des eingetretenen Zelltodes sind uns im wesentlichen aus den *phasenkontrastmikroskopischen Beobachtungen* von ZOLLINGER (1948) an in Tyrofusinlösung aufgeschwemmten Tumorzellen bekannt: 2 Std nach dem Zelltod wird eine Granulierung des Nucleoplasmas erkennbar; nach 4—6 Std kommt es durch Präcipitation von Kerneiweißen zu einem gesteigerten Lichtbrechungsvermögen der Nucleolen, Karyosomen und der Kernmembran („glänzender Kerntyp"); nach 8 Std treten Kernpyknosen auf mit Kondensation des Chromatins durch Wasserverlust, Depolymerisierung der Desoxyribonucleinsäuren und Kernmembranfaltungen. Die Kernpyknose ist jedoch im Anfangsstadium noch kein sicheres Zeichen des Zelltodes; auch funktionelle Überbeanspruchung der Zelle kann zur dann reversiblen Pyknose führen (VOGT und VOGT, 1949). Erst beim Schwund der depolymerisierten Desoxyribonucleinsäuren nach Zerstörung der Histone erfolgt der Übergang der Pyknose in die irreversible fermentative Auflösung (Karyolyse) oder Fragmentierung (Karyorrhexis) des Kerns, die als sichere Zeichen des Zelltodes und der einsetzenden Autolyse aufzufassen sind. Diesem Kernschwund geht eine Auflösung der Kernmembran und Quellung der Kernsubstanz durch Wasseraufnahme aus dem Cytoplasma (Kernödem) voraus; der Kern „verdämmert" schließlich im Zelleib. Art und Grad der Auflösung ist von Milieubedingungen, vor allem vom pH-Wert abhängig (Näheres s. bei MÜLLER, 1955). Daneben verändert sich jetzt auch das Cytoplasma sichtbar. Nach anfänglicher Flüssigkeitsaufnahme (Zellödem) wird es durch Gerinnung zunächst fädig und klumpig umgewandelt; die Mitochondrien verquellen; danach kommt es zur körnigen oder homogenen Erstarrung und Eosinophilie des Cytoplasmas.

Ein frühes Kennzeichen des Absterbens einer Zelle ist auch ihr verändertes *Verhalten gegenüber Vitalfarbstoffen* (RIES, 1937): Während die lebende Zelle saure und basische Farbstoffe (z.B. Trypanblau und Neutralrot) in ihrem Cytoplasma granulär speichert und der Kern basische Farbstoffe (z.B. Neutralrot) nicht aufnimmt, lassen sich Cytoplasma und Kern abgestorbener Zellen auf Grund des veränderten kolloidalen Zustandes mit diesen Farbstoffen diffus anfärben. Die durch einen Wassermantel vor der Adsorption basischer Farbstoffe geschützten sauren Eiweißmoleküle der lebenden Zelle können nach Dehydrierung in der toten Zelle diese Farbstoffe absorbieren (BARGMANN, 1962).

Tote Zellen lassen sich außerdem auch *fluorescenzmikroskopisch* mit dem basischen Farbstoff Acridinorange von lebenden unterscheiden (STRUGGER, 1940): Das Cytoplasma lebender Zellen fluoresciert im allgemeinen gelbgrün, dasjenige toter Zellen kupferrot. Der Farbumschlag kommt durch die kräftigere Adsorption des Acridinorange in der toten Zelle zustande, in der beim Zerfall der Eiweißmoleküle zahlreiche bindungsfähige Seitenketten frei geworden sind. Zur Rotfluorescenz kommt es aber nicht allein nach dem Zelltod, sondern auch bei hohem Gehalt des Cytoplasmas an ebenfalls farbstoffbindungsfähigen Ribonucleinsäuren bzw. Nucleotiden (GÖSSNER, 1950). Diese Befunde deuten auf eine nach dem Zelltod frühzeitig einsetzende Aufspaltung der Nucleoproteide hin. Andererseits ist eine klare Abgrenzung abgestorbener und carcinomatöser Zellen auf Grund der Fluorescenzfarbe allein mit Acridinorange nicht möglich.

Auch das Auftreten der sog. *Autolysevacuolen* (BUCKLEY, 1962), die das ganze Cytoplasma durchsetzen können, ist kein ganz sicheres Zeichen des Zelltodes, sondern in erster Linie eines Sauerstoffmangels. Diese Vacuolen sind elektronenoptisch leer oder enthalten Eiweißkondensate (ALTMANN, 1949) bzw. kolloidtropfige Eiweißausfällungen (BÜCHNER, 1944), die von PAPANICOLAOU (1954) in degenerierten Zellen außer im Cytoplasma auch im Kern gesehen wurden. Ihr Auftreten kann jedoch sowohl Ausdruck einer gesteigerten als einer herabgesetzten Lebensfähigkeit sein (SIEGMUND, 1942). Phasenoptisch wurden sie vor allem peripher und perinucleär kurz vor Eintreten des Zelltodes beobachtet (BESSIS, 1964).

B. Die degenerative Autolyse des abgeschilferten Vaginalepithels

Die degenerative Autolyse betrifft alle in den Vaginalraum hinein abgeschilferten Zellen ohne Rücksicht auf ihre Differenzierungshöhe und ihre histologische Herkunft. Allerdings verfallen weniger reife Zellen des Plattenepithels und Drüsenzellen rascher der Autolyse als ausgereifte Zellen wie etwa die Superfizialzellen. Der Grad und die Geschwindigkeit der Autolyse sind weiterhin abhängig vom chemischen Milieu im Vaginalraum und von der Bakterienflora.

Drüsenzellen der Uterusschleimhaut und des *endocervicalen Zylinderepithels* unterliegen nach ihrer Loslösung aus dem Zellverband sehr rasch der Autolyse, insbesondere aber bei Verweilen im Vaginalsekret. Es kommt zunächst zu einer Quellung, dann zu einer Auflösung des Cytoplasmas. Gleichzeitig nimmt die Anfärbbarkeit der Zellkerne ab, und auch diese werden durch Quellung größer. Das Kernplasma läßt Einzelheiten nicht mehr erkennen, es ist vielmehr gleichmäßig verwaschen dargestellt. Der Prozeß läuft bei Mischinfektionen anscheinend noch rascher ab als bei einer reinen Döderlein-Flora, ist aber in der Art der morphologischen Veränderungen gleich.

Bei gering differenzierten Zellen aus *Adenocarcinomen* läuft die Autolyse besonders rasch ab. Die Anisonucleose bleibt dabei erhalten, ist aber gelegentlich der einzige Hinweis darauf, daß hier ein maligner Prozeß vorliegen könnte, da die Hyperchromasie der Kerne verlorengeht.

Eine Autolyse der *Superfizial- und Intermediärzellen* wird bei pH-Werten zwischen 5,5 und 7,0 beobachtet, wobei stets eine Mischflora vorhanden ist, die vorwiegend aus vergrünenden Streptokokken, Bacterium coli und Bacterium proteus besteht (WIED, 1954). Das Cytoplasma dieser Zellen ist von den Keimen dicht besetzt, so daß Einzelheiten nicht mehr erkennbar sind. Die Kerne sind meist noch deutlich erhalten. Eine Abhängigkeit der Autolyse von den beteiligten Bakterien ist sicher gegeben, jedoch noch nicht genau untersucht. GARDNER und DUKES (1955) haben darauf hingewiesen, daß insbesondere Haemophilus vaginalis degenerative Veränderungen an Plattenepithelzellen verursacht. Die bei Entzündungen beobachteten degenerativen Zell- und Kernveränderungen sind im Kapitel Entzündung ausführlich besprochen.

Bei echten *Plattenepithelcarcinomen* beginnen sekundäre degenerative Zell- und Kernveränderungen bereits im Epithelverband. Nach der Abschilferung neigen diese Zellen insbesondere zum Zerfall des Cytoplasmas, so daß lediglich die Polymorphie der Kerne erhalten bleibt, während ihre Anfärbbarkeit abnimmt und die Struktur der Kernsubstanz keine Hinweise mehr auf Malignität geben. Da bei diesen Prozessen immer eine Mischflora vorhanden ist, wird der Zerfall nicht nur durch die niedrige Differenzierungsstufe, sondern auch durch die begleitende entzündliche Veränderung beschleunigt. Aus diesen Gründen ist die indirekte Entnahme für eine Diagnose ungünstiger als der direkte Abstrich von der Läsion, bei der lediglich die primären degenerativen Veränderungen berücksichtigt werden müssen.

C. Die Cytolyse

Die Besiedelung glykogenhaltiger Vaginalepithelien, vorwiegend der Intermediärzellen, durch Döderlein-Keime und die Auflösung ihres Cytoplasmas durch diesen physiologischen Keim wird als Sonderfall der Autolyse, als Döderlein-Cytolyse, bezeichnet (Abb. 48).

D. Die atrophische Zellkohäsion
(degenerative Veränderung der Basal-Parabasalzellen)

Die weniger differenzierten Zellen des normalen Plattenepithels zeigen nach der Abschilferung besondere autolytische Veränderungen. Mit der Auflösung des Cytoplasmas gehen die Zellgrenzen verloren, die meist in Gruppen liegenden Zellkerne rücken näher zusammen und bilden innerhalb einer ungeordneten und unstrukturierten Plasmamasse dichte Haufen. Dabei nimmt die Färbbarkeit der Kerne ab, und es kommt nicht selten zu Formveränderungen, die eine sichere Diagnose beeinträchtigen. Daneben beobachtet man auch immer noch gut erhaltene Basal-Parabasalzellen sowie frei liegende Kerne dieser Zellen mit völliger Destruktion des Cytoplasmas.

Da diese Veränderung ausschließlich bei atrophischem Ausstrichtyp beobachtet wird, kann die intravaginale oder parenterale Oestrogenapplikation zur Klärung herangezogen werden. Mit dem Aufbau des Epithels verschwinden die degenerativen Veränderungen.

X. Strahlenveränderungen und Strahlenprognose

Über Gewebsveränderungen unter Strahlenbelastung liegen zahlreiche Arbeiten vor (PHILIPP, 1926; ENGLMANN, 1933, 1937; GLÜCKSMANN, 1939), die in jüngerer Zeit insbesondere von LAX (1950), PENDL (1950), TISCHER und SCHÜLLER (1953), GLÜCKSMANN, (1958) SCHÜLLER (1959) aufgegriffen und vervollständigt worden sind. Die Frage nach einer prognostischen Aussage bei der Tumorbestrahlung hat dabei besonderes Interesse gefunden. Grundsätzliche Unterschiede in der Gewebsreaktion bei Anwendung verschiedener ionisierender Strahlen konnten nicht gefunden werden.

Die Toleranzdosis der Vaginalwand bei Körperhöhlenrohrbestrahlung wird von KEPP (1952) mit 30000—40000 r angegeben, wenn die Einzeldosis mit 3000 r fraktioniert und protrahiert verabfolgt wird. Unter der Behandlung beobachtet man zunächst eine Rötung des bestrahlten Bezirks, der sich schließlich dunkelrot färbt und mit einem weißlichen Exsudat überzieht. Bei Fortführung der Behandlung entsteht ein Ulcus, das jedoch schneller als eine entsprechende Veränderung der Haut zur Abheilung neigt. Die Strahlensensibilität ist individuell verschieden. Im allgemeinen ist auch nach TISCHER und SCHÜLLER (1953) die Toleranzgrenze bei 30000 r erreicht, und zwar unabhängig von der Höhe der Fraktionierung. Es kommt zur Ausheilung ohne Narbenbildung. Die Reaktion des Epithels geht etappenweise vor sich und kann zu den makroskopischen Veränderungen in Beziehung gesetzt werden. Nach einem kurzen Intervall kommt es zu einer Schwellung und Trübung des Cytoplasmas, der Vacuolenbildung, Homogenisierung, Körnelung und tropfige Entmischung folgen. Die Veränderungen am Kern werden erst etwas später bemerkt. Die Kernstruktur wird weniger deutlich, Kernkörperchen und Kern vergrößern sich, die Verklumpung des Chromatins nimmt zu, es werden Kernteile in das Cytoplasma ausgestoßen und Karyorrhexis beobachtet. Solange die Zelle nicht irreversibel geschädigt ist, kann sie ihre Teilungsfähigkeit beibehalten, es kommt jedoch zu atypischen Mitosen mit Chromosomenverklumpungen, Teilkernbildung und Doppelkernigkeit.

Die beschriebenen Veränderungen lassen sich an den exfoliierten Zellen im Vaginalsekret ebenfalls nachweisen:

Die *Basal- und Parabasalzellen* zeigen kurz nach Bestrahlungsbeginn eine zunehmende Vacuolenbildung im Cytoplasma (Abb. 73). Gleichzeitig nehmen sie an Größe zu und können das Sechsfache ihrer Ausgangsgröße erreichen. Die Cytoplasmafärbung geht von cyanophil über in schmutzigbraune bis orangerote Töne, wobei Cytoplasmastrukturen verlorengehen. Die Kerne werden durch die Vacuolenbildung an den Rand gedrängt, sie zeigen Strukturverlust, Deformierungen und Kernzerfall. Die Kernveränderungen treten später auf als die Cytoplasmaveränderungen. Die Zellgrenzen werden bei Bestrahlungsfolgen häufig unscharf, die Zellen gelegentlich deformiert, ausgezogen und bizarr in ihrer Form. Schließlich kann es zu völligem Zell- und Kernzerfall kommen, wobei Leukocyten an der Auflösung der Zelle beteiligt sind. Relativ häufig sieht man ein Einwandern von Leukocyten in strahlengeschädigte Zellen, sei es, daß diese in Vacuolen liegen, sei es, daß unter Auflösung des Cytoplasmas und Kernzerfall zahlreiche Leukocyten in einer ballonartig aufgeblähten Cytoplasmahülle gefunden werden.

Auch die Zellen der *Intermediärschicht* weisen eindrucksvolle Strahlenveränderungen auf. Neben der Vergrößerung der Zellen insgesamt kommt es zu Formveränderungen, die unter Streckung des Cytoplasmas bis zur Bildung einer

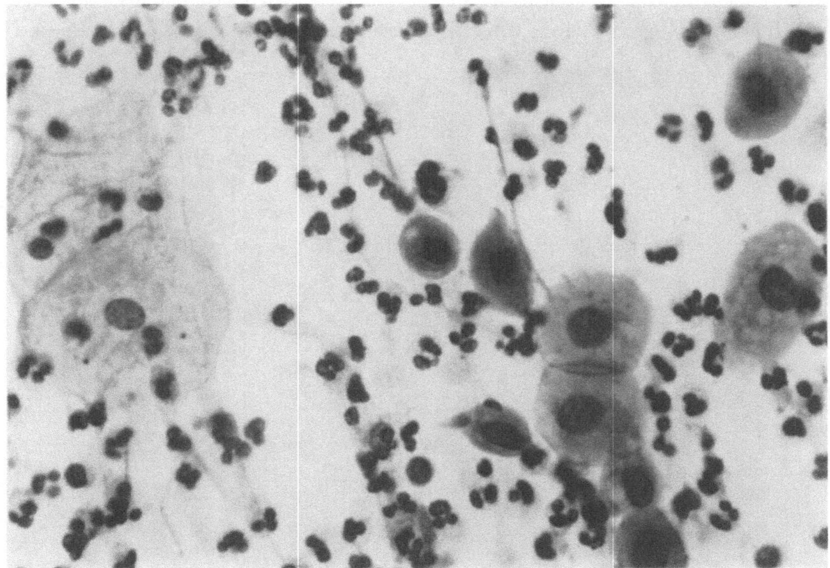

Abb. 73. SR-günstiger Ausstrich nach GRAHAM (sensitization response) mit den typischen vacuolisierten Basal-Parabasalzellen

Spindelzelle führen können. Auch hier sind Cytoplasmavacuolen reichlich vorhanden. Das Cytoplasma selbst nimmt einen rötlichbraunen Farbton an. Durch Einwanderung von Leukocyten kann es schließlich zu völligem Zerfall der Zelle kommen. Demgegenüber sind die Kernveränderungen uncharakteristisch, sie bestehen vor allem in einer Homogenisierung des Kernplasmas und in einer pyknotischen Schrumpfung der Kernsubstanz. Da mit Zellteilungen innerhalb der Intermediärzone nicht mehr gerechnet werden kann, ist anzunehmen, daß die mehrkernigen Intermediärzellen, die unter der Bestrahlung beobachtet werden, aus geschädigten Parabasalzellen hervorgegangen sind.

Die Zellen der *Superfizialschicht* sind schon bald nach Bestrahlungsbeginn dicht von Leukocyten besetzt, so daß gelegentlich die Zellform als solche nicht mehr erkannt werden kann. Die Cytoplasmaveränderungen sind mit denen der Intermediärzone identisch, wenn auch die Vacuolenbildung weniger häufig ist. Dagegen nimmt die gefärbte Superfizialzelle ebenfalls einen braunrötlichen Farbton an.

Faßt man die Strahlenveränderungen der verschiedenen Zellformen der gutartigen Reihe zusammen, so stehen Vergrößerung, Plasmavacuolen und Änderung

der Farbtönung im Vordergrund, sie treten auch am ehesten auf. Dem folgen
die Kernveränderungen mit den Folgen einer gestörten Kernteilung in den niedrigeren Differenzierungsschichten, also mit Mehrkernigkeit, Riesenkernbildung und
Kerndeformationen. Bei höheren Strahlendosen kommt es schließlich in allen
Lagen zu schwersten Zellveränderungen (Abb. 74) mit Zerfall des Cytoplasmas,
Karyorrhexis, Leukocyteninvasion, bis schließlich im Ausstrich nur noch Zell-
trümmer und massenhaft Leukocyten anzutreffen sind (Finalreaktion nach MOHR,
1954).

   Nach Abschluß der Bestrahlung erfolgt in den Normalbereichen des Epithels
eine proliferative Regeneration, die zur Wiederherstellung der Epitheldecke führt.

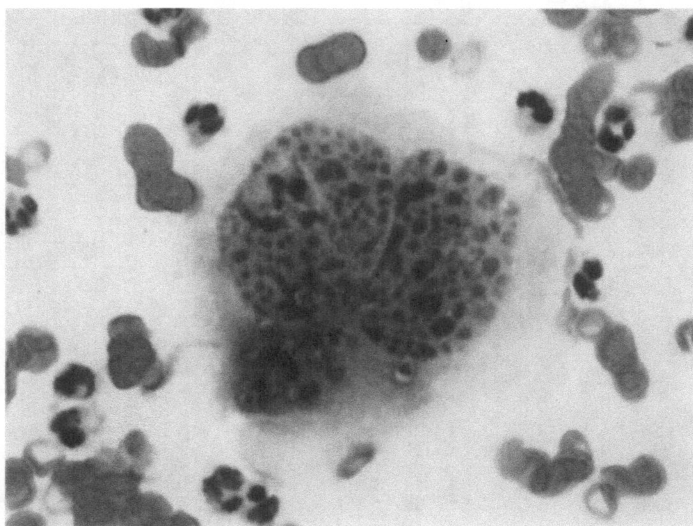

Abb. 74. Vaginalabstrich: Zustand nach Radiumeinlage, 14. Tag. Auflösung des Cytoplasmas
und grobtropfige Entmischung der Kernsubstanz

Es lassen sich jedoch noch sehr lange nach Abschluß der Bestrahlungsserie Zellatypien — auch bei Fehlen eines Tumors — nachweisen, die auf eine anhaltende
irreversible Strahlungsschädigung des gesunden Epithels schließen lassen. Wir
haben in eigenen Untersuchungen bei carcinomfreien Patientinnen 2, gelegentlich
sogar 4 Jahre nach Abschluß der Intravaginalbestrahlung noch folgende Auf-
fälligkeiten (in der Reihe ihrer Häufigkeit) gesehen: Variation der Färbbarkeit
oder unterschiedliche Plasmafärbung in einer Zelle, Plasmavacuolen, Mehrkernigkeit und große Kerne in reifem Cytoplasma (atypische Verhornung), schollige
Karyorrhexis. Dasselbe fanden CRAMER und LEHMACHER (1953).

   Die *Strahlenveränderungen an Tumorzellen* unterscheiden sich nicht grundsätzlich von denjenigen an normalen Zellen (Abb. 75 und 76). Infolge der variablen
Ausgangsformen der Tumorzellen ist jedoch die Vielgestaltigkeit des strahlen-
beeinflußten Zellbildes größer. Eine Unterscheidung von primär neoplastischer
Strukturveränderung und sekundärer Strahlenveränderung kann auf große Schwierigkeiten stoßen. Nur eindeutige Blastomzellen erlauben den Rückschluß auf
fortschreitendes Wachstum. Dies ist bei der Beurteilung von Rezidiven von
großer Bedeutung.

Über Frühveränderungen an bestrahlten Tumorzellen haben ZEITZ und FENDEL (1953) am Mäuseascitestumor in Abhängigkeit von Zeit und Dosis berichtet. Die von ihnen beschriebenen Zellveränderungen entsprechen den an allen Geweben histologisch resultierenden Strahlenschädigungen, sie lassen sich daher verallgemeinern.

Im Phasenkontrastmikroskop sind nach zweistündiger Radiumeinwirkung (80 mgelh) bereits Cytoplasmaveränderungen nachweisbar. Es bilden sich Cytoplasmatuberanzen unter

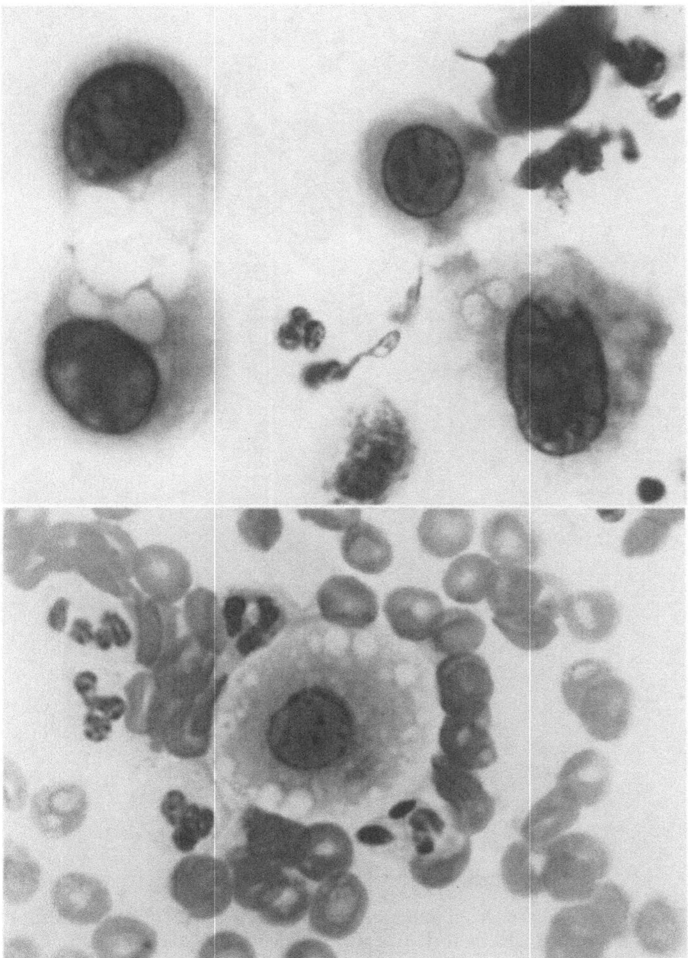

Abb. 75. Strahlenveränderung: Tumorzellen mit Vacuolenbildung im Cytoplasma, teilweiser Auflösung des Cytoplasmas und beginnender vacuoliger Degeneration des Kerns (14. Tag nach der 1. Radiumeinlage)

Entstehung von pseudopodienartigen Ausläufern und Plasmaabschnürungen, außerdem treten zahlreiche Vacuolen auf. Der Kern erscheint unverändert.

Nach 3 Std (120 mgelh) erscheint das Cytoplasma zerfließlich, die erstgenannten Veränderungen haben zugenommen. Die Kernmembran erscheint schärfer gezeichnet, und um den Kern herum findet man einen helleren Plasmahof. Das Kernplasma ist leicht getrübt und zeigt wolkige Verteilung.

Nach 4 Std (160 mgelh) werden am Kern deutliche Veränderungen erkennbar. Die Kernmembran ist verwaschen und an einigen Stellen blasig abgehoben, das Kernplasma ist trübe, stark gekörnelt, die Nucleoli zeichnen sich nur noch unscharf ab. Es treten Kernvacuolen auf.

Nach 5—7 Std (240—280 mgelh) wirkt das Cytoplasma durch Vacuolenbildung grobschaumig, zahlreiche Zellen gehen in Auflösung, die Kerne blähen sich ballonartig auf, die Nucleoli sind ebenfalls erheblich vergrößert.

Im weiteren Verlauf der Testbestrahlung kommt es an den Tumorzellen des Mäuseascitestumors zu einer völligen Entmischung des Cytoplasmas und dessen Auflösung, die

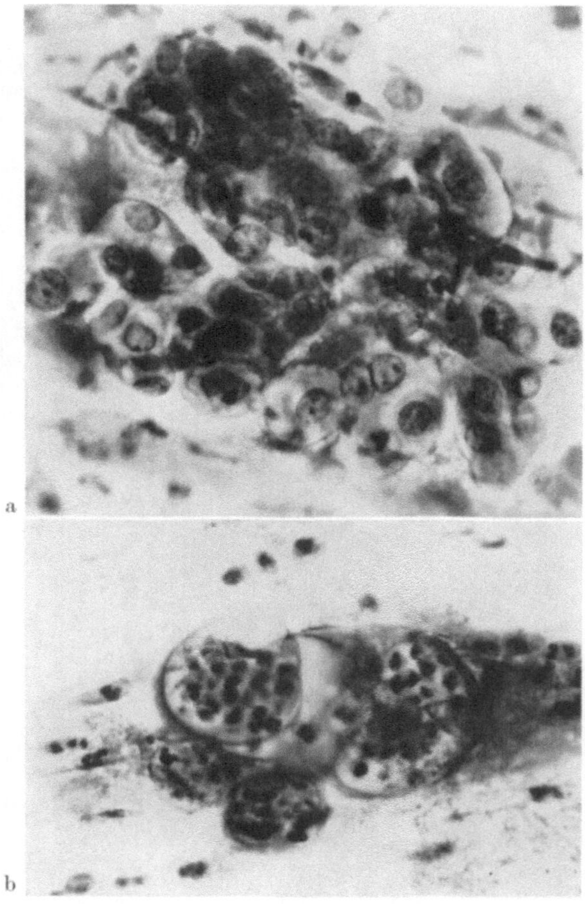

Abb. 76. a Endocervicalabstrich: Tumorzellgruppe. Gelegentlich ist noch Zylinderzellform angedeutet; die Lagerung in Reihen deutet auf ein drüsiges Carcinom hin; Vacuolenbildung. Histologisch fand sich ein Adenocarcinoma colli bei einer 53jährigen Patientin. b Endocervicalabstrich derselben Patientin nach der Radiumeinlage. Degenerative Veränderung der Tumorzellen mit Leukocyten-Invasion

aufgeblasenen Kerne werden strukturlos, die Kernmembran lockert sich auf und wird von einer wolkigen Ansammlung von Mitochondrien umgeben.

Als erste Schädigungszeichen treten demnach schon sehr rasch nach Beginn der Einstrahlung degenerative Cytoplasmaveränderungen auf, denen Kernveränderungen folgen. Als letzte Phase folgt die grobtropfige Entmischung und Auflösung des Cytoplasmas. Die Beobachtungen von ZEITZ und FENDEL (1953) weisen auf ein sehr frühzeitiges Einsetzen der Strahlenwirkung auf die Tumorzellen hin.

ENGLMANN (1937) beschrieb beim Menschen lichtoptisch faßbare Veränderungen an Kern und Plasma erst nach 2 Tagen, HECHT (1952) nach frühestens 24 Std. Da diese Untersuchungen an fixierten Zellen bzw. Geweben erfolgt sind, darf man annehmen, daß früheste Veränderungen nicht erfaßt worden sind. Auch diese Untersucher beschreiben als erste Zeichen cytoplasmatische Strukturveränderungen, denen die Kernschäden folgen. Im Zuge dieser Veränderungen kommt es zu vacuoliger Auftreibung des Cytoplasmas unter Vergrößerung der Zelle auf das Vielfache. Die Zerfließlichkeit des Cytoplasmas nimmt zu. Zelleinschlüsse und Phagocytose werden beobachtet. Die Färbung geht von blau über

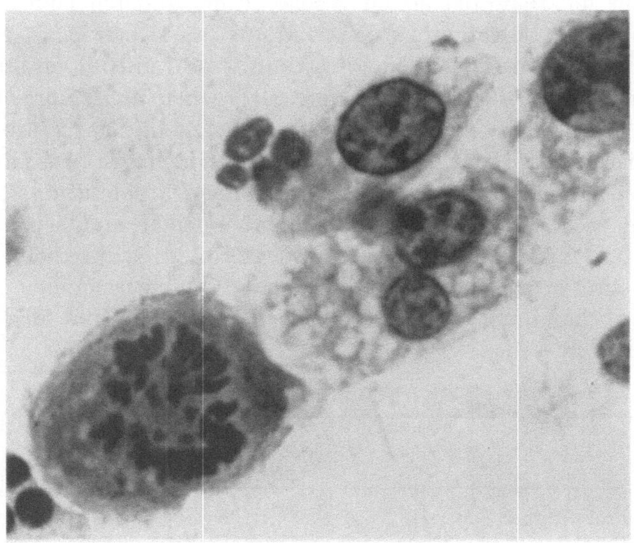

Abb. 77. Strahlenveränderte Tumorzellen: gestoppte Mitose (Mitosen sind im Vaginalausstrich bei unveränderten Tumorzellen äußerst selten)

in lavendel oder goldorange, wenn nach PAPANICOLAOU gefärbt wird. Nach Färbung mit Acridinorange geht die intensive Rotfluorescenz der Carcinomzellen nach Strahlenschädigung des Cytoplasmas infolge der veränderten Polymerisierung der RNS in einen bräunlichen Farbton über (SEYDEL, 1965). Schließlich zerfällt das Cytoplasma ganz, und die Kerne sind von einem durch Leukocyten und Plasmaresten bestimmten Zelldetritus umgeben.

Die Kerne selbst zeigen ebenfalls eine erhebliche Vergrößerung mit Vacuolenbildung. Es kommt zu Verklumpungen des Chromatingerüstes und wabenartiger Aufhellung der Kernsubstanz, in der man monströse Nucleoli erkennt. Die Zahl der atypischen Mitosenfolgen mit Mehrkernigkeit und Riesenkernbildung nimmt zu. Daneben finden sich gestoppte Mitosen (Abb. 77).

Die undifferenzierten Zellen fallen der Auflösung rascher anheim, so daß im Laufe der Bestrahlung mehr und mehr atypisch differenzierte Zellformen das Bild beherrschen. Vor allem treten verhornte atypische Zellen auf, auch dann, wenn diese im Ausstrich vor der Bestrahlung fehlen und der Tumor ursprünglich undifferenziert war. Man hat den Eindruck, daß die Radiation eine atypische Differenzierung in Gang setzt, die sich durch die Ausschwemmung polymorpher

Zellformen dokumentiert. Dies bedingt eine zunehmende Variabilität des ganzen Zellbildes. Nach Applikation der vollen Strahlendosis findet man schließlich, dem zunehmenden Zerfall des Tumors entsprechend, nur noch Kernfragmente und Leukocyten.

Der zeitliche Ablauf dieser Veränderungen ist außer von der Art des Tumors und seinem Differenzierungsgrad abhängig von der Dosishöhe und Art der Strahlenapplikation.

SMOLKA und SOOST (1965) fanden bei einer dreimal im Abstand von 14 Tagen durchgeführten Radiumeinlage von 2000 mgelh die ersten Veränderungen in der Hälfte der Fälle innerhalb der ersten Woche, in der anderen Hälfte etwa in der zweiten Woche nach Bestrahlungsbeginn. MOHR (1954) hält eine genauere Aufstellung von Standardausstrichen nach bestimmten Strahlendosen für notwendig, weil die Veränderungen fließend ineinander übergehen und zahlreiche Faktoren in der Beurteilung nicht berücksichtigt werden. Zu diesen Faktoren gehören der Differenzierungsgrad des Tumors, seine oberflächliche Ausdehnung, seine Abschilferungsneigung, sein Stromagerüst und seine Durchblutung, die oberflächliche Wirkungsdosis in verschiedenen Tumorbereichen und seine leukocytäre Durchsetzung mit sekundärer Infektion (BUTTENBERG et al., 1960).

Wir beobachteten bei 100 Patientinnen mit Collumcarcinomen im Anschluß an die Strahlenbehandlung nach verschiedenen Zeitabschnitten folgende Charakteristika des Zellbildes:

Tabelle 11

	1—3 Monate	4—12 Monate	Über 12 Monate
Freie Kerne (Tumor)	9	—	6
Basaloide Kerne (Tumor)	33	—	12
Polymorphe Kerne (Tumor)	15	—	—
Spindelzellen (Tumor)	22	6	18
Unspezifische Veränderungen:			
Atypische Verhornung	33	30	30
Mehrkernigkeit	39	28	48
Schollige Karyorrhexis	18	6	24
Vacuolige Kernveränderung	6	—	6
Fehlfärbungen des Cytoplasmas	51	41	36
Hornschuppen	48	48	54
Plasmavacuolen	45	46	24
Zell- und Kernverklumpung	48	66	42
Klinisch Carcinom noch nachweisbar bzw. lokales Rezidiv	36	21	6

In dieser Zusammenstellung ist bemerkenswert, daß zunächst nach Ablauf von 3 Monaten bei 36 klinisch vorhandenen Tumorresten, die auch histologisch verifiziert werden konnten, dreimal kein cytologischer Hinweis auf das noch bestehende Tumorwachstum zu finden war. Die Ursache dafür ist in der Verschorfung der Oberfläche, dem weitgehend nekrotischen Zerfall des Tumors und der leukocytären Zerstörung der abgeschilferten Zellen zu sehen. Auffällig war das Auftreten differenzierter Tumorzellformen (hoher Anteil an Spindelzellen) nach der

Bestrahlung, auch bei ursprünglich weniger differenzierten Carcinomen. Hierin ist der Ausdruck eines unter der Bestrahlung erfolgenden Charakterwechsels der Carcinomzelle zu sehen, wie dies auch von anderen Autoren (GLÜCKSMANN, 1939; LIMBURG, 1952) beschrieben wurde. Diese reiferen Tumorzellformen halten sich lange Zeit im Ausstrich und sind nach längerem Abstand von der Bestrahlung noch erkennbar, während die weniger differenzierten, proliferativen Formen verschwinden, wenn lokale Heilung anzunehmen ist. Auch nach 12 Monaten wurden derartige Zellen noch gefunden (18 Fälle), so daß unklar bleiben muß, ob ihr Auftreten überhaupt den Rückschluß auf strahlenveränderte Tumorzellen erlaubt oder vielmehr der Ausdruck einer Strahlenveränderung an regenerierenden Zellen ist. *Jedenfalls ist nach Ablauf von über 12 Monaten nur das Vorhandensein von undifferenzierten Tumorzellen beweisend für das Rezidiv.* Auffallend ist auch das Fehlen von proliferierten Tumorzellen nach Ablauf von 4—12 Monaten. Dies spricht dafür, daß die Strahlendosis an der Tumoroberfläche zu einer weitgehenden Vernichtung proliferierender Zellen geführt hat. Dabei kann das Tumorwachstum an der Invasionsfront weitergehen, womit zumindest in 6 der 21 Fälle gerechnet werden muß, da sich bei ihnen der Tumor später eindeutig lokal manifestiert, während man bei den lokal geheilten, aber später an Beckenwandmetastasen sterbenden Patientinnen eine Aussage von der Cytologie nicht erwarten kann. Bei 6 Patientinnen, bei denen die Bestrahlung zur Vernichtung des Tumors nicht ausreichte und nach 12 Monaten spezifische Veränderungen der Portio makroskopisch und histologisch nachweisbar waren, ist das cytologische Ergebnis durch das Auftreten rasch proliferierender Tumorzellen mit Cytoplasmazerfall (nackte Kerne) gekennzeichnet. Bemerkenswert ist jedoch, daß bei 6 weiteren Patientinnen ohne sonstigen Lokalbefund basaloide Tumorzellen und bei 12 weiteren Patientinnen Spindelzellen gefunden wurden. Von diesen Patientinnen sind prospektiv drei als geheilt anzusehen. Auch hier müssen die beobachteten Zellveränderungen als späte Strahlenschäden bzw. Strahlenmutationen auf proliferierendes Epithel aufgefaßt werden, und wir müssen zu dem Schluß kommen, daß ihr Auftreten auch nach so langer Zeit nach der Bestrahlung keine sichere prognostische Aussage zuläßt.

Daß tatsächlich lange Zeit nach dem Ablauf der Bestrahlung erhebliche Zellveränderungen noch gesehen werden können, geht aus den in der Aufstellung als unspezifisch bezeichneten Merkmalen hervor. Mehrkernigkeit, scholliger Kernzerfall, die Ausbildung einer atypischen Verhornung und das Vorhandensein von Hornschuppen sind typische Zeichen einer Spätveränderung des Ausstrichbildes nach Bestrahlung. Die unter der Bestrahlung auftretenden Frühveränderungen, wie Cytoplasmavacuolen, Plasmazerfall, leukocytäre Invasion, Destruktion der Zellen und Kernvacuolen treten dagegen mehr zurück. In der Frage eines Rezidivs muß die Auffassung von SCHÜLLER (1959) voll unterstrichen werden, daß die Multiformität des Zellbildes nach Strahlenbehandlung dem Beurteiler erhebliche Schwierigkeiten macht. Nur das Auftreten guterhaltener proliferierter Tumorzellen spricht für ein Rezidiv. Alle anderen cytologischen Kriterien im Ausstrich nach Bestrahlung können irreführend sein.

So ist zwar die cytologische Verfolgung bestrahlter und operierter Patientinnen zur Entdeckung eines etwa auftretenden Rezidivs im Rahmen der nachgehenden Carcinomfürsorge durchaus zu empfehlen. Sie muß jedoch mit der nötigen Zurückhaltung gehandhabt werden. Nach unseren eigenen Erfahrungen kommt neben der Verwechslung von intakten Tumorzellen mit strahlengeschädigten Zellen auch noch eine Verwechslung mit histiocytären Elementen in Frage, wie sie nach Bestrahlung, aber auch nach Operationen, gern gesehen werden. Wir weisen in diesem Zusammenhang darauf hin, daß auch die histologische Untersuchung von Probeentnahmen aus Restprozessen bzw. aus Bereichen von Granulationsgewebe am Vaginalstumpf zuweilen Schwierigkeiten macht. Die Quellung und Formveränderung der Bindegewebselemente, insbesondere auch der Capillarendothelien, und die lymphocytäre Durchsetzung der übersandten Gewebspartikelchen lassen Fehldeutungen zu. Trifft man tatsächlich im Gewebe einen Tumorzellkomplex, so ist die Frage seiner deutlichen Devitalisierung oder etwa noch vorhandener proliferativer Potenz der persönlichen Erfahrung des Untersuchers anheimgestellt und die Meinung über die Deutung des Befundes uneinheitlich.

Über Strahlenveränderungen beim Korpuscarcinom nach Radiumeinlage hat IKLE (1959) berichtet, der nach der Radiumeinlage durch Aspiration Material aus dem Cavum entnommen hat. Er fand die ersten Veränderungen am 8. Tag nach der Einlage; sie nahmen bis zum 38. Tag zu und entsprechen in ihrer Art den oben beschriebenen.

Strahlenprognose des Collumcarcinoms

Die Prognose des Collumcarcinoms ist im wesentlichen abhängig von der Ausbreitung des Tumors zum Zeitpunkt des Therapiebeginns. Gegenüber diesem Kardinalpunkt treten andere Faktoren, wie etwa das Lebensalter, der morphologische Charakter des Tumors im Hinblick auf Wachstumsart und Wachstumsform oder Differenzierungsgrad weit zurück. Tatsächlich lassen sich Richtlinien für eine histologisch erfaßbare Prognose bisher nicht mit Sicherheit geben. Je nach dem bestehenden Ausbreitungsgrad sind die therapeutischen Möglichkeiten entweder durch die Strahlentherapie allein erschöpft (Gruppe III und IV) oder die Wahl zwischen Radikaloperation mit und ohne Nachbestrahlung oder alleiniger Strahlenbehandlung gegeben (Gruppe I und II). Ein Vergleich des Therapieerfolges ist bei den Gruppen I und II möglich, die allein einen solchen Vergleich zwischen verschiedenen Verfahren zulassen.

Bei der *Stadieneinteilung* ist zu berücksichtigen, daß diese auf Grund des Palpationsbefundes gegeben wird: Bei der Gruppe I ist der Tumor auf das Collum beschränkt, bei der Gruppe II das Parametrium collumnah oder die Vagina mitbefallen, bei der Gruppe III bis zur Beckenwand infiltriert, während die Gruppe IV Fernmetastasen aufweist. Dieser Einteilung haftet eine gewisse Subjektivität an. Man kann außerdem nicht immer zwischen entzündlicher und tumoröser Infiltration unterscheiden. Das Befallensein der regionären Lymphknoten ist palpatorisch nicht erfaßbar. So findet man bei den operierten Fällen der Gruppe I in bis zu 17%, der Gruppe II in bis zu 30% positive Lymphknoten, was retrospektiv eine Veränderung der ursprünglichen Stadieneinteilung erfordern würde. Hiervon wird jedoch abgesehen, damit nicht die Vergleichbarkeit der operierten und strahlenbehandelten Fälle aufgehoben wird. Es bleibt also bei der erstmalig festgelegten klinischen Zuordnung zu einer bestimmten Gruppe.

Der *Tumorcharakter* wird in den Erstbefund nicht einbezogen, obwohl man annehmen darf, daß rasch wachsende Carcinome mit histologisch nachweisbaren Einbrüchen in Lymph- und Blutbahn eher zu einer Metastasierung neigen als ausdifferenzierte Formen. Beim Adenocarcinom des Collum ist allerdings gesichert, daß es zu einer frühen und palpatorisch schwer erfaßbaren Infiltration in die Parametrien führt, so daß der festgelegte Ausbreitungsgrad eher als schlechter anzunehmen ist.

Zusammenfassend ist zu sagen, daß der Entschluß zu der einen oder anderen *Therapieform* bei den Gruppen I und II, bei denen die Frage Operation oder Bestrahlung zur Diskussion steht, *nach rein klinischen Gesichtspunkten* gefaßt wird, wobei die Frage der allgemeinen Operabilität (Alter, Fettleibigkeit, frühere Operationen im Genitalbereich mit Adhäsionsbildung, frühere Unterleibsentzündungen) mit entscheidet. Die Heilungsergebnisse mit der Bestrahlung allein oder der Operation mit nachfolgender Bestrahlung sind, statistisch gesehen, etwa gleich. Die Ausarbeitung beider Methoden hat soweit Schritt gehalten, daß der therapeutische Weg mehr von der subjektiven Einstellung des behandelnden Instituts abhängig ist. Die verbesserte Operationstechnik mit den Möglichkeiten der modernen Narkoseverfahren, dem Blutersatz und der Antibiotica auf der einen Seite und die Verbesserung der Bestrahlungstechnik mit Intensivierung der Wirkungsdosis am Tumor unter größtmöglicher Schonung des Umgebungsgewebes und Herabsetzung der lokalen und allgemeinen Strahlenschäden auf der anderen Seite sichern einen optimalen Behandlungserfolg. Die heute übliche *Zusatztherapie* (Diäthetik, Hormone, Cytostatica und zahllose allgemeinere Maßnahmen in der nachstehenden Carcinomfürsorge) kann sicher noch bessere Ergebnisse erwarten lassen, jedoch keine grundsätzlich durchgreifende Hebung der therapeutischen Leistung. Auch andere Kombinationen der Therapie, wie etwa der Ersatz des Radiums durch das Körperhöhlenrohr, die mancherorts geübte Vorbestrahlung vor der Operation mit dem Ziele der Verödung der regionären Lymphbahnen, lassen keine erhebliche Verbesserung erwarten. Die *Chemotherapie* des Krebses kann sich auf gynäkologischem Gebiet, zumindest bei den Uteruscarcinomen, nicht durchsetzen, weil gute Erreichbarkeit für Messer und Strahl gegeben ist. Sie kommt eventuell beim Ovarialcarcinom oder bei der Nachbehandlung von Fernmetastasen in Frage.

Diese Gründe haben dazu geführt, die Frühdiagnostik des gynäkologischen Carcinoms voranzutreiben, da in der frühen Erkennung die einzige Möglichkeit einer erheblichen Leistungsverbesserung der Therapie liegt.

Trotz allem wird jedoch versucht werden müssen, in der morphologischen Prognostik für den Einzelfall zu gültigen Richtlinien zu kommen. Es sollte möglich werden, auch seitens des Morphologen den Kliniker in seiner Entscheidung zu unterstützen, welcher Weg einzuschlagen ist. Hierbei spielen die Fragen der Radiosensibilität des Tumors und seiner Radioresistenz eine sehr wichtige Rolle. Zwar kann der Kliniker bei den Gruppen I und II nach durchgeführter Strahlenbehandlung unter dem Eindruck, daß eine wesentliche Beeinflussung des Tumorwachstums nicht erreicht werden konnte, sich auch dann noch zur operativen Entfernung entschließen. Die Operation ist jetzt der Versuch, den Patienten zu retten, der ohne diesen Eingriff unrettbar dem Tode verfallen ist. RUNGE und WIMHÖFER (1951) haben gezeigt, daß man — insbesondere nach einer entsprechenden Vorbehandlung mit hohen Oestrogendosen, die eine Auflockerung des indurierten Bindegewebes in der Tumorumgebung erzielen — die Operation mit Erfolg durchführen kann. Immerhin kann das Versagen der Strahlentherapie in diesem speziellen Fall erst nach Abschluß der Gesamtbestrahlung und darauffolgender Beobachtungszeit von einigen Wochen erkannt werden, so daß für die vorzunehmende Operation eine unliebsame Verzögerung eintritt (etwa 3—6 Monate). *Für die Entscheidung: Bestrahlung oder Operation, spielt daher eine zutreffende Aussage über die hier im individuellen Fall zu erwartende Strahlenansprechbarkeit des Tumors eine wichtige Rolle.*

Hierfür stehen mehrere Methoden zur Verfügung:

1. Die histologische und cytologische Beurteilung der unter der Bestrahlung auftretenden Veränderungen in der Zellpopulation des Tumors.

2. Die cytologische Beurteilung normaler Zellen und ihrer Veränderungen unter der Bestrahlung, also der Reaktion des betreffenden Wirtsorganismus auf Strahlenwirkung.

3. Das Vorhandensein besonderer normaler Zellformen vor Beginn der Therapie, das auf eine günstige Reaktionslage des Organismus hindeuten könnte.

4. Allgemeine morphologische Kriterien in Tumorbau und -wachstum, wie sie zur Aufstellung bestimmter Carcinomtypen führen, und der statistische Vergleich ihrer Heilungsergebnisse. Da es sich hier um ein histologisches Problem handelt, das mit dem Feinbau des Tumors zusammenhängt und nicht Gegenstand dieses Kapitels ist, muß auf die entsprechenden Ausführungen an anderer Stelle verwiesen werden (BRODERS, 1925, 1926, 1940; GLÜCKSMANN, 1939; LAX, 1950; PENDL, 1950; LIMBURG, 1952; GRAHAM, 1953; GRÜNBERGER, 1954).

Zu 1. GLÜCKSMANN und SPEAR (1945) haben gezeigt, daß die Radiokurabilität beurteilt werden kann, wenn vor der Bestrahlung und unter der Bestrahlung bzw. nach Abschluß der ersten Bestrahlungsserie (etwa 2 Wochen nach Therapiebeginn) *Probeexcisionen* durchgeführt und die verschiedenen Präparate miteinander verglichen werden. Sie haben drei bestimmte Reaktionstypen aufgestellt:

a) eine gute Reaktion, bei der alle ruhenden oder in Mitose befindlichen Zellen durch differenzierte Zellformen oder degenerativ veränderte Zellen ersetzt werden (Veränderungen des cytologischen und morphologischen Tumorcharakters),

b) eine mäßige Reaktion, bei der die degenerativen Zellformen sich nur wenig gegenüber den proliferativen prozentual verschieben,

c) eine ungünstige Reaktion, wenn der Zellcharakter gleichbleibt.

Die gestellte Prognose erwies sich in 86% der Fälle als richtig (1453 Patientinnen). Die Bedeutung ist insofern groß, als bei den bestrahlten Fällen der Gruppe I und II bei ungünstiger Reaktion schon nach der ersten Radiumeinlage die Therapie auf Operation umgestellt werden kann. GLÜCKSMANN (1939) wird entgegengehalten, daß zunächst einmal der Charakter des Tumors in einzelnen Abschnitten außerordentlich wechseln kann, so daß die zweite Entnahme eine primär schon ganz andere Wachstumsform trifft. Außerdem wird von den Klinikern der Eingriff einer Probeentnahme am Carcinom überhaupt und am bestrahlten Carcinom insbesondere für ungünstig gehalten, weil durch sie nicht nur eine Verschleppung von Tumorpartikeln stattfinden kann, sondern ganz besonders die auf und in einem Carcinom immer bestehende Infektion ausgebreitet wird und die Prognose entscheidend verschlechtert. Dieser Punkt ist sicher beachtenswert, denn nach RUNGE und WIMHÖFER (1951) spielt die Begleitinfektion eine große Rolle für die Heilung. Das Auftreten eines durch Infektion bedingten febrilen Verlaufs verschlechtert die Heilungsaussicht erheblich (Absinken der Heilungsleistung bei Gruppe I—III von 51,5% bei afebrilem, auf 26,8% bei febrilem Verlauf). Alle Strahlentherapeuten vermeiden daher Manipulationen am Carcinom bei Untersuchung und Radiumeinlage auf das sorgfältigste.

Weiterhin haben die Untersuchungen von SCHUBERT (1953), KEPP (1952), BESSERER und SMOLKA (1952) u.a.m. gezeigt, daß die Beurteilung der Strahlensensibilität des Tumors als Einheit auf Schwierigkeiten stößt, da einerseits die Gesamtheit des Tumors nicht kongruent aufgebaut zu sein braucht, andererseits der Dosisabfall in den oberflächlichen und tieferen Partien unterschiedliche Wirkungsbedingungen schafft. Außerdem liegen durch die Wachstumsform bedingte Unterschiede vor. Ein medullär wachsendes Carcinom mit gering ausgebildetem Bindegewebsgerüst und damit mangelhafter Gefäßversorgung weist in Destruktion und Reparation andere Bedingungen auf als ein scirrhös wachsendes Carcinom.

MOHR (1954) kommt zu dem Schluß, daß Radiosensibilität eines Tumors und Prognose des vorliegenden Geschwulstleidens nicht identisch sind.

An den *abgeschilferten Zellen* aus dem Tumorbereich lassen sich die obenbeschriebenen Strahlenveränderungen ebenfalls nachweisen (GRAHAM, 1947; BESSERER und SMOLKA, 1952; LIMBURG, 1952; MOHR, 1954; MILLER et al., 1958). LIMBURG et al. (1952) setzen bei ihrer Beurteilung die gegebene Strahlendosis zur Schädigungsrate der Tumorzellen in Beziehung. Eine ungünstige Beurteilung ergibt sich, wenn nach 50% der Gesamtdosis noch mehr als die Hälfte der Tumorzellen keine faßbaren Strahlenveränderungen aufweisen und wenn nach Abschluß der Strahlenserie noch proliferative Zellelemente vorhanden sind. Der Vergleich mit dem klinischen Verlauf läßt die Autoren schließen, daß aus dem Verhalten der Tumorzellen nicht mit Sicherheit eine prognostische Beurteilung der Strahlenwirkung möglich sei. BESSERER und SMOLKA (1952) kommen unter Berücksichtigung des Grades der Strahlenveränderungen am Gesamtbild zu ähnlichen Ergebnissen.

ROTH (1951) hat die Aufstellung eines Cytoradiogramms empfohlen, bei dem die Strahlenveränderungen an den Einzelzellen ebenso wie die wechselnden Leukocytenzahlen berücksichtigt werden.

CEELEN (1966) registriert folgende persistierende Strahlenveränderungen:
Vergrößerung der Basal-Parabasalzellen,
Kernvergrößerung,
Verschiebung der Kern-Plasmarelation,
Mehrkernigkeit,
Verklumpung des Chromatins,
bizarre Kerne mit Hyperchromasie,
normaler oder herabgesetzter DNS-Gehalt (Feulgen-Färbung),
Polychromasie oder Acidophilie des Cytoplasmas,
Vacuolen im Cytoplasma.

Sind derartige Veränderungen auch nach Ablauf von 2 Jahren nach Bestrahlungsende vorhanden, so scheint die Prognose günstiger zu sein. Auch CEELEN weist darauf hin, daß die häufig bizarren Strahlenveränderungen nicht als Rezidiv falsch gedeutet werden dürfen. Für ein Rezidiv spricht vor allem das Auftreten proliferativer atypischer Zellformen.

Zu 2. Die Untersuchungen der Zellreaktion in normalen Zellen auf die erfolgte Bestrahlung wurde von GRAHAM (1947, 1959) eingeführt und als „*radiation response*" (RR) bezeichnet. Die Strahlenveränderung normaler Zellen unter gleichen Bestrahlungsbedingungen sind individuell verschieden. Sind die von GRAHAM (1947) beschriebenen Kriterien deutlich, so ist eine gute Strahlenempfindlichkeit auch des Tumors zu erwarten, weil der Organismus als Gesamtheit auf Strahlen günstig antwortet. Es wird unter der Bestrahlung und danach dreimal wöchentlich mit einer Pipette aus dem Fornix vaginae Sekret entnommen.

Es treten auf: Vacuolenbildung in Zellen aller Reifegrade, entweder in Form großer Einzelvacuolen oder zahlreicher kleiner Vacuolen,
Kernveränderungen mit Auffaltung der Kernmembran,
Vergrößerung von Zelle und Kern,
Bildung mehrkerniger Zellen.

GRAHAM zählte 100 Zellen aus und setzte die Veränderung in Beziehung zur Strahlendosis. Sie fand

bei 1000 r Tumordosis   25% der Zellen verändert
bei 2000 r Tumordosis   50% der Zellen verändert
bei 3000 r Tumordosis   70% der Zellen verändert
bei 4000 r Tumordosis über 75%, wenn die Reaktionslage günstig war

Bleibt die Ausbildung der beschriebenen einfachen Charakteristika unter dem angegebenen Prozentsatz, so ist mit einer ungünstigen Reaktionslage zu rechnen und damit nach GRAHAM auch mit einer ungünstigen Radiosensibilität des Tumors selbst.

Bei Radiumeinlagen sollten 14 Tage nach der Einlage bei guter Reizbeantwortung mindestens 70% der normalen Zellen die beschriebenen Veränderungen aufweisen. Ihre Tabelle gibt an:

Tabelle 12

	Fünfjahresheilung erreicht	
	gute RR	schlechte RR
Gruppe I	4 von 8	0 von 4
Gruppe II	22 von 27	3 von 14
Gruppe III	3 von 6	1 von 6
Gruppe IV	0 von 1	0 von 3
	29 von 42 entsprechend 69%	4 von 27 entsprechend 15%

In einer späteren Arbeit (GRAHAM, 1951; 125 Patienten des Massachusetts General Hospital) hatten 62 eine gute RR mit einer Fünfjahresheilung von 59%, 63 eine schlechte RR mit einer Fünfjahresheilung von nur 3%.

Die Untersuchungen von GRAHAM sind von ihren Schülern NIELSEN (1952) und KJELLGREN (1958) wiederholt und die Ergebnisse bestätigt worden. Es wird jedoch darauf hingewiesen, daß die Interpretation der Zellveränderungen oft schwierig ist und die Methode unzweifelhaft sehr großer Erfahrung bedarf, sie wird eigentlich auch nur von Graham-Schülern vollendet und mit Erfolg beherrscht.

Andere Autoren haben sich gegen die Methode gewandt und darauf hingewiesen, daß die resultierenden Strahlenveränderungen bei normalen Zellen und Carcinomzellen zu polymorphen Veränderungen führen, durch die schließlich eine Aussage, ob es sich nun hier um eine strahlenveränderte Normalzelle oder Tumorzelle handelt, nicht mehr möglich ist. DAY und ZIMMER (1958) führen aus, daß bei unausgesuchten Fällen der Gruppe I und II die Fünfjahresheilung bei GRAHAM und GRAHAM (1955) mit 56% angegeben wird (84 Fälle) und bei GUTTMANN (1957) mit 77% (193 Fälle), dagegen bei „good response" von GRAHAM mit 76% (58 Fälle), und finden keinen Unterschied. Es zeigt sich aber, daß die Ausstriche von Patientinnen, die weniger als 5 Jahre überlebten, vorwiegend eine schlechte Reaktion in Sinne von GRAHAM zeigten.

MESSELT (1959) findet bei „good response" eine Heilungsquote von 92% (67 von 72 Patientinnen) und bei „poor response" eine solche von 31% (23 von 73 Patientinnen). Bei einer Aufteilung in Prämenopause und Postmenopause war die Heilungsquote bei „poor response" 40% bzw. 23%, so daß hier also in der Beurteilung ein neuer Faktor auftaucht, nämlich der des Alters bzw. der hormonalen Stimulation.

GRAHAM und GOLDIE (1955) sowie KJELLGREN (1958) haben weiterhin darauf aufmerksam gemacht, daß die Vergrößerung der Superfizialzellen unter der Bestrahlung dem Effekt der Radiosensibilität entspreche. Dies ist ein Teilfaktor aus den von GRAHAM beschriebenen charakteristischen Befunden einer „good response".

Zu 3. Ab 1953 haben GRAHAM und GRAHAM (1953, 1955, 1956), GRAHAM et al. (1954) ihr Vorgehen im Hinblick auf die Möglichkeit einer prognostischen Aussage der Strahlentherapie insofern geändert, als der cytologischen Aussage über die „radiation response" (RR) eine solche über die *„sensitization response"* (SR) hinzugefügt wurde. Hierbei handelt es sich um bestimmte Eigenschaften der normalen Basalzelle, die bereits vor Beginn der Bestrahlung vorhanden sind und auf eine gute Reaktionslage des Organismus hindeuten. Zeigen mindestens 10% der ausgezählten Basalzellen diese Charakteristika, so ist die Reaktionslage günstig, liegt der Befund unter 10%, so ist die Reaktionslage ungünstig.

Die zur Prognose herangezogenen Basalzellen zeigen regelrechte Form, aber ein dichtes, basophiles, fein vacuolisiertes Cytoplasma. Die Auszählung erfolgt zunächst an 100 normalen Plattenepithelzellen. Falls der gefundene Prozentsatz der beschriebenen Basalzellen in der Nähe des kritischen Punktes von 10% liegt, wird man zweckmäßigerweise bis zu 300 normale Epithelzellen auszählen. Im allgemeinen ist der Anteil unter 5% bei den ungünstigen (poor SR) und über 15% bei den guten (good SR) Reaktionslagen.

Tabelle 13. *Ergebnisse der Sensitization Response (SR).* (Nach GRAHAM et al., 1954)

Stadium	Fünfjahresheilung erreicht	
	unter 10% SR	über 10% SR
I	25% (6/24)	69% (9/13)
II	17% (7/42)	79% (23/29)
III	5% (1/21)	66% (6/9)
IV	0% (0/7)	0% (0/2)
alle Stadien zusammen	15% (14/94)	72% (38/53)

Ein weiterer Zelltyp, der für die Prüfung der Radiosensibilität herangezogen wird, ist der *Histiocyt*. Kleine Histiocyten können bei Collumcarcinomen entweder ganz fehlen oder sehr zahlreich vorhanden sein. Nach GRAHAM (1961) bedeuten mehr als 50% Histiocyten unter 100 normalen Plattenepithelzellen eine gute, unter 50% Histiocyten eine ungünstige Reaktionslage. Hierüber gibt GRAHAM folgende Tabelle:

Tabelle 14. *Ergebnisse der Histiocytenzählung* (Histiocyten: normale Plattenepithelien)

Stadium	Fünfjahresheilung erreicht	
	unter 50%	über 50%
I	38% (8/21)	40% (6/15)
II	35% (15/43)	59% (17/29)
III	12% (2/17)	50% (5/10)
IV	0% (0/7)	0% (0/2)
alle Stadien zusammen	28% (25/88)	50% (28/56)

Schließlich wird ebenfalls noch zur Beurteilung, allerdings mit geringer Bedeutung, die Gesamtzahl der Tumorzellen im Ausstrich und ihr zahlenmäßiges Verhältnis zu Normalzellen herangezogen. Hierbei soll nach GRAHAM das zahlreiche Auftreten von Tumorzellen eher günstig für die Strahlenbehandlung sein als eine geringe Abschilferungsneigung des Tumors.

Auch hierüber legt GRAHAM eine Tabelle vor:

Tabelle 15. *Exfoliation von Tumorzellen und Strahlenprognose*

Stadium	Fünfjahresheilung erreicht	
	unter 50%	über 50%
I	39% (13/33)	50% (2/4)
II	36% (19/53)	79% (15/19)
III	20% (4/20)	43% (3/7)
IV	0% (0/6)	0% (0/3)
alle Stadien zusammen	32% (36/112)	61% (20/30)

Leider wird dabei auf den histologischen Charakter des Carcinoms nicht eingegangen und der Differenzierungsgrad der Carcinomzelle im Ausstrich ebenfalls nicht berücksichtigt. Zu den erheblich exfoliierenden Carcinomen gehören wahrscheinlich diejenigen mit geringer cytologischer Differenzierung, bei denen der intercelluläre Zusammenhang infolge der Desorganisation des Cytoplasmas am geringsten ist. In diesen Tumoren ist die Zerfallsneigung groß, die Mitoserate ebenfalls hoch und die Strahlenempfindlichkeit damit besonders ausgeprägt. Reifere Plattenepithelcarcinome mit einer höheren Organisation des Cytoplasmas zumindest in den reifen Partien schilfern weniger ab, die Gesamtheit des Tumors ist durch die geringere Masse an teilungsfähigen Zellen und die geringere Zahl von Mitosen eher weniger strahlenempfindlich. Es hat sich jedoch klinisch gezeigt, daß die Strahlenkurabilität hiervon nicht abhängt, sondern daß vielmehr eine ausreichende Strahlendosis zur Heilung genügt unter der Voraussetzung, daß sie die peripheren Ausläufer des infiltrativ-destruierenden Wachstums erreicht. Auch stimmen bei diesen Überlegungen die Ergebnisse von GLÜCKSMANN (1958) nicht mit den Grahamschen Befunden überein. GLÜCKSMANN fand auf Grund seiner histologischen Klassifizierung folgende Verteilung der Fünfjahresheilung in den Gruppen I und II: beim differenzierten Plattenepithelcarcinom 53%, beim anaplastischen Carcinom nur noch 23% (obwohl dieses ja äußerst zahlreich Tumorzellen abschwemmen muß), beim Adenocarcinom 10% und beim Adenocancroid 4%.

Zusammenfassen läßt sich die Konzeption von GRAHAM *etwa so:*

Es gibt bei der Carcinomkrankheit allgemeine Faktoren, welche die Resistenz des Organismus gegen den Tumor beeinflussen, und lokale Faktoren, welche die Wachstumsleistung bestimmen. Daneben gibt es bestimmte morphologische Veränderungen auf die Bestrahlung. Ob eine Patientin auf die Tumorbestrahlung günstig oder ungünstig reagiert, ist sicher durch zahllose Umstände bedingt. Einige lassen sich erfassen:

1. Je zahlreicher maligne Zellen abgeschwemmt werden, desto günstiger ist die Prognose.

2. Je zahlreicher kleine Histiocyten austreten, desto günstiger ist die Prognose.

3. Sind mehr als 10% der normalen Epithelien Basalzellen mit basophilem vacuolisiertem Cytoplasma, so ist die Prognose günstiger, als wenn derartige Zellen weniger als 10% der normalen Epithelzellen ausmachen.

4. Erhebliche Veränderungen der normalen Zellen unter Strahlenbehandlung (Vacuolisierung des Cytoplasmas, Zell- und Kernvergrößerung, Kernveränderungen) sind als ein günstigeres Zeichen aufzufassen als das Fehlen derartiger Veränderungen.

Will man eine therapeutische Schlußfolgerung aus diesen Ergebnissen ziehen, so kommt einerseits eine Entscheidung zum operativen Vorgehen bei cytologisch ungünstigen Fällen in Frage, andererseits aber könnte der Versuch gemacht werden, die Radiosensibilität des Organismus und seines Tumors durch besondere Maßnahmen zu beeinflussen. Tatsächlich hat GRAHAM (1959) auch berichtet, daß sich eine wenig günstige SR von 12% unter der Behandlung mit einer eiweißreichen Diät nach 1 Woche auf 54% bessert. Maßnahmen der Zusatztherapie, welche unter der Strahlenbehandlung die Strahlensensibilität beeinflussen (Testosteronpropionat, Tokopherol) heben auch die SR an, wenn sie vor Therapiebeginn gegeben werden.

GRAHAM (1959) empfiehlt daher eine Vorbehandlung der Patientin vor Bestrahlungsbeginn mit eiweißreicher Kost, Vitaminstößen, Bluttransfusionen, sorgfältiger Einstellung anderer Leiden (Diabetes, Herzkrankheiten), Beseitigung der lokalen Infektion und Antibiotica. Dabei soll die SR täglich kontrolliert werden und — falls sie nicht in gewünschter Weise ansteigt — eine Zusatztherapie mit Testosteronpropionat (dreimal wöchentlich 25 mg) oder α-Tokopherol (100 mg täglich) eingeleitet werden. Wenn auch dann weiterhin eine ungünstige Reaktionslage nach den Grahamschen Kriterien bestehenbleibt, so sollte die Strahlentherapie abgesetzt und auf Operation übergegangen werden.

Im Hinblick auf die einzuschlagende Therapie ist noch von Interesse, daß nach Ansicht von GRAHAM et al. (1954) eine geringe SR nicht nur ein ungünstiges Zeichen für die Strahlentherapie darstelle, sondern einen Hinweis auf den guten Erfolg einer chirurgischen Maßnahme sei. Eine deutliche SR andererseits spreche gegen einen operativen Eingriff. Sie geben dazu folgende Tabelle:

Tabelle 16

	Bestrahlte Fälle Gruppe I und II		Operierte Fälle Gruppe I und II	
	Anzahl	geheilt	Anzahl	geheilt
Unter 10% SR	58	14 (24%)	97	72 (74%)
Über 10% SR	42	31 (74%)	28	12 (43%)

Weitere Untersuchungen von GRAHAM und GRAHAM (1955, 1960) beschäftigen sich mit *immunbiologischen Fragen bei der Krebsentstehung*. Die Immunitätslage soll in der von GRAHAM angegebenen SR einen morphologischen Ausdruck finden. Die daraus gezogene Schlußfolgerung einer Vaccinetherapie des Krebses wird von dem Autor auch praktisch angewandt. Im Gegensatz zu GRAHAM konnten LANIER und WIKLE (1959) keine Beziehungen des SR-Tests zum Alter der Patientin, dem Tumorstadium und der Überlebenszeit nach Behandlung finden, bestätigten jedoch das Vorhandensein der morphologischen Besonderheiten im Ausstrich.

ÖSTBERG und DARCIS (1956) haben unter Bearbeitung von 2000 Fällen des Radiumhemmet in Stockholm die Abhängigkeit des SR-Tests vom Alter der Patientin herausgestellt. 24% ihrer Patientinnen zeigten einen guten SR-Test, von diesen blieben über 90% über einen Zeitraum bis zu 4 Jahren carcinomfrei, während dies bei ungünstigem Ausfall des Tests nur bei 53% der Fall war. In der Menopause war der günstige Ausfall häufiger (42% gegenüber 11%), wobei die Heilungsaussicht derjenigen von Patientinnen vor der Menoapuse entsprach. Bei ungünstigem Ausfall des Tests allerdings ist in der Menopause die Heilungsaussicht erheblich schlechter als in der Geschlechtsreife (42% gegenüber 60%). Diese Befunde stellen vor allem die Bedeutung des Alters für die Heilung heraus.

Wir haben uns seit 1952 mit der Überprüfung der Grahamschen Methode beschäftigt, ohne daß unsere diesbezüglichen Ergebnisse Veranlassung wurden, unsere klinische Indikationsstellung zu einer elektiven Therapie zu wechseln.

Bei Berücksichtigung der Kriterien in den basal-parabasalen Zellen:

1. feine Vacuolisierung des Cytoplasmas (auch im Phasenkontrastmikroskop nachweisbar),

2. Verdichtung und Verfärbung des Cytoplasmas von blau nach lavendelfarben,

3. Auftreten roter Granula an der Peripherie kernnaher Vacuolen,

scheiden eine größere Zahl von Ausstrichen für die Verwertung aus, und zwar solche, bei denen

a) nicht genügend Basal-Parabasalzellen für die Auszählung zur Verfügung standen, weil einerseits bei jüngeren Patientinnen die physiologische Proliferation nur höher differenzierte normale Zellen zur Exfoliation kommen läßt, andererseits in den Ausstrichen atypische Zellen überwogen,

b) die sekundären Veränderungen an den normalen Basalzellen durch Autolyse keine Beurteilung zuließen.

Wir fanden bei insgesamt 127 Patientinnen (kombinierte Radium-Röntgentherapie):

	Gute SR	Geheilt	Schlechte SR	Geheilt
Gruppe I	11	10 (91%)	16	15 (94%)
Gruppe II	21	13 (62%)	36	22 (61%)
Gruppe III	11	5 (45%)	32	14 (43%)

Von der Gesamtzahl wiesen 34% eine gute SR auf, was etwa den Angaben von GRAHAM (1959) entspricht und darauf hinweist, daß die geforderten Kriterien im Sinne GRAHAMs erfaßt wurden.

Eine neuere Untersuchung aus dem Radiumhemmet in Stockholm an 720 Patientinnen mit einheitlicher Strahlenbehandlung zeigt auf, daß sowohl SR als auch RR nicht in der Lage waren, eine prognostische Aussage hinsichtlich des Erfolges der Radiatio zu geben. Bei gutem SR-Test lebten nach 5 Jahren noch 56,8% der Patientinnen, bei schlechtem SR-Test noch 63,3% (Collumcarcinom, alle Stadien zusammen); eine Übereinstimmung des RR-Tests mit dem biologischen Verhalten des Tumors konnte nicht gefunden werden. Danach vermag die Cytologie keinen entscheidenden Beitrag zum therapeutischen Entschluß des Klinikers: Operation oder Bestrahlung, zu liefern.

Eine Erweiterung der Grahamschen Methode ist von GARCES (1957) vorgeschlagen worden, der die morphologischen Kriterien durch die Hinzunahme cytochemischer Untersuchungen ergänzt hat und eine genaue Bewertung der Einzelmerkmale fordert. Positive Zeichen sind: Auftreten von Strahlenveränderungen, Verschwinden der Desoxyribonucleinsäure, zunehmende Eosinophilie, zunehmender Glykogengehalt.

MILLER et al. (1958) haben eine Methode ausgearbeitet, bei der nach Probeentnahme Tumorzellkulturen angelegt wurden, deren Strahlensensibilität geprüft wurde. Es ließen sich Unterschiede feststellen und Zellkulturen, die strahlenresistent zu sein schienen.

Im Hinblick auf die Strahlenkurabilität möchte WACHTEL (1958, 1967) den Karyopyknoseindex zur Beurteilung einer zureichenden Tumortherapie heranziehen. Nach ihren Untersuchungen gehen die meisten malignen Tumoren mit einem hohen Index einher, der nach Abschluß der erfolgreichen Behandlung absinkt. Bei einem Rezidiv steigt der Karyopyknoseindex wieder an, auch ehe das Rezidiv klinisch faßbar wird. Bei 165 Fällen fand WACHTEL (1958) ihre Fernprognose in 94,8% korrekt. HIRSCH-HOFFMANN (1958) kommt zu denselben Schlüssen bei Patientinnen, die sich in der künstlichen oder spontanen Menopause befanden.

XI. Der Nachweis von freien Tumorzellen

A. Im strömenden Blut

1869 gelang ASHWORTH der Nachweis von Tumorzellen im Blut aus der Vena saphena bei einem Patienten mit Hauttumoren. 1906 wurden von ASCHOFF und SCHLEIP unabhängig voneinander ebenfalls Tumorzellen im Blut von Trägern maligner Erkrankungen beschrieben. Einzeluntersuchungen und Zufallsbefunde sind in späteren Jahren immer wieder publiziert worden, aber erst QUENSEL berichtete 1921 über systematische Untersuchungen von 50 Patienten. Das Blut gewann er postmortal aus dem rechten Vorhof des Herzens. Nach Hämolysierung mit destilliertem Wasser fand er im Sediment bei 6 Fällen Tumorzellen. POOL und DUNLOP (1934) berichteten aus Übersee von Untersuchungen im strömenden Blut bei lebenden Krebsträgern. Diese Autoren hämolysierten mit Essigsäure und betteten das Sediment in Paraffin ein. Die histologische Untersuchung ergab bei 17 von 40 Fällen abnorme Zellbilder.

In neuerer Zeit sind eine Reihe von Untersuchungen im anglo-amerikanischen und europäischen Schrifttum erschienen. Durch unterschiedliche Methodik wird heute allgemein die Trennung von Blutkörperchen und Tumorzellen versucht; zur Anfärbung der Sedimentausstriche benutzt man jetzt häufig die Trichromfärbung nach PAPANICOLAOU. Durch diese Untersuchungen konnte gezeigt werden, daß sich freie Tumorzellen im strömenden Blut mit Hilfe von besonders angefertigten Präparaten nachweisen lassen.

Die Untersuchungsmethoden können sich für die Klinik nur dann als brauchbar erweisen, wenn sie bei praktischer Routineanwendung die nachfolgend genannten Voraussetzungen erfüllen:

1. Die Methode muß entsprechend unkompliziert sein, damit die Technik von ärztlichen Hilfskräften ausgeführt werden kann und die erforderlichen technischen Apparaturen überall zur Verfügung stehen oder leicht zu beschaffen sind.

2. Die Bearbeitung soll möglichst wenig Zeit in Anspruch nehmen, die Beurteilung muß in bezug auf den Aufwand mit einem cytologischen Abstrich oder einem histologischen Bild wenigstens vergleichbar sein.

3. Die Technik muß standardisierbar sein, und kleine Einzelfaktoren dürfen nicht von wesentlichem Einfluß sein, damit von verschiedenen Bearbeitern eine gleichmäßige Ausbeute erzielt wird.

4. Die Ausbeute an Tumorzellen muß möglichst groß sein.

5. Die erforderliche Blutmenge muß sich für klinische Routineuntersuchungen in vernünftigen Grenzen halten.

Unter Berücksichtigung dieser Voraussetzungen dürften zwei Methoden erwähnenswert sein:

I. Flotationsmethode mit Silikonöl: Das Blut wird aus der Cubitalvene entnommen (8 ml Blut + 2 ml Natrium citricum). Durch vorsichtiges Schwenken der Spritze erfolgt eine Durchmischung des Venenblutes mit dem Natriumcitrat. Das Blut wird nach der Entnahme sofort bearbeitet. Für die Aufarbeitung des Citratblutes werden in Chromschwefelsäure gereinigte Vollpipetten sowie runde und konische 50 ml fassende Zentrifugengläser benutzt. Periston (spez. Gewicht: 1,012) und Silikonöl (spez. Gewicht: 1,057) werden für die Trennung der cellulären Bestandteile des Blutes auf Grund ihres spezifischen Gewichtes verwandt.

Lymphocyten	spezifisches Gewicht:	1,075
Erythrocyten	spezifisches Gewicht:	1,079
Leukocyten	spezifisches Gewicht:	1,075
Tumorzellen	spezifisches Gewicht:	1,056

10 ml Silikonöl werden in ein rundes Zentrifugenglas gegeben, darüber werden 20 ml Periston geschichtet. Da eine Vermischung der beiden Flüssigkeiten nicht erfolgt, kommt es zu einer scharfen Abgrenzung. Das frisch entnommene Citratblut mischt sich aber sofort mit dem Periston. Dann wird gleich zentrifugiert mit 402 g, 15 min lang (je nach Zentrifuge ca. 1500 U/min). Durch die Zentrifugalkraft trennen sich die cellulären Bestandteile des Blutes ihrem spezifischen Gewicht gemäß. Die Erythrocyten und der größte Teil der Leukocyten mit ihrem hohen spezifischen Gewicht von mehr als 1,075 werden durch das Silikonöl von den spezifisch leichteren Lymphocyten und eventuell vorhandenen Tumorzellen getrennt. Diese Tumorzellen und Lymphocyten liegen in der Grenzschicht zwischen dem Silikonöl und dem Plasmagemisch. Das Periston-Plasmagemisch wird bis etwa 5 ml oberhalb der Grenzschicht abpipettiert.

Durch Zugabe von 40 ml Periston wird die Schicht, welche die Tumorzellen enthält, von der Oberfläche des Silikonöls abgewaschen und in Periston suspendiert. Die Tumorzellensuspension wird dann in ein konisches Zentrifugenglas gegeben und erneut zentrifugiert mit 115 g, 15 min (800 U/min). Die überstehende Waschflüssigkeit wird abgegossen und das Sediment mit einem feuchten Watteträger auf einem entfetteten Objektträger ausgestrichen.

Die Fixierung erfolgt in Äther + Alkohol (1:1) mindestens $^1/_2$ Std. Daran schließen sich die Trichromfärbung nach PAPANICOLAOU und das Eindecken der Präparate mit Eukit. Für die Durchmusterung eines Objektträgers muß man etwa $^1/_2$ Std rechnen.

II. Hämolysieren mit Streptolysin-O. Das Citratblut wird wie bei der Flotationsmethode entnommen. Anschließend erfolgt sofortiges Zentrifugieren mit 402 g für 5 min. Das überstehende Plasma wird entfernt, das Sediment mit 10 ml Pufferlösung aufgeschwemmt und nochmals zentrifugiert (Puffer: 1,45 g KH_2PO_4 und 7,60 g Na_2HPO_4 $(2H_2O)$ und 4,80 g NaCl, das ganze gelöst in 1 Liter Aqua dest.).

Mit diesem Vorgang sollte das Serum, das gewisse Mengen Antistreptolysin enthält, entfernt werden. Dann wird in 10 ml Pufferlösung das Sediment aufgeschwemmt und 120 E Streptolysin-O zugegeben. Anschließend wird 10 min lang (bei 39° C Wasserbad) inkubiert, wobei die Röhrchen vorsichtig geschüttelt werden.

Aktive Streptolysin-O-Lösung:

3 ml Streptolysin-O,
9 ml NaCl (0,85%),
3 ml Natriumthioglykolat.

Danach erfolgt erneutes Zentrifugieren mit 115 g/5 min, Abpipettieren der überstehenden Flüssigkeit und wiederholtes Zentrifugieren in Pufferlösung. Das Sediment wird auf entfettetem Objektträger ausgestrichen, fixiert und nach PAPANICOLAOU gefärbt.

Durch Hämolysierung mit Streptolysin-O werden Erythrocyten und der größte Teil der Leukocyten beseitigt. Die Durchmusterung eines Objektträgers dauert etwa 30—40 min. Mit dieser Methodik konnten ERDENEN und JAEGER (1963) bei 187 Untersuchungen von 115 Patientinnen, von denen Blut „in Ruhe", d.h. außerhalb der Zeit von operativen Eingriffen, oder „während des operativen Eingriffs", d.h. während der abdominalen Totalexstirpation, der Operation nach WERTHEIM-MEIGS, bei der extraperitonealen Lymphadenektomie mit vaginaler Radikaloperation, bei Mammaradikaloperationen und vor allem auch bei Cervixdilatationen vor intrauterinen Radiumeinlagen entnommen wurden, folgende Ergebnisse erzielen:

Tabelle 17

Maligne Erkrankungen	Methodik				Anzahl der Untersuchungen	Patientinnen	positiv	verdächtig
	„in Ruhe"		während des operativen Eingriffs					
	Flotation Silikonöl	Hämolyse Streptolysin-O	Flotation Silikonöl	Hämolyse Streptolysin-O				
Insgesamt	95	27	51	14	187	115	17	30
%-Zahl	50,8%	14,5%	27,3%	7,4%	100%	—	9,1%	16,0%

Andere Autoren hatten nachfolgende Ergebnisse.

Tabelle 18

Autor	Anzahl der Fälle	Positiv oder verdächtig	%
ENGELL (1955)	140	63	45
MOORE et al. (1957)	179	101	52
SANDBERG und MOORE (1957)	129	55	43
ROBERTS et al. (1958)	100	21	21
SANDBERG et al. (1958)	305	53	9
ALEXANDER und SPRIGGS (1960)	140	7	5
LONG et al. (1960)	328	97	30
POTTER et al. (1960)	185	79	28
SOOST (1961)	198	66	33
PRUITT et al. (1962)	547	164	30
ERDENEN und JAEGER (1963)	187	47	25

Wie bei der Krebsfährtensuche im Portio- und Vaginalbereich kann man auch bei der Fahndung nach Tumorzellen im strömenden Blut von auffälligen und unauffälligen Abstrichen sprechen. Eine genaue Differenzierung von Tumorzellen setzt jedoch große Erfahrung und fundierte morphologische Kenntnisse des einzelnen Untersuchers voraus. Aber auch dann wird sich der einzelne Abstrich nicht immer einwandfrei einordnen lassen. Im angloamerikanischen Schrifttum wird bei Grenzfällen häufig von sog. tumor-like cells gesprochen. Die Schwierigkeit der Beurteilung wird vor allem demonstriert durch die außerordentlich großen Unterschiede bei den Ergebnissen der einzelnen Autoren mit der Ausbeute von Tumorzellen im strömenden Blut.

Ob die Ausschüttung von Tumorzellen von einem Malignom in das strömende Blut kontinuierlich und gleichmäßig erfolgt, weiß man nicht. Ein operativer Eingriff scheint die Tumorzellenausschwemmung zu fördern (SANDBERG und MOORE, 1957). Geschieht die Tumorausschwemmung aber normalerweise schon stoßartig, dann kann der Nachweis von Tumorzellen im Blut nur von zeitlichen Zufällen abhängig sein. Die lymphogene Aussaat der Tumorzellen ist primär sicher größer als die hämatogene. Gelangen auch auf diesem lymphogenen Wege Tumorzellen ins strömende Blut, dann besteht kein Grund zu der Annahme, daß sich vor dem operativen Eingriff im regionalen Blut eher Tumorzellen nachweisen lassen als im peripheren Blut. Aus diesem Grunde glauben wir nicht, daß sich die Ausbeute von Tumorzellen im freien, strömenden Blut durch eine komplizierte Entnahmetechnik im regionalen Tumorbereich wesentlich verbessern läßt.

Man darf abschließend feststellen: Der Nachweis von Tumorzellen im strömenden Blut ist wissenschaftlich erbracht und für die Forschung nicht ohne Interesse. Es ließ sich jedoch bis heute noch nicht der Beweis dafür führen, daß die Methode zum augenblicklichen Zeitpunkt bei routinemäßiger, klinischer Anwendung eine Bedeutung besitzt. Sie bringt auch noch keine Hilfe bei der Prognosestellung und ist zur Zeit noch keine Unterstützung bei der Auswahl der erforderlichen therapeutischen Maßnahmen.

B. In Punktaten

Ascites, Folgezustand zahlreicher Erkrankungen verschiedener Fachgebiete, erfordert häufig die Differentialdiagnose: Entstehung durch Tumoraussaat oder andere Genese?

In der Gynäkologie bedeutet das vor allem: Läßt sich ein primäres oder sekundäres Ovarialcarcinom (mit oder ohne peritoneale Aussaat) durch den Nachweis von Tumorzellen sichern? Der richtig positive cytologische Befund ist klinisch von Bedeutung, er gilt erfahrungsgemäß als beweisend für das Vorhandensein maligner Tumoren. Der Nachweis von Tumorzellen aus der Flüssigkeit im freien Bauchraum gelingt deshalb, weil desquamierte Zellen in serösen Flüssigkeiten nicht zugrunde gehen, sondern ihre Lebensfähigkeit über einen längeren Zeitraum behalten.

Die Methode des Tumorzellnachweises im Ascites geht vor allem auf QUENSEL (1928) zurück, der sich auch mit dem Nachweis von freien Tumorzellen im strömenden Blut beschäftigt hat. Die von ihm angegebene Quenselsche Lösung (Sudan-Cadmium und Methylenblau-Cadmium) wurde inzwischen als Färbeverfahren jedoch weitgehend durch die Methode von PAPANICOLAOU abgelöst.

1. Methodik

a) Materialentnahme. Der Ascites wird im lateralen Unterbauch anpunktiert oder vom Douglas her nach Einstellen der Portio und Anhaken derselben an der hinteren Muttermundlippe. Es ist nun möglich, mit wenigen Millilitern gleich ein Vitalpräparat herzustellen und dieses im Phasenkontrastmikroskop zu betrachten oder den Ascitesausstrich nach Fixierung zu färben. Meist wird man jedoch erfolgreicher sein, wenn man mehrere hundert Milliliter entnimmt und diese zentrifugiert oder im Spitzglas mehrere Stunden abstehen läßt (bis zu 24 Std, dann jedoch bei Kühlschranktemperatur). Die Ausbeute ist noch reichlicher, wenn man den gesamten Ascites abläßt und die ganze Menge durch Abstehenlassen oder Zentrifugieren ausnutzt.

Da ein negativer Ausstrich klinisch nicht als Ausschluß eines malignen Tumors gelten kann, besteht gerade bei Tumoren im Unterbauch in solchen Fällen die Möglichkeit zur direkten Tumorpunktion. Man wird sich bei negativen Ausstrichen dazu um so leichter entschließen können, wenn diese vom Douglas aus gut erreichbar sind. Mit einer dünnen Kanüle wird nach Einstellung der Portio und Anhaken der hinteren Muttermundlippe zunächst nur der Douglassche Raum angestochen. Die (gebogene) Punktionsnadel wird dann bimanuell wie bei einer gynäkologischen Untersuchung dirigiert, während eine Assistenz die Nadel an der Rekordspritze so weit vorschiebt, bis man sie sicher intertumoral weiß. Das aspirierte Material wird sofort auf einem Objektträger ausgespritzt und ausgestrichen. Nach Beobachtung im Phasenkontrastmikroskop sollte man immer nachfixieren und anfärben. Reichlich aspiriertes Material, vor allem richtige Gewebszylinder, kann man auch im Kryostat oder nach Einbettung in Paraffin wie zur histologischen Untersuchung aufarbeiten.

b) Färbung. Heute findet auch bei diesem Verfahren die Papanicolaou-Färbung die weiteste Verbreitung. Die Zellen in einem Exsudat haben im allgemeinen eine starke Affinität zu Farbstoffen, das obengenannte Färbeverfahren sollte deshalb verkürzt in Anwendung kommen. Die Färbung nach PAPANICOLAOU erlaubt auch bei Ascites mit Abstand die sicherste Beurteilung maligner Zellen. Es folgen etwa gleichwertig die Färbungen nach PAPPENHEIM und MAY-GRÜNWALD, vor der nach SHORR und der einfachen Methylenblaufärbung.

Vor dem Ausstrich der Ascitesflüssigkeit oder seines Sediments wird der Objektträger am besten mit Eiweißglycerin bestrichen. Die Zellen und Zellverbände haften dann sicherer, als wenn man den Ausstrich antrocknen läßt und dann fixiert (20—30 min in Äther-Alkohol aa).

2. Diagnose und Differentialdiagnose

In jedem Punktat findet man in mehr oder weniger großer Anzahl Beimengungen von Erythrocyten, Leukocyten, Lymphocyten, Monocyten und Histiocyten. Die Größenordnung der ersten drei erlaubt eine sichere Einordnung. Lymphocyten in größerer Anzahl sind bei malignen Exsudaten häufig anzutreffen.

Monocyten, Histiocyten und freie Mesothelzellen machen nicht nur dem Anfänger differentialdiagnostische Schwierigkeiten bei der Unterscheidung von einzelnen Tumorzellen. Erfahrung gewinnt man hier auf zweierlei Weise: einmal durch Studium an cytologischen Ausstrichen von sicher nichttumorösem Ascites und zweitens durch Untersuchungen von Tumor- und Mesothelzellen im Verband.

Mesothelzellen bilden im Haufen regelrechte Plaques von absolut uniformen Zellen. Die Kerne sind gleichmäßig rund und lassen einen oder zwei Nucleoli

erkennen. Die Kernstruktur ist gleichmäßig aufgelockert. Das helle Cytoplasma
deutet nicht selten eine wabige Struktur an, ja es kann zu kleinvacuolärer (selten
großvacuolärer) Entartung kommen. Daneben findet man immer freie Zellen
gleicher Größenordnung, die man bald als typische frei liegende Mesothelzellen
ansprechen wird. Der Unterschied gegenüber den Zellen in den Mesothelplaques
besteht nur in der immer gleichmäßig runden Protoplasmastruktur, die die Zellen
im Verband natürlich oft nicht repräsentieren können (Abb. 78).

In der Größenordnung zwischen den
Lymphocyten und Leukocyten einerseits
und den Mesothelzellen andererseits
liegen die *großen Lymphocyten*, die *Monocyten* und *Histiocyten*. Sie bilden erfahrungsgemäß bei der Einordnung und bei
der Trennung gegenüber Tumorzellen
besondere Schwierigkeiten. Aussondern
läßt sich hier zunächst dasjenige Zellmaterial, bei dem eine Phagocytose nachweisbar ist. Fehldeutungen werden vor
allem durch den nicht selten etwas entrundeten, dicht strukturierten, exzentrisch gelegenen Kern hervorgerufen. Nur
der Vergleich mit freien Mesothelzellen
und echten Tumorzellen kann dann
weiterhelfen. Trotzdem sind vor allem
Zellen dieser Gruppe Anlaß zu falsch
positiven Befunden. In Erkennung der
Schwierigkeit dieser Differentialdiagnose
hat HINSELMANN (1951) vorgeschlagen,
von einer Einordnung dieser Zellen nach
ihrer Herkunft abzusehen. HINSELMANN

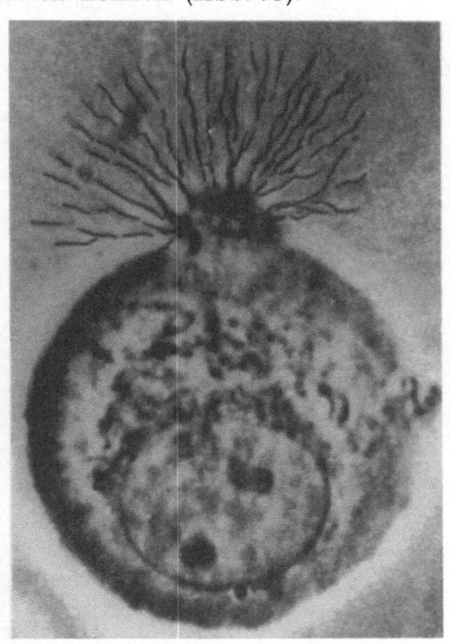

Abb. 78. Abgerundete Mesothelzelle eines
normalen Ascites mit Flimmerbesatz.
(Aus EBNER, 1953)

trennt alle diese gutartigen Zellen nur in „kleine Mononucleäre" und „große
Mononucleäre". Die Mesothelzellen, die großen Lymphocyten und Monocyten
sind wohl überwiegend den „großen Mononucleären" zuzuordnen.

Die *Tumorzellen* studiert man zunächst am besten, wenn sie zusammen-
hängend, fast noch im Zellverband, anzutreffen sind. Schon QUENSEL (1928)
hat darauf aufmerksam gemacht, daß die Tumorzellhaufen vor allem als Ballen
oder Klumpen imponieren, während er bei den Mesothelzellen von zarten „häut-
chenartigen Komplexen" spricht. Diese Unterscheidung kann man nur bestätigen,
doch gibt es bei den Tumorzellhaufen auch sehr variierende Formationen, die
zylinderartig, schlangenförmig, bizarr, aber immer dick, also dreidimensional
erscheinen.

Bei diesen Tumorzellen imponiert zunächst immer die ganz erhebliche Kernpolymorphie (Anisonucleose), die häufig mit Kernvergrößerungen bis zu extremen
Ausmaßen einhergeht. Daneben existiert stets eine starke Hyperchromasie des
Kerns mit fein verteilten oder unterschiedlich großen Chromatinbröckeln. Oft
trifft man auch auf Mitosen und atypische Mitosen, die gerade im Ascites gar
nicht selten sind. Damit parallel geht die durch ihre Unregelmäßigkeit auf-

fallende Mehrkernigkeit. Dabei können Kern- und Zellzusammenhänge nicht immer unterschieden werden. Im Cytoplasma trifft man häufig auf eine vacuolenartige Degeneration, die jedoch nur bei Riesenvacuolen diagnostisch gut verwertbar ist (Abb. 79). Von Siegelringzellen auf Krukenberg-Tumoren zu schließen, ist am cytologischen Ausstrich nicht immer zulässig, da solche Zellformen auch durch andere Plasmavacuolen ähnlich strukturiert erscheinen.

Besondere Erwähnung verdienen noch die oft sehr zahlreichen Kernkörperchen, die QUENSEL (1928) als besonders wichtiges Kriterium der Malignität hervorgehoben hat. QUENSEL gibt als Relationsquotient Nucleolus : Nucleus

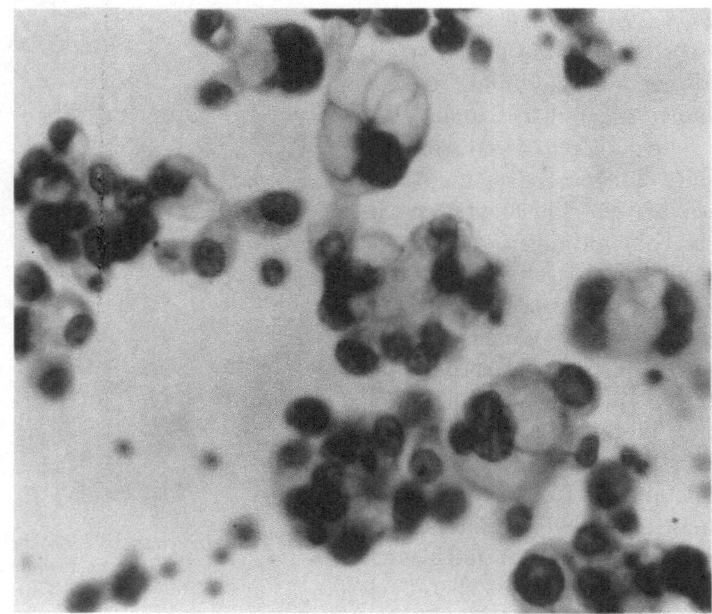

Abb. 79. Tumorzellen aus einem Ascitespunktat. Atypische Kerne und z. T. stark vacuolisiertes Cytoplasma

folgenden Vergleich an: Mesothelzellen 0,14—0,16 (ausnahmsweise bis 0,30), Tumorzellen 0,21—0,60. Die Bevorzugung einer diesbezüglichen Orientierung hat jedoch auch Nachteile: Die Vermehrung der Nucleoli ist nicht dogmatisch anzutreffen und je nach Kernstruktur leider auch nicht immer zu differenzieren. Man kann noch erwähnen, daß die Kernkörperchen nicht selten vergrößert sind.

Vor allem phasenkontrastmikroskopisch wurden von EBNER (1953) und EBNER und SCHNEIDER (1956) „cilioepitheliale Tumorzellen" nachgewiesen, die sie im Ascites bei gutartigen serösen Ovarialcystomen und Cystadenocarcinomen fanden. Sie konnten dabei „frei schwimmende" und „teilungsfähige Zellelemente" nachweisen, die an einem Pol der kugeligen Zelle eine Vorwölbung mit zahlreichen, lebhaft beweglichen Cilien trugen (vgl. Abb. 78). An der gegenüberliegenden Zellbasis war ein großer, rundlicher Kern sichtbar. EBNER spricht bei diesen an sich gutartigen cilioepithelialen Tumorzellen von einem selbständigen „Ascitestumor", bei dem jedoch mit einer malignen Entartung gerechnet werden muß.

Die *Treffsicherheit* der cytologischen Untersuchung von Ascites wird bei meist kleinem Zahlenmaterial etwas unterschiedlich angegeben. So berichtet z. B. Lewin (1953) über nur 20 Fälle (Treffsicherheit ca. 50%). An einem umfangreicheren und unter verschiedenen Gesichtspunkten zusammengestellten Material hatte Ceelen (1964) bei 113 Fällen eine Treffsicherheit von 84,6%. Smolka und Abrahamsen (zit. nach Smolka und Soost, 1965) erzielten bei 93 Fällen von Ascitestumor in 81,7% einen positiven Befund und hatten bei 16 nichtmalignen Fällen ein 100% negatives Ergebnis. — Eine vergleichende Untersuchung, in der der Cytologe ausschließlich Zellausstriche aus Punktaten, der Pathologe ausschließlich das eingebettete Zentrifugat untersuchte, ergab eine befriedigende Übereinstimmung beider Methoden (Berge und Hellsten, 1966).

C. Im Urinsediment

Der Nachweis von atypischen Zellen aus malignen Tumoren der Niere oder von ableitenden Harnwegen ist vielerorts versucht worden. Epitheliale Tumoren werden auch in der Harnblase und im Nierenbecken atypische Zellen abschilfern, und auch bei Hypernephromen ist es vorstellbar, daß sie nur Anschluß an die Harnwege gewinnen müssen, um Zellmaterial freizusetzen. Schon die ersten Publikationen ließen jedoch erkennen, daß die Differentialdiagnose zwischen gut- und bösartigen Prozessen auf besondere Schwierigkeiten stieß, wenn nicht ein direkter Abstrich durchgeführt werden konnte.

Die Operation eines Tumors im Urogenitaltrakt erfolgt in der Regel ohne Kenntnis über den histologischen Charakter der Geschwulst (Hanschke und Litos, 1963). Der direkte, während der Operation von dem Tumor entnommene Abstrich erlaubt nach Aussage verschiedener Autoren eine schnelle und grobe Orientierung über den Geschwulsttyp und über die Malignität. Selbstverständlich muß dieser Befund durch eine genaue histologische Untersuchung ergänzt werden, jedoch ist die cytologische Vororientierung nützlich. Die cytologische Technik unterscheidet sich hierbei nicht von dem in der Gynäkologie geübten Verfahren nach Papanicolaou. Das Färbeverfahren kann jedoch dem Bedürfnis der Operateure entsprechend verkürzt werden, so daß der Abstrich nach 5—10 min durchgemustert werden kann.

Ganz andere Verhältnisse liegen vor, wenn man im Rahmen der Vorsorgeuntersuchung den Nachweis von Tumorzellen im Urin versucht. Papanicolaou und Marshall (1945) entwickelten eine Technik zum Nachweis von Tumorzellen im Sediment des zentrifugierten Urins. Bereits diese ersten Ergebnisse waren ermutigend, da in 88% der Fälle die Cytodiagnostik ein korrektes Ergebnis über das Vorliegen von Harnwegstumoren zeigte.

Die größte Beeinträchtigung der cytologischen Untersuchung der exfoliativen Zellen im Harn ist die relativ rasche Veränderung mit zunehmender Verweildauer. Hier macht die cytologische Diagnose Schwierigkeiten. Lichtmikroskopisch imponiert dabei vor allem eine deutliche Destruktion und Vacuolisierung der Zellen. Wahrscheinlich handelt es sich hier um den Einfluß exogener Noxen aus dem Harn selbst. In diesem Sinne sprechen auch elektronenmikroskopische Untersuchungen von Bauchwitz (1963). Eine Differenzierung zwischen normalen und atypischen Zellen gelang jedoch elektronenoptisch nicht, obwohl zwischen Erythrocyten, Leukocyten, ergastoplasmareichen Zellen und epithelialen Zellen unterschieden werden konnte.

Die cytologische Untersuchung des Morgenurins bringt wegen der rasch eintretenden Veränderung der exfoliierten Zellen meist keine brauchbaren Ergebnisse und kann höchstens zusätzlich versucht werden. Man wird deshalb den nach Verabreichung von 500—1000 ml Tee frisch entleerten Urin 5 min lang zentrifugieren (bei etwa 1000—2000 U/min). Nach Abpipettieren der überstehenden Flüssigkeit werden die restlichen Milliliter mit 96%igem Alkohol versetzt und dann erneut zentrifugiert. Der Bodensatz dieses Zentrifugats wird auf dem Objektträger ausgestrichen und im Verfahren nach PAPANICOLAOU fixiert und gefärbt. Man kann den benutzten Objektträger vorher mit Eiweißglycerin beschicken, doch wird bei vorsichtiger Technik auch auf dem fettfreien Objektträger ein Abschwimmen der Zellen weitgehend zu verhindern sein, wenn man das Präparat einige Sekunden antrocknen läßt. Das wichtigste ist die sofortige Bearbeitung des frisch gelassenen Urins.

Bei der Einarbeitung in das Verfahren der Cytodiagnostik am Urinsediment wird man gut daran tun, zunächst einmal von gesunden Patienten die Zellformen zu differenzieren. Die Unterscheidung zwischen proximalen Tubulusepithelzellen der Niere und Epithelzellen aus den Sammelrohren ist gelegentlich an der Kerngröße möglich. Wichtig ist jedoch eine Unterscheidung von dem Epithel der ableitenden Harnwege, des Nierenbeckens, Harnleiters oder der Blase. Beim Übergangsepithel kann man manchmal noch oberflächliche und tiefere Schichten voneinander unterscheiden.

Wenn der Abstrich stark mit Erythrocyten und Leukocyten durchsetzt ist, die die Beurteilung stören, wird empfohlen, den Urin vor dem Zentrifugieren mit 5%iger Essigsäure zu versetzen. Die Beurteilung der cytologischen Abstriche scheint bei Anwendung der Technik der Acridinorangefluorochromierung genauso zuverlässig zu sein wie bei der Färbung nach PAPANICOLAOU (UMIKER, 1964).

Die größte Behinderung bei der cytologischen Diagnostik bilden die entzündlichen Veränderungen der ableitenden Harnwege, die nach übereinstimmenden Mitteilungen verschiedener Autoren und eigener Erfahrung von malignen Prozessen kaum zu trennen sind, so daß der Prozentsatz der falsch positiven Abstriche hoch ist. Die Cytodiagnostik wird dann nicht nur durch den Formenreichtum der urologischen Zellarten erschwert, sondern auch durch die Beimengung von segmentkernigen Leukocyten, Fibringerinnsel, Eiweißfilmen und Bakterien auf dem Abstrich. Die bei der Entzündung ebenfalls reichlich abgeschilferten Epithelien lassen Veränderungen an Kern und Plasma erkennen, wobei vor allem die Aufquellung der Kerne Schwierigkeiten bei der Differenzierung zwischen abnormen und atypischen Zellen bereitet. Die fermentative und bakterielle Autolyse ist bei Entzündungen der ableitenden Harnwege besonders stark. Sind entzündliche Prozesse mit Tumornekrosen vergesellschaftet, ist eine sichere cytologische Diagnose meist nicht möglich.

UMIKER (1964) bringt eine Zusammenstellung von 14 verschiedenen amerikanischen Autoren, die einzeln über ein Untersuchungsgut von 20—212 Fällen verfügen. Die Treffsicherheit der prospektiven cytologischen Diagnose schwankt hier zwischen 26,1% und 100%. Sie liegt im Mittel bei 71,6%. Der Prozentsatz der falsch positiven Befunde schwankt zwischen 1,3% und 11,9%; im Mittel liegt er bei 2,3%, wenn man die Untersuchungsergebnisse anderer Autoren von insgesamt 3609 Fällen miteinander vergleicht.

Wir selbst haben bei 31 gesicherten Fällen von urologischen Malignomen 106 Urinproben untersucht und konnten dabei nur eine Treffsicherheit von 29% erzielen. Negative und positive Befunde wechselten dabei bei einzelnen Patientinnen bei Untersuchungen an verschiedenen Tagen.

Eine abschließende Beurteilung über die Bedeutung routinemäßiger cytologischer Urinsedimentuntersuchungen scheint zum augenblicklichen Zeitpunkt noch nicht möglich. Die in der Literatur angegebenen sehr großen Schwankungen über die Treffsicherheit dieses Verfahrens sind durch die oft nur gering voneinander abweichenden Bearbeitungsmethoden allein nicht zu erklären.

XII. Instanzen der cytologischen Diagnostik

Im Bereich der Gynäkologie hat die cytologische Untersuchung wegen ihrer einfachen Handhabung und ihrer wertvollen Aussage rasch an Boden gewonnen. Ihre Grundzüge werden in der Vorlesung gelehrt; an den großen Kliniken gehört die Cytologie zur Fachausbildung der Assistenten. Die Aufgeschlossenheit der Frauenärzte für den Einsatz der Cytologie wird daher zunehmen, ebenso ihre Fähigkeit, cytologische Präparate selbst zu beurteilen, bzw. die Bereitschaft, mit einem cytologischen Laboratorium zusammenzuarbeiten. Die Orientierung der Öffentlichkeit über die Möglichkeiten einer cytologischen Krebsfahndung hat bereits jetzt dazu geführt, daß in der Sprechstunde seitens einzelner Patientinnen der Wunsch geäußert wird, es möge ein „Krebsausstrich" vorgenommen werden. Dieses Bestreben wird seitens der Kassen durch die Honorierung cytologischer Untersuchungen gefördert. Es wird außerdem durch Mittel der Landesverbände für Krebsbekämpfung (Gliederung des Deutschen Zentralausschusses für Krebsbekämpfung) unterstützt.

Cytologische Untersuchungen fallen aus folgenden Bereichen an:

A. Sprechstunde

In der fachärztlichen Sprechstunde wird die einfache gynäkologische Untersuchung:

1. Erhebung einer genauen Blutungsanamnese,

2. Inspektion der Portio bei guter Beleuchtung,

3. Palpation,

4. bei Unklarheiten: Kontrolle des Befundes in 2 Wochen,

erweitert durch

5. Kolposkopie,

6. Cytologie.

Die cytologische Untersuchung soll dienen

a) der Funktionsdiagnose,

b) der Bestimmung der Vaginalflora,

c) der Carcinomfahndung.

Funktion und Vaginalflora können unmittelbar am Untersuchungsstuhl mittels Phasenkontrastmikroskopie bestimmt werden. Daraus ergeben sich Ansätze für eine sofortige gezielte Behandlung von Cyclusstörung und Fluor.

Für die Carcinomfahndung ist die Beurteilung am gefärbten Ausstrich vorzuziehen, weil die Zeit in der Sprechstunde nicht ausreichend sein kann, außerdem der gefärbte Ausstrich die Suche nach atypischen Zellen erleichtert. Hierzu wird die Übersendung des fixierten Direktausstrichs an ein Laboratorium erforderlich.

Die Beurteilung im Laboratorium soll nicht nur die Carcinomsuche berücksichtigen, sondern auch die Funktion und die Flora bestimmen. *Da jede gynäkologische Untersuchung gleichzeitig die Fahndung nach einem Carcinom einschließen soll, erscheint der Einsatz der Suchmethode Cytologie bei allen Patientinnen über 35 Jahren und bei allen mit makroskopisch sichtbaren Veränderungen an der Portio für den Facharzt obligat.* Auch der Hausarzt kann auf dem Wege über die Abstrichentnahme in die Krebsfährtensuche eingeschaltet werden. Er sollte in seinem Klientel die Untersuchung einmal jährlich bei Frauen über 35 Jahren durchführen bzw. ihre Durchführung durch den Fachkollegen veranlassen.

Ergibt die cytologische Laboruntersuchung keinen Carcinomverdacht, so kann die weitere Behandlungskontrolle sich auf die Durchsicht des Frischpräparates beschränken. Eine breitere Anwendung der Phasenkontrastcytologie am Untersuchungsstuhl ist geeignet, die Belastung der Laboratorien in Grenzen zu halten (s. Phasenkontrastcytologie).

Voraussetzung einer derartigen Intensivierung der Krebsfährtensuche ist die Einrichtung cytologischer Untersuchungsstellen. Hierzu lassen sich ausbauen die cytologischen Laboratorien der Frauenkliniken und der pathologischen Institute und Prosekturen sowie die entsprechenden Einrichtungen cytologisch ausgebildeter Laborfachärzte. Außerdem hat sich bereits eingeführt, daß cytologisch versierte Frauenärzte in ihrem eigenen Bereich auch für die Sprechstunde benachbarter Fachkollegen cytologische Laboruntersuchungen übernehmen. Ein derartiges Vorgehen ist zu begrüßen, weil es eine Massierung von Untersuchungen in Zentrallaboratorien vermeiden hilft (STOLL, 1957, 1965).

B. Klinik

Soweit es sich um poliklinische Untersuchungen handelt, gelten die Voraussetzungen der Sprechstunde. Zu Ausbildungszwecken wird der poliklinisch tätige Untersucher gehalten sein, sowohl das Frischpräparat am Untersuchungsstuhl, als auch das gefärbte Präparat im Laboratorium zu befunden, damit er die Grundlagen für eine spätere cytologische Tätigkeit in eigener Praxis beherrscht.

Spezielle klinische Fragestellungen bedürfen einer größeren cytologischen Erfahrung und erfordern nicht selten Ausstrichserien. Hierher gehört die Problematik der Endokrinologie, der Radiosensibilität, der Schwangerschaftsstörungen und der Nachweis von Tumorzellen im Blut und in Punktionsflüssigkeiten.

C. Krebsberatungsstellen

Krebsberatungsstellen sind vorwiegend an Kliniken angeschlossen, ihrem Ausbau sind Grenzen gesetzt. Ihre Kapazität wird diejenige der Facharzteschaft nicht erreichen können. Einen großen Bevölkerungskreis regelmäßig prophylaktisch durch Beratungsstellen zu untersuchen, würde einen sehr großen Aufwand erfordern und die vorhandene Kapazität der niedergelassenen Fachärzte ungenutzt lassen. Eigene Erfahrungen haben außerdem gezeigt, daß die Zahl der entdeckten Carcinome bei den Patientinnen, welche eine Beratungsstelle aufsuchen, geringer ist als in der Sprechstunde oder bei einer Reihenuntersuchung. Dies erklärt sich dadurch, daß die Beratungsstelle vorwiegend von aufmerksamen, auf ihre Gesundheit bedachten, aufgeschlossenen Patientinnen aufgesucht wird, die außerdem bereits bei ihrem Hausarzt oder Facharzt in Kontrolle stehen. Sie erwarten von der Beratungsstelle noch etwas „Besonderes", welches über den Rahmen der üblichen gynäkologischen Untersuchung hinausgehe. Wenn sich in der Fachsprechstunde die erweiterten Methoden der Carcinomsuche (Kolposkopie und Cytologie) durchsetzen — und dies ist lediglich eine Frage der Zeit —, werden Beratungsstellen ihre Bedeutung verlieren und das sein, was sie im Aufbau der ärztlichen Versorgung sein sollten, nämlich Konsiliarstellen, an die der praktizierende Arzt in Sonderfällen überweisen kann. Beratungsstellen verfügen zwar über optimale Untersuchungsmöglichkeiten; die Durchführung notwendiger Kontrolluntersuchungen stößt jedoch auf Schwierigkeiten, weil ein großer Teil der Patientinnen einer Einbestellung mangels persönlicher Bindung zur Beratungsstelle nicht Folge leisten. Soweit Patientinnen Beratungsstellen aufsuchen, um ihren eigenen Arzt zu kontrollieren, entsteht eine psychologisch ungünstige Situation, die geeignet ist, das Ansehen des behandelnden Arztes zu schädigen, des Arztes, der letztlich die weitere Verantwortung zu tragen hat. Das Für und Wider ist in nachfolgender Aufstellung (aus STOLL, 1965) festgehalten:

1. Patient

Untersuchungsstelle:	Praktischer-Arzt-Sprechstunde:
+ auf gynäkologische Untersuchung eingestellt	— gynäkologische Untersuchung nicht erwartet oder abgelehnt
+ über Carcinom aufgeklärt	— nicht über Carcinom aufgeklärt
— Auswahl der Interessierten	+ keine Auswahl
— kleiner Patientenkreis	+ großer Patientenkreis
— bei negativem Befund kommt gelegentlich Patientin nicht wieder	+ Patientin kommt immer wieder mit anderen banalen Leiden
— Überwachung schwierig	+ Überwachung günstig

2. Untersucher

+ Reihenuntersuchung nach modernen Erfordernissen der Frühdiagnose	— einzelne Untersuchung bei ungenügender Einrichtung
— enger Blickwinkel, Übersehen anderer Leiden	+ weiter Blickwinkel, Familie, Gesamtpersönlichkeit
— Automatismus und Ermüdung, begrenzte Kapazität	+ Abwechslung und Kontakt

3. Allgemein

— hohe Unkosten für den Steuerzahler	+ keine hohen Unkosten, Selbstbeteiligung der Patientin bei Vorsorgeuntersuchung
— Herabsetzen des ärztlichen Ansehens	

D. Betriebsreihenuntersuchungen

Die Durchuntersuchung der weiblichen Angehörigen von Großbetrieben, eine zusätzliche Sozialleistung des Betriebes, hat sich aus manchen Gründen sehr bewährt. Es handelt sich um eine Gesundenuntersuchung, die nicht nur der Carcinomsuche, sondern auch der Aufdeckung anderer behandlungsbedürftiger gynäkologischer Leiden dient. Sie erfaßt auch Patientinnen, die ohne diese Untersuchungsmöglichkeit keinen Facharzt aufgesucht hätten. *Durch die Unterhaltung am Arbeitsplatz gewinnt das Vorhaben Popularität*, die auf andere Weise — etwa

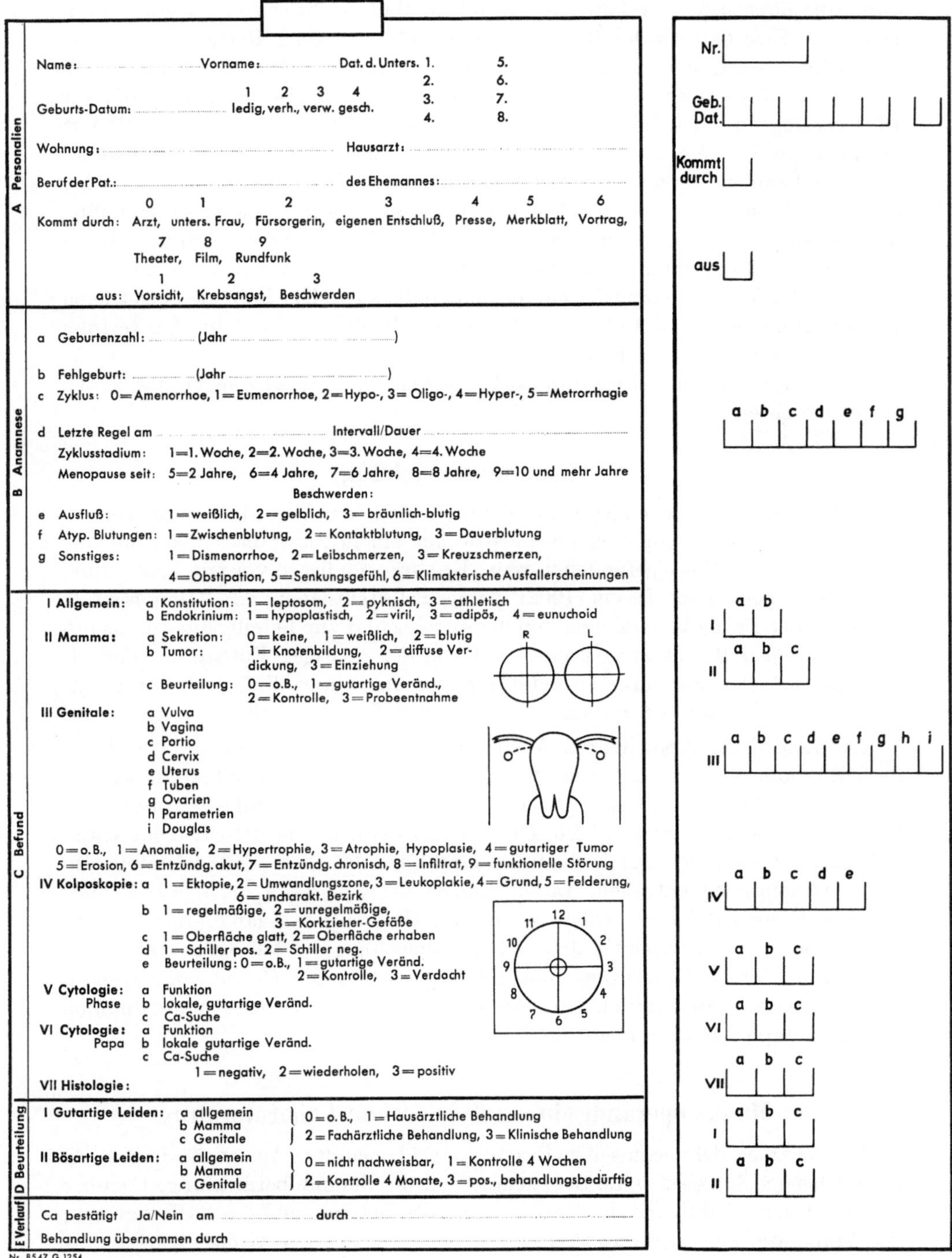

A Personalien

Name: .... Vorname: .... Dat. d. Unters. 1. ..... 5. .....
2. ..... 6. .....
1 2 3 4 — 3. ..... 7. .....
Geburts-Datum: .... ledig, verh., verw. gesch. 4. ..... 8. .....

Wohnung: .... Hausarzt: ....

Beruf der Pat.: .... des Ehemannes: ....

Kommt durch: 0 Arzt, 1 unters. Frau, 2 Fürsorgerin, 3 eigenen Entschluß, 4 Presse, 5 Merkblatt, 6 Vortrag,
7 Theater, 8 Film, 9 Rundfunk
aus: 1 Vorsicht, 2 Krebsangst, 3 Beschwerden

B Anamnese

a Geburtenzahl: .... (Jahr ....)

b Fehlgeburt: .... (Jahr ....)

c Zyklus: 0=Amenorrhoe, 1=Eumenorrhoe, 2=Hypo-, 3=Oligo-, 4=Hyper-, 5=Metrorrhagie

d Letzte Regel am .... Intervall/Dauer ....
Zyklusstadium: 1=1. Woche, 2=2. Woche, 3=3. Woche, 4=4. Woche
Menopause seit: 5=2 Jahre, 6=4 Jahre, 7=6 Jahre, 8=8 Jahre, 9=10 und mehr Jahre

Beschwerden:

e Ausfluß: 1=weißlich, 2=gelblich, 3=bräunlich-blutig

f Atyp. Blutungen: 1=Zwischenblutung, 2=Kontaktblutung, 3=Dauerblutung

g Sonstiges: 1=Dismenorrhoe, 2=Leibschmerzen, 3=Kreuzschmerzen,
4=Obstipation, 5=Senkungsgefühl, 6=Klimakterische Ausfallerscheinungen

C Befund

I Allgemein: a Konstitution: 1=leptosom, 2=pyknisch, 3=athletisch
b Endokrinium: 1=hypoplastisch, 2=viril, 3=adipös, 4=eunuchoid

II Mamma: a Sekretion: 0=keine, 1=weißlich, 2=blutig
b Tumor: 1=Knotenbildung, 2=diffuse Verdickung, 3=Einziehung
c Beurteilung: 0=o.B., 1=gutartige Veränd., 2=Kontrolle, 3=Probeentnahme

III Genitale: a Vulva b Vagina c Portio d Cervix e Uterus f Tuben g Ovarien h Parametrien i Douglas
0=o.B., 1=Anomalie, 2=Hypertrophie, 3=Atrophie, Hypoplasie, 4=gutartiger Tumor
5=Erosion, 6=Entzündg. akut, 7=Entzündg. chronisch, 8=Infiltrat, 9=funktionelle Störung

IV Kolposkopie: a 1=Ektopie, 2=Umwandlungszone, 3=Leukoplakie, 4=Grund, 5=Felderung, 6=uncharakt. Bezirk
b 1=regelmäßige, 2=unregelmäßige, 3=Korkzieher-Gefäße
c 1=Oberfläche glatt, 2=Oberfläche erhaben
d 1=Schiller pos. 2=Schiller neg.
e Beurteilung: 0=o.B., 1=gutartige Veränd. 2=Kontrolle, 3=Verdacht

V Cytologie: Phase a Funktion b lokale, gutartige Veränd. c Ca-Suche
VI Cytologie: Papa a Funktion b lokale gutartige Veränd. c Ca-Suche
1=negativ, 2=wiederholen, 3=positiv

VII Histologie:

D Beurteilung

I Gutartige Leiden: a allgemein b Mamma c Genitale — 0=o.B., 1=Hausärztliche Behandlung, 2=Fachärztliche Behandlung, 3=Klinische Behandlung

II Bösartige Leiden: a allgemein b Mamma c Genitale — 0=nicht nachweisbar, 1=Kontrolle 4 Wochen, 2=Kontrolle 4 Monate, 3=pos., behandlungsbedürftig

E Verlauf

Ca bestätigt Ja/Nein am .... durch ....

Behandlung übernommen durch ....

Nr. 8547 G 1254

Randstreifen: Nr. — Geb. Dat. — Kommt durch — aus — a b c d e f g — I a b — II a b c — III a b c d e f g h i — IV a b c d e — V a b c — VI a b c — VII a b c — I a b c — II a b c

Abb. 80. Beispiel eines Untersuchungsbogens für die Betriebsreihenuntersuchung. Absatz A und B wird vom Werksarzt ausgefüllt, Absatz C und D von der Untersuchungsstelle. Der Randstreifen rechts dient der Verschlüsselung, die im Betrieb durchgeführt wird

durch die öffentliche Aufklärung — in diesem Maße nicht erreicht werden kann. Durch die Einschaltung der Betriebsorgane (Betriebsleitung, Betriebsrat, Werksarzt) wird das Zugehörigkeitsgefühl zum Betrieb gestärkt. Die Aufdeckung zahlreicher harmloser aber behandlungsbedürftiger gynäkologischer Leiden, die zur Überweisung an einen Facharzt bzw. den Hausarzt Veranlassung gibt, fördert in einem großen Personenkreis den Gedanken der Prophylaxe. Bei Carcinomverdacht kann die weitere Untersuchung sowie die Kontrolle durch den werksärztlichen Dienst veranlaßt werden (permanente Erfassung). Es ist zweckmäßig, die Vorbereitung der Untersuchung einschließlich Erhebung der Anamnese durch den Werksarzt durchführen zu lassen. Die Patientin stellt sich dann mit dem vorbereiteten Untersuchungsbogen vor, in den die speziellen Befunde eingetragen werden. Anamnese und Befund sollten verschlüsselt sein, um die Auswertung und die Kontrolle zu erleichtern (Abb. 80).

Über Ergebnisse und Erfahrungen bei derartigen Untersuchungen hat STOLL (1964) berichtet.

E. Massenuntersuchung

Für große Untersuchungsprogramme müssen, sofern man nicht unter Heranziehung von A bis C in Zusammenarbeit mit einem Zentrallaboratorium vorgehen kann, neue Wege gefunden werden. Erfahrungen liegen vor mit Versendung einer Cytopipette nach DAVIS (1962) für die Selbstentnahme des Vaginalsekrets (s. dort). Der Erfolg ist abhängig von der Bereitschaft zur Beteiligung seitens des angesprochenen Bevölkerungskreises und von der richtigen Entnahme. Vorteilhaft ist, daß sich Patientinnen beteiligen, die auf keinen Fall einen Arzt aufsuchen würden oder für die ein Arzt nur unter Schwierigkeiten erreichbar ist.

Die Zahl der unbrauchbaren Abstriche wird bei dieser Methode ansteigen; immerhin können aber auch neue Fälle entdeckt werden, die einbestellt werden müssen. Bei fortgeschrittenen Carcinomen, die durch die einfache Inspektion bereits diagnostiziert werden könnten, wird der cytologische Befund nicht selten unbrauchbar sein, weil nur Zelldetritus erfaßt wurde. Diese Fälle könnten also der Carcinomsuche entgehen. Damit taucht die *Frage der ärztlichen Verantwortung für die cytologische Diagnose* auf: Im Untersuchungsgang fehlt der Arzt als Mittler zwischen Patientin und Laboruntersuchung, so daß die gesamte Verantwortung dem Laboratorium anheimfällt. Dies mag der Grund sein, weshalb sich in Ländern mit ausreichender Arztdichte die Methode der Selbstentnahme mittels Cytopipette noch nicht durchgesetzt hat.

F. Modus operandi eines cytologischen Laboratoriums

Der Vorgang der technischen Bearbeitung übersandter Ausstriche ist bereits besprochen (S. 39), ebenso die Beurteilung und die Befundübermittlung. Darüber hinaus ist von Wichtigkeit die Registrierung der Befunde und die Aufbewahrung der Präparate, ein organisatorisches Problem, das mit der Größe des Laboratoriums zunimmt.

a) An die *Registrierung der Befunde* sind folgende Anforderungen zu stellen: Es muß jederzeit möglich sein, schnell aufzufinden:

1. alle früheren Befunde und Präparate einer bestimmten Patientin,

2. alle zu einer bestimmten Präparat-Nr. gehörenden früheren oder späteren Präparate und Befunde der gleichen Patientin,

3. alle Präparate und Befunde mit bestimmten gleichartigen oder in die gleiche Gruppe gehörenden Diagnosen (z.B. alle Fälle, die nach Behandlung mit Ovulationshemmern Dyskaryosen aufweisen).

Mit diesen Anforderungen kann das Laboratorium zweierlei wesentlichen Zwecken gerecht werden: einerseits einer alle Informationsmöglichkeiten ausschöpfenden täglichen Diagnostik, andererseits der Verfolgung wissenschaftlicher Spezialprobleme, die sich aus dem Einzelfall ergeben und an Hand einer größeren Zahl einschlägiger Fälle möglicherweise geklärt werden können.

Die drei gestellten Anforderungen können in verschiedener Weise erfüllt werden. Für kleine und mittelgroße Laboratorien wird die herkömmliche Methode der Buchführung unter fortlaufenden Nummern mit Aufzeichnung des Namens der Patientin und des einsendenden Arztes und gleichzeitiger Anlegung einer Namens- und Diagnosenkartei auch heute noch ausreichen. Dabei ist es wichtig, daß jeder Patientinnenname in der Kartei nur einmal erscheint und auf dieser einen Karte alle Untersuchungs-Nummern der gleichen Patientin verzeichnet sind. Es ist also vor dem Schreiben der Karten für die täglich eingehenden Präparate zu prüfen, ob von der Patientin bereits eine Karteikarte vorhanden ist. Wenn dies der Fall ist, wird die neue Nummer nur hinzugefügt; gleichzeitig werden aber die früheren Befunde und Präparate der Patientin herausgesucht und bei der Diagnostik berücksichtigt, da gerade der Vergleich des neuen mit den früheren Befunden für die Beurteilung des Gesamtbildes von ausschlaggebender Bedeutung sein kann. Demgegenüber sollte die Diagnosenkartei sich nicht darauf beschränken, jeden Befund nur einmal, d.h. unter einem Stichwort, zu registrieren, sondern nötigenfalls unter mehreren. So sollten z.B. Dyskaryosen nach Behandlung mit Ovulationshemmern unter diesen beiden Stichworten verzeichnet werden und der Fall, wenn außerdem eine Trichomonadeninfektion vorlag, auch noch unter diesem dritten Stichwort.

Dieser Aufbau einer Diagnosenkartei läßt es wünschenswert erscheinen, vor allem wenn sie größeren Umfang erreicht, eines der modernen Verfahren zur Dokumentation einzusetzen. Ob dabei ein Handlochkartensystem noch ausreicht (KERN 1964), oder ob die Größe des Umfanges den Einsatz einer elektronischen Datenverarbeitung mit einem Computersystem rechtfertigt (WIED et al., 1964, 1967), wird von Fall zu Fall entschieden werden müssen. Mit einem solchen System kann die Quelle der möglichen Information beliebig erweitert werden. Darüber hinaus werden weitgehende Korrelationen der mit verschiedenen Methoden bei einer Patientin erhobenen Befunde und ihrer Anamnese möglich. Auch die therapeutischen Maßnahmen könnten mit verarbeitet und ausgewertet werden, so daß ein solches System imstande ist, sowohl umfassende Informationen über Krankheitsbild und -verlauf bei einer bestimmten Patientin zu vermitteln, als auch die Charakteristika einer bestimmten Veränderung an Hand einer großen Patientinnenzahl herauszustellen.

Nicht übernehmen hingegen kann auch das bestausgedachte Dokumentationssystem die individuelle Diagnose. Da diese für die spätere statistische und doku-

mentarische Auswertung bei allen zu untersuchenden Fällen unter einheitlichen
Gesichtspunkten und mit einheitlicher Nomenklatur erfolgen muß, ist es zweckmäßig, die einzelnen Angaben durch Zahlen oder Buchstaben eines vorgeplanten
Schemas auszudrücken, um auf diese Weise eine möglichst weitgehende Objekti-
vierung der Befunde zu erzielen. Die so erhobenen Befunde ermöglichen eine
maschinelle Datenverarbeitung, die auf lange Sicht in jedem großen Zentrallaboratorium erforderlich werden wird.

b) Die *Aufbewahrung der Präparate* sollte jahrgangsweise, über einen möglichst
langen Zeitraum und nach fortlaufenden Nummern geordnet erfolgen. Zu diesem
Zweck wurden praktische Schränke entwickelt, in denen die Präparate auf
engstem Raum übersichtlich aufgehoben werden können. Die Lagerung älterer
Jahrgänge ist auch im Keller oder auf dem Boden möglich, da die Präparate
im allgemeinen sehr haltbar sind und, falls sie nach längerer Zeit abblassen,
jederzeit neu gefärbt werden können. Bei Platzmangel kann man sich bei den
älteren Jahrgängen auf die Aufbewahrung der positiven und verdächtigen Präparate beschränken; für die einwandfrei negativen genügt im allgemeinen der
schriftlich fixierte und jederzeit greifbare Befund.

XIII. Ergebnisse und Statistik

A. Funktionscytologie

Vergleichende Untersuchungen über die Sicherheit der Funktionscytologie unter Heranziehung anderer Bestimmungsmethoden liegen nur spärlich vor. Dies ist insofern bedauerlich, als die Vaginalcytologie wichtige Hinweise auf den vorliegenden ovariellen Funktionszustand vermittelt. Diese Hinweise werden nicht ausgewertet, wenn der Ausstrich nur unter dem Gesichtspunkt der Carcinomsuche beurteilt wird. Während jedoch der cytologisch ausgesprochene Verdacht auf das Vorliegen eines Malignoms durch die nachfolgende Abklärung entweder bestätigt oder verworfen wird, stößt die Überprüfung der cytologischen Funktionsdiagnose auf eine Reihe von Schwierigkeiten. Soweit es sich um morphologische Vergleichsmethoden handelt, ist die unterschiedliche Ansprechbarkeit der einzelnen Genitalabschnitte (Vagina, Cervix und Uterus) auf Hormone, sowohl in ihrer Zusammensetzung und Applikationsart als auch in der zeitlichen Verzögerung ihres Wirkungseintritts, zu berücksichtigen. Die chemische Bestimmung der Hormonmetaboliten gibt nicht exakt den Grad ihrer biologischen Wirksamkeit wieder. Trotz dieser Einschränkung, die hinsichtlich der Genauigkeit einer vergleichenden Untersuchung zu machen sind, zeigen sich überraschend gute Übereinstimmungen mit der Funktionscytologie. Diese hat als klinische Methode ihre Bewährungsprobe bestanden.

Die Brauchbarkeit der Funktionscytologie für die Cyclusdiagnose, insbesondere für die Bestimmung des Ovulationstermins, ist am überzeugendsten durch RAUSCHER (1957) im Vergleich zu Basaltemperaturmessung, Untersuchung des cervicalen Sekrets, des Endometriums und Überprüfung der Befunde am Ovar (bei Laparotomie) dargestellt worden.

Ein statistischer Vergleich bei 1132 Patientinnen, bei denen Ausstrich und Curettagematerial zur Verfügung stand, wurde von STOLL und LEDERMAIR (1958) gegeben. Die diagnostische Übereinstimmung betrug im Durchschnitt 78%.

Ein Vergleich mit der chemischen bzw. biologischen Hormonanalyse ist von NAPP (1954) und NAPP und PLOTZ (1952) sowie von JAYLE et al. (1960) vorgelegt worden. Es ist anzunehmen, daß die weitere Verbesserung der Methodik der Hormonanalyse in Zukunft eine Ausweitung derartiger Vergleichsuntersuchungen ermöglicht.

B. Carcinomsuche

Über die cytologischen Ergebnisse bei der Carcinomsuche liegt dagegen eine so umfangreiche Statistik vor, daß es unmöglich erscheint, sie in kurzen Zügen darzustellen. Der Aufbau dieser Statistik ist nicht in allen Punkten übereinstimmend, zumal sie z.T. aus der Sprechstunde von praktischen Ärzten und

Fachärzten in Verbindung mit einer cytologischen Untersuchungsstelle, z. T.
aus Untersuchungszentren, im Rahmen von Bevölkerungsreihenuntersuchungen
oder Gruppenuntersuchungen, z. T. aus poliklinischem und klinischem Patientinnengut großer Frauenkliniken dargestellt worden sind. Eine Zusammenstellung der Ergebnisse wird erschwert, weil die Prämisse für eine einheitliche
Statistik fehlt.

NAVRATIL hat in seinem Handbuchartikel (1955) die Befunde von 48 Autoren
an Hand von etwa 130000 Patientinnen mit etwa 200000 Ausstrichen dargestellt,
bei denen 4200 Genitalcarcinome vorlagen. Als falsch negativ wurden $400 = 10\%$,
als falsch positiv rund $200 = 5\%$, jeweils bezogen auf die Carcinomfälle, angegeben.
Die Uneinheitlichkeit der Bearbeitung erweist sich aber sofort, wenn man die
Ergebnisse einzelner Autoren herausgreift und miteinander vergleicht:

	Fallzahl	Genitalcarcinom	Falsch negativ	Falsch positiv
GUSBERG und GRAHAM	1000	74	$11 = 14,9\%$	$12 = 1,2\%$
LIMBURG	6672	449	$34 = 7,6\%$	$369 = 6,2\%$
NIEBURGS et al.	10000	178	$5 = 0,05\%$	$49 = 0,5\%$
STOLL et al.	16000	700	$41 = 6,0\%$	$1030 = 6,4\%$

Während also GUSBERG und GRAHAM (1950) ebenso wie LIMBURG (1952) und
STOLL et al. (1955) die falsch negativen Ergebnisse auf die Carcinomzahl, die
falsch positiven dagegen auf die Gesamtzahl beziehen, geben PUND et al. (1947)
und NIEBURGS et al. (1957) für beide Fehler die Prozentzahlen bezogen auf die
Gesamtfälle an. Da es sich um Genitalcarcinome handelt, deren Lokalisation
nicht getrennt berücksichtigt wurde, ergibt sich eine weitere Unzulänglichkeit
für den Vergleich. Bei einzelnen Autoren sind die Collumcarcinome der
Gruppe 0 nicht von den invasiven echten Carcinomen getrennt aufgeführt,
ganz abgesehen davon, daß die Bewertung des atypischen Epithels, des
präinvasiven Carcinoms und der frühen Invasion bei der definitiven Eingruppierung durch den Pathologen in hohem Grade dem subjektiven Ermessen
anheimgegeben ist. Aus einer Sammelstatistik ist schließlich nicht immer zu
ersehen, ob lediglich der erste Abstrich oder eine Abstrichserie zur Entscheidung
geführt hat.

Schließlich ist auch die Einstellung des cytologischen Beurteilers zur Methode
zu berücksichtigen. Eine Suchmethode soll die verdächtigen Patientinnen herausfinden. Man wird daher die Zahl der verdächtigen und positiven Ausstriche eher
etwas höher halten (LIMBURG 6,2%, STOLL 6,4%) als eine Pseudoexaktheit anzustreben, bei der sich die Zahl der falsch negativ beurteilten Abstriche naturgemäß
zum Schaden der betroffenen Patientinnen vermehren muß.

Zur auffälligen Abweichung bei statistischen Aufstellungen führt auch die
Zusammensetzung des Patientinnengutes. Dies erhellt aus den von SIEGEL (1955)
gegebenen Vergleichszahlen aus drei großen Untersuchungsstellen.

	I. Universitäts- Frauenklinik Hamburg	II. Duke University (USA)	III. Vincent Memorial Hospital (USA)
Carcinoma colli I—IV	595 (3,5%)	447 (3,0%)	469 (2,6%)
falsch negativ	6%	8,5%	9,7%
Adenocarcinoma corporis	65 (0,4%)	59 (0,4%)	218 (1,2%)
falsch negativ	27%	25%	24%
Carcinoma colli 0	155	95	86
falsch negativ	14%	17%	14%
Kein Carcinom	910	64	1044
falsch positiv	5,3%	0,43%	5,8%
Gesamtzahl der Fälle	16821	15217	18303
Gesamtzahl der Abstriche	20000	51022	18303

Die niedrige Zahl der *falsch positiven* Ausstriche in der zweiten Gruppe erklärt SIEGEL damit, daß hier der untersuchte Patientinnenkreis wesentlich weiter gezogen sei als bei der ersten und dritten Gruppe, die nur bei bestimmten Indikationen einen Vaginalausstrich untersuchten. Da jedoch der Anteil an Collumcarcinomen I—IV in der ersten Gruppe 3,5%, in der zweiten 3,0% und in der dritten 2,6% beträgt, dürfte der Auslesefaktor keine entscheidende Rolle spielen. Den Grund für den Unterschied muß man eventuell darin suchen, daß in der zweiten Gruppe mindestens drei Abstriche beurteilt worden sind, wobei die Fehlerbreite „falsch positiv" eingeschränkt werden konnte. Ganz auffallend ist jedoch die hohe Zahl von Adenocarcinomen des Corpus uteri in der dritten Gruppe, ein Hinweis darauf, daß in diesem Patientinnenkreis das Durchschnittsalter wesentlich höher liegen muß als in den beiden Vergleichsgruppen 1 und 2. Dabei ist die Fehlerbreite an sich bei dem Versuch einer cytologischen Diagnose des Korpuscarcinoms aus Vaginalsekret übereinstimmend erheblich groß ($\sim$25%).

Nun steckt in diesen Zahlenangaben aber auch eine große Anzahl bereits klinisch einwandfrei zu erkennender Collumcarcinome, bei denen eine cytologische Untersuchung für die Carcinomsuche nicht mehr notwendig war, und außerdem solche Fälle, bei denen der Inspektionsbefund als sehr verdächtig eine sofortige Abklärung durch die Gewebsentnahme hätte nach sich ziehen müssen. Lediglich zu den 155 sog. Oberflächencarcinomen der Hamburger Klinik sagt SIEGEL (1955), daß 58 Fälle (etwa $^1/_3$) ohne den Abstrich der Diagnose entgangen wären. Ohne Zweifel sind also in der Gruppe der *falsch negativen* Abstriche Fälle enthalten, bei denen aus klinisch erkennbaren ulcerierten Carcinomen nur Zelldetritus abgestrichen werden konnte, der keine einwandfreie cytologische Entscheidung zuließ.

Es muß daher nochmals betont werden, daß die Cytologie als Suchmethode aus einer großen Zahl unverdächtiger eine kleine Zahl verdächtiger Patientinnen herausholen soll, die dann der weiteren Untersuchung zugeführt werden kann. Die Statistik wird erst brauchbar, wenn sie die „präklinischen" Fälle gesondert erfaßt und unter diesen wieder die echten invasiven Carcinome von den sog. „präinvasiven" Epithelveränderungen abgrenzt. Nur so kann eine echte Erfolgsstatistik für eine Suchmethode aufgestellt werden. Dieselbe Meinung ist auch

von STÜPER (1955) und von GANSAU und NEVINNY-STICKEL (1957) vertreten
worden. Die echte Erfolgsquote wird von STÜPER auf 0,3% präklinischer Fälle
beziffert, bezogen auf die Gesamtzahl der Untersuchten, und mit 10%, bezogen
auf die Gesamtzahl der gefundenen Carcinome.

Aber auch die echte Erfolgsziffer, d.h. die Zahl der *präklinischen Carcinome*,
schwankt bei den einzelnen Untersuchern und ist einmal abhängig von dem
Begriff „präklinisch" und dem Einsatz anderer Methoden, etwa der Kolposkopie
und Kolpomikroskopie. Sie ist außerdem in hohem Maße abhängig von der Auswahl der zur Untersuchung kommenden Patientinnen.

BURGHARDT (1957) hat als „präklinisch" die Fälle bezeichnet, die in der
Regel symptomlos sind und der klinischen Untersuchung durch Inspektion,
Palpation und Sondenversuch entgehen. Die Abklärung ergibt entweder das sog.
Oberflächencarcinom oder „nichtinvasives atypisches Plattenepithel", oder die
frühesten Invasionsfälle. Bei insgesamt etwa 28000 Patientinnen konnten mittels
der Suchmethoden 432 derartige Veränderungen entdeckt werden (1 auf 67).

Für die Berichtsjahre 1954 und 1955 gibt BURGHARDT an:

Gesamtzahl der Patientinnen	*13355*		
Cytologisch suspekt	688	cytologisch positiv	281
Darunter klinisch manifeste Carcinome	112		177
Es verbleiben:	576		104
Histologisch geprüft:	375		96
Histologisch verifizierte prä-klinische Carcinome (Gruppe 0 und I)	*137*		*84*
(einschließlich 11 Fälle von atypischem und 7 Fälle von unruhigem Epithel)		(einschließlich 5 Fälle von atypischem Epithel)	

Das ergibt nach Ausschluß der Epithelatypien 198 präklinische Carcinome
auf 13355 Patientinnen, also etwa 1 auf 55 Patientinnen (1,5%).

BURGHARDT hat ergänzend hierzu mitgeteilt, daß die präklinischen Carcinome
sowohl invasive als auch präinvasive Fälle umfassen, und zwar im Verhältnis 1:4.

Im gleichen Zeitraum wurden mindestens 289 *manifeste Carcinome* behandelt.
Von den Patientinnen der Grazer Klinik in den Jahren 1954 und 1955 hatte
also jede 45. ein manifestes, jede 66. ein präklinisches Carcinom; zusammengefaßt
betrug der Prozentsatz der Patientinnen mit Collumcarcinomen an der Grazer
Klinik 3,6%. Es handelt sich hier um die Ergebnisse aus einer Klinik mit einem
großen Durchgang an Carcinomkranken. Auch wenn man dies in Rechnung stellt,
ist der Anteil an präklinischen Fällen sehr hoch; er enthält allerdings unter den
221 präklinischen Carcinomen nur 50 mit beginnender Invasion.

Nach den Erfahrungen des cytologischen Zentrallaboratoriums Dortmund hat
MEYBERG (1961) unter 5711 Erstuntersuchungen 66 präklinische Carcinome gefunden, also 1 auf 86 untersuchte Frauen. Hiervon waren 41 invasiv und 25 prä-
invasiv. Die Lokalisation der Veränderung lag in 18% intracervical. MEYBERG
bezeichnet als präklinisch solche Fälle, die weder klinisch noch makroskopisch
und kolposkopisch einen Anhalt für ein Neoplasma boten. Das Laboratorium
versorgt 18 Krebsberatungsstellen und 9 praktizierende Gynäkologen.

Die Gesamtstatistik dieser Untersuchungsstelle für die Jahre 1959 und 1960 lautet:

Cytologisch untersucht   5711 Fälle
Cytologisch negativ   5379 Fälle = 94,2%
Cytologisch positiv und verdächtig   332 Fälle = 5,8%

Positiv: 271   *Verdächtig:* 61

    53 präklinische Carcinome   13
    35 invasiv   6 = 0,7% (1:143 Untersuchte)
    18 präinvasiv   7
   178 klinische Carcinome (einschließlich   4
        Kolposkopie)

23 histologisch kein Carcinom nachweisbar   3
17 weitere Kontrollen laufen   41

Vergleichen wir damit unsere eigenen Ergebnisse, so konnten wir derartig hohe Erfolgsziffern bei weitem nicht erreichen:

Universitäts-Frauenklinik Heidelberg: Klinische und poliklinische Patientinnen

		Carcinom:	*Kein Carcinom:*
Gesamtzahl	*15 809*		
Cytologisch negativ	14308	41	14267
verdächtig	918	196	722
positiv	583	468	115
		705	15104

davon

Collumcarcinom Gruppe I—IV:
552

davon präklinisch:
  16   (etwa 1:1000 Untersuchte
       und 1:35 Collumcarcinome)

Wir finden also mittels der Cytologie nur auf jede 1000. Patientin 1 präklinisches invasives Carcinom des Collum uteri. Auf jedes 35. Collumcarcinom kommt 1 präklinischer Fall. Es sind dabei nur invasive Carcinome berücksichtigt.

CRAMER (1956) hat aus der Poliklinik und Geschwulstberatungsstelle der Universitäts-Frauenklinik Frankfurt bei 20792 Patientinnen 64 kleine Carcinome der Gruppe I (1:325) entdeckt, es wurden dabei jedoch nur 60% der Patientinnen kolposkopisch und 28% cytologisch untersucht. Er bespricht den Einsatz beider Methoden (Kolposkopie und Cytologie) und fand bei den kolposkopisch Unverdächtigen mittels der Cytologie noch 4 kleine Carcinome und 2 Oberflächencarcinome. Das sind 1:1810 bei klinisch und kolposkopisch unauffälligen Patientinnen. Mit dieser Angabe nähert er sich den von uns gefundenen Werten zumindest in der Größenordnung.

Wir stellen diese Zahlen aus klinischem und poliklinischem Untersuchungsgut in Vergleich zu einer Gesundenuntersuchung aus Los Angeles (STERN und MENOHER, 1954):

Cancer Detection Clinic Los Angeles

Gesamtzahl	*12116*	*Carcinom:*	*Kein Carcinom:*
Cytologisch negativ	11975	3	11972
positiv	141	100	41
		103	12013

davon *Collumcarcinom:*

39	Gruppe 0, davon symptomlos	34
52	Gruppe I—IV, davon symptomlos	18

davon makroskopisch normale Cervix
(also wahrscheinlich *präklinisch*)
16 (etwa 1:800)

Die Ergebnisse stimmen hinsichtlich der präklinischen Fälle anscheinend
überein. Allerdings sind hier die Fälle der Gruppe 0 in die Statistik hereingekom-
men und nicht eindeutig von den invasiven Carcinomen getrennt, während wir
grundsätzlich die Fälle der Gruppe 0 nicht als Carcinome führen und bei ihnen
auch eine Radikaloperation (volle Carcinomtherapie) vermeiden. Insofern ist also
der Vergleich zu unseren Zahlen nicht befriedigend durchzuführen. Das Verhältnis
der invasiven Collumcarcinome 52:552 (Los Angeles:Heidelberg) erklärt sich
daraus, daß es sich im ersten Fall um eine Gesundenuntersuchung, im zweiten
um poliklinische Patientinnen handelt, welche der Klinik zum größten Teil wegen
gynäkologischer Symptome überwiesen wurden. Aber auch eine solche Aussage
ist nicht voll zutreffend, denn von den 52 Patientinnen mit invasivem Carcinom
(Los Angeles) wiesen immerhin 34 Symptome auf, die richtungsweisend auf ein
Carcinom waren, so daß sie primär nicht zur Gruppe der Gesunden gezählt
werden konnten. Es scheint daher zweckmäßig zu sein, den Begriff der „Gesundenuntersuchung" überhaupt fallenzulassen.

Der Begriff „symptomlos" ist keineswegs identisch mit dem Vorliegen eines
Frühcarcinoms. Hierüber gibt die Statistik der Universitäts-Frauenklinik Frei-
burg (Beratungsstelle) Auskunft (PREISLER, 1961):

Untersucht: 9000 Patientinnen: Carcinome gefunden: 195, davon symptomlos: 97.

Aufgliederung:

Collumcarcinom	0	90	symptomlos	63
	I	40		19
	II	15		5
	III	6		2
Korpuscarcinom		11		0
Ovarialcarcinom		7		2
Vaginalcarcinom		1		0
Vulvacarcinom		1		5
Mammacarcinom		21		5
Sigmacarcinom		2		1
Hypernephrom		1		0

Nach PREISLER kommen auf:

100 untersuchte Frauen 1mal ein Oberflächencarcinom;
143 untersuchte Frauen 1mal ein symptomloses Oberflächencarcinom;
 86 untersuchte Frauen 1mal ein invasives Collumcarcinom;
266 untersuchte Frauen 1mal ein symptomloses invasives Collumcarcinom.

Das Collumcarcinom kann also aus dem Frühstadium heraus fortschreiten, ohne daß die Patientin Symptome bemerkt. Das auffällige Symptom der Kontaktblutung wird insbesondere bei Unverheirateten und Witwen vermißt, die keine Kohabitation haben. Eine sorgfältige anamnestische Befragung wird jedoch gelegentlich das Vorhandensein von Symptomen aufdecken, die der Patientin nicht beachtenswert erschienen.

Wie erfolgreich ein *diagnostisches Bemühen ohne Einsatz von Cytologie* sein kann, ersehen wir aus der Tatsache, daß nur bei 24 (7,7%) der uns überwiesenen 324 Collumcarcinome die Diagnose der Malignität *nicht* gestellt wurde. Es handelt sich hier um Überweisungen von praktischen Ärzten, Fachärzten und kleineren Kliniken, wobei in etwa 20% die definitive Diagnose an Hand einer Probeentnahme bereits gesichert war. Allerdings ist hierbei über den Zeitraum, der vom ersten Besuch bis zur Diagnosestellung verstrich, nichts ausgesagt. Der Vergleich mit den von selbst zu uns gekommenen Patientinnen zeigt jedoch, daß hier eine eindeutige Verschiebung zur früheren Erkennung insbesondere bei der Gruppe I vorliegt (44% gegenüber 29%) und daß die Gruppe III und IV mit einer Verteilung von 27% gegenüber 17% bei den überwiesenen Patientinnen häufiger vertreten waren. Man kann daraus mit aller Vorsicht auf eine mögliche Verschleppung der Diagnose durch den Arzt schließen, wenn auch die hohe Anzahl schlechter Fälle bei den unmittelbar gekommenen Patientinnen die Indolenz dieser Frauen gegenüber ihrem Leiden verdeutlicht.

Universitäts-Frauenklinik Heidelberg, Collumcarcinom, invasiv, 395 Fälle

Es wurden überwiesen		Es kamen von selbst	
82%	324	71	18%
mit der Diagnose:			
Carcinom Carcinomverdacht		andere Diagnose	
231	69	24 (7,7%)	

Gruppenverteilung nach der internationalen Klassifizierung:

Gruppe	I	II	III	IV	I	II	III	IV
	29%	44%	23%	4%	44%	39%	14%	3%

Insgesamt präklinische Fälle: 10 (2,5%) oder 1 auf 39

Unter präklinisch sind hier verstanden solche Patientinnen, die weder spontan noch auf Befragen Symptome angaben, die auf Carcinom hinwiesen (absolute Symptomfreiheit), und bei denen die einfache gynäkologische Untersuchung kein Carcinom feststellte oder den Verdacht auf ein Carcinom erhob.

Wie bedeutsam bei der statistischen Verarbeitung die *Alterszusammensetzung* der Untersuchten ist, möchten wir noch an Hand einer Reihenuntersuchung aufzeigen, bei der die weiblichen Angehörigen von Industriebetrieben in unserer Poliklinik mittels aller Methoden untersucht wurden. Die Untersuchung wurde in der Weise durchgeführt, daß nach einem einleitenden Vortrag vor etwa 1500 Angehörigen des Betriebes jeweils pro Woche je 30 Patientinnen unserer Poliklinik vorgestellt wurden. Hierzu meldeten sich 1000 Frauen.

Tabelle 19.

Alter	Zahl	%	Collumcarcinom (invasiv)	Behandlungsbedürftige Krankheiten		
				Hausarzt	Facharzt	Klinik
Bis 30	258	26	—	6	11	—
31—40	321	32	—	11	15	2
41—50	324	32	4	15	33	7
Über 50	97	10	—	6	7	—
	1000		4 = 0,4 %[a]	38 = 3,8 %	76 = 7,6 %	9 = 0,9 %[b]

[a] Davon: 2 fortgeschrittene mit eindeutigen Symptomen; 2 Frühfälle ohne Symptome und präklinisch.
[b] 1 Ovarialcarcinom.

Würde man — wie das häufig geschieht — die Altersgruppen bis 35 Jahre aus der Untersuchung weglassen, so würde man anstatt auf 0,4% Collumcarcinome auf etwa 0,8% kommen. Immerhin wurde die Hälfte der vier Fälle allein durch die Suchmethoden aufgedeckt und konnte damit einer frühzeitigen Behandlung zugeführt werden. *Bei Reihenuntersuchungen kann also das Verhältnis der klinischen zu den präklinischen Collumcarcinomen das optimale Verhältnis 1:1 erreichen.* Dies unterstreicht in Anlehnung an die Ergebnisse aus der Grazer Klinik (NAVRATIL et al., 1959) den Wert der Suchmethoden.

Ein als besonders tragisch anzusehender Umstand muß hier noch erwähnt werden: Eine Patientin mit einem fortgeschrittenen Carcinom hatte bereits anläßlich des Einleitungsvortrags die klar erkannten Symptome der Zwischenblutung, Kontaktblutung und des blutigen Fluors. Sie hatte schon die Absicht, ihren Hausarzt aufzusuchen, meldete sich dann aber unter dem Eindruck des Vortrags zur Untersuchung bei uns und wartete, bis sie nach

Tabelle 20. *Verhältnis des klinischen zum präklinischen Carcinom des Collums*

	UFK Graz	Zentral-laboratorium Dortmund	Cancer Detection Clinic Los Angeles	UFK Heidelberg	
				Poli-klinik	Reihen-untersuchung
Patientinnen:	*13355*	*5711*	*12116*	*15809*	*1000*
Collumcarcinom, klinisch	289	182	52	536	2
Collumcarcinom, präklinisch invasiv	50[a]	41	16	16	2
Verhältnis präklinisch:klinisch	1:5,8	1:4,4	1:3,3	1:35	1:1
Verhältnis Carcinom:Gesamtzahl der Patientinnen	1:39	1:25	1:180	1:28	1:250
Verhältnis präklinisches Carcinom zur Gesamtzahl der Patientinnen (zu erwartende Trefferquote der Suchmethode)	1:261	1:125	1:757	1:988	1:500

[a] Von angegebenen 221 Carcinomfällen waren 50 mit beginnender Invasion.

4 Monaten aufgerufen wurde. Es fand sich ein Carcinom der Gruppe III. Die Patientin verstarb trotz der sofort durchgeführten Strahlenbehandlung innerhalb des ersten Jahres. Dies beleuchtet die psychologische Grundstimmung der Carcinomkranken, die Angst vor der Gewißheit haben, und weist uns darauf hin, daß man bei Freiwilligenuntersuchungen durch eine Krebsberatungsstelle gerade häufig *die* Patientinnen nicht erfaßt, die subjektiv bereits eindeutige Symptome aufweisen. In unserem Bereich zumindest machen wir die Erfahrung, daß diese Patientinnen zunächst sich ihrem Hausarzt anvertrauen, der sie dann nach einem mehr oder weniger langen Zeitraum überweist. Im Hinblick auf die Statistik mag dies der Grund sein, daß in unserem poliklinischen Patientinnengut das Verhältnis von klinischen und präklinischen Carcinomen nur 1:35 beträgt.

Man kann mit aller Vorsicht wohl sagen, daß bei einer Überschreitung der Relation 1:1 bei dem Verhältnis präklinisch:klinisch in der Untersuchungszahl mehr oder weniger bereits klinisch erkennbare oder verdächtige Fälle darin stecken, so daß sich ein Hinweis auf die Zusammensetzung des Untersuchungskreises ergibt.

Die bei der Erstellung einer Statistik zu berücksichtigenden Gesichtspunkte sollen im folgenden kurz zusammengefaßt werden:

1. Der Sitz des Carcinoms muß definiert sein (Vulva, Vagina, Cervix, Korpus, Tube und Ovar).

2. Die sog. präinvasiven Carcinome (Plattenepithelcarcinom in situ Gruppe 0, Adenocarcinom in situ) müssen von den echten invasiven Carcinomen streng getrennt werden.

3. Die symptomfreien und bei der klinischen Untersuchung nicht erkennbaren Carcinome, die bei der Unterlassung der cytologischen Untersuchung der Diagnose entgehen würden, müssen getrennt werden von den Fällen, bei denen die Symptomatik oder die klinische Untersuchung — bzw. beides — das Vorliegen eines Carcinoms wahrscheinlich machen und jedenfalls zu weiteren diagnostischen Maßnahmen veranlassen würden (Abgrenzung der reinen Vorsichtsuntersuchung gegen die Verdachtsuntersuchung).

4. Es muß erkennbar sein, wie viele manifeste Carcinome noch einer (unnötigen) cytologischen Untersuchung unterworfen wurden und damit in die Statistik Eingang gefunden haben, obwohl die Anwendung einer Suchmethode nicht mehr am Platze war.

5. Aus der Statistik soll die Altersverteilung der untersuchten Patientinnen ersichtlich sein.

6. Es muß angegeben werden, ob nur der erste Abstrich berücksichtigt wurde oder ob Ausstrichserien vorliegen.

7. Die Statistik soll trennen zwischen cytologisch negativ, cytologisch auffällig und cytologisch positiv.

8. Bei den falsch negativen cytologischen Befunden muß ersichtlich sein, ob es sich um ein zum Zeitpunkt der Entnahme klinisch manifestes Carcinom gehandelt hat (falscher Einsatz der cytologischen Suchmethode) oder ob sich ein Carcinom im Verlaufe des folgenden halben Jahres entwickelt hat (echte falsch negative Befunde).

9. Kontrolluntersuchungen nach Operation oder Strahlenbehandlung müssen getrennt geführt werden.

Wir würden demnach folgendes Schema vorschlagen:

A. Cytologie positiv

Altersgruppen Zahl %	Sitz des Carcinoms						
	Collum				Korpus	Tube, Ovar	Vulva, Vagina
	0	I	II	III/IV			
Bis 30 31—40 41—50 Über 50							
Klinisch manifest (Ergänzungsuntersuchung)							
Symptomatisch und klinisch verdächtig (Abklärungsuntersuchung)							
Symptomfrei und klinisch unverdächtig (präklinisch) (Vorsichtsuntersuchung) (cytologische Erfolgsquote)							
Nachuntersuchung eines behandelten Carcinoms (Frage nach Rezidiv)							

B. Cytologie verdächtig
Einteilung wie unter A.

C. Cytologie unverdächtig
Einteilung wie unter A.

Literatur

ABARBANEL, A. R.: Artificial reproduction of the cyclic changes in cervical mucus in human castrates; with clinical correlations. West. J. Surg. **56**, 26 (1948).

ADLER, L.: Morphologische Kennzeichen für die Radiumempfindlichkeit der Karzinome des weiblichen Genitales. Zbl. Gynäk. **40**, 673 (1916).

AEPPLI, H., u. U. HERMANN: Störung der Schwangerschaft im cytologischen Bild. Exp. scientif. Internat. Gynäk. Kongr. Genf 1954.

ALBERTINI, A. v.: Cytologische Exsudatbefunde mit dem Phasenkontrastverfahren. Schweiz. Z. Path. **11**, 701 (1946).

ALEXANDER, R. F., and A. I. SPRIGGS: The differential diagnosis of tumor cells in circulating blood. J. clin. Path. **13**, 414 (1960).

ALEXIU, M.: Über die Physiologie der Vaginalschleimhaut bei Neugeborenen. Arch. Gynäk. **167**, 240 (1938).

—, u. K. HERRNBERGER: Untersuchungen des Vaginalinhaltes bei Neugeborenen und Säuglingen. Zbl. Gynäk. **62**, 9 (1938).

ALFERT, M., and N. O. GOLDSTEIN: Cytochemical properties of nucleoprotein in Tetrahymena pyriformis; a difference in protein composition between macro- and micronuclei. J. exp. Zool. **130**, 403 (1955).

ALLEN, E., and E. A. DOISY: An ovarian hormone: a preliminary report on its localisation, extraction, and partial purification, and action in test animals. J. Amer. med. Ass. **81**, 819 (1923).

ALLEN, J. M.: The histochemistry of glucose-6-phosphatase in the epididymis of the mouse. J. Histochem. Cytochem. **9**, 681 (1961).

ALLENDE, I. L. C. DE, and O. ORIAS: Cytology of the human vagina. New York: Paul B. Hoeber 1956.

ALLFREY, V. G., V. C. LITTAU, and A. E. MIRSKY: On the role of histones in regulating ribonucleic acid synthesis in the cell nucleus. Proc. nat. Acad. Sci. (Wash.) **49**, 414 (1963).

ALTMANN, H.-W.: Leberveränderungen bei allgemeinem Sauerstoffmangel. Frankfurt. Z. Path. **60**, 376 (1949).

ANDERSON, G. H., and K. KRAKAUER: The irrigation smear in office and clinic patients. A preliminary study. Acta cytol. (Philad.) **10**, 418 (1966).

— — The irrigation smear. A new cytodiagnostic technique for the detection of cancer of the uterine cervix. Canad. med. Ass. J. **96**, 268 (1967).

ANDERSON, W. A. D.: A critical evaluation of the vaginal irrigation kit as a screening method for the detection of cancer of the cervix. Acta cytol. (Philad.) **10**, 149 (1966).

—, and S. A. GUNN: Cytologic detection of cancer-consideration of its future: A comparative examination of the Papanicolaou and acridin-orange technics. Acta cytol. (Philad.) **6**, 468 (1962).

ANDRÉ, J.: Quelques données récentes sur la structure et la physiologie des mitochondries: glycogène, particules élémentaires, acides nucléiques. Arch. Biol. (Liège) **76**, 277 (1965).

ANGEL, H.-W., u. H. WITTIG: Vergleichende zytologische Studien am Gewebsschnitt und am Oberflächenabstrich der Portio vaginalis uteri nach AYRE bei klinisch manifestem Kollumkarzinom im Rahmen prognostischer Betrachtung. Zbl. Gynäk. **75**, 2000 (1953).

— — Zur Frage der prognostischen Bedeutung der „cellules claires" beim Plattenepithelcarcinom des Collum uteri. Z. Geburtsh. Gynäk. **142**, 7 (1954).

ANTOINE, T.: Die Bedeutung des Cervixfaktors für die Sterilität. Arch. Gynäk. **189**, 245 (1957).

APPEL, W., u. G. WASCHKE: Zur Bedeutung der Ante-partum-Zellen im Urinsedimentausstrich Schwangerer. Zbl. Gynäk. **75**, 1510 (1953).

ARRONET, G., u. P. STOLL: Eine klinisch-histologische Studie zur Tubengravidität. Zbl. Gynäk. **72**, 759 (1950).

18*

ARTNER, J., u. A. KOLLER: Zur Frage der pränatalen Geschlechtsbestimmung aus dem Scheidenabstrich. Schweiz. med. Wschr. **83**, 55 (1953).

ASCHOFF, L.: Ein Fall von Myelom. Münch. med. Wschr. **53**, 337 (1906).

ASHWORTH, C. T., V. A. STEMBRIDGE, and F. J. LUIBEL: A study of basement membranes of normal epithelium, carcinoma in situ and invasive carcinoma of uterine cervix utilizing electron microscopy and histochemical methods. Acta cytol. (Philad.) **5**, 369 (1961).

ASHWORTH, T. R.: A case of cancer in which cells similar to those in the tumours were seen in the blood after death. Austral. med. J. **14**, 146 (1869).

ASSCHER, A. W., C. J. TURNER, and C. H. DE BOER: Cornification of the human vaginal epithelium. J. Anat. (Lond.) **90**, 547 (1956).

ATTWOOD, M. E.: Cytology and the contraceptive pill. J. Obstet. Gynaec. Brit. Cwlth N.S. **73**, 662 (1966).

AYRE, J. E.: Vaginal and cervical cytology in uterine cancer diagnosis. Amer. J. Obstet. Gynec. **51**, 743 (1946).

— The vaginal smear "precancer" cell studies using a modified technique. Amer. J. Obstet. Gynec. **58**, 1205 (1949).

— Cancer cytology of the uterus. New York: Grune & Stratton 1951.

— Early cancer detection: Prediction of praeclinical and praeinvasive stages by cytology. Acta Un. int. c. Cancr. **15**, 289 (1959).

— Cytological behaviour patterns in praemalignant lesions of cervix. Proc. I. Internat. Congr. Exfol. Cytology, Vienna, 1961.

AYRE, W. B., and J. E. AYRE: Vaginal smear glycogen: Limitations as an index of estrogen activity. J. clin. Endocr. **9**, 1359 (1949).

— — Cytochemical study of glycogen in the diagnosis of cervical cancer. Amer. J. clin. Path. **20**, 644 (1950).

—, and B. MILLAR: Alkaline phosphatase in benign and malignant cells in the vaginal smear. Cancer (Philad.) **4**, 159 (1951).

AZUMI, Y.: Über die Gewebszüchtung *in vitro* von menschlicher Uterusschleimhaut. Kyoto-Ikadaigaku-Zasshi **20**, 500, 508, 510 (1937).

BABES, A.: Du cancer du col utérine par le frottis. Presse méd. **36**, 451 (1928).

BABES, L. M.: Les premières communications de DANIEL et BABÈS — en 1927 — sur le diagnostic du cancer du col utérin par les frottis. (Méthode roumaine.) Gynéc. prat. **14**, 267 (1963).

BAJARDI, F.: Diskussionsbemerkung zu R. M. GRAHAM, Occurrence of spindle-shaped squamoid cells in carcinoma in situ. Acta cytol. (Philad.) **2**, 250 (1958).

— Histomorphology of reserve cell hyperplasia, basal cell hyperplasia and dysplasia. Acta cytol. (Philad.) **5**, 133 (1961).

BAKER, J. R.: The histochemical recognition of lipine. Quart. J. micr. Sci. **87**, 441 (1946).

— Principles of biological microtechnique. A study of fixation and dyeing. London: Methuen & Co. 1958.

BARGMANN, W.: Histologie und mikroskopische Anatomie des Menschen. Stuttgart: Georg Thieme 1962.

BARNETT, H.: Squamous cell carcinoma of the body of the uterus. J. clin. Path. **18**, 715 (1965).

BARRNETT, R. J.: The histochemical distribution of protein bound sulfhydryl groups. J. nat. Cancer Inst. **13**, 905 (1953).

BARTH, L. J.: Development selected topics, p. 1—111. Massachusetts: Addison-Wesley Publ. Co. Inc. 1964.

BARTON, M., and B. P. WIESNER: Studies on the biology of the cervix. Irish J. med. Sci. **6th** Ser., 567 (1945).

BAUCHWITZ, M. A.: Elektronenmikroskopische Untersuchungen des Harnsedimentes. Berl. Med. **14**, 583 (1963).

BEJDL, W.: Die saure Phosphatase in Haut und Vagina des Menschen und ihre Bedeutung für die Verhornung. Z. Zellforsch. **40**, 389 (1954).

BENNETT, H. G.: Methods for the objective valuation of oestrogen therapy in the menopause. Amer. J. Obstet. Gynec. **44**, 296 (1942).

BENSON, R. C., and H. F. TRAUT: The vaginal smear as a diagnostic and prognostic aid in abortion. J. clin. Endocr. **10**, 675 (1950).

BERG, J. W., and G. R. DURFEE: The cytological presentation of endometrial carcinoma. Cancer (Philad.) 11, 158 (1958).

BERGE, TH., and S. HELLSTEN: Cytological diagnosis of cancer cells in pleural and ascitic fluid. Acta cytol. (Philad.) 10, 138 (1966).

BERGER, J.: Hirsutism and vaginal cytology. Acta cytol. (Philad.) 1, 102 (1957).

— Die histochemische Reihenuntersuchung am Plattenepithel der Vagina und der Portio uteri bei menopausierten Frauen. Gynaecologia (Basel) 144, 321 (1957).

— Diskussionsbemerkung zu R. M. GRAHAM, Occurrence of spindle-shaped squamoid cells in carcinoma in situ. Acta cytol. (Philad.) 2, 250 (1958).

— Histochemistry of ectopy, ectropion and epidermization. Acta cytol. (Philad.) 5, 61 (1961).

— Die Fluoreszenzmikroskopie in der Früherfassung der weiblichen Genitalkarzinome. Histologische und zytologische Untersuchungen mit dem Fluorochrom Akridinorange. Fortschr. Geburtsh. Gynäk. 30, 1 (1967).

BERGER, L.: Sur l'existence de glandes sympathicotropes dans l'ovaire et le testicule humains: leurs rapports avec la glande interstitielle du testicle. C. R. Acad. Sci. (Paris) 175, 907 (1922).

— Tumeur des cellules sympathicotropes de l'ovaire avec virilisation. Un nouveau syndrome anatomo-clinique. Rev. canad. biol. 1, 539 (1942).

BERLINGIERI, D., e E. SCHIATTI: Sulle modificazioni citologiche progestative dello striscio vaginale. Arch. Ostet. Ginec. 67, 487 (1962).

BERN, H. A., M. ALFERT, and S. M. BLAIR: Cytochemical studies of keratin formation and of epithelial metaplasia in the rodent vagina and prostata. J. Histochem. Cytochem. 5, 105 (1957).

— D. R. HARKNESS, and S. M. BLAIR: Radioautographic studies of keratin formation. Proc. nat. Acad. Sci. (Wash.) 41, 55 (1955).

— D. J. LAWRENCE, and G. P. PARRY: Differentiation of epithelial cells: Studies of keratinization and mucous metaplasia. In: N. W. SHOCK, Biological aspects of aging. New York: Columbia University Press 1962.

BERRY, A.: A cytopathological and histopathological study of bilharziasis of the female genital tract. J. Path. Bact. 91, 325 (1966).

BERTALANFFY, L. V.: Eine fluoreszenzmikroskopische Schnellmethode zur Diagnose des gynäkologischen Carcinoms. Klin. Wschr. 37, 469 (1959).

—, and I. BICKIS: Identification of cytoplasmic basophilia (ribonucleid acid) by fluorescence microscopy. J. Histochem. Cytochem. 4, 481 (1956).

— F. MASIN, and M. MASIN: Use of acridine orange fluorescence technique in exfoliative cytology. Science 124, 1024 (1956).

— M. MASIN, and F. MASIN: A new and rapid method for diagnosis of vaginal and cervical cancer by fluorescence microscopy. Cancer (Philad.) 11, 873 (1958).

— — —, and L. KAPLAN: Detection of gynecological cancer. Use of fluorescence microscopy to show nucleic acids in malignant growth. Calif. Med. 87, 248 (1957).

BERTOLI, P. E., e B. MEDURI: A propos of the colpocytological changes after general and local administration of estrogens during pregnancy and the immediate puerperium. [Ital.] Minerva ginec. 15, 127 (1963).

BESSERER, G., u. H. SMOLKA: Zur Frage der prognostischen Bedeutung von Veränderungen im Scheidenausstrich nach Radium- und Röntgenbestrahlung. Strahlentherapie 89, 442 (1952).

BESSIS, M.: Studies on cell agony and death: An attempt at classification. In: DE REUCK, A. V. S., and J. KNIGHT, Cellular injury, p. 287. Boston: Little, Brown & Co. 1964.

BICKENBACH, W., u. G. K. DÖRING: Die Empfängnisschwierigkeiten der Frau. Dtsch. med. Wschr. 83, 1644 (1958).

—, u. H.-J. SOOST: Diskussionsbemerkung zu H. W. BOSCHANN, Advantages and disadvantages of intrauterine brush technique for endometrial cytology. Acta cytol. (Philad.) 2, 575 (1958).

BOMMER, W.: Der Nachweis von Trichomonas vaginalis einschließlich toter und degenerierter Formen mit Hilfe des Phasenkontrastmikroskops. Geburtsh. u. Frauenheilk. 12, 234 (1952).

BOMPIANI, A., e A. CASARINI: Contributo allo studio del ricambio nucleoproteico dell'epitelio vaginale umano. Osservazioni con la tecnica dell'assorbimento nell'ultravioletto. Folia hered. path. (Milano) 5, 181 (1956).

BONTKE, E., G. KERN u. N. SCHÜMMELFEDER: Die Akridinorange-Fluorochromierung in der gynäkologischen Zytodiagnostik. Geburtsh. u. Frauenheilk. 20, 24 (1960).

BORRIES, B. v., u. E. RUSKA: Deutsche Patentschrift 680284 vom 17. März 1932.

BOSCHANN, H. W.: Zytologische Untersuchungen über die Wirkung von Androgenen am atrophischen Vaginalepithel in Abhängigkeit von Dosierung und Applikationsart. Arch. Gynäk. 187, 39 (1955).

— Cytologie des Cavumaspirats bei gut- und bösartigen Erkrankungen. Arch. Gynäk. 189, 376 (1957).

— Effect of administered androgens on the vaginal epithelium of women exhibiting the atrophic menopausal cell type. Acta cytol. (Philad.) 1, 87 (1957).

— The cellular detection of adenocarcinoma. Acta Un. int. Cancr. 14, 372 (1958).

— Diskussionsbemerkung zu H. E. NIEBURGS u. S. ZUCKER, Cytoplasmic granules and estrogen effect. Acta cytol. (Philad.) 2, 368 (1958).

— Advantages and disadvantages of intrauterine brush technique for endometrial cytology. Acta cytol. (Philad.) 2, 572 (1958).

— Cytochemistry of spindle-shaped squamoid cells. Acta cytol. (Philad.) 2, 221 (1958).

— Diskussionsbemerkung zu R. M. GRAHAM, Occurrence of spindle-shaped squamoid cells in carcinoma in situ. Acta cytol. (Philad.) 2, 250 (1958).

— Should one routinely perform intrauterine smears? Acta cytol. (Philad.) 2, 591 (1958).

— Diskussionsbemerkung zu G. L. WIED, Hormonal evaluation, by means of vaginal cytology, of patients with endometrial carcinoma. Acta cytol. (Philad.) 2, 630 (1958).

— Histo- und zytochemische Beobachtungen am Oberflächenkarzinom der Portio vaginalis uteri. Zbl. allg. Path. path. Anat. 100, 534 (1960).

— Praktische Zytologie. Gynäkologische Zytodiagnostik für Klinik, Laboratorium und Praxis. Berlin: W. de Gruyter & Co. 1960.

BOTELLA LLUSIÁ, J.: Nebenniere und Genitale. Arch. Gynäk. 183, 73 (1953).

— Histoquimica de las atipias epiteliales del cuello uterino y del carcinoma grado 0. Obstet. Ginec. lat.-amer. 16, 43 (1958).

— Histochemistry of leukoplakia. Acta cytol. (Philad.) 5, 105 (1961).

— Correlation between cytological, endometrial, hormonal findings in endometrial carcinoma. Proc. of the I. Internat. Congr. Exfol. Cytol. 1962.

—, u. F. NOGALES: Die Oberflächenmumifizierung des Epithels der Portio und der Scheide. Arch. Gynäk. 189, 382 (1956).

— —, and L. MONTALVO RUIZ: The polysaccharide content of the human vagina as a criterion of action of sex hormones. Acta cytol. (Philad.) 2, 363 (1958).

BOURGEOIS, G. A.: The identification of fetal squames and the diagnosis of ruptured membranes by vaginal smear. Amer. J. Obstet. Gynec. 44, 80 (1942).

BRANDL, K., u. V. GRÜNBERGER: Vergleichende Spezialuntersuchungen bei je 50 Collumcarcinomen und Erosionen. Gynaecologia (Basel) 138, 511 (1954).

BRANDSTETTER, F., u. A. KRATOCHWIL: Ergebnisse der Therapie beim Uteruskarzinom. Krebsarzt 14, 251 (1959).

BRODERS, A. G.: Grading of carcinoma. Minn. Med. 8, 726 (1925).

— Carcinoma: Grading and practical application. Arch. Path. 2, 376 (1926).

— The microscopic grading of cancer. In: G. T. PACK and E. M. LIVINGSTONE, Treatment of cancer and allied diseases, vol. I, p. 19—41. New York: P. Hoeber 1940.

BRODY, J.: The keratinization of epidermal cells of normal guinea pig skin as revealed by electron microscopy. J. Ultrastruct. Res. 2, 482 (1959).

— An ultrastructural study on the role of the keratohyalin granules in the keratinization process. J. Ultrastruct. Res. 3, 84 (1959).

BROGHAMER jr., W. L., and W. M. CHRISTOPHERSON: An interferometric study of the anhydrous nuclear mass of exfoliated cells from experimental cervical cancer. Cancer (Philad.) 14, 378 (1961).

BROSENS, I. A.: Cytological study of amniotic fluid with nil blue sulphate staining. Acta cytol. (Philad.) 10, 159 (1966).

BRUNSCHWIG, A.: A method for mass screening for cytological detection of carcinoma of the cervix uteri. Cancer (Philad.) 7, 1182 (1954).

Brux, J. de: Do administered estrogens stimulate growth and maturation of the epithelium directly or indirectly through stimulation of the nervous system and enzyme system? Acta cytol. (Philad.) **2**, 343 (1958).

— Histological criteria of estrogenic effect. Acta cytol. (Philad.) **2**, 357 (1958).

—, and J. Dupré-Froment: Cytology of endocervical adenocarcinoma. Acta cytol. (Philad.) **4**, 323 (1960).

— — Exfoliative cytology of reserve cell hyperplasia, basal cell hyperplasia and dysplasia. Acta cytol. (Philad.) **5**, 142 (1961).

— A. Rauzy, and J. Dupré-Froment: Occurrence of spindle-shaped squamoid cells in carcinoma in situ. Acta cytol. (Philad.) **2**, 248 (1958).

Buckley, I. K.: Cellular injury in vitro: Phase contrast studies on injured cytoplasm. J. Cell Biol. **14**, 401 (1962).

Büchner, F.: Die pathogene Bedeutung des allgemeinen Sauerstoffmangels. Verh. Dtsch. Ges. Path. Breslau 1944.

— W. Oehlert u. H. Noltenius: Desoxyribonukleinsäure, Ribonukleinsäure und Protein bei der Regeneration und Kanzerisierung im Experiment. Dtsch. med. Wschr. **88**, 2277 (1963).

Bulmer, D.: The epithelium of the urogenital sinus in female human foetuses. J. Anat. (Lond.) **93**, 491 (1959).

— Histochemical observations on the foetal vaginal epithelium. J. Anat. (Lond.) **93**, 36 (1959).

Burghardt, E.: Die Zytologie nichtepithelialer Geschwülste im Bereich des weiblichen Genitales. Krebsarzt **12**, 199 (1957).

— Die vorbeugende Untersuchung beim Portiocarcinom als Aufgabe in der allgemeinen Praxis. Wien. klin. Wschr. **69**, 253 (1957).

Busch, G.: Über Besonderheiten des Verhornungsvorganges in Tumoren. Z. Krebsforsch. **58**, 207 (1951).

Buttenberg, D., R. Schönfelder u. P. Stoll: Zur Prognose der Strahlentherapie des Collumcarcinom nach der „Sensitization Response". Strahlentherapie **113**, 538 (1960).

—, and P. Stoll: Incidence and clinical course of endocervical adenocarcinoma. Acta cytol. (Philad.) **4**, 341 (1960).

— — Cyto- and histomorphology of carcinoma of the Gartnerian duct. Acta cytol. (Philad.) **4**, 344 (1960).

Caffier, P.: Über Endometriumexplantation: Bisherige Ergebnisse, Wachstumsmechanik und Kritik. Zbl. Gynäk. **52**, 63 (1928).

Carvalho, G.: Döderlein bacilli in vaginal smear of post-menopausal women. Acta cytol. (Philad.) **10**, 286 (1966).

Cary, W. H.: A method of obtaining endometrial smears for study of their cellular content. Amer. J. Obstet. Gynec. **46**, 421 (1943).

Ceelen, G. H.: The cytologic diagnosis of ascitic fluid. Acta cytol. (Philad.) **8**, 175 (1964).

— Persistent radiation changes in vaginal smears and their meaning for the prognosis of squamous cell carcinoma of the cervix. Acta cytol. (Philad.) **10**, 350 (1966).

Cherry, C. P.: The modification by irradiation of the oestrogen effect on the cervicovaginal epithelium of castrated rats. Brit. J. Radiol. **30**, 239 (1957).

Ciulla, U.: Contenuto in glicogeno delle cellule vaginali e funzionalità ormonica genitale. Ann. Ostet. Ginec. **74**, 147 (1952).

Cramer, H.: Zytologische Befunde im cervikalen Smear bei Endometritis und Cervicitis tuberculosa. Geburtsh. u. Frauenheilk. **11**, 809 (1951).

— Variationsstatistische Untersuchungen über die Kerngröße in verschiedenen histologischen Formen des Portioepithels unter besonderer Berücksichtigung des Carcinoms. Arch. Gynäk. **182**, 461 (1953).

— Kerngröße und Kerngrößenvariation in karzinomverdächtigen vaginalen und zervikalen Zellausstrichen. Geburtsh. u. Frauenheilk. **14**, 791 (1954).

— Ergebnisse mit der Krebsfrühdiagnostik am Collum uteri in den Jahren 1950—1955. Strahlentherapie **100**, 72 (1956).

—, u. K. Lehmacher: Die cytologischen Veränderungen im Scheidenabstrich nach intravaginaler Röntgenbestrahlung und ihre Bedeutung für eine individuelle Dosierung. Strahlentherapie **92**, 123 (1953).

CRAMER., H. u. D. STAMM: Ein einfaches und zweckerfüllendes Färbeverfahren für die zytologische Krebsdiagnose aus dem Vaginal- und Zervixsekret. Geburtsh. u. Frauenheilk. **10**, 676 (1950).

—, u. G. P. WILDNER: Die Ausscheidung der östrogenen und gonadotropen Hormone im Urin bei gutartigen und bösartigen Geschwülsten. Arch. Geschwulstforsch. **6**, 36 (1953).

CRON, R. S., and G. O. GEY: The viability of the cast-off menstrual endometrium. Amer. J. Obstet. Gynec. **13**, 645 (1927).

CUNDERLIK, V.: Die Bestimmung des Ovulationstermins aus dem vaginalen Zyklus der Frau. Zbl. Gynäk. **75**, 224 (1953).

CUSMANO, L.: Nuclear aspects in crushed cancer tissue with carmine stain. Amer. J. Obstet. Gynec. **56**, 1203 (1948).

— Neoplastic nuclear features in vaginal smears under carminacetic stain. Amer. J. Obstet. Gynec. **56**, 1204 (1948).

— The significance of the nuclear structure in the vaginal secretion cells as a means of cancer diagnosis. Amer. J. Obstet. Gynec. **57**, 411 (1949).

— Advantages and disadvantages of the karyologic technique in exfoliative cytology. Acta cytol. (Philad.) **2**, 302 (1958).

DALLENBACH-HELLWEG, G.: Das Karzinom des Endometrium und seine Vorstufen. Verh. dtsch. Ges. Path. **48**, 81 (1964).

DART, L. H., and T. R. TURNER: Fluorescence microscopy in exfoliative cytology. Report of acridine orange examination of 5491 cases, with comparison by the Papanicolaou technic. Lab. Invest. 8, 1513 (1959).

DAVIES, J., and S. A. PEARL: Biology of the human vagina in pregnancy. Amer. J. Obstet. Gynec. **35**, 77 (1938).

DAVIS, H. J.: The irrigation smear, a cytological method for mass population screening by mail. Amer. J. Obstet. Gynec. **84**, 1017 (1962).

— The irrigation smear: Accuracy in detection of cervical cancer. Acta cytol. (Philad.) **6**, 459 (1962).

DAY, E., and TH. ZIMMER: Radiation changes in carcinoma of the cervix as revealed by cytology and their role in determining prognosis. Acta Un. int. Cancr. **14**, 355 (1958).

DEANESLY, R., and J. S. PERRY: Corpus luteum control in hysterectomized guinea pigs. J. Endocr. **32**, 153 (1965).

DEL SOL, J. R., and C. ROHRBACH: The effect of progestogens on the atrophic epithelium. Acta cytol. (Philad.) **6**, 231 (1962).

DEUTICKE, K.: Die Kernverhältnisse bei Hautcarcinom. Z. Krebsforsch. **43**, 39 (1939).

DEWHURST, C. J.: Diagnosis of sex before birth. Lancet **1956** I, 471.

DIERKS, K.: Der normale mensuelle Cyclus der menschlichen Vaginalschleimhaut. Arch. Gynäk. **130**, 46 (1927).

— Experimentelle Untersuchungen an menschlicher Vaginalschleimhaut. Arch. Gynäk. **138**, 111 (1929).

— Zur Frage des menstruellen Zyklus der menschlichen Vagina. Zbl. Gynäk. **54**, 1882 (1930).

DIETSCH, H.: Eine modifizierte Färbung nach SHORR zur cytologischen Tumordiagnostik. Münch. med. Wschr. **94**, 941 (1952).

DINGEMANSE, E., H. BORCHARD, and E. LAQUEUR: Capon comb growth promoting substances ("male hormones") in human urine of males and females of varying ages. Biochem. J. **31**, 500 (1937).

DÖRING, G. K.: Über ungewöhnliche Basaltemperaturkurven. Geburtsh. u. Frauenheilk. **18**, 1124 (1958).

DONNÉ, A.: Cours de microscopie complémentaire des études médicales. Paris: Baillière & Fils 1845.

DONOVAN, B. T.: The uterus and ovarian function. Sci. J. **1**, 46 (1965).

DORFMAN, R. I., and R. A. SHIPLEY: Androgens, biochemistry, physiology and clinical significance. New York: John Wiley & Sons 1956.

DRUCKREY, H.: Experimentelle Beiträge zum Mechanismus der cancerogenen Wirkung. Arzneimittel-Forsch. **1**, 385 (1951).

DUBRAUSZKY, V., u. J. JAEGER: Akridinorange-Fluorochromierung in der vaginalen Zyklusdiagnostik. Med. Welt **1962**, 1359.

Dubrauszky, V., u. P. Stoll: Zur Frage der Sertolizelltumoren. Z. Krebsforsch. **61**, 255 (1956).

Dux, K.: Direct and indirect mechanism of estrogen action. I. Intern. Congr. Endocr. Kobenhaven, vol. 9 c, p. 498. 1960.

Ebner, H.: Untersuchungen zur Cytologie und Cytochemie cilioepithelialer Tumorzellen im Punktat seröser Ovarialcystome und Cystadenocarcinome. Z. Krebsforsch. **59**, 581 (1953).

— Zytotopochemie: Möglichkeiten und Grenzen der Anwendung histochemischer Reaktionen in der Zytologie. In: Beiträge zur Krebsforschung, Bd. IV, Gynäkologische Zytologie (H. Runge, Hrsg.), S. 77—108. Dresden: Theodor Steinkopff 1954.

—, u. W. Schneider: Zur Cytologie eines menschlichen Ascitestumor. Zbl. Gynäk. **78**, 1486 (1956).

—, u. H. Strecker: Über die Darstellung von Carcinomzellen im Vaginalsmear durch den histochemischen Phosphoamidasennachweis. Dtsch. med. Wschr. **76**, 1268 (1951).

Ehrlich, P.: Beiträge zur Ätiologie und Histologie pleuritischer Ergüsse. Charité-Ann. **7**, 199 (1882).

El-Fiky, S. M., and G. E. Moursi: Cytochemistry of ribonucleic acid (RNA) and total proteins in exfoliated cells from vaginal smears of non-pregnant and pregnant women. Acta histochem. (Jena) **26**, 333 (1967).

Engell, H. C.: Cancer cells in circulating blood; clinical study of occurrence of cancer cells in peripheral blood and in venous blood draining tumor area at operation. Acta chir. scand., Suppl. **201**, 1 (1955).

Englmann, K.: Vergleichende Untersuchungen über die Wirkung von Röntgen- und Radiumstrahlen. Fortschr. Röntgenstr. **48**, 97 (1933).

— Die Veränderung der biologisch-histologischen Wirkung der Röntgenstrahlen an der Tumorzelle und am normalen Gewebe in Abhängigkeit von der zeitlichen Verteilung. Fortschr. Röntgenstr. **56**, (Beih.) 105 (1937).

Erdenen, S., u. J. Jaeger: Über den Nachweis von Tumorzellen im strömenden Blut bei gynäkologischen Malignomen. Zbl. Gynäk. **23**, 785 (1963).

Ernst, P.: Sphäroide und Sphärokristalle in Krebs- und Riesenzellen. Beitr. path. Anat. **53**, 429 (1912).

Eymer, H.: Ergebnisse der Strahlenbehandlung der Gebärmutterkrebse. Strahlentherapie **47**, 119 (1933).

Feldweg, P.: Beziehungen zwischen Histologie, Prognose und Therapie des Genitalkarzinoms. Z. Geburtsh. Gynäk. **111**, 1 (1935).

Férin, J.: Stéroides antioestrogènes non virilisantes chez la femme ovariectomisée. Ann. Endocr. (Paris) **12**, 1082 (1951).

— Effects de la méthyloestrénolone sur la croissance staturale. Ann. endocr. (Paris) **19**, 568 (1958).

— Methods, other than exfoliative cytology, for determining the effect of administered estrogens. Acta cytol. (Philad.) **2**, 338 (1958).

— Diskussionsbemerkung zu H. E. Nieburgs u. S. Zucker, Cytoplasmic granules and estrogen effect. Acta cytol. (Philad.) **2**, 369 (1958).

— Effects of 19-nor-steroidal progestogens on the vaginal smears of normally menstruating women. Acta cytol. (Philad.) **6**, 305 (1962).

Ferreira, C. do A.: Diagnostic of ovulation by endometrial cytology. Internat. J. Fertil. **2**, 141 (1957).

— Cytology of endometrial hyperplasia. Acta cytol. (Philad.) **2**, 617 (1958).

— Étude sur la cytologie fonctionelle de l'endomètre. Rev. franc. Gynéc. **55**, 25 (1960).

Finkbeiner, J. A.: Beobachtungen an Patienten mit Oophorektomie, Adrenalektomie und Hypophysektomie. Acta cytol. (Philad.) **1**, 80 (1957).

Fishman, W. H., and G. W. Mitchell jr.: Studies on vaginal enzymology. Ann. N.Y. Acad. Sci. **83**, 105 (1959).

Flesch, P.: Inhibition of keratin formation with unsaturated compounds. J. invest. Derm. **19**, 353 (1952).

Fletcher, P. F.: A study of the possible significance of the vaginal smear as an additional factor in the diagnosis of incomplete abortion. Amer. J. Obstet. Gynec. **39**, 562 (1940).

FLUHMANN, C. F.: A clinical and histopathological study of lesions of the cervix uteri during pregnancy. Amer. J. Obstet. Gynec. **55**, 133 (1948).

FORAKER, A. G.: Analysis of hyperchromatism in the histologic diagnosis of carcinoma of the cervix uteri. With special references to intraepithelial and invasive squamous cell carcinoma and squamous metaplasia. Arch. Path. **53**, 250 (1952).

— Intraepithelial carcinoma of the uterine cervix: a histochemical and cytomorphological approach. Ann. N.Y. Acad. Sci. **63**, 1107 (1956).

—, and D. L. BRAWNER: Quantitative exfoliative cytology. Differential counting of cervical smears stained for glycogen in cases of pregnant and nonpregnant women. Arch. Path. **51**, 201 (1951).

—, and S. W. DENHAM: Succinic dehydrogenase as an indicator of cellular metabolism in the cervices of pregnant and nonpregnant women. Surg. Gynec. Obstet. **96**, 259 (1953).

—, and G. MARINO: Glycogen in invasive squamous carcinoma of the uterine cervix. Amer. J. Obstet. Gynec. **72**, 400 (1956).

—, and J. W. REAGAN: Nuclear mass and allied phenomena in normal exocervical mucosa, squamous metaplasia, atypical hyperplasia, intraepithelial carcinoma and invasive squamous cell carcinoma of the uterine cervix. Cancer (Philad.) **12**, 894 (1959).

FRAENKEL, L., and G. N. PAPANICOLAOU: Growth, desquamation and involution of the vaginal epithelium of fetuses and children, with a consideration of the related hormonal factors. Amer. J. Anat. **62**, 427 (1938).

FRAMPTON, J.: The diagnosis of gynaecological cancer by fluorescence microscopy. J. Obstet. Gynaec. Brit. Cwlth **70**, 561 (1963).

FREESE, U.: Das zytologische Bild im Scheidenabstrich bei einem Gartnerschen-Gang-Karzinom. Geburtsh. u. Frauenheilk. **16**, 526 (1956).

FUHRMANN, K.: Die Supravitalfluorochromierung des Scheidenabstriches. Arch. Gynäk. **185**, 624 (1955).

GÁBOR, P., et M. SZEGVÁRI: L'examen des cellules du cancer par la coloration »méthylevert-pyronin« dans les frottis vaginaux. Gynéc. et Obstét. **57**, 197 (1958).

GANSAU, H., u. J. NEVINNY-STICKEL: Kritische Betrachtungen zum Wert der Cytologie und Kolposkopie für die Früherfassung des Collumcarcinoms. Ärztl. Wschr. **12**, 1061 (1957).

GANSE, R.: Kolposkopische und zytologische Studien in zwangloser Folge. Edition Leipzig 1966, H. 10.

GARCES, B.: Contrôle cytologique de l'irradiation. Bull. Ass. franc. Cancer **44**, 493 (1957).

GARDNER, H. L., and CH. D. DUKES: Haemophilus vaginalis vaginitis. Amer. J. Obstet. Gynec. **69**, 962 (1955).

GATES, O., and S. WARREN: A handbook for the diagnosis of cancer of the uterus by the use of vaginal smears. Cambridge, Mass.: Harvard University Press 1947.

GEESE, K. A., u. G. L. WIED: Erfahrungen bei der Behandlung von Klimakterikerinnen mit Oestrogen-Androgen-Gemischen. Ärztl. Wschr. **8**, 712 (1953).

GLADSTONE, S. A.: Sponge biopsy in cancer diagnosis. Amer. J. Med. **5**, 849 (1948).

— Sponge biopsy. A new method in the diagnosis of cancer. Cancer (Philad.) **2**, 604 (1949).

GLATTHAAR, E.: Studien über die Morphogenese des Plattenepithelkarzinoms der Portio vaginalis uteri. Basel: S. Karger 1950.

GLÜCKSMANN, A.: Prognosis based on biopsies. Transact. XIIth Brit. Congr. Obstet. and Gynec. 1939, p. 234.

— Radiation changes in carcinoma of the cervix as revealed by cytology and their role in determining prognosis. Acta Un. int. Cancr. **14**, 358 (1958).

—, and C. P. CHERRY: Incidence, histology and response to radiation of mixed carcinomas (adenoacanthomas) of the uterine cervix. Cancer (Philad.) **9**, 971 (1956).

—, and F. G. SPEAR: The qualitative and quantitative histological examination of biopsy material from patients treated by radiation for carcinoma of cervix uteri. Brit. J. Radiol. **18**, 313 (1945).

GÖSSNER, W.: Zur Histochemie des Strugger-Effektes. Verh. dtsch. Ges. Path. **35**, 102 (1950).

GOLDBERG, B., and H. W. JONES: Acid phosphatase in human female genitale tract. A histochemical and biochemical study. Proc. Soc. exp. Biol. (N.Y.) **83**, 45 (1953).

GRAHAM, J. B.: Effectiveness of radiotherapy in cancer of the uterine cervix. J. Amer. Geriat. Soc. **1**, 567 (1953).

GRAHAM, J. B.: Should a lesion be treated with surgery after it has been shown cytologically that there is not any, or only slight, radiation response present ? Acta cytol. (Philad.) 3, 432 (1959).
— Radical surgery in cases of recurrent cervical carcinoma after irradiation. Acta cytol. (Philad.) 3, 435 (1959).
— The clinical factors associated with good cytologic response to irradiation. Acta cytol. (Philad.) 3, 438 (1959).
—, and R. M. GRAHAM: A method of enhancing the effectiveness of radiotherapy in cancer of the uterine cervix. Cancer (Philad.) 6, 58 (1953).
— — Antibodies elicited by cancer in patients. Cancer (Philad.) 8, 409 (1955).
— — The sensitization response in patients with cancer of the uterine cervix. Cancer (Philad.) 13, 5 (1960).
— —, and W. LIU: Prognosis in cancer of the uterine cervix based on the vaginal smear before treatment; SR — the sensitization response. Surg. Gynec. Obstet. 99, 555 (1954).
GRAHAM, R. M.: The effect of radiation on vaginal cells in cervical carcinoma. I. Description of cellular changes. Surg. Gynec. Obstet. 84, 153 (1947).
— The effect of radiation on vaginal cells in cervical carcinoma. II. The prognostic significance. Surg. Gynec. Obstet. 84, 166 (1947).
— The prognosis of cancer of the cervix by vaginal smear. — Correlation with five-year results. Surg. Gynec. Obstet. 93, 767 (1951).
— The cytologic method as a prognostic index in cancer of the cervix. Transactions 2nd Ann. Meeting, Inter-Soc. Cytol. Council Boston 1954, p. 63.
— El Diagnostico Citologico del Cancer. Rev. Inst. nac. Cancer. (Mex.) 1, 207 (1957).
— Occurrence of spindle-shaped squamoid cells in invasive carcinoma. Acta cytol. (Philad.) 2, 259 (1958).
— Definition of radiation response on normal squamous cells (RR-cells). Acta cytol. (Philad.) 3, 347 (1959).
— The small histiocyte: Its morphology and significance. Acta cytol. (Philad.) 5, 77 (1961).
— Exfoliative cytology of reserve cell hyperplasia, basal cell hyperplasia and dysplasia. Acta cytol. (Philad.) 5, 150 (1961).
—, and K. R. GOLDIE: Prognosis in irradiated cancer of the cervix by measurement of cell size in the vaginal smear. Cancer (Philad.) 8, 71 (1955).
—, and J. B. GRAHAM: A cellular index of sensitivity to ionizing radiation; the sensitization response. Cancer (Philad.) 6, 215 (1953).
— — Cytologic prognosis in cancer of uterine cervix treated radiologically. Cancer (Philad.) 8, 59 (1955).
— — The sensitivity response in the vaginal smear. Ann. N.Y. Acad. Sci. 63, 1458 (1956).
— D. C. MacKINNEY, M. H. RHEAULT, M. H. SOULE, K. A. RUDOLF, E. GRAY, A. BURKE. and M. S. BRADFORD: The cytologic diagnosis of cancer. Staff. Vincent Memor. Hosp. Philadelphia and London: W. B. Saunders Co. 1950.
— G. N. PAPANICOLAOU, J. P. PUNDEL, J. W. REAGAN, and G. L. WIED: Definition of spindle-shaped squamoid cells. Acta cytol. (Philad.) 2, 208 (1958).
GROBSTEIN, C.: Cytodifferentiation and its controls. Science 143, 643 (1964).
GRÜNBERGER, V.: Vergleichende Spezialuntersuchungen bei je 50 Collumcarcinomen und Erosionen. Gynaecologia (Basel) 138, 511 (1954).
—, u. H. KREMER: Eine Schnellfärbemethode zytologischer Abstriche. Zbl. Gynäk. 82, 1472 (1960).
GRUNDMANN, E., H. G. HILLEMANNS u. K. RHA: Cytophotometrische Untersuchungen am menschlichen Portioepithel während der Krebsentwicklung. I. Das Verhalten von Kernvolumen und Desoxyribonucleinsäure. Z. Krebsforsch. 64, 390 (1961).
GRYNFELLT, J.: Les constituants morphologiques de le cellule dans la cancer. Biol. méd. (Paris) No 7 et 8 (1938). Zit. nach ANGEL u. WITTIG.
GUSBERG, S. B., and D. A. GRAHAM: The development of a vaginal cytology laboratory: Its precision and significance. Amer. J. Obstet. Gynec. 59, 1053 (1950).
GUTTMANN, R. J.: Dose distribution and results in carcinoma of the cervix: a comparison of convertional high voltage therapy including vaginal cone therapy with supervoltage therapy. Amer. J. Roentgenol. 77, 803 (1957).
HAAM, E. v.: Diskussionsbemerkung zu H. W. BOSCHANN, Should one routinely perform intrauterine smears ? Acta cytol. (Philad.) 2, 594 (1958).

HAAM, E. v.: The vaginal smear during the luteal phase of the normal menstrual cycle. Acta cytol. (Philad.) **6**, 282 (1962).

HALL, J. E.: The cytologic features of treated and untreated carcinoma in situ of the cervix. Proc. I. Internat. Congr. Exfol. Cytology, Vienna, 1961.

HAMPELN, P.: Sarcom der Lunge. St. Petersburger Med. Wschr. **1876**, 1.

HAMPERL, H.: Three group metaphases and carcinoma in situ of the cervix uteri. Abstr. Acta **10**, 128 (1954).

— Die Morphologie der Tumoren. In: F. BÜCHNER, E. LETTERER u. F. ROULET, Handbuch der allgemeinen Pathologie, Bd. VI/3, S. 18. Berlin-Göttingen-Heidelberg: Springer 1956.

— Definition and classification of the so-called carcinoma in situ. In: G. E. WOLSTEN-HOLME and M. O'CONNOR, Cancer of the cervix. Ciba Foundation Study Group No 3. Diagnosis of early forms, p. 2. London: J. & A. Churchill Ltd. 1959.

— Die Verteilung des elastischen Gewebes in der Cervix uteri. Virchows Arch. path. Anat. **334**, 81 (1961).

— Vor- und Frühstadien des Portio-Karzinoms. Geburtsh. u. Frauenheilk. **25**, 105 (1965).

—, u. C. KAUFMANN: Das sogenannte Oberflächencarcinom der Portio. (Symposion Dtsch. Forschungsgemeinschaft.) Z. Krebsforsch. **61**, 255 (1956).

— — The cervix uteri at different ages. Obstet. and Gynec. **14**, 621 (1959).

— — u. K. G. OBER: Histologische Untersuchungen an der Cervix schwangerer Frauen. Die Erosion und das Carcinoma in situ. Arch. Gynäk. **184**, 181 (1954).

— — — Das Problem der Malignität unter besonderer Berücksichtigung des Carcinoma in situ an der Cervix uteri. Klin. Wschr. **32**, 825 (1954).

HANSCHKE, H. J., u. M. LITOS: Cytologische Befunde an Abstrichen von Geschwülsten des Urogenitaltraktes. Urologe **2**, 51 (1963).

HANSEMANN, D. v.: Das Problem der Krebsmalignität. Z. Krebsforsch. **17**, 172 (1920).

HAOUR, P.: Advantages and disadvantages of intrauterine aspiration technique for endometrial cytology. Acta cytol. (Philad.) **2**, 566 (1958).

HASELMANN, H.: Cytologie des unverhornten, mehrschichtigen Plattenepithels. Habilitationsschrift Med. Fakultät Heidelberg 1950.

HECHT, E. L.: The cytological significance of hyperestrinism. Amer. J. Obstet. Gynec. **62**, 135 (1951).

— The value of the endometrial smear in the detection of malignancy. N.Y. St. J. Med. **52**, 2745 (1952).

— The cytologic approach to uterine carcinoma: detection, diagnosis and therapy. Amer. J. Obstet. Gynec. **64**, 81 (1952).

— The endometrial aspiration smear research status and clinical value. Amer. J. Obstet. Gynec. **71**, 819 (1956).

— The cytology of endometrial cancer. Progr. Gynec. **3**, 119 (1957).

HEIM, K.: Explantationsversuche mit menschlichen Geweben. Arch. Gynäk. **132**, 14 (1922).

— Lebens- und Wachstumsbeobachtungen an menschlichen Geweben und Geschwülsten im Explantationsversuch und ihre Bedeutung für klinische Fragen. Arch. Gynäk. **134**, 250 (1928).

HELD, E.: Rückbildung von atypischem und abnormem Plattenepithel der Portio im histologischen Präparat. Gynaecologia (Basel) **144**, 27 (1957).

HELLWEG, G.: Über mucoepidermoide Carcinome des Uterus. Geburtsh. u. Frauenheilk. **17**, 963 (1957).

— Über Schleimbildung in Plattenepithelcarcinomen, insbesondere an der Portio uteri (Mucoepidermoidcarcinome). Z. Krebsforsch. **61**, 688 (1957).

—, and J. A. SHAKA: Endometrial granulocytes. Tissue culture studies of endometrium and decidua with special attention to the endometrial granulocytes. Obstet. and Gynec. **13**, 519 (1959).

HEPLER, K. T., M. B. DOCKERTY, and L. M. RANDALL: Primary adenocarcinoma of the cervix. Amer. J. Obstet. Gynec. **63**, 800 (1952).

HEROVICI, C.: Histo- and cytochemistry of basal and parabasal cells. Acta cytol. (Philad.) **4**, 51 (1960).

— Histo- and cytochemistry of intermediate cells. Acta cytol. (Philad.) **4**, 54 (1960).

HEROVICI, C.: Histo- and cytochemistry of superficial cells and anucleated squamous cells. Acta cytol. (Philad.) **4**, 56 (1960).

HERTIG, A. T., and J. ROCK: A series of potentially aborted ova recovered from fertil women prior to the first missed menstrual period. Amer. J. Obstet. Gynec. **58**, 968 (1949).

HERTWIG, G.: Abweichungen von Verdoppelungswachstum der Zellkerne und ihre Deutung. Anat. Anz. **87**, 65 (1938).

HIENZ, H. A.: Zellkernmorphologische Geschlechtserkennung bei Säugetier und Mensch. Dtsch. med. Wschr. **82**, 1986 (1957).

— Die zellkernmorphologische Geschlechtserkennung in Theorie und Praxis. Heidelberg: A. Hüthig 1959.

HILLEMANNS, H. G., u. K. RHA: Quantitative Untersuchungen über den Beginn bösartigen Wachstums an der Portio uteri. Z. Krebsforsch. **64**, 245 (1961).

— — Die Cytoplasma-Kernrelation bei der Krebsentstehung am Collum uteri. Z. Krebsforsch. **64**, 262 (1961).

HINGLAIS, H., et M. HINGLAIS: Nouveau liquide fixateur pour frottis frais, utilisable notamment pour les colorations de Papanicolaou. C. R. Soc. Biol. (Paris) **148**, 1747 (1954).

HINSELMANN, H.: Einführung in die Kolposkopie. Hamburg: Paul Hartung 1933.

— Punktion und Spülung des Douglasraumes. Z. Geburtsh. Gynäk. **135**, 268 (1951).

HIRSCH, E. F., and H. O. JONES: The behaviour of the epithelium in explants on human endometrium. Amer. J. Obstet. Gynec. **25**, 37 (1933).

HIRSCH-HOFFMANN, H. U.: Über die Bedeutung des zytologischen Nachweises östrogener Funktion bei an Karzinom erkrankten alten und kastrierten Frauen. Geburtsh. u. Frauenheilk. **18**, 491 (1958).

HISAW, F. L., and F. L. HISAW jr.: Action of estrogen and progesterone on the reproductive tract of lower primates. In: W. C. YOUNG, Sex and internal secretion, p. 556. Baltimore: Williams & Wilkins Co. 1961.

HOFFMANN, I., K. G. OBER u. A. SCHMITT: Beobachtungen an einer Scheidenendometriose. Geburtsh. u. Frauenheilk. **13**, 881 (1953).

HOLLAND, J. C., and M. R. ACKERMANN: Fluorescent microscopy in the diagnosis of cervical carcinoma, its application in office practice. Obstet. and Gynec. **17**, 38 (1961).

HOLT, S. J., E. E. HOBBIGER, and G. L. S. PAWAN: Preservation of integrity of rat tissues for cytochemical staining purposes. J. biophys. biochem. Cytol. **7**, 383 (1960).

HOOKER, C. W., and T. R. FORBES: A bio-assay for minute amounts of progesterone. Endocrinology **41**, 158 (1947).

HOPMAN, B. C.: A method for the detection of ruptured membranes through examination of vaginal cytology. Amer. J. Obstet. Gynec. **63**, 1342 (1952).

— An evaluation of differential staining techniques in cancer cytology. Amer. J. Obstet. Gynec. **65**, 1228 (1953).

— Vaginal cytology after rupture of fetal membranes. Acta cytol. (Philad.) **3**, 264 (1959).

— Cytology of endocervical adenocarcinoma. Acta cytol. (Philad.) **4**, 331 (1960).

— Histochemistry of carcinoma in situ. Acta cytol. (Philad.) **5**, 361 (1961).

— Exfoliative cytology and experimental cytology of carcinoma in situ. Symposium. Fluorescence microscopy on exfoliated cells of carcinoma in situ. Acta cytol. (Philad.) **5**, 437 (1961).

—, and S. C. WERCH: A cytologic clearing technic for endometrial diagnosis. Obstet. and Gynec. **11**, 267 (1958).

HORSTMANN, E., u. A. KNOOP: Elektronenmikroskopische Studien an der Epidermis. I. Rattenpfote. Z. Zellforsch. **47**, 348 (1958).

HOSEMANN, H.: Die Behandlung der schweren Fälle ovarieller und hypophysärer Insuffizienz. Arch. Gynäk. **178**, 278 (1950).

HOUSSAY, A. B., and G. M. HIGGINS: The growth of hair in gonadectomized mice bearing adrenal gland tumors. Proc. Mayo Clin. **26**, 323 (1951).

HUBER, H.: Genitalcarcinom und Ovarium. Arch. Gynäk. **183**, 457 (1953).

—, u. G. BESSERER: Über den cytologischen Nachweis oestrogener Funktion bei alten Frauen mit gut- und bösartigen Proliferationen am Genitalsystem. Geburtsh. u. Frauenheilk. **12**, 708 (1952).

HUGHES, H. E., J. A. LORAINE, and E. T. BELL: Cytological observations, cervical mucus "ferning" and hormone assays in early pregnancy. Amer. J. Obstet. Gynec. **90**, 1297 (1964).

HUNTER jr., D. T., and N. BROWN: Morphology of benign cells as observed through the acridine orange fluorescence technic. Acta cytol. (Philad.) **5**, 250 (1961).

HUSSLEIN, H., u. E. SCHÜLLER: Corpuscarcinom in der Geschlechtsreife. Arch. Gynäk. **182**, 125 (1952).

HUXLEY, J.: Biological aspects of cancer, p. 5. London: George Allen & Unwin Ltd. 1958.

HYAMS, M. N., R. G. HYAMS, and E. E. WAINESS: Direct contact vaginal cytology smear technique. Amer. J. Obstet. Gynec. **59**, 445 (1950).

IKLÉ, F. A.: Möglichkeiten und Grenzen der Vaginalcytologie für die Früherfassung und die Beurteilung der weiblichen Genitalcarcinome. Gynaecologia (Basel) **140**, 218 (1955).

— Diskussionsbemerkung zu H. W. BOSCHANN, Should one routinely perform intrauterine smears? Acta cytol. (Philad.) **2**, 594 (1958).

— Cytology of the irradiated uterine cavity. Acta cytol. (Philad.) **3**, 1 (1959).

JACOBJ, W.: Die verschiedenen Arten des gesetzmäßigen Zellwachstums und ihre Beziehung zu Zellfunktion, Umwelt, Krankheit, maligner Geschwulstbildung und innerem Bauplan. Arch. Entwickl.-Mech. Org. **141**, 584 (1942).

JAEGER, J.: Krebsfährtensuche durch Zytodiagnostik mittels Vaginaltampons. Bericht über 500 Untersuchungen. Medizinische **1957**, 479.

— Zytodiagnostik während und am Ende der Schwangerschaft. In: Berichte über die 1. Tagg der Dtsch. Ges. für angewandte Zytologie, S. 105. München: Dr. Ernst-Adolf Mueller 1963.

—, u. G. POHLMANN: Zur Ultrastruktur der menschlichen Uterusmuskelzelle. Beitr. path. Anat. **126**, 113 (1962).

JAMES, F.: Sexing fetuses by examination of amniotic fluid. Lancet **1956** I, 202.

— Observations on the so-called sex chromatin. Z. Zellforsch. **51**, 597 (1960).

— The "sex chromatin" and the nucleic acids. Exp. Cell Res. **21**, 205 (1960).

JAYLE, M. F., PH. GENET, J. PUJOL, and F. VEYRIN-FORRER: The relationship between the appearance of vaginal smears and the rate of excretion of urinary steroids. Acta cytol. (Philad.) **4**, 16 (1960).

JENSEN, E. V.: Über die Wirkungsweise von Oestrogenen. Dtsch. med. Wschr. **88**, 1229 (1963).

JOHNSTON, D. G.: Cytoplasmic: Nuclear ratios in the cytological diagnosis of cancer. Cancer **5**, 945 (1952).

JORDAN, M. J., G. M. BADER, and E. DAY: Rational approach to management of atypical lesions of the cervix. Amer. J. Obstet. Gynec. **72**, 725 (1956).

KAMNIKER, H.: Der morphologische Reifegrad des Uteruscarcinoms und seine Bedeutung für die operative Behandlung. Zbl. Gynäk. **8**, 457 (1932).

KAMNITZER, M. B.: Effect of administered estrogens on the vaginal epithelium during pregnancy and the post partum period. Acta cytol. (Philad.) **3**, 240 (1959).

— Vaginal cytology post partum and during the lactation period. Acta cytol. (Philad.) **3**, 269 (1959).

KARLSON, P.: Mechanisms of hormone action. Stuttgart: Georg Thieme 1965; New York and London: Academic Press.

KARP, H.: Die Cytodiagnostik maligner Tumoren aus Punktaten und Sekreten. Z. Krebsforsch. **36**, 579 (1932).

KAUFMANN, C.: Die praktische Verwendung der Hormone in der Frauenheilkunde. Geburtsh. u. Frauenheilk. **1**, 313 (1939).

KEHAR, U., and P. N. WAHI: Cytologic and histologic behavior patterns of the premalignant lesions of the cervix in experimentally induced cervical dysplasia. Acta cytol. (Philad.) **11**, 1 (1967).

KELLER: Zit. nach H. W. ANGEL u. H. WITTIG. Zbl. Gynäk. **76**, 1258 (1954).

KEPP, R. K.: Grundlagen der Strahlentherapie. Stuttgart: Georg Thieme 1952.

KERN, G.: Carcinoma in situ. Vorstadium des Gebärmutterhalskrebses. Grundlagen und Praxis. Berlin-Göttingen-Heidelberg: Springer 1964.

KITTRICH, M.: Zytodiagnostik des Fruchtwasserabflusses mit Hilfe von Nilblau. Geburtsh. u. Frauenheilk. **23**, 156 (1963).

KJELLGREN, O.: The radiation reaction in the vaginal smear and its prognostic significance; studies on radiologically treated cases of cancer of the uterine cervix. Acta radiol. (Stockh.), Suppl. 168, 1 (1958).

KLEINE, H. O.: Beziehungen zwischen Radiumempfindlichkeit und histologischem Aufbau der Gebärmutterkrebse. I. Mitt. Arch. Gynäk. 143, 166 (1930).
— Histologischer Aufbau und Strahlenempfindlichkeit der Collumkrebse. II. Mitt. Arch. Gynäk. 155, 96 (1933).

KNOLL, M., u. E. RUSKA: Beitrag zur geometrischen Elektronenoptik. Ann. Physik 12, 642 (1932).

KOCH, F., and G. STAKEMANN: The irrigation smear. Accuracy in gynecological cancer detection. Dan. med. Bull. 9, 127 (1962).
— — A population screening for carcinoma of the uterus with the irrigation smear technique. I. Organization and cytological aspects of the Frederiksberg project. Dan. med. Bull. 11, 209 (1964).

KOCH, M. L.: A study of cervical cultures taken in cases of acute gonorrhea with special reference to the phases of the menstrual cycle. Amer. J. Obstet. Gynec. 54, 861 (1947).

KÖNIGER, H.: Die zytologischen Untersuchungsmethoden, ihre Entwicklung und ihre klinische Verwertung an den Ergüssen seröser Höhlen. Jena: Gustav Fischer 1907.

KOFLER, E.: Glandulär-zystische Hyperplasie und Korpuscarcinom. Zbl. Gynäk. 76, 2242 (1954).

KOLLER, A., u. J. ARTNER: Der Scheidenabstrich als diagnostisches Hilfsmittel zur Früherkennung von Schwangerschaftsstörungen. Wien. klin. Wschr. 65, 489 (1953).
— — Die Cytologie der normalen Schwangerschaft. Gynaecologia (Basel) 136, 137 (1953).

KORTE, W.: Diskussionsbemerkung zu P. STOLL, Morphology of spindle-shaped squamoid cells. Acta cytol. (Philad.) 2, 217 (1958).
— Cytological criteria of estrogen effect. Acta cytol. (Philad.) 2, 348 (1958).

KOSS, L. G., and G. R. DURFEE: Diagnostic cytology and its histopathologic basis. London: Pitman Medical Publ. Co. Ltd. 1961.
— M. J. JORDAN, F. W. FOOTE, G. M. BADER, E. DAY, and G. R. DURFEE: A long-term cytohistologic study of untreated carcinoma in situ and related abnormalities of the uterine cervix. I. Internat. Congr. Exfol. Cytol. Vienna 1961.
— — F. W. STEWART, G. M. BADER, E. DAY, and G. R. DURFEE: Follow up study of carcinoma in situ and related epithelial abnormalities of uterine cervix. IV. Congr. Internac. Patol. clinica. Rev. Diagn. biol. (Madr.), 1960, p. 291.
— F. W. STEWART, F. W. FOOTE, M. J. JORDAN, G. M. BADER, and E. DAY: Some histologic aspects of behaviour of epidermoid carcinoma in situ and related lesions of the uterine cervix. Cancer (Philad.) 16, 1160 (1963).

KOTTMEIER, H. L.: Do serial biopsies disturb the healing process of the irradiated cervical carcinoma? Acta cytol. (Philad.) 3, 397 (1959).

KRIMMENAU, R.: Diskussionsbemerkung zu J. DE BRUX et J. DUPRÉ-FROMENT, Cytology of endocervical adenocarcinoma. Acta cytol. (Philad.) 4, 336 (1960).

KRITTER, H., et C. HEROVICI: Trois techniques cytochimiques pour caractériser les cellules néoplasiques dans les frottis vaginaux et présentation d'une coloration vitale pour le dépistage systématique du cancer utérin. Bull. Ass. franc. Cancer 42, 29 (1955).

LACASSAGNE, A.: Ergebnisse der Strahlentherapie bei den Adenoepitheliomen des Uterus. Strahlentherapie 33, 91 (1929).

LAJOS, L., and K. PALI: Histochemical observations on genital cancer. Nature (Lond.) 167, 821 (1951).
— — A new method for the recognition of precancer and of early cancer of the portio vaginalis. J. Obstet. Gynaec. Brit. Emp. 58, 780 (1951).

LANG, W. R.: Premenarchal vaginitis. Obstet. and Gynec. 13, 723 (1958).
— Vaginal cytology postpartum and during the lactation period. Acta cytol. (Philad.) 3, 270 (1959).
— A. E. RAKOFF, and B. A. M. GROSS: Alkaline phosphatase in vaginal biopsies. Amer. J. Obstet. Gynec. 68, 815 (1954).

LANGREDER, W.: Zur Cytologie des Fruchtwassers. Z. Geburtsh. Gynäk. 136, 136 (1952).
— Der Blasensprungnachweis und seine Probleme. Gynaecologia (Basel) 145, 4 (1958).

LANGREDER, W.: Neue Methoden der Krebsfrüherfassung. Geburtsh. u. Frauenheilk. 18, 517 (1958).

LANIER, R. R., and W. T. WIKLE: The clinical significance of "SR" (sensitization response to radiation) in normal vaginal mucosa. Radiology 72, 217 (1959).

LATASTE, F.: Transformation périodique de l'épithelium du vagin des rongeurs (rythme vaginal). C. R. Soc. Biol. (Paris) 44, 756 (1892).

LAX, H.: Die Prognose der Kollumkarzinome auf Grund histologischer Beurteilung. Zbl. Gynäk. 72, 284 (1950).

LAY, C. L., L. M. RANDALL, and M. B. DOCKERTY: Fluorescent staining for detection of cancer cells in vaginal smears. Surgical Forum: Clin. Congr. Amer. College Surgeon. 38th Congr. 1952, p. 321.

LEINZINGER, E.: Ichth-Oestren-Effekt im cytologischen Test. Zbl. Gynäk. 74, 413 (1952).

LERCH, V., T. OKAGAKI, J. H. AUSTIN, A. Y. KEVORKIAN, and P. A. YOUNGE: Cytologic findings in progression of anaplasia (dysplasia) to carcinoma in situ: A progress report. Acta cytol. (Philad.) 7, 183 (1963).

LESLIE, I.: Biochemistry of heredity: a general hypothesis. Nature (Lond.) 189, 260 (1961).

LETTERER, E.: In: J. PIRWITZ, Grundlagen und Praxis chemischer Tumorbehandlung, S. 65. Berlin-Göttingen-Heidelberg: Springer 1954.

LEUCHTENBERGER, C., and H. Z. LUND: The chemical nature of the so-called keratohyaline granules of the stratum granulosum of the skin. Exp. Cell Res. 2, 150 (1951).

LEVEY, H. B.: Physiology and histology of the pregnant cervix. J. Mo. med. Ass. 38, 95 (1936).

LEWIN, E.: Über Tumorzelldiagnostik aus Ascites. Zbl. Gynäk. 75, 489 (1953).

LEY, L., A. LOUIS u. I. SCHMITZ: Zytologische Untersuchungen an übertragenen Schwangerschaften. Zbl. Gynäk. 83, 1749 (1961).

LICHTFUS, C.: Le frottis vaginal à la fin de la grossesse; technique — résultats — applications. Path. et Biol. 7, 803 (1959).

LICHTFUS, C. J. P.: Vaginal cytology at the end of pregnancy. Acta cytol. (Philad.) 3, 247 (1959).

LICHTWITZ, A., et M. FITOUSSI: Les frottis vaginaux et les autres méthodes d'exploration ovarienne. Sem. Hôp. Paris 23, 687 (1947).

— — Les frottis dans les dysfonctions ovariennes. Sem. Hôp. Paris 23, 695 (1947).

— — Le film de l'oestrogénie cellulaire dans l'aménorrhée, les règles irrégulières, les hémorrhagies utérines. Sem. Hôp. Paris 23, 701 (1947).

LIMBURG, H.: Glandulär-zystische Hyperplasie des Endometriums und Korpuscarcinom. Geburtsh. u. Frauenheilk. 9, 274 (1949).

— Positive Erfahrungen mit der Papanicolaoumethode. Bericht Hamburger Geburtsh. Ges. 11, 11 (1949).

— Die Bedeutung des Vaginalabstrichs für die Erkennung des Uteruscarcinoms. Arch. Gynäk. 178, 279 (1950).

— Die Bedeutung spontaner Oestrogenbildung in der Menopause. Arch. Gynäk. 180, 260 (1951).

— Die Frühdiagnose des Uteruscarcinoms, 2. Aufl. Stuttgart: Georg Thieme 1952.

— J. H. NAPP u. U. WILBRAND: Die prognostische Beurteilung des Kollumcarcinoms nach Strahlenbehandlung durch Probeentnahme und Scheidenabstrich. Geburtsh. u. Frauenheilk. 12, 723 (1952).

—, u. K. THOMSEN: Das Adenocarcinom des Collum uteri. Stuttgart: Georg Thieme 1949.

LISON, L., et R. VOKAER: Sur la détection histochimique du glycogène des cellules vaginales chez la femme. Ann. Endocr. (Paris) 10, 66 (1949).

LIU, W.: Continued estrogen throughout menopause. Acta cytol. (Philad.) 9, 400 (1965).

— M. J. BARROW, M. F. SPITLER, and A. F. KOCHIS: Normal exfoliation of endometrial cells in premenopausal women. Acta cytol. (Philad.) 7, 211 (1963).

LLOYD, H. E. O., and R. FIENBERG: Lymphoid follicular cells of uterine cervix in vaginal smears. Acta cytol. (Philad.) 10, 467 (1966).

LONG, L., O. JONASSON, S. ROBERTS, R. MCGRATH, E. MCGREW, and W. H. COLE: Cancer cells in blood. Arch. Surg. 80, 910 (1960).

Long, L., S. Roberts, R. McGrath, E. McGrew, and W. H. Cole: Cancer cells in the blood stream. Arch. Surg. **80**, 639 (1960).

Luksch, F.: Is there a condition known or is there a time period known in which the vaginal epithelium does not response with marked proliferation to administered estrogen? Acta cytol. (Philad.) **2**, 381 (1958).

Mahl, H.: Über das elektrostatische Elektronenmikroskop hoher Auflösung. Z. techn. Physik **20**, 316 (1939).

Majewski, A.: Wege und Ziele in der Früherkennung des Gebärmutterhalskrebses. Jena: VEB Gustav Fischer 1956.

Makowski, E. L., J. H. Kaiser, and K. A. Prem: Detection of sex in fetuses by the incidence of sex chromatin body in nuclei of cells in amniotic fluids. Science **123**, 542 (1956).

Masin, M., and F. Masin: Cresyl violet staining in exfoliative gynecologic cytology. Obstet. and Gynec. **15**, 702 (1960).

Matter, R.: Über histochemische Untersuchungen der Vaginalschleimhaut. Gynaecologia (Basel) **139**, 227 (1955).

— Histochemische Untersuchungen an der menschlichen Vaginalschleimhaut. Z. Geburtsh. Gynäk. **151**, 225 (1958).

McCallin, P. F., E. S. Taylor, and R. W. Whitehead: A study of the changes in the cytology of the urinary sediment during the menstrual cycle and pregnancy. Amer. J. Obstet. Gynec. **60**, 64 (1950).

McClure, G. W., and R. B. Cattell: Review of vaginal smear method for early diagnosis of cancer. Report of 170 cases. Surg. Clin. N. Amer. **25**, 550 (1945).

McCorkle, H. F., and J. W. Reagan: Squamous-cell metaplasia of the uterine cervix; a cyto-histologic correlation. Transact. 2nd Ann. Meeting, Inter-Society Cytology Council Boston 1954, p. 141.

McLaren, H. C.: The normal menopause. J. Obstet. Gynaec. Brit. Emp. **48**, 1 (1941).

McManus, J. F. A., and L. Findley: Histochemical studies on glycogen in carcinoma in situ of the cervix uteri. Surg. Gynec. Obstet. **89**, 616 (1949).

Mehring, W.: Einfluß von Ovulationshemmern auf Vaginalbild und Portioepithel. Med. Klin. **60**, 2016 (1965).

Meisels, A.: Computed cytohormonal findings in 3307 healthy women. Acta cytol. (Philad.) **9**, 328 (1965).

— The menopause: A cytohormonal study. Acta cytol. (Philad.) **10**, 49 (1966).

—, and M. Dubreuil-Charrois: Hormonal cytology during pregnancy. Acta cytol. (Philad.) **10**, 376 (1966).

Mellors, R. C., A. Glassman, and G. N. Papanicolaou: A microfluorometer scanning method for the detection of cancer cells in smears of exfoliated cells. Cancer (Philad.) **5**, 458 (1952).

— J. F. Keane, and G. N. Papanicolaou: Nucleic acid content of the squamous cancer cell. Science **116**, 265 (1952).

Messelt, O. T.: Diskussionsbemerkung zu R. M. Graham and J. B. Graham, Results of RR cell studies. Acta cytol. (Philad.) **3**, 463 (1959).

Meyberg, J.: Ergebnisse und Erfahrungen des zytologischen Zentral-Laboratoriums Dortmund 1959—1960. Geburtsh. u. Frauenheilk. **21**, 939 (1961).

Meyer, A. S.: Conversion of 19-hydroxy-D4-androstene-3,17-dione to estrone by endocrine tissue. Biochem. biophys. Acta (Amst.) **17**, 441 (1955).

Meyer, R.: Die Epithelentwicklung der Cervix und Portio vaginalis uteri und die Pseudoerosio congenita (congenitales histologisches Ektropium). Arch. Gynäk. **91**, 658 (1910).

— In: Henke-Lubarsch, Handbuch der speziellen pathologischen Anatomie und Histologie, Bd. VII/1. Berlin: Springer 1930.

Miklaw, H.: Die zytologische Bestimmung des Geburtstermins. Zbl. Gynäk. **83**, 1795 (1961).

Miller, N. F., P. P. Ludovici, R. T. Christian, and G. M. Riley: Irradiation sensitivity of cervix cancer. Amer. J. Obstet. Gynec. **76**, 1071 (1958).

Miura, H.: Beiträge zum Studium über die Vaginalsekrete. Mitt. med. Akad. Kioto **2**, 1 (1928).

Mohr, H. J.: Grundsätzliche Fragen zur Beurteilung zytologischer Bestrahlungsveränderungen aus dem „Vaginal Smear". In: H. Runge, Gynäkologische Cytologie, S. 58. Dresden: Theodor Steinkopff 1954.

MONTALVO, L., y C. C. SLOCKER: Biología vaginal infantil. Acta ginec. (Madr.) **2**, 183 (1951).

MOORE, G. E., A. SANDBERG, and J. R. SCHUBARG: Clinical and experimental observations of the occurrence and fate of tumor cells in the blood stream. Ann. Surg. **146**, 580 (1957).

MOREAU, H.: Periodische Veränderungen im Vaginalsekret der Nagetiere. J. Anat. Physiol. (Lond.) **25**, 277 (1889).

MORICARD, M. R.: Développement du tractus génital et menstruation folliculinique par injection de benzoate de dihydrofolliculine. Soc. Obstét. et Gynéc. **25**, 426 (1936).

MÜLLER, E.: Der Zelltod. In: F. BÜCHNER, E. LETTERER u. F. ROULET, Das Cytoplasma, Bd. II/1, S. 613. Berlin-Göttingen-Heidelberg: Springer 1955.

MUTH, H.: Zur Frühdiagnostik des Kollumcarcinoms (kolposkopisch-zytologische Untersuchungen). Zbl. Gynäk. **78**, 1825 (1956).

NAIB, Z. M.: Exfoliative cytology of viral cervico-vaginitis. Acta cytol. (Philad.) **10**, 126 (1966).

NAPP, J. H.: Habil.-Schrift Hamburg 1954.

—, u. J. PLOTZ: Der Wert des Vaginalabstrichs. Diagnose und Behandlung der funktionellen Amenorrhoe und der zystisch-glandulären Hyperplasie des Endometriums. Med. Klin. **47**, 104 (1952).

NATHANSON, I. T., and L. E. TOWNE: The urinary excretion of estrogen, androgens, and FSH following the administration of testosterone to human female castrates. Endocrinology **25**, 754 (1939).

NAVRATIL, E.: Zytologische Früherfassung des Collumcarcinoms. Wien. klin. Wschr. **64**, 271 (1952).

— Frühdiagnose des Uteruscarcinoms. In: SEITZ-AMREICH, Biologie und Pathologie des Weibes, Bd. IV, S. 639. Berlin-München-Innsbruck-Wien: Urban & Schwarzenberg 1955.

— F. BAJARDI u. E. BURGHARDT: Weitere Ergebnisse der Krebsfährtensuche an der Universitäts-Frauenklinik Graz. Wien. klin. Wschr. **41**, 781 (1959).

NEEF, J. C. DE, J. G. BOUTSELIS, and J. C. ULLERY: Histochemical and cytologic observations in the normal endometrium. II. Cytologic observations. Obstet. and Gynec. **21**, 554 (1963).

NESBITT jr., R. E. L., and A. A. STEIN: Histochemistry of carcinoma in situ. Acta cytol. (Philad.) **5**, 365 (1961).

NEUHAUS, L.: Einfaches und schnelles Verfahren zum Fruchtwassernachweis nach Blasensprung. Geburtsh. u. Frauenheilk. **16**, 856 (1956).

NEUMANN, K., G. OEHLERT u. H. HANSMANN: Histochemische Lokalisation des Enzyms Phosphoamidase im weiblichen Genitaltrakt und Vaginalschleim. Z. Geburtsh. Gynäk. **141**, 109 (1954).

NIDEREHE, W.: Beitrag zur Glykogenhypothese. Arch. Gynäk. **119**, 261 (1923).

NIEBURGS, H. E.: Review of techniques of cervical smears. Acta cytol. (Philad.) **4**, 226 (1960).

— Review of techniques of endocervical smears. Acta cytol. (Philad.) **4**, 229 (1960).

— Material obtained by vaginal tampon only. Acta cytol. (Philad.) **4**, 240 (1960).

—, and R. B. GREENBLATT: Specific estrogenic and androgenic smears in relation to the fetal sex during pregnancy. Amer. J. Obstet. Gynec. **57**, 356 (1949).

— E. H. REISMAN, and B. PACHECO: Interpretation of cellular changes preceding invasive uterine cervix carcinoma. Cancer (Philad.) **16**, 480 (1963).

— I. STERGUS, E. M. STEPHENSON, and B. HARBIN: Mass screening of the total female population of a county for cervical carcinoma. J. Amer. med. Ass. **164**, 1546 (1957).

—, and H. S. ZUCKER: Cytoplasmic granules and estrogen effect. Acta cytol. (Philad.) **2**, 367 (1958).

NIEL, R. P., et P. HAOUR: Mésure du taux de l'acide désoxyribonucléique dans les frottis vaginaux. C. R. Soc. Biol. (Paris) **148**, 1839 (1954).

NIELSEN, A. M.: Cytologic changes in vaginal smears in radium and roentgen irradiation of uterine carcinoma and their prognostic significance. Acta radiol. (Stockh.) **37**, 479 (1952).

NÖLDEKE, R.: Ein Beitrag zur Fruchtblasensprung-Diagnostik. Zbl. Gynäk. **79**, 30 (1957).

NOGALES, F., L. MONTALVO y J. BOTELLA LLUSIÁ: La mucificación superficial de la vagina humana. Acta ginec. (Madr.) **7**, 129 (1956).

— — — La mucinification superficielle du vagin humain. Rev. franc. Gynéc. **53**, 267 (1958).

NOGALES-ORTIZ, F., u. J. BOTELLA LLUSIÁ: Histochemie der Epithelatypien der Cervix uteri. Arch. Gynäk. **192**, 450 (1960).

Novak, E.: Gynecologic and obstetric pathology with clinical and endocrine relations, 1. Aufl. Philadelphia and London: W. B. Saunders Co. 1953.

Numers, C. v.: Eine neue Methode, den Blasensprung zu diagnostizieren. Acta obstet. gynec. scand. **16**, 249 (1936).

Ober, K. G.: Die Behandlung der unzulänglichen Keimdrüsenfunktion. In: Seitz-Amreich, Biologie und Pathologie des Weibes, Bd. 2, allgem. Teil II. Berlin u. Wien: Urban & Schwarzenberg 1952.

— Grundlagen der Hormonbehandlung funktioneller gynäkologischer Blutungen. Dtsch. med. Wschr. **80**, 552 (1955).

— Cervix uteri und Lebensalter. Die Bedeutung der Formwandlungen der Cervix für die Krebsdiagnostik und die Frage der sogenannten Portioerosion. Dtsch. med. Wschr. **83**, 1661 (1958).

— P. Schneppenheim, H. Hamperl u. E. Kaufmann: Die Epithelgrenzen im Bereich des Isthmus uteri. Arch. Gynäk. **190**, 346 (1958).

Oclander, G.: Sequential therapy to achieve anovulatory cycles. Canad. med. Ass. J. **94** 218 (1966).

Östberg, H., and L. Darcis: Study on sensitization response on 200 patients with carcinoma of the cervix treated at the Radiumhemmet by the current Stockholm technique. Acta obstet. gynec. scand. **35**, 25 (1956).

Oesting, R. B., and B. Webster: The sex hormone excretion of children. Endocrinology **22**, 307 (1938).

Olsen, M., and G. A. Bourgeois: Technique for hemolyzing erythrocytes and erythrocytic debris in bloody vaginal smear. Lab. clin. Med. **36**, 766 (1950).

Palade, G. E., and K. R. Porter: Studies on the endoplasmic reticulum. J. exp. Med. **100**, 641 (1954).

Paola, G. di, y I. Uaibiaga: Control de la amenasa de aborto con el urocitograma. Attual. Ostet. Ginec. **4**, 1297 (1958).

Papanicolaou, G. N.: Diagnosis of early human pregnancy by the vaginal smear method Proc. Soc. exp. Biol. (N.Y.) **22**, 436 (1925).

— New cancer diagnosis. Proc. of the third Race Betterment Conf. 1928, p. 528.

— The sexual cycle in the human female as revealed by vaginal smears. Amer. J. Anat. **52**, 519 (1933).

— Existence of a "post-menopause" sexual rhythm in woman as indicated by the study of vaginal smear. Anat. Rec., Suppl., **55**, 71 (1933).

— A new procedure for staining vaginal smears. Science **95**, 438 (1942).

— I. Cytologic diagnosis of uterine cancer by examination of vaginal and uterine secretions. Amer. J. clin. Path. **19**, 301 (1949).

— II. A survey of the actualities and potentialities of exfoliative cytology in cancer diagnosis. Ann. intern. Med. **31**, 661 (1949).

— Observations on the origin and specific function of the histiocytes in the female genital tract. Fertil. and Steril. **4**, 6 (1953).

— Atlas of exfoliative cytology. Cambridge, Mass.: Harvard University Press 1954.

—, and F. V. Maddi: Observations on the behaviour of human endometrial cells in tissue culture. Amer. J. Obstet. Gynec. **76**, 601 (1958).

— — Further observations on the behavior of human endometrial cells in tissue culture. Amer. J. Obstet. Gynec. **78**, 156 (1959).

— — Diagnostic value of cells of endometrial and ovarian origin in human tissue cultures. Acta cytol. (Philad.) **5**, 1 (1961).

—, and V. F. Marshall: Urine sediment smears as diagnostic procedure in cancers of urinary tract. Science **101**, 519 (1945).

—, and H. F. Traut: Diagnosis of uterine cancer by the vaginal smear. New York: Commonwealth Fund 1943.

— —, and A. A. Marchetti: Epithelia of woman's reproductive organs: A correlative study of cyclic changes. New York: Commonwealth Fund 1948.

Parker, J. E.: Cytologic findings associated with primary uterine malignancies of mixed cell types (malignant mixed Mullerian tumor). Acta cytol. (Philad.) **8**, 316 (1964).

PARKS, R. D., P. P. SCHEERER, and R. R. GREENE: The endometria of normal postmenopausal women. Surgery **106**, 413 (1958).

PARMENTIER, R., et P. DUSTIN jr.: Reproduction expérimentale d'une anomalie particulière de la métaphase des cellules malignes (métaphase «à trois groupes»). Caryologia **4**, 98 (1951).

PARRISH, H. M., F. R. LOCK, and M. E. ROUNDTREE: Lack of congenital malformations in hormonal human pregnancies after transabdominal amniocentesis. Science **126**, 77 (1957).

— M. E. ROUNDTREE, and F. R. LOCK: Technique and experience with transabdominal amniocentesis in 50 normal patients. Amer. J. Obstet. Gynec. **75**, 724 (1958).

PEARSE, A. G. E.: Histochemistry. Theoretical and applied. Boston: Little, Brown & Co. 1961.

— Some aspects of the localization of enzyme activity with the electron microscope. J. roy. micr. Soc. **81**, 107 (1963).

PENDL, H.: Histologische Klassifizierung und Strahlenempfindlichkeit des Carcinoma colli uteri. Zbl. Gynäk. **72**, 629 (1950).

PETERS, H.: Vergleichende zytologische Untersuchung am Vaginal- und Portioepithel in Bezug auf Hormonsensitivität. Zbl. Gynäk. **80**, 1049 (1958).

PETRY, G., L. OVERBECK u. W. VOGELL: Vergleichende elektronen- und lichtmikroskopische Untersuchungen am Vaginalepithel in der Schwangerschaft. Z. Zellforsch. **54**, 382 (1961).

PHILIPP, E.: Über die Wirkung des Radiums auf die Karzinomzelle. Z. Geburtsh. Gynäk. **89**, 431 (1926).

— Zur Diagnose des vorzeitigen Blasensprunges. Zbl. Gynäk. **53**, 1618 (1929).

— Die Schwangerschaftsveränderungen der Genitalorgane beim weiblichen Neugeborenen. Zbl. Gynäk. **62**, 1 (1938).

— Schwangerschaftsveränderungen beim Neugeborenen. Klin. Wschr. **17**, 797 (1938).

— Fünf durch Laparotomie sichergestellte Fälle von Fehlen der weiblichen Keimdrüse. Dtsch. med. Wschr. **77**, 1209 (1952).

— Die Fehlbildungen der Keimdrüse. Dtsch. med. Wschr. **81**, 1298 (1956).

PHILIPPE, E., J. RITTER et R. GANDAR: L'endomètre biphasique normal en période menstruelle Gynéc. et Obstét. **65**, 515 (1966).

PLATE, W. P.: Dysgerminoma of the ovary in a patient with virilism. Acta endocr. (Kbh.) **14**, 227 (1953).

— Ein Fall von Hirsutismus. Ned. T. Geneesk. **1954**, 1970. Ref.: Ber. ges. Gynäk. Geburtsh. **55**, 131 (1955).

POMMERENKE, W. T.: Cyclic changes in the physical and chemical properties of cervical mucus. Amer. J. Obstet. Gynec. **52**, 1023 (1946).

PONSE, K.: La fonction androgène de l'ovaire chez l'animal. Rapports 3e Reun. Endocrinol. Langue franc. **1955**, 89. Ref.: Ber. ges. Gynäk. Geburtsh. **58**, 229 (1956).

POOL, E. H., and G. R. DUNLOP: Cancer cells in blood stream. Amer. J. Cancer **21**, 99 (1934).

POTTER, J. F., G. LONGENBAUGH, E. CHU, J. DILLON, M. ROMSDAHL, and R. A. MALMGREN: The relationship of tumor type and resectability to the incidence of cancer cells in blood. Surg. Gynec. Obstet. **110**, 734 (1960).

POUCHET, F. A.: Théorie positive de l'ovulation spontanée et de la fécondation des mammifères et de l'especée humaine, basée sur l'observation de toute la série animale. Paris: J. B. Baillière 1847.

PREISLER, O.: Über die Möglichkeiten der Portiocarcinomprophylaxe. Z. ärztl. Fortbild. **50**, 565 (1961).

— Die Erfassung des rezidivierenden Oberflächencarcinoms am Collum uteri nach konservativer Therapie. Geburtsh. u. Frauenheilk. **21**, 944 (1961).

PRUITT, J. C., A. W. HILBERG, R. P. MOREHEAD, and H. F. MENGOLI: Quantitative study of malignant cells in local and peripheral circulating blood. Surg. Gynec. Obstet. **114**, 179 (1962).

PUCK, A., W. KORTE u. A. HÜBNER: Die Wirkung des Oestriol auf Corpus uteri, Cervix uteri und Vagina der Frau. Dtsch. med. Wschr. **44**, 1862, 1873 (1957).

PUND, E. R., H. E. NIEBURGS, J. B. NETTLES, and J. D. CALDWELL: Preinvasive carcinoma of the cervix uteri of cases on which it was detected by examination of routine endocervical smears. II. Arch. Path. **44**, 571 (1947).

Pundel, J. P.: Du rapport entre l'indice acidophilique et karyopycnotique des frottis vaginaux en fonction de l'activité oestrogénique. Acta clin. belg. **5**, 66 (1950).
— Les frottis vaginaux et cervicaux. Paris: Masson & Cie. 1950.
— Les frottis vaginaux endocriniens. Paris: Masson & Cie. 1952.
— Le diagnostic de l'hyperfolliculinie par les frottis vaginaux. Gynéc. prat. **3**, 237 (1952).
— Problème de l'exploration de la fonction lutéale par les frottis vaginaux. Extrait du volume «La fonction lutéale». Paris: Masson & Cie. 1954.
— Les frottis androgéniques. Bull. Soc. roy. belge Gynéc. Obstét. **25**, 34 (1955).
— Is there a physiological cell type which may be defined as "androgenic cell type". Acta cytol. (Philad.) **1**, 82 (1957).
— Hirsutism and vaginal cytology. Acta cytol. (Philad.) **1**, 103 (1957).
— Die androgenen Abstrichbilder. Arch. Gynäk. **188**, 577 (1957).
— Acquisitions récentes en cytologie vaginale hormonale. Paris: Masson & Cie. 1957.
— Cytological criteria of estrogen effect. Acta cytol. (Philad.) **2**, 353 (1958).
— Does one need to gradually increase the dosage of administered estrogens in patients under long-term estrogen therapy in order to maintain high proliferation, and can one induce a consistent intermediate type of proliferation by administering low dosages of estrogens? Acta cytol. (Philad.) **2**, 377 (1958).
— La valeur du frottis vaginal comme test des activités androgéniques spontanées ou provoquées chez la femme. Rev. franc. Gynéc. **53**, 667 (1958).
— Nécessité d'une terminologie précise en cytologie génitale. Sem. Hôp. (Paris) **6**, 200 (1958).
— Normal vaginal cytology during pregnancy. Acta cytol. (Philad.) **3**, 211 (1959).
— Incidence of cytolysis in vaginal smears during pregnancy. Acta cytol. (Philad.) **3**, 219 (1959).
— Vaginal cytology as prognostic method in pregnancy disorders. Acta cytol. (Philad.) **3**, 231 (1959).
— Effect of administered estrogens on the vaginal epithelium during pregnancy and the postpartum period. Acta cytol. (Philad.) **3**, 241 (1959).
— Vaginal cytology at the end of pregnancy. Acta cytol. (Philad.) **3**, 253 (1959).
— Advantages and disadvantages of various techniques of obtaining material for routine cytological examinations. (Review of techniques of vaginal smears.) Acta cytol. (Philad.) **4**, 221 (1960).
— The so-called diastase-resistant PAS-positive material in the human vaginal epithelium. A cyto- and histochemical study. Acta cytol. (Philad.) **10**, 428 (1966).
—, et C. Lichtfus: Modifications de la coloration cytologique des frottis vaginaux à l'hématoxyline-Shorr. Gynaecologia (Basel) **144**, 58 (1957).
—, et F. van Meensel: Gestation et cytologie vaginale. Paris: Masson & Cie. 1951.
— — Gestation et cytologie vaginale. Paris: Masson & Cie. 1966.
Quensel, U.: Zur Kenntnis des Vorkommens von Geschwulstzellen im zirkulierenden Blut. Upsala Läk.-Fören Förh. **26**, 1 (1921).
— Zur Frage der Zytodiagnostik der Ergüsse seröser Höhlen. Methodologische und pathologisch-anatomische Bemerkungen. Acta med. scand. **68**, 427 (1928).
— Zytologische Untersuchungen von Ergüssen der Brust- und Bauchhöhlen mit besonderer Berücksichtigung der karzinomatösen Exsudate. Acta med. scand. **68**, 458 (1928).
Rakoff, A. E.: Vaginal smears for the determination of ovarian function. In: J. V. Meigs and S. H. Sturgis, Progress in gynecology, vol. 2, p. 119—132. New York: Grune & Stratton 1950.
— The effect of administered androgens in normally menstruating women. Acta cytol. (Philad.) **1**, 92 (1957).
— Cytology as an aid in hormonal diagnosis. Cytology Newsletter **1**, 5 (1959).
— The estimation of urinary estrogens, in lipids and the steroid hormones in clinical medicine. Philadelphia and Montreal: J. B. Lippincott Co. 1960.
— Hormonal cytology in gynecology. Clin. Obstet. Gynec. **4**, 1045 (1961).
— L. G. Feo, and L. Goldstein: The biologic characteristics of the normal vagina. Amer. J. Obstet. Gynec. **47**, 467 (1944).
Randall, C. L.: Ovarian function after the menopause. Amer. J. Obstet. Gynec. **74**, 719 (1957).

RANDERATH, E.: Diskussionsmbeerkung zur Zytologie. In: H. RUNGE, Gynäkologische Zytologie. Beiträge zur Krebsforschung, Bd. IV, S. 109—116. Dresden u. Leipzig: Theodor Steinkopff 1954.

RASCOE, R. R.: Endometrial aspiration smear in diagnosis of malignancy of the uterine corpus. Amer. J. Obstet. Gynec. 87, 921 (1963).

RASTGELDI, S., and I. TURANLI: Concentration of malignant cells from vaginal washings by means of a new type of centrifuge. Acta obstet. gynec. scand. 37, 393 (1958).

RAUSCHER, H.: Die funktionelle Diagnostik aus dem Vaginalabstrich. In: ANTOINE, Klinische Fortschritte Gynäkologie. Wien u. Innsbruck: Urban & Schwarzenberg 1954.

— Die Rolle der Untersuchung von Cervix und Vaginalabstrich im Rahmen der hormonalen Diagnostik. Wien. klin. Wschr. 69, 871 (1957).

— Ovulationszeit und Konzeptionsoptimum im Lichte vergleichender Untersuchungen von Basaltemperatur, Vaginalabstrich, Cervix, Endometrium und Ovar. Arch. Gynäk. 189, 268 (1957).

— Die Kontrolle der östrogenen Aktivität als routinemäßig verwendbare Hilfe bei der Sterilitätsdiagnostik. Wien. med. Wschr. 108, 462 (1958).

— Bild und Bedeutung der im Vaginalabstrich erfaßbaren präovulatorischen Phase im Zyklus. Verh.-Ber. Dtsch. Ges. Gynäk. München. Arch. Gynäk. 195, 33 (1960).

— The value of exfoliative cytology in the diagnosis of ovulation. Acta cytol. (Philad.) 4, 81 (1960).

— Die bedrohte Schwangerschaft: Symptomatik der bedrohten Schwangerschaft. Arch. Gynäk. 204, 77 (1967).

REAGAN, J. W.: A cytologic study of incipient carcinoma. Amer. J. clin. Path. 22, 231 (1952).

—, and S. F. PATTEN jr.: Cytology and its office application as viewed by the pathologist. Clin. Obstet. Gynec. 5, 167 (1962).

—, and R. L. SOMMERVILLE: A cellular study of uterine aspirations. Amer. J. Obstet. Gynec. 68, 781 (1954).

REGAUD, C.: Vergleichende Betrachtung der Collumcarcinome, der Krebse der Mundhöhle, der Mamma und des Rectum vom Standpunkt der radiotherapeutischen Behandlungsmethoden. Strahlentherapie 31, 671 (1929).

RETTERER, E.: Sur la morphologie et l'évolution de l'épithélium du vagin des mammifères. C. R. Soc. Biol. (Paris) 44, 101 (1892).

REZENDE, J. DE, e M. B. DE KAMNITZER: Subsidio parao estudo das amenorreias posparto; analise clinica e cito-hormonal de 154 casos. Rev. Fac. Med. (Bogota) 24, 579 (1956).

RIES, E.: Untersuchungen über den Zelltod. Z. Zellforsch. 26, 507 (1937).

RIES, J.: Die Radiumdosimetrie beim Uteruscarcinom. Strahlentherapie 82, 23 (1950).

— Operation oder Bestrahlung des Collum-Carzinoms? Strahlentherapie 83, 477 (1950).

RITCHIE, D. A.: The vaginal maturation index and endometrial carcinoma. Amer. J. Obstet. Gynec. 91, 578 (1965).

ROBERTS, S., A. WATNE, R. MCGRATH, E. MCGREW, and H. W. COLE: Technique and results of isolation of cancer cells from the circulating blood. Arch. Surg. 76, 334 (1958).

ROMBERG, G. H.: Endometrial aspiration smears in the study of infertility. Fertil. and Steril. 5, 52 (1954).

— Endometrial aspiration smears in the study of infertility. Fertil. and Steril. 6, 302 (1955).

ROSA, C. G.: Oxidative enzymes in human vaginal smears. Observations of the succinic dehydrogenase and diphosphopyridine nucleotide-diaphorase systems. Obstet. and Gynec. 6, 354 (1960),

— The use of cytochemical tools for the study of oxidative enzymatic activity in cells of vaginal smear preparations of humans. Ann. Histochim. 6, 293 (1961).

ROSZKOWSKI, I., J. KIERSKI, K. WIDY, and J. SZAMBORSKI: Cytotopographic examination of the uterine endocervix. Acta cytol. (Philad.) 11, 28 (1967).

ROTH, O. A.: Diskussionsbemerkung zu V. GRÜNBERGER, Die Prognosestellung der Radiumwirkung auf das Collumcarcinom auf Grund cytologischer Veränderungen nach GLÜCKSMANN, S. 54—55. Arch. Gynäk. 180, 64 (1951).

— Über die klinische Brauchbarkeit des Vaginalsmears zur Diagnose und Prognose von Aborten. Gynaecologia (Basel) 131, 19 (1951).

ROTH O. A.: Das Kolpopyknogramm als Kontrollmethode der Follikelhormonwirkung. Zbl. Gynäk. **74**, 1489 (1952).

—, u. H. BURGER: Über die Bedeutung der Vaginalsmearmethode nach PAPANICOLAOU zur Bestimmung des Ovulationstermins im Vergleich zur Pregnandiolausscheidung und Morgentemperaturkurve. Zbl. Gynäk. **73**, 931 (1951).

ROTHMAN, S.: Physiology and biochemistry of the skin. Chicago: University of Chicago Press 1954.

RUDNICK, D.: Cytodifferentiation, p. 1—132. Chicago: University of Chicago Press 1958.

RUNGE, H.: Blutung und Fluor, 5. Aufl. Dresden: Theodor Steinkopff 1949.

— Neue Methoden zur Früherkennung des Uteruskarzinoms unter besonderer Berücksichtigung der Phasenkontrastmikroskopie. Neue med. Welt **1950**, 998.

— Die Früherkennung des Uteruskarzinoms. Medizinische **1953**, 1.

— K. G. OBER u. P. STOLL: Früherkennung des Collumcarcinoms. Leistungen und Grenzen der Kolposkopie, Cytologie und Histologie. Leitung: Prof. Dr. C. KAUFMANN. 31. Tagg Dtsch. Ges. Gynäk., Heidelberg, Sept. 1956. Berlin-Göttingen-Heidelberg: Springer 1957.

—, u. P. STOLL: Das Problem des sogenannten Oberflächenkarzinoms der Portio. Dtsch. med. Wschr. **80**, 1069, 1120 (1955).

— — Cytologie und Cytochemie des normalen und atypischen Portioepithels. Internat. Gynäk. Kongr. Genf 1954. In: Exposition Scientifique, Basel: Sandoz 1955.

— A. VÖGE u. H. HASELMANN: Untersuchungen des Vaginal-Smears mittels Phasenkontrastmikroskopie. Geburtsh. u. Frauenheilk. **9**, 627 (1949).

—, u. H. WIMHÖFER: Die Bedeutung einiger Nebenfaktoren für die Heilung des Collum-Karzinoms. Dtsch. med. Wschr. **76**, 501 (1951).

—, u. H. ZEITZ: Bericht über 2401 Genitalcarcinome (1935—1950). Geburtsh. u. Frauenheilk. **10**, 875 (1956).

RUSKA, E., u. M. KNOLL: Die magnetische Sammelspule für schnelle Elektronenstrahlen. Z. techn. Physik **12**, 389, 448 (1931).

SABINE, M.: La mucus cervical normal et pathologique. Paris: Maurice Lavergne 1941.

SALMON, U. J., and R. T. FRANK: Hormonal factors affecting vaginal smears in castrates and after the menopause. Proc. Soc. exp. Biol. (N.Y.) **33**, 612 (1936).

SANDBERG, A. A., and G. E. MOORE: Examination of blood for tumor cells. J. nat. Cancer Inst. **19**, 1 (1957).

— — L. H. GROSSWHITE, and J. R. SCHUBARG: The frequency of tumor cells in the bone marrow and blood. Cancer (Philad.) **11**, 1180 (1958).

SANDERS, W. R.: Cancer of the bladder. Fragments forming urethral plugs discharged in the urine-concentric colloid bodies. Edinb. med. J. **10**, 273 (1864).

SANDRITTER, W.: Ultraviolett-mikrospektrophotometrische Untersuchungen am Plattenepithel. Frankfurt. Z. Path. **64**, 520 (1953).

— Ultraviolettmikrospektrophotometrie. In: Handbuch der Histochemie, Bd. I, S. 220. Stuttgart: Gustav Fischer 1958.

— Cytophotometrische Untersuchungen am Portiocarcinom und seine Vorstufen. Verh. Dtsch. Ges. Path., 48. Tagg Salzburg 1964, S. 34.

— M. CARL, and W. RITTER: Cytophotometric measurements of the DNA content of human malignant tumors by means of the Feulgen reaction. Acta cytol. (Philad.) **10**, 26 (1966).

— B. L. LOBEL, and G. KIEFER: Photometric cytodiagnosis of vaginal smears. J. nat. Cancer Inst. **32**, 1221 (1964).

— W. MONDORF u. H. CRAMER: Zur Krebsdiagnostik an Vaginalausstrichen mittels cytophotometrischer Messungen. Arch. Gynäk. **192**, 293 (1960).

—, u. H. G. SCHIEMER: Histochemische Untersuchungen an HeLa-Zellen. Verh. dtsch. Path. Ges. **42**, 449 (1958).

SANI, G.: Studio istochimico della fosfatasi alcalina nella vagina umana in rapporto con gli ormoni sessuali. Quad. Clin. ostet. ginec. **7**, 247 (1952).

— La fosfatasi alcalina nella vagina umana. Minerva ginec., Suppl. **4**, 73 (1952).

SCHIEMER, H.-G.: Neue Wege der Cytometrie auf dem Gebiete der Krebsforschung, der allgemeinen Biologie und Pathologie. Klin. Wschr. **45**, 393 (1967).

Schleip, K.: Zur Diagnose von Knochenmarkstumoren aus dem Blutbefunde. Z. klin. Med. **59**, 261 (1906).

Schlief, H.: Physikochemische Untersuchungen an Vaginalepithelien während des menstruellen Cyklus. Arch. Gynäk. **184**, 324 (1954).

Schmitt, A.: Eine Gradeinteilung für die funktionelle Zytodiagnostik in der Gynäkologie. Geburtsh. u. Frauenheilk. **13**, 593 (1953).

Schneppenheim, P., H. Hamperl, C. Kaufmann u. K. G. Ober: Die Beziehungen des Schleimepithels zum Plattenepithel an der Cervix uteri im Lebenslauf der Frau. Arch. Gynäk. **190**, 303 (1958).

Schröder, R.: Lehrbuch der Gynäkologie. Berlin: F. Vogel 1926.

Schubert, E. v.: Strahlenresistenz und Resistenzentwicklung maligner Tumoren. Strahlentherapie **90**, 59 (1953).

Schüller, E.: Cytologie des weiblichen Genitalkarzinoms. Wien u. Bonn: Wilhelm Maudrich 1955.

— Carcinoma colli uteri incipiens. Arch. Gynäk. **190**, 520 (1958).

— Are spindle-shaped squamoid cells derived from the surface of the lesion? Acta cytol. (Philad.) **2**, 281 (1958).

— Diskussionsbemerkung zu H. K. Zinser, Phase microscopy on endometrial cells. Acta cytol. (Philad.) **2**, 512 (1958).

— Should one routinely perform intrauterine smears? Acta cytol. (Philad.) **2**, 593 (1958).

— Phase microscopy on irradiated cells. Acta cytol. (Philad.) **3**, 362 (1959).

Schuman, W.: The possible significance of vaginal smears in the diagnosis of uterine disturbances in pregnancy. Amer. J. Obstet. Gynec. **47**, 808 (1944).

Serr, M. D., L. Sachs, and M. Danon: The diagnosis of sex before birth using cells from the amniotic fluid. Bull. Res. Counc. Israel **5**, 137 (1955).

Seydel, H. G.: Radiation-induced changes in the cytoplasmic acridine orange staining of exfoliated cells. Cancer (Philad.) **18**, 937 (1965).

Shaerman, A. M., M. Vogel, and Th. H. McGavack: Responses of the vaginal epithelium of postmenopausal women to single dosis of estrogens. J. Geront. **7**, 549 (1952).

Shettels, L. B.: Nuclear morphology of cells in human amniotic fluid in relation to sex of infant. Amer. J. Obstet. Gynec. **71**, 834 (1956).

— Nuclear morphology of human spermatozoa. Med. Circle Bull. **7**, No 4 (1960).

—, and A. F. Guttmacher: Normal and abnormal variations in human cervical mucus. Amer. J. Physiol. **129**, 462 (1940).

Shorr, E.: A new technic for staining vaginal smears. II. Science **91**, 579 (1940).

— A new technic for staining vaginal smears. III. A single differential stain. Science **94**, 545 (1941).

Siegel, P.: Weitere cytologische Untersuchungsergebnisse bei Uteruscarcinomen an der Universitäts-Frauenklinik Hamburg-Eppendorf. Med. Klin. **50**, 243 (1955).

Siegler, E. E.: Are spindle-shaped squamoid cells suggestive of a distinct type of carcinoma or of a distinct degree of cellular maturity? Acta cytol. (Philad.) **2**, 272 (1958).

Siegmund, H.: Zur Pathogenese und Pathologie von örtlichen Kälteschädigungen. Münch. med. Wschr. **1942**, 827.

Sirtori, C., e E. Morano: Il cancro dell'utero, della macroscopia all'ultrastruttura, S. 268. Milano: Casa Edit. Ambrosiana 1960.

—, e F. Pizetti: La diagnosi citologica e istologica delle malignità. Rass. clin.-sci. Ist. biochim. ital. **26**, 81 (1950).

Sjövall, A.: Untersuchungen über die Schleimhaut der Cervix uteri. Acta obstet. gynéc. scand. **18**, Suppl. 4 (1938).

Skapier, J.: Evaluation of the cytologic test in the early diagnosis of cancer. Amer. J. Obstet. Gynec. **58**, 366 (1949).

Smolka, H.: Sekundäre Beimengungen zum Zellbild. Zbl. Gynäk. **19**, 730 (1953).

— Differentiation of endocervical and endometrial cells. Acta cytol. (Philad.) **2**, 515 (1958).

— Die Anwendbarkeit der gynäkologischen Zytodiagnostik in Klinik und Praxis. Referat auf der 53. Tagg der Nordwestdeutschen Ges. für Gynäkologie. Geburtsh. u. Frauenheilk. **18**, 89 (1958).

Smolka, H.: Cervicale Zellelemente im Vaginalinhalt und ihre differentialdiagnostische Bedeutung in der cytologischen Abstrichbeurteilung. Arch Gynäk. **195**, 53 (1961).

—, u. L. Kosch: Über zytologische Veränderungen am Vaginalepithel des Neugeborenen. Geburtsh. u. Frauenheilk. **14**, 337 (1954).

—, u. H.-J. Soost: Grundriß und Atlas der gynäkologischen Zytodiagnostik, 2. Aufl. Stuttgart: Georg Thieme 1965.

Sonek, M.: Vaginal cytology during puberty. Acta cytol. (Philad.) **11**, 41 (1967).

Song, Y. S.: Diskussionsbemerkung zu M. B. Kamnitzer, Vaginal cytology postpartum and during the lactation period. Acta cytol. (Philad.) **3**, 280 (1959).

Soost, H. J.: Zum Nachweis von Tumorzellen im Blut beim Genitalkarzinom der Frau Geburtsh. u. Frauenheilk. **21**, 1 (1961).

—, u. R. Nevin: Die Tamponentnahme in der gynäkologischen Krebsfährtensuche. Medizinische **38**, 1754 (1959).

Sora, P.: Il comportamento dei lipidi endocellulari nell'epitelio vaginale della donna in condizioni normali e patologiche. Ann. Ostet. Ginec. **77**, 1145 (1955).

Speert, H.: Endometrial cancer and hepatic cirrhosis. Cancer (Philad.) **2**, 597 (1949).

Spratt jr., N. T.: Introduction to cell differentiation, p. 1. London-New York: Reinhold Publ. Corporation 1964.

Stemmer, W.: Die Färbetechnik in der Vaginalzytologie. Ars Med. (Basel) **43**, 318 (1953).

Stern, E., and N. P. Menoher: Cytologic detection of uterine cancer in a cancer detection clinic. J. Amer. med. Wom. Ass. **9**, 343 (1954).

Stich, H., S. F. Florian, and H. E. Emson: The DNA content of tumor cells. I. Polyps and adenocarcinomas of the large intestine of man. J. nat. Cancer Inst. **24**, 471 (1960).

Stieve, H.: Über Schwangerschaftsveränderungen des Halsteiles der menschlichen Gebärmutter. Verh. anat. Ges. (Jena) **36**, 51 (1927), Erg.-Bd. zum Anat. Anz. **63** (1927).

Stockard, C. R., and G. N. Papanicolaou: The existence of a typical oestrous cycle in the guinea pig with a study of its histological and physiological changes. Amer. J. Anat. **22**, 225 (1917).

Stoll, P.: Technik der cytologischen Sekretuntersuchungen. Arzt und Patient **62**, 411 (1949).

— Zelluläre Differenzierungsstufen im Vaginalsekret und ihre Bedeutung für die gynäkologische Zytologie. Z. Geburtsh. Gynäk. **141**, 130 (1954).

— Frühdiagnose gynäkologischer Carcinome. Therapiewoche **7**, 231 (1957).

— Definition, morphology, cytochemistry and diagnostic importance of dyscariotic cells. Acta cytol. (Philad.) **1**, 27, 36, 46 (1957).

— Experiences with various methods of fixation of smears. Acta cytol. (Philad.) **1**, 65—66 (1957).

— Androgenic effect on vaginal epithelial cells. Acta cytol. (Philad.) **1**, 77 (1957).

— Morphology of spindle-shaped squamoid cells. Acta cytol. (Philad.) **2**, 217 (1958).

— Phase microscopy on spindle-shaped squamoid cells. Acta cytol. (Philad.) **2**, 228 (1958).

— Are spindle-shaped squamoid cells suggestive of a distinct type of carcinoma or of a distinct degree of cellular maturity? Acta cytol. (Philad.) **2**, 273 (1958).

— Krebsfrüherkennung in der Frauenheilkunde. (Organisation und Methode.) Dtsch. Ärztebl. **61**, 684, 734 (1964).

— Früherkennung des gynäkologischen Karzinoms in der Sprechstunde. Ärztl. Fortbild. **15**, 310 (1965).

—, e S. D'Ancona: Diagnostica citologica nelle cellule endometriali. (Con l'aiuto del Papanicolaou e reazione dell'Hotchkiss-McManus.) Minerva ginec. **13**, 421 (1961).

—, u. H. G. Bach: Zur Bedeutung der Blutung in der Menopause. Dtsch. med. Wschr. **79**, 1559 (1955).

— — u. M. Oppitz: Die Portioerosion und ihre Bedeutung für die Frühdiagnose des Karzinoms. Dtsch. med. Wschr. **83**, 146 (1958).

— — u. L. Riehm: Zytologische Karzinom-Suche in der gynäkologischen Poliklinik. Erfahrungen der Universitäts-Frauenklinik Heidelberg in den Jahren 1951—1953. Dtsch. med. Wschr. **80**, 1178 (1955).

Stoll, P., u. H. Ebner: Cytologische und cytochemische Beurteilung zellulärer Reifegrade im Vaginalsekret. In: Tendances actuelles en gynécologie et obstétrique. Genève: Georg & Cie S.A., éd. 1955.

— — u. W. Lindenschmidt: Die Bedeutung histochemischer Methoden für die gynäkologische Histo- und Zytodiagnostik. Geburtsh. u. Frauenheilk. 14, 1065 (1954).

— — u. H. Strecker: Vergleichende histochemische, histologische und cytologische Untersuchungen am weiblichen Generationstrakt. Arch. Gynäk. 180, 76 (1951).

—, u. G. Eckerle: Karyologische Merkmale der Krebszelle, an Collumcarcinomen untersucht. Arch. Geschwulstforsch. 11, 89 (1957).

—, u. D. Francke: Die vitalcytologische Beurteilung des Reifegrades beim Portiokarzinom. Arch. Gynäk. 181, 391 (1952).

—, u. J. Jaeger: Histologie und Zytologie als Hilfsmittel der gynäkologischen Funktionsdiagnostik. Geburtsh. u. Frauenheilk. 14, 322 (1954).

—, u. O. Ledermair: Histologie und Zytologie in der gynäkologischen Funktionsdiagnostik. Gynaecologia (Basel) 145, 270 (1958).

— — Funktionelle Zytologie in der Menopause. Geburtsh. u. Frauenheilk. 20, 263 (1960).

—, u. H. Muth: Die Bedeutung des Vaginalsmears in der Differentialdiagnose gutartiger gynäkologischer Erkrankungen. Geburtsh. u. Frauenheilk. 12, 424 (1952).

—, u. D. Pecorari: Die hormonale Aktivität im Vaginalsekret bei Patientinnen im Senium, (über 65 Jahre) mit und ohne gynäkologische Tumoren. I. Internat. Kongr. f. Exfoliativ-Zytologie, Wien 1961.

—, u. H. Pollmann: Erfahrungen mit Albothyl in der gynäkologischen Praxis. Münch. med. Wschr. 99, 1719 (1957).

—, u. L. Riehm: Morphologische Besonderheiten des Kollumkarzinoms in der Gestationsperiode. Z. Geburtsh. Gynäk. 138, 190 (1953).

—, u. H. Zeitz: Erfahrungen mit der Schwammbiopsie. Zbl. Gynäk. 74, 769 (1952).

Streicher, H. J.: Die Bedeutung der Cytologie für die Diagnose und Therapiekontrolle bei Pleuracarcinomen. Langenbecks Arch. klin. Chir. 273, 535 (1953).

Strugger, S.: Fluoreszenzmikroskopische Untersuchungen über die Aufnahme und Speicherung des Acridinorange durch lebende und tote Pflanzenzellen. Jena. Z. Naturwiss. 73, 97 (1940).

Stüper, P.: Kritik an den Erfolgsstatistiken über die Früherfassung der Collumkarzinome durch die Cytodiagnostik. Geburtsh. u. Frauenheilk. 15, 606 (1955).

Terzano, G.: El citodiagnóstico en Ginecologia. (Relato Oficial.) Vi Congr. Obstetrica y Ginecologia, Santiago Chile 1955, S. 173.

— Oral and buccal threshold dosages of administered estrogens. Acta cytol. (Philad.) 2, 403 (1958).

— Parenteral threshold dosages of administered estrogens. Acta cytol. (Philad.) 2, 407 (1958).

— Cytology of endometritis tuberculosa. Acta cytol. (Philad.) 2, 526 (1958).

— Diskussionsbemerkung zu J. De Brux and J. Dupré-Froment, Cytology of endocervical adenocarcinoma. Acta cytol. (Philad.) 4, 336 (1960).

Thiery, M.: Cytology of tuberculous endometritis. Acta cytol. (Philad.) 3, 176 (1959).

Tietze, K.: Der weibliche Cyklus und seine Störungen. In: Handbuch für Gynäkologie. Seitz-Amreich, Biologie und Pathologie des Weibes. Berlin: Urban & Schwarzenberg 1952.

— Über eine Tamponausstrichmethode in der zytologischen Diagnostik. Geburtsh. u. Frauenheilk. 18, 746 (1958).

Timonen, S., and T. Kauraniemi: Cervical cytograms in pre-malignant and malignant lesions. A comparative study of cytologic and histologic specimens. Acta cytol. (Philad.) 11, 22 (1967).

Tischer, H., u. E. Schüller: Cytologie der Intravaginalbestrahlung. Zbl. Gynäk. 75, 409 (1953).

— — Histologische und cytologische Studien an der intravaginal bestrahlten Scheidenwand. Strahlentherapie 89, 456 (1953).

Törnberg, B., B. Westin, and A. Norlander: Fluorescence microscopy and acridinorange staining in the cytological diagnosis of atypical changes in cervical epithelium. Acta obstet. gynec. scand. 39, 517 (1960).

Tóth, F.: Vliv syntetických gestagenů na pošivne epitel. Čs. Gynek. 29, 19 (1964).

TRAUT, H. F.: Adult human endometrium in tissue culture. Surg. Gynec. Obstet. **47**, 334 (1928).

TSAKIRIS-COUTIFARIS, L.: Cytological criteria of the intraepithelial (in situ) carcinoma of the uterine cervix. Acta cytol. (Philad.) **11**, 25 (1967).

UFER, J.: Hormontherapie in der Frauenheilkunde. Berlin: W. de Gruyter & Co. 1960.

ULLERY, J. C., J. C. DE NEEF, and J. H. HOLZAEPFEL: Dehydrogesterone therapy: Clinical observations and laboratory findings in 61 patients. Obstet. and Gynec. **22**, 38 (1963).

UMIKER, W.: Accuracy of cytologic diagnosis of cancer of the urinary tract. Acta cytol. (Philad.) **8**, 186 (1964).

— L. PICKLE, and B. WAITE: Fluorescence microscopy in exfoliative cytology. An evaluation of its application to cancer screening. Brit. J. Cancer **13**, 398 (1959).

VALLE, J. R., and C. M. POMERAT: Cultivation of endometrium in vitro. A preliminary note. Texas Rep. Biol. Med. **5**, 145 (1947).

VARANGOT, J., et M. LABATUT: Hormonthérapie gynécologique. Paris: Masson & Cie. 1942.

VECCHIETTI, G., e E. MORANO: La contrazione uterine provocata per la diagnosi citologica delle neoplasie dell'endometrio. Attual. Ostet. Ginec. **4**, 511 (1958).

VENDRELY, C., et R. VENDRELY: Localisation de l'acide ribonucléique dans les différents tissus et organes de vertèbres. In: Handbuch der Histochemie, Bd. III, Nucleoproteide. Stuttgart: Gustav Fischer 1959.

VILLEE, C. A.: Die Beeinflussung von Enzymen in Uterus und Placenta durch Oestrogene. Klin. Wschr. **39**, 173 (1961).

VOGT, C., u. O. VOGT: Biologische Grundanschauungen. Ärztl. Forsch. **3**, 121 (1949).

VOKAER, R.: Vaginal cytology postpartum and during the lactation period. Acta cytol. (Philad.) **3**, 277 (1959).

— C. GOMPEL, and A. GHILAIN: Variations in the content of desoyxribonucleic acid in the human uterine and vaginal receptors during the menstrual cycle. Nature (Lond.) **172**, 31 (1953).

WACHTEL, E.: The cornification index in vaginal smears of cancer follow-up patients; a cytological test for cancer cure. Triangle (Ne.) **3**, 281 (1958).

— Can the karyopyknotic index be influenced by factors other than hormonal? Acta cytol. (Philad.) **2**, 394 (1958).

— Cytology of endometrial adenocarcinoma. Acta cytol. (Philad.) **2**, 538 (1958).

— The diagnostic accuracy of vaginal smears for detection of endometrial carcinoma. Acta cytol. (Philad.) **2**, 582 (1958).

— Hormonal evaluation, by means of vaginal cytology, of patients with endometrial carcinoma. Acta cytol. (Philad.) **2**, 633 (1958).

— Diskussionsbemerkung zu J. DE BRUX and J. DUPRÉ-FROMENT, Cytology of endocervical adenocarcinoma. Acta cytol. (Philad.) **4**, 336 (1960).

— The cytology of amenorrhoea. Acta cytol. (Philad.) **10**, 56 (1966).

— The prognostic significance of the karyopycnotic index after radical treatment for cancer of the female genital tract. Acta cytol. (Philad.) **11**, 35 (1967).

WAGNER, D.: Die Bedeutung der Supravitalfärbung nach STEMMER für die Zytodiagnostik in der gynäkologischen Praxis. Geburtsh. u. Frauenheilk. **20**, 194 (1960).

— H. P. KALMUS u. H. STEGMANN: Die Bedeutung der Nativfärbung für die Zytodiagnostik in der gynäkologischen Praxis. Geburtsh. u. Frauenheilk. **21**, 138 (1961).

—, u. P. SCHLAICH: Cytologische Verlaufsbeobachtungen während der Entstehung des Collumcarcinoms. Arch. Gynäk. **200**, 610 (1965).

WAGNER, H.: Über die Ursachen der klimakterischen Beschwerden. Z. Geburtsh. Gynäk. **137**, 79 (1952).

WALCH, E., u. H. EISELE: Die Diagnose des Blasensprunges mittels des Schuppentestes. Medizinische **1954**, 1166.

WALSHE, W. H.: On the nature and treatment of cancer. London: Taylor & Walton 1846.

WEINGOLD, A. B., E. CONNELL, and N. CARMODY: Hormoncytology in threatened abortion. Acta cytol. (Philad.) **10**, 461 (1966).

WESPI, H. J.: Entstehung und Früherfassung des Portiokarzinoms. Basel: Benno Schwabe & Co. 1946.

Wessels, N. K.: Tissue interactions and cytodifferentiation, S. 139. In: A. G. Bearn, Differentiation and development. London: J. & A. Churchill Ltd. 1964.

Widal, F., et P. Ravaut: De l'étude histologique des épanchements sérofibrineux de la plèrre. (Pleurésies tuberculeuses.) Bull. Soc. Biol. (Paris) Ser. II, 52, 649 (1900).

Wied, G. L.: Differentialdiagnostische Betrachtungen über den cytologischen Vaginalabstrich. Dtsch. Gesundh.-Wes. 5, 1444 (1950).

— Eine Untersuchung über die Zweckmäßigkeit gefärbter und vitaler Präparate für die Zytodiagnostik. Geburtsh. u. Frauenheilk. 11, 987 (1951).

— Über cytologische Urinsedimentuntersuchungen kurz ante partum. Zbl. Gynäk. 75, 1075 (1951).

— Beitrag zur androgenen Hormonwirkung auf das Vaginalepithel und das Epithel der Blase. Ärztl. Wschr. 7, 845 (1952).

— Technische und terminologische Hinweise zur cytologischen Hormondiagnostik. Röntgen- u. Lab.-Prax. 6, 209 (1953).

— Der zytologische Ausstrichtyp der Patientinnen mit klimakterischen Ausfallbeschwerden. Zbl. Gynäk. 75, 1578 (1953).

— Zytologische Untersuchungen beim Adenokarzinom des Corpus uteri. Geburtsh. u. Frauenheilk. 13, 492 (1953).

— Zytologie der Gravidität und der Menopause. Bakteriell bedingte Veränderungen im zytologischen Ausstrich. In: H. Runge, Gynäkologische Zytologie, S. 24. Dresden: Theodor Steinkopff 1954.

— Importance of the site from which vaginal cytologic smears are taken. Amer. J. clin. Path. 25, 742 (1955).

— Phase contrast microscopy, an office technique for pre-screening of cytologic vaginal smears. Amer. J. Obstet. Gynec. 71, 806 (1956).

— The interpretation of inflammatory reaction in the vagina, cervix and endocervix by means of cytologic smears. Amer. J. clin. Path. 28, 233 (1957).

— Climacteric amenorrhea. A cytohormonal test for differential diagnosis. Obstet. and Gynec. 9, 646 (1957).

— Fluorescence microscopic observations on dyskaryotic cells. Acta cytol. (Philad.) 1, 33 (1957).

— The effect of physiological sex hormones on the vaginal epithelium of patients with inactive ovaries. Acta cytol. (Philad.) 1, 75 (1957).

— Befundbogen. Acta cytol. (Philad.) 2, 1 (1958).

— Advantages and disadvantages of the phasemicroscopic technique in exfoliative cytology. Acta cytol. (Philad.) 2, 306 (1958).

— Hormonal evaluation by means of vaginal cytology of patients with endometrial carcinoma. Acta cytol. (Philad.) 2, 629 (1958).

— Hormonal evaluation of a patient through cytological examination. Acta Un. int. Cancr. 14, 277 (1958).

—, and G. F. Bahr: Vaginal, cervical and endocervical cytologic smears on a single slide. Obstet. and Gynec. 14, 362 (1959).

—, u. W. Christiansen: Die Zytolyse von Epithelien des Vaginalsekretes. Geburtsh. u. Frauenheilk. 13, 986 (1953).

— — Der bakterielle Einfluß auf den zytologischen Vaginalabstrich. Zbl. Bakt. I. Abt. Orig. 160, 413 (1953).

— R. Frank, P. B. Segal, P. Meier, and E. Rosenthal: Statistical evaluation of the effect of hormonal contraceptives in the appearance of the cytologic smear pattern. Obstet. and Gynec. 27, 327 (1966).

— E. A. McGrew, and E. Rosenthal: A cytologic registry and computer system for a city-wide cooperative screening project. Acta cytol. (Philad.) 11, 150 (1967).

— P. Meier, and L. M. Clark: An electronic data processing program for cytologic screening projects for uterine carcinoma. Acta cytol. (Philad.) 8, 385 (1964).

— J. R. del Sol, and A. M. Dargan: Progestational and androgenic substances tested on the highly proliferated vaginal epithelium of surgical castrates. I. Progestational substances. Amer. J. Obstet. Gynec. 75, 98 (1958).

WIED, G. L., J. R. DEL SOL, and A. M. DARGAN: Progestational and androgenic substances tested on the highly proliferated vaginal epithelium of surgical castrates. II. Androgenic substances. Amer. J. Obstet. Gynec. 75, 289 (1958).

WILLSON, J. R., and M. L. GOFORTH: Effect of an excess of ingested carbohydrate upon the glycogen content of vaginal epithelium. J. clin. Endocr. 2, 223 (1942).

WIMHÖFER, H., u. P. STOLL: Bericht über ein malignes Melanom der Portio vaginalis uteri. Zbl. Gynäk. 76, 1840 (1954).

WINTER, G. F.: Histochemische Untersuchungen (Phosphoamidase) an gut- und bösartigen Veränderungen des Portioplattenepithels. Acta histochem. (Jena) 1, 303 (1955).

WISLOCKI, G. B., H. BUNTING, and E. W. DEMPSEY: The chemical histology of the human uterine cervix with supplementary notes on the endometrium. In: E. T. ENGLE, Menstruation and its disorders. Springfield (Ill.): Ch. C. Thomas 1950.

— D. W. FAWCETT, and E. W. DEMPSEY: Staining of stratified squamous epithelium of mucous membranes and skin of man and monkey by the periodic acid-Schiff method. Anat. Rec. 110, 359 (1951).

WOLLNER, A.: A preliminary study of the cyclic histologic changes of the human cervical mucosa in the intermenstrual period. Amer. J. Obstet. Gynec. 32, 365 (1936).

WURCH, TH. A., et J. P. ISAAC: Nouvelle technique de coloration histologique différentielle en trois temps pour le diagnostic des cancers des voies génitales de la femme par la méthode cytologique. Rev. franc. Gynéc. 46, 319 1951).

YANAGISAWA, K.: Genetic regulation of protein biosynthesis at the level of the ribosome? Biochem. biophys. Res. Commun. 10, 226 (1963).

ZAHARESCU-KARAMAN, N., M. ALEXIU u. A. URSU: Der Sexualscheidencyclus der Neugeborenen während der „Genitalkrise". Arch. Gynäk. 165, 116 (1938).

ZANDER, J.: Progesterone in human blood and tissues. Nature (Lond.) 174, 406 (1954).

— Die gestagen wirksamen Hormone im Organismus. Geburtsh. u. Frauenheilk. 17, 876 (1957).

— Steroids in the human ovary. J. biol. Chem. 232, 117 (1958). Ref.: Ber. ges Physiol, 203, 185 (1959).

ZEITZ, H., u. W. FENDEL: Frühveränderungen an radiumbestrahlten Mäuseascitestumorzellen. Z. Krebsforsch. 59, 516 (1953).

ZIMMERER, G., u. H. VOLK: Über die Brauchbarkeit des „differenzierten Schuppentestes" zur Blasensprungdiagnostik im Vergleich mit den sonstigen Nachweisverfahren. Geburtsh. u. Frauenheilk. 14, 363 (1954).

ZINSER, H. K.: Zytologische Karzinomdiagnostik mit dem Phasenkontrastverfahren. Zbl. Gynäk. 71, 945 (1949).

— Die vitalzytologische Karzinomdiagnose. Z. Geburtsh. Gynäk. 133, 74 (1950).

— Die Zytodiagnostik in der Gynäkologie, 1. Aufl. Jena: Gustav Fischer 1951.

— Die Anwendung der Cytodiagnostik zur Früherkennung des Karzinoms. Zbl. Gynäk. 24, 1863 (1951).

— Zur Anwendung spezieller Färbemethoden in der Zytodiagnostik. Z. Geburtsh. Gynäk. 140, 299 (1954).

— Die Zytodiagnostik in der Gynäkologie, 2. Aufl. Jena: Gustav Fischer 1957.

— Phase microscopy on endometrial cells. Acta cytol. (Philad.) 2, 511 (1958).

— Gynäkologische Karzinomfrühdiagnostik. Strahlentherapie 107, 635 (1958).

ZOLLINGER, H. U.: Phasenmikroskopische Beobachtungen über Zelltod. Schweiz. Z. Path. 11, 276 (1948).

ZONDEK, H.: Die Krankheiten der endokrinen Drüsen. Basel: Benno Schwabe & Co. 1953.

ZWILLENBERG, L. O.: Beiträge zur Kenntnis des geschichteten Pflasterepithels. Acta anat. (Basel) 37, Suppl., 35 (1959).

Universitätsdruckerei H. Stürtz AG Würzburg